人工膝関節置換術
―手技と論点―

編集

松野　誠夫　北海道大学名誉教授・美唄労災病院名誉院長・
北海道整形外科記念病院理事長

龍　順之助　日本大学医学部総合科学研究所教授・整形外科学

勝呂　徹　東邦大学教授・整形外科学

秋月　章　長野松代総合病院・院長

星野　明穂　川口工業総合病院・院長

王寺　享弘　福岡整形外科病院・院長

医学書院

人工膝関節置換術―手技と論点	
発　行	2009年12月1日　第1版第1刷 ©
編　者	松野誠夫・龍　順之助・勝呂　徹 秋月　章・星野明穂・王寺享弘
発行者	株式会社　医学書院 代表取締役　金原　優 〒113-8719　東京都文京区本郷1-28-23 電話 03-3817-5600（社内案内）
印刷・製本	横山印刷

本書の複製権・翻訳権・上映権・譲渡権・公衆送信権（送信可能化権を含む）は㈱医学書院が保有します．

ISBN978-4-260-00842-6　Y18000

JCOPY 〈㈳出版者著作権管理機構　委託出版物〉
本書の無断複写は著作権法上での例外を除き禁じられています．複写される場合は，そのつど事前に，㈳出版者著作権管理機構（電話 03-3513-6969，FAX 03-3513-6979，info@jcopy.or.jp）の許諾を得てください．

執筆者一覧

編集者

松野　誠夫	北海道大学名誉教授・美唄労災病院名誉院長・北海道整形外科記念病院理事長
龍　順之助	日本大学医学部総合科学研究所教授・整形外科学

勝呂　徹	東邦大学教授・整形外科学
秋月　章	長野松代総合病院・院長
星野　明穂	川口工業総合病院・院長
王寺　享弘	福岡整形外科病院・院長

執筆者(執筆順)

松野　誠夫	北海道大学名誉教授・美唄労災病院名誉院長・北海道整形外科記念病院理事長
黒坂　昌弘	神戸大学大学院医学研究科教授・整形外科学
黒田　良祐	神戸大学大学院医学研究科講師・整形外科学
久保　晴司	神戸大学大学院医学研究科助教・整形外科学
宗田　大	東京医科歯科大学大学院教授・運動器外科学
西郷嘉一郎	西部総合病院・整形外科部長
上尾　豊二	玉造厚生年金病院・院長
齋藤　知行	横浜市立大学大学院医学研究科教授・整形外科学
龍　順之助	日本大学医学部総合科学研究所教授・整形外科学
勝呂　徹	東邦大学教授・整形外科学
高井　信朗	帝京大学医学部教授・整形外科学
近藤　誠	大分大学医学部准教授・人工関節学講座
格谷　義徳	阪和人工関節センター・センター長
星野　明穂	川口工業総合病院・院長
赤木　將男	近畿大学医学部教授・整形外科学
池内　昌彦	高知大学医学部講師・整形外科学
長嶺　隆二	杉岡記念病院・院長
小堀　眞	聖隷三方原病院・院長補佐
王寺　享弘	福岡整形外科病院・院長
松田　秀一	九州大学医学部講師・整形外科学
金粕　浩一	済生会高岡病院・副院長
秋月　章	長野松代総合病院・院長
堀内　博志	長野松代総合病院・整形外科部長
松本　秀男	慶應義塾大学医学部スポーツ医学総合センター・教授
冨田　哲也	大阪大学大学院医学系研究科准教授・運動器バイオマテリアル学
辻　成佳	星ヶ丘厚生年金病院・整形外科医長
Young-Hoo Kim	Ewha Womans Univ Joint Replacement Center
石井　隆雄	日本大学医学部助教・整形外科学
早川　和恵	藤田保健衛生大学講師・整形外科学
鈴木　昌彦	千葉大学大学院医学研究院講師・整形外科学
三浦　裕正	九州大学大学院医学研究院准教授・整形外科学
馬渡　太郎	九州大学大学院医学研究院助教・整形外科学
泊　一秀	新別府病院・副院長
吉野　信之	京都九条病院・整形外科部長
大森　豪	新潟大学超域研究機構・教授
菊谷　健彦	東戸塚記念病院・麻酔科部長
稲田　英一	順天堂大学医学部附属順天堂医院・副院長
落合　亮一	東邦大学医学部教授・麻酔科学第一講座
榮　春人	日本大学医学部助教・整形外科学
中村　茂	帝京大学医学部教授・整形外科学
柳本　繁	東京都済生会中央病院・整形外科部長
冨士　武史	大阪厚生年金病院・整形外科部長
吉田研二郎	医療法人涼庵会 整形外科吉田クリニック・理事長

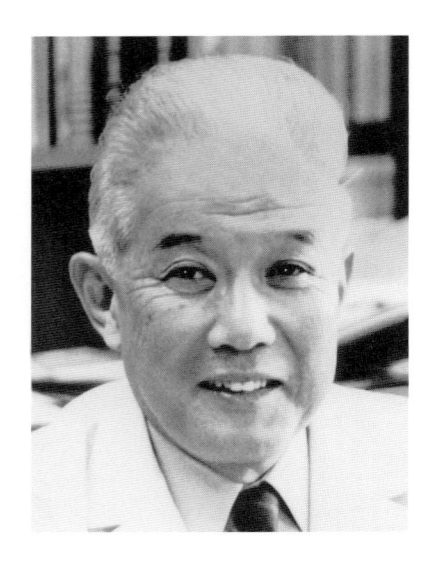

松野誠夫（まつの しげお）
北海道大学名誉教授

1946年　北海道帝国大学卒業
1952年　Presbyterian Hospital of Chicago，米国留学
1971年　北海道大学医学部整形外科教授
1982年　北海道大学名誉教授
1986年　美唄労災病院院長
1995年　美唄労災病院名誉院長
1995年　北海道整形外科記念病院理事長

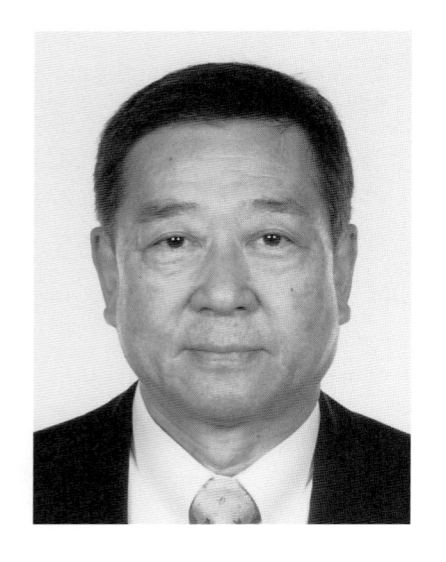

龍　順之助（りゅう じゅんのすけ）
日本大学医学部総合科学研究所教授

1969年　日本大学医学部卒業
1973年　日本大学大学院医学研究科修了
1980年　Massachusetts General Hospital（Harvard大学），米国留学
1998年　日本大学医学部整形外科主任教授
2009年　日本大学医学部総合科学研究所整形外科教授

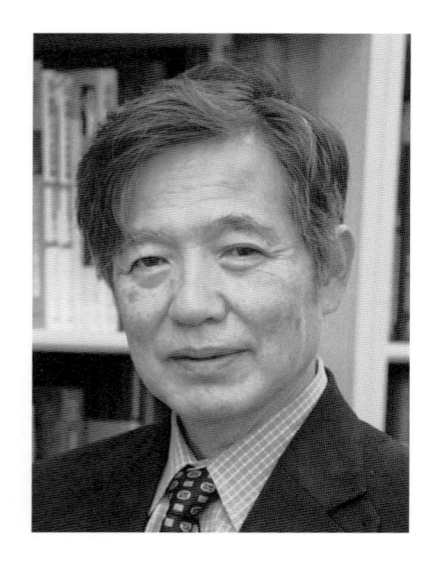

勝呂　徹（すぐろ とおる）
東邦大学教授

1972年　千葉大学医学部卒業
1978年　千葉大学大学院医学研究科修了
1983年　Minnesota大学，米国留学
1997年　東邦大学医学部整形外科教授

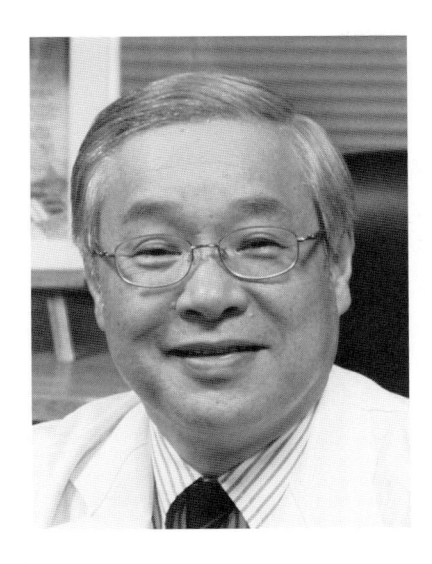

秋月　章（あきづき しょう）
長野松代総合病院院長

1975 年	弘前大学医学部卒業
1983 年	Rensselaer Polytechnic Institute（RPI），Columbia 大学，米国留学
1998 年	信州大学医学部整形外科臨床教授
2007 年	長野県厚生連長野松代総合病院院長，事業所長

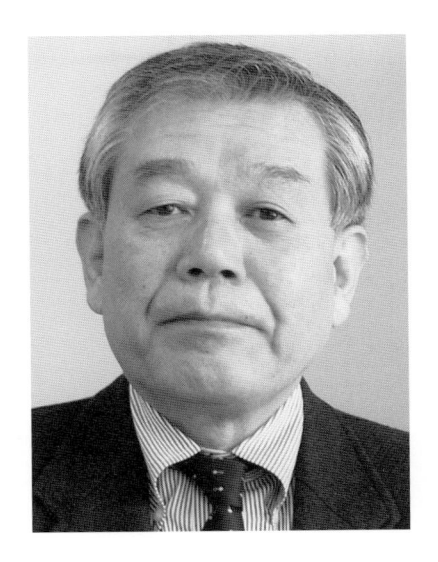

星野明穂（ほしの あきほ）
川口工業総合病院院長

1976 年	東京医科歯科大学卒業
1986 年	Nottingham 大学，英国留学
2000 年	川口工業総合病院院長
2001 年	東京医科歯科大学整形外科臨床教授

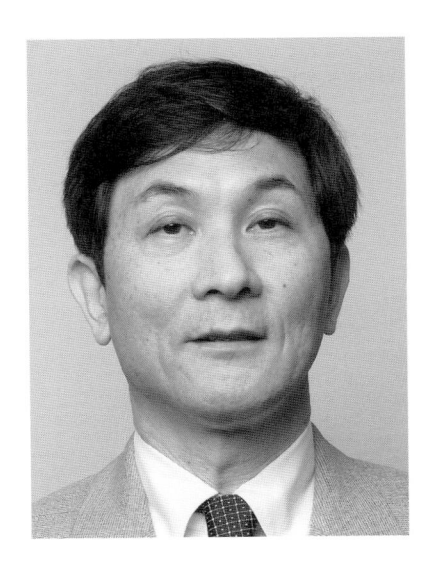

王寺享弘（おうでら としひろ）
福岡整形外科病院院長

1977 年	九州大学医学部卒業
1982 年	福岡整形外科病院
2006 年	福岡整形外科病院院長

序

　人工膝関節置換術(total knee arthroplasty/TKA)は年々増加し，TKA に関する報告も増えてきている．しかし，study design の不十分な報告も少なくなく，従来から術者自身が用いている機種，術式に拘泥して，他の術式との比較，検討をした報告は少ない．

　米国においては年2回，CURRENT CONCEPTS IN JOINT REPLACEMENT の学会が開催され，Affirmative と Opposition の立場から人工膝関節置換術をめぐる手技やさまざまな論点について討論がなされている．我が国においても第38回日本人工関節学会(2008年)において，Minimally Invasive Surgery(MIS)と PS vs CR，第82回日本整形外科学会(2009年)において，機種選択，computer navigation，MIS-TKA の3題が cross fire として取り上げられ興味ある討論がなされた．

　術者は自らが慣用している方法を熟知していなければならないことはもちろんであるが，同時に controversy の問題(design, material, 手術手技などを含め)についても十分にその利点と欠点を理解しておくことが大切である．そのためには広く内外の文献を渉猟し，術者自身の多くの経験と照合しながら，常に最も適正と考えられる TKA を選択することが望まれる．

　こうした意図から，本書では TKA を行ううえで問題となる手技や論点を選び出し，それらに精通した術者を執筆者に迎えて章を構成した．また，各章の冒頭には論点を明確にし，問題の全容を概観できるように「論点の整理」という項目を設け，編集者6名が分担して執筆を行った．

　本書が TKA に携わる多くの方々にとって，問題を再考するきっかけとなり，また実際の手術の一助となれば幸いである．

　本書は龍順之助教授とともに企画し，編集を『人工膝関節置換術―基礎と臨床』(文光堂)と同じ編集者の方々にお願いした．龍順之助教授をはじめ，編集に加わっていただいた方々，および執筆者の皆様にお礼を申し上げ，また本書の出版にあたり御尽力いただいた㈱医学書院の方々，特に入戸野洋一氏に感謝する．

平成21年10月1日

松野誠夫
北海道大学名誉教授
北海道整形外科記念病院理事長

目次

第1章　皮膚切開
- 論点の整理 ………………………………………………………………… 松野誠夫　1
- 1. ストレート皮切(anterior straight midline 皮切) ……… 黒坂昌弘・黒田良祐・久保晴司　5
- 2. Medial parapatellar(MPP)皮切 ………………………………… 宗田　大　8
- 3. Lateral parapatellar 皮切 ………………………………………… 西郷嘉一郎　13

第2章　関節展開法
- 論点の整理 ………………………………………………………………… 松野誠夫　17
- 1. Medial parapatellar 法(MPP) …………………………………… 上尾豊二　22
- 2. Subvastus 法(SVA) ………………………………………………… 齋藤知行　25
- 3. Midvastus 法 ………………………………………………………… 龍　順之助　29
- 4. Lateral 法 …………………………………………………………… 勝呂　徹　33

第3章　Soft tissue balancing と Bone cut
- 論点の整理 ………………………………………………………………… 龍　順之助　37
- 1. 基本的手術手技 Independent cut ……………………………… 高井信朗　42
- 2. 基本的手術手技 Dependent cut ………………………………… 近藤　誠　47
- 3. 基本的手術手技 Parallel cut technique ………………………… 松野誠夫　54
- 4. 大腿骨コンポーネントの設置① ………………………………… 勝呂　徹　93
- 5. 大腿骨コンポーネントの設置② ………………………………… 格谷義徳　98

第4章　脛骨コンポーネント
- 論点の整理　脛骨コンポーネントの回旋設置と mobile bearing knee の有用性 … 星野明穂　103
- 1. 脛骨コンポーネントの設置① …………………………………… 赤木將男　107
- 2. 脛骨コンポーネントの設置② …………………………………… 池内昌彦　112
- 3. 機種選択　fixed PE ……………………………………………… 長嶺隆二　117
- 4. 機種選択　mobile PE …………………………………………… 小堀　眞　122

第5章　髄内ガイドと髄外ガイド
- 論点の整理 ………………………………………………………………… 王寺享弘　129
- 1. 髄内ガイド(大腿骨側) …………………………………………… 松田秀一　136
- 2. 髄外ガイド(大腿骨側) …………………………………………… 金粕浩一　141

3. 髄内ガイド(脛骨側) .... 久保晴司・黒田良祐・黒坂昌弘　148
4. 髄外ガイド(脛骨側) .... 松野誠夫　153

第6章　人工膝関節のデザイン

論点の整理　TKAデザインにおけるPCLの意義—30年論争の整理 .... 星野明穂　161
1. 後十字靱帯代償型(PS型) .... 格谷義徳　165
2. 後十字靱帯温存型(CR型) .... 秋月　章・堀内博志　170

第7章　Minimum invasive surgery(MIS)

論点の整理 .... 勝呂　徹　177
1. MIS手術の実際と注意点 .... 松本秀男　179
2. Mini-midvastus法によるMIS-TKA .... 冨田哲也・辻　成佳　184
3. 現時点でのMIS-TKAに対する慎重,限定使用を主張する見解 .... 秋月　章　190
4. MIS；May I Stop？ .... 星野明穂　195

第8章　CASの有用性

論点の整理　Computer assisted surgery-introduction for controversy .... 星野明穂　201
1. 賛成の立場から .... 松田秀一　204
2. 反対の立場から .... Young-Hoo Kim　211

第9章　膝蓋骨の置換

論点の整理 .... 龍　順之助　215
1. 置換 .... 松田秀一　219
2. 非置換 .... 石井隆雄　223

第10章　コンポーネントの固定法の選択

論点の整理 .... 秋月　章　227
1. 骨セメント固定人工膝関節 .... 早川和恵　229
2. セメントレス人工膝関節 .... 鈴木昌彦　234

第11章　骨欠損への対策

論点の整理 .... 王寺享弘　241
1. Bone graft .... 三浦裕正・馬渡太郎　249
2. Prosthetic augmentation .... 泊　一秀　254
3. Bone cement .... 吉野信之　260

第12章　両側同時手術の是非

論点の整理 .... 龍　順之助　265

1. 推進派 ··· 石井隆雄　268
　　2. 反対派 ··· 大森　豪　273

第13章　麻酔法

　論点の整理 ··· 勝呂　徹　279
　1. 全身麻酔 ·· 菊谷健彦・稲田英一　281
　2. 硬膜外麻酔・腰椎麻酔（脊髄くも膜下麻酔） ························· 落合亮一　287

第14章　DVT，PEの予防

　論点の整理 ··· 龍　順之助・榮　春人　295
　1. 国内外のガイドライン ·· 中村　茂　297
　2. 診断方法 ··· 柳本　繁　301
　3. 薬物療法 ··· 冨士武史　305

第15章　手術法のオプション

　論点の整理 ··· 秋月　章　311
　1. 人工膝単顆置換術(fixed type) ·································· 堀内博志・秋月　章　314
　2. モバイルベアリング型単顆置換術 ································· 吉田研二郎　320
　3. HTO ··· 齋藤知行　328

索引 ·· 333

1 皮膚切開

論点の整理

■松野誠夫

1 人工膝関節置換術(以下,TKA)の皮切

1) Anterior straight midline 皮切
2) Medial parapatellar 皮切(MPP 皮切)
   ・Gentle MPP 皮切
   ・Acute MPP 皮切
3) Lateral parapatellar 皮切,に大別される[1]。
4) 横皮切による TKA は,術後の瘢痕が減少し患者の満足度があがるとした報告もあるが,横皮切により適切な関節内展開は困難であると考えられる[2]。

Anterior straight midline 皮切は,現在好んで用いられる皮切である。MPP 皮切では関節内展開法を medial parapatellar arthrotomy で行うと,皮切部との癒着や手術創の瘢痕形成による膝屈曲制限,kneeling の際に脛骨粗面部に疼痛を訴える危険があるが,筆者は内反膝の primary TKA では皮切と関節内展開のための切開線が重ならないように gentle MPP 皮切を用いている。

Gentle MPP 皮切は膝蓋骨の上極から 2,3 横指中枢から膝蓋骨の内 1/3 を通り,膝蓋靱帯上を通らないように脛骨粗面の約 1 cm 内側に至る皮切である。脛骨粗面上の皮膚は膝屈曲するにつれて脛骨が内旋し相対的に外方に移動するため,皮切が膝伸展位で脛骨粗面の内側におよぶように計画されると,kneeling の際に脛骨は内旋して脛骨粗面が皮切上に位置するようになるので,皮切は膝屈曲位で計画する[3]。Anterior straight midline 皮切では,その欠点はない。

Acute MPP 皮切は膝蓋骨の内縁にそっての弯曲の強い皮切であるが,関節内展開法を medial parapatellar 法で行うと皮切と関節内展開皮切との癒着が生じる危険がある。

Lateral parapatellar 皮切は,内反変形膝の TKA に用いる施設もあるが一般に外反変形膝に用いられることが多い。

2 感染の問題

TKA において約 10％の手術創縁,あるいは感染の問題が報告されているが,感染は最も重篤な合併症の1つであり,表在性の感染でも不適当な処置により深部感染まで進行する危険がある[4]。これには皮切が関係していることが少なくなく,特に膝関節は股関節と異なり被覆する筋肉が少なく比較的表在性の関節であるため,術後の創縁の治癒については術前にその危険因子と解剖学的因子について十分検討しておくことが重要である。

1)危険因子

Corticosteroid 薬剤を長く使用している患者や肥満,栄養の悪い患者,糖尿病,以前に膝部に手術瘢痕などで皮膚と皮下組織との癒着がある患者には,術前に全身的また局所の十分な検討を要し,場合により形成外科医の術前診療も必要となる。

2)解剖学的因子
(1)膝前面の血行

皮切に際し血行を損傷しないようにするためには,血

a：膝前面の血行

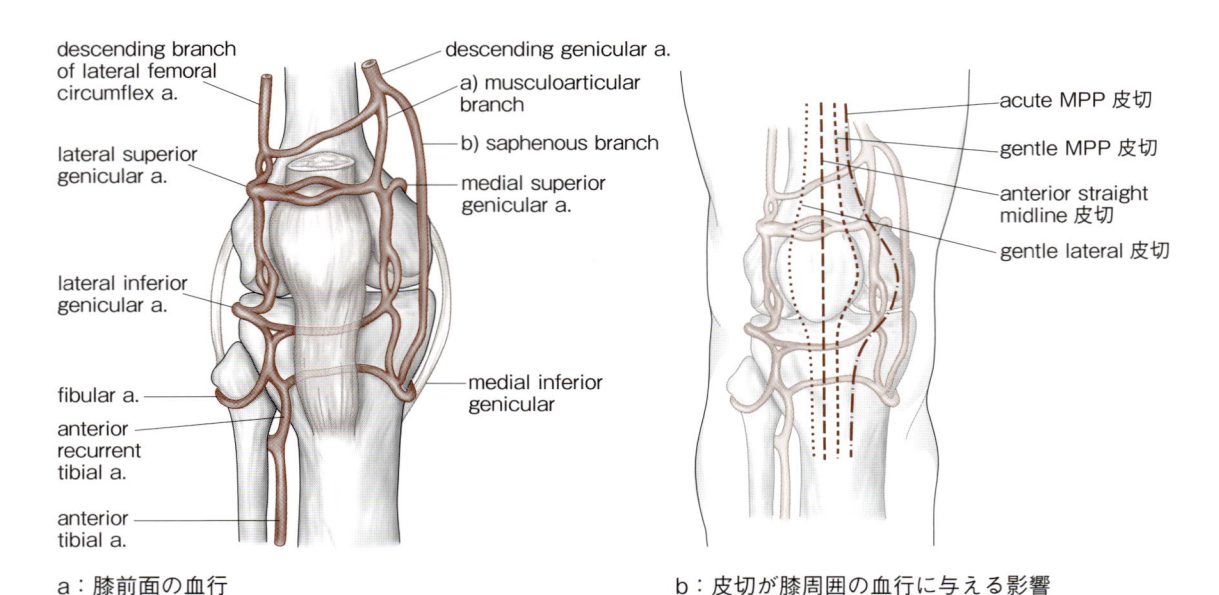

b：皮切が膝周囲の血行に与える影響

図1 皮切と膝前面の血行
〔Klein NE, et al：Wound problem in total knee arthroplasty. In：Knee Surgery 2（Fu FH, et al, eds），Williams & Wilkins, Baltimore MD, pp1539-1558, 1994（文献4）より引用〕

行動態の点からはanterior straight midline皮切が有利であると考えられる（図1）。

膝前面の皮膚は，主として伏在動脈からのdescending genicular arteryがdeep fasciaが穿通している微小動脈網（dermal plexus）のみにより栄養され皮下組織間の連絡はあまりない（図2a）[5]。またdeep fasciaを穿通する血管枝は膝関節の内側部に多いため（図2b），皮下組織の剥離を最小限にとどめることが必要であり，皮切があまり内側寄りになることは好ましくない。

また，短い皮切で手術野を展開するminimum invasive surgery（MIS）において，mobile windowの創縁を強く牽引することは，手術創治癒に悪影響を与えるので注意が必要である。MIS開発者の1人であるBonutti[6]，Kolisek, Bonutti[7]らは2003年MISの利点について報告したが，2007年にはMISは従来法に比べ皮切の長さは術後の回復，出血にあまり影響を与えないが，手術創の合併症が4：1の割合で増加したと警告しているし，手術時間の延長により駆血帯使用時間が長くなることは軟部組織に対する侵襲が大きくなると述べている。

(2) Lymphatic drainage

リンパ管も足部，下腿部から膝の内側，脛骨粗面の上下を横走するので皮切があまり内側寄りになることは好ましくない[8]。

(3) 膝前面の神経支配（図2c）

膝前面においてはmedial cutaneous nerveおよびintermediate cutaneous nerveなどの皮下神経は，deep fascia上で皮下脂肪組織の下層を走行するので，anterior straight midline皮切やMPP皮切ではこれらの皮下神経は切離される。しかしHopton[9]らは形成される外側皮弁の知覚は約60％は術後に改善されると報告しているが，皮切が近位方向に不必要に大きくならないように注意するとともにdeep fascia下の剥離による術後の皮膚の知覚異常をできる限り防止することが必要である。

この点lateral parapatellar皮切は整容的に，また術後の知覚低下や術後疼痛の点で優れ[10]，外反変形膝に対しては外側支帯をはじめ外側軟部組織の剥離を容易に行える利点があるが，内反変形膝に対しては関節内展開をMPP法で行う場合は，皮下組織の剥離が大きくなるし内側軟部組織の剥離はより難しくなる。

MPP皮切では伏在神経からのinfrapatellar枝が損傷され術後知覚低下を訴えるので，術前その旨を患者に説明しておくことが必要である[11,12]。

(4) Langer線の影響

Langer線に直交するanterior straight midline皮切よりも，langer線に一致したMPP皮切のほうが整容的に優れ，また膝屈曲につれて術後皮膚にかかるtensionはより少ないと報告されている（図3）[13]。しかし術後の手術瘢痕と知覚低下について，Sundaram RO[14]らはMPP皮切とmidline皮切との間に差はなかったと述べているが，anterior straight midline皮切の場合は手術瘢痕形成による膝屈曲制限や，kneelingの際に脛骨粗面上に疼痛を訴えることが懸念される。

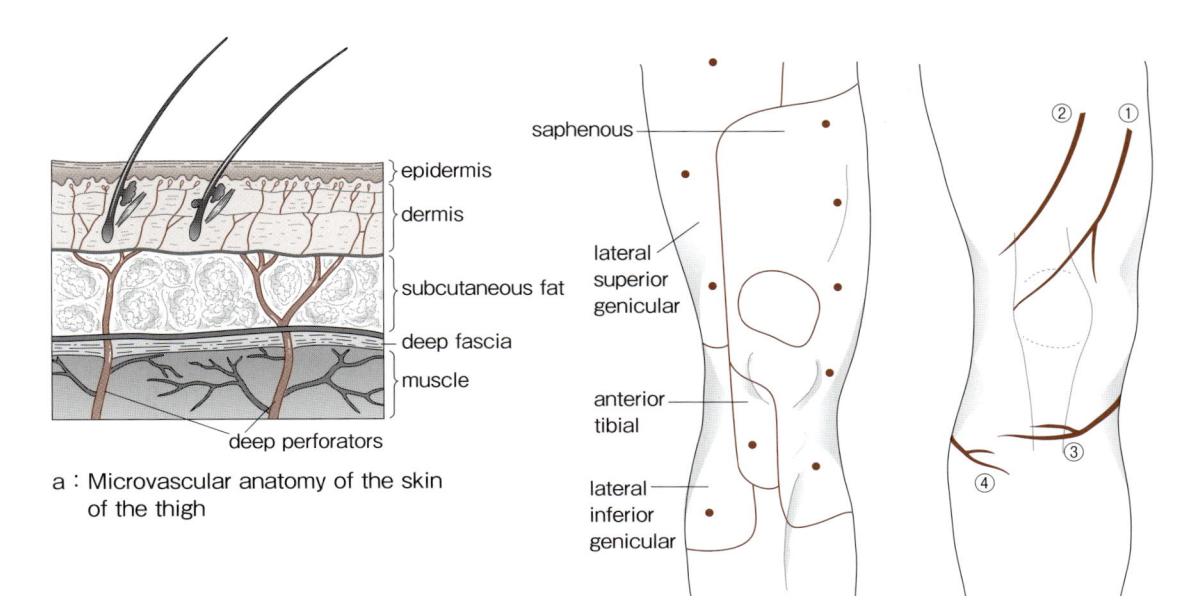

a：Microvascular anatomy of the skin of the thigh

b：各血管に栄養される領域
・印は descending genicular artery が deep fascia を穿通する部位で膝内側部に多い

c：Cutaneous nerves in the operative field. Left knee. ①Medial cutaneous nerve of thigh. ②Intermediate cutaneous nerve of thigh. ③Infrapatellar branch of saphenous nerve. ④Lateral cutaneous nerve of calf from common peroneal nerve.

図2 膝前面の皮膚と神経
〔a, b：Younger AS, et al：Surgical exposures in revision total knee arthroplasty. J Am Acad Orthop Surg 6：55-641, 1998（文献5）より引用．
c：Hopton CT：reducing lateral skin flap numbness after total knee arthroplasty. The Knee 11：289-291, 2001（文献9）より引用〕

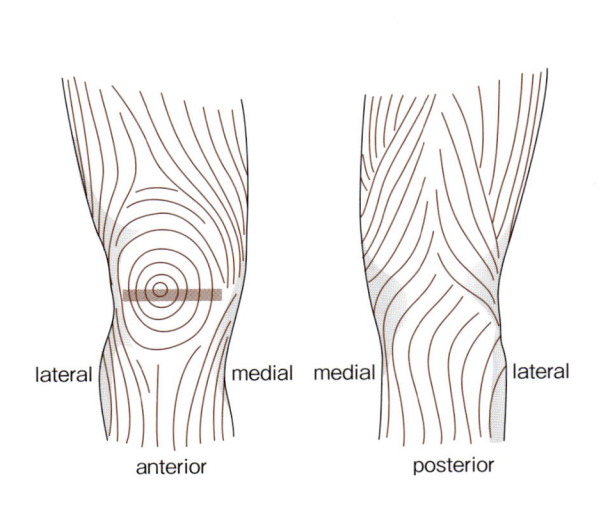

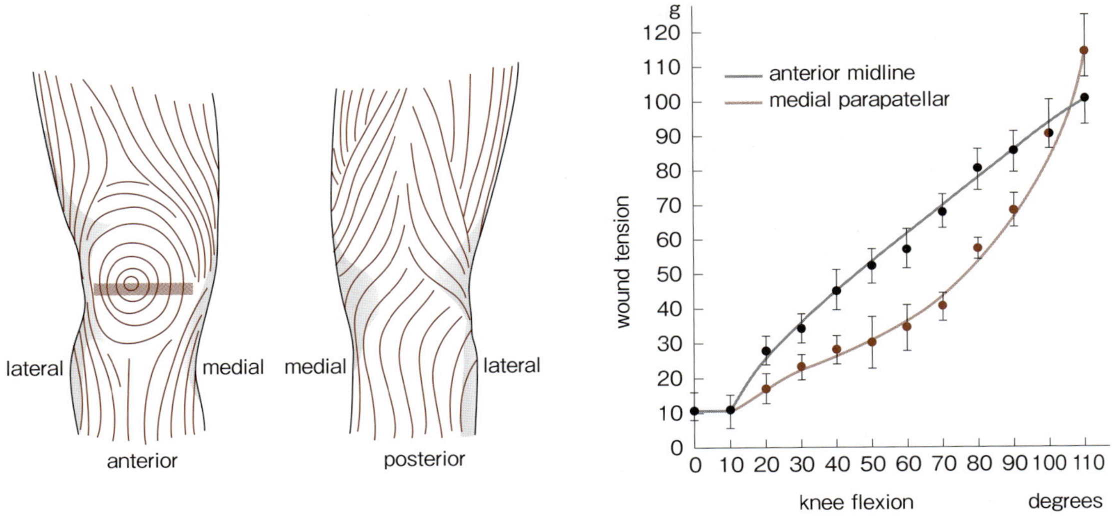

a：皮膚割線と皮切

b：MPP 皮切と anterior midline 皮切との膝の屈曲と術後皮膚にかかる tension の関係

図3 皮切の検討
〔Johnson DP, et al：Anterior midline or medial parapatellar incision for arthroplasty of the knee. A comparative study. J Bone Joint Surg Br 68：812-814, 1986（文献13）より引用〕

参考文献

1) 松野誠夫:皮膚切開.人工膝関節置換術-基礎と臨床(松野誠夫,龍順之助,勝呂徹,他編),文光堂,pp204-206,2005
2) 尾島朋宏,他:横皮切を用いた膝関節を翻転しないTKA.日本人工関節学会誌38:90-91,2008
3) Yacoubian SV, Scott RD : Skin incision translation in TKA. the difference between flexion and extension. J Arthroplasty 22 : 353-355, 2007
4) Klein NE, et al : Wound problem in total knee arthroplasty. In : Knee Surgery 2 (Fu FH, et al, eds), Williams & Wilkins, Baltimore MD, pp1539-1558, 1994
5) Younger AS, Duncan CP, Masri BA, et al : Surgical exposures in revision total knee arthroplasty. J Am Acad Orthop Surg 6 : 55-641, 1998
6) Bonutti PM, Mont MA, McMahon M, et al : Minimally invasive total knee arthroplasty. J Bone Joint Surg Am (suppl 2) : 26-32, 2004
7) Kolisek FR, Bonutti PM : Clinical experience using a minimally invasive surgical approach for total knee arthroplasty. J Arthroplasty 22 : 8-13, 2007
8) Vince KG, Abdeen A : Wound complications after TKA. J Arthroplasty (suppl) 22 : 39-44, 2007
9) Hopton CT : Reducing lateral skin flap numbness after total knee arthroplasty. The Knee 11 : 289-291, 2001
10) Berg P, Mjöberg B : a lateral skin incision reduces parapatellar dysaesthesia after knee Surgery. J Bone Joint Surg Br 73 : 374-376, 1991
11) Beaton L, et al : Lesions of the saphenous nerve and its infrapatellar branch as a cause of persistent knee pain. J Bone Joint Surg Br, Orthopaedic Proceedings (suppl Ⅲ) 90 : 573, 2008
12) Mannan K, et al : Sensory deficit following midline incision for knee arthroplasty. J Bone Joint Surg Br, Orthopaedic proceeding (suppl 1) 90-B : 174-175, 2008
13) Johnson DP, Houghton TA, Radford P, et al : Anterior midline or medial parapatellar incision for arthroplasty of the knee. A comparative study. J Bone Joint Surg Br 68 : 812-814, 1986
14) Sundaram RO, Ramakrishnan M, Harvey RA, et al : Comparison of scars and resulting hypoaesthesia between the medial parapatellar and midline skin incisions in TKA. Knee 14 : 375-378, 2007

1 皮膚切開

1. ストレート皮切（anterior straight midline 皮切）

■黒坂昌弘　■黒田良祐　■久保晴司

1 はじめに

近年 MIS や computer navigation を利用した方法など手術術式の変化が TKA 手術にもたらされているが，手術中に良好な視野を得て，確実にひとつひとつの手技を完了させることは手術を成功に導くために最も重要な原則である．他の手術と同様に，TKA でも皮膚切開が手術の最初のスタートに当たる．皮膚切開はその後に続く手術手技を確実に行えるようにするために重要であると同時に，神経や血管の損傷を最小限度にとどめることを十分に配慮して切開方法が選択されるべきである．膝関節の人工関節手術を行うにあたっては，以上の一般的な事項に加えて注意しておかなければならないポイントがある．膝関節と同様に頻度が高く行われる人工股関節の手術に比べて膝関節は体表に近く，皮膚と骨の間に介在する軟部組織が非常に薄いため，軟部組織を損傷，挫滅しないよう，皮膚切開を加える時から配慮を行う必要があるという点である．さらに TKA の手術では深部の関節包や靱帯の治癒のみでなく，皮膚の治癒も術後の可動域の回復や感染の発症の予防に重要なポイントとなる．したがって術後の皮膚の血行不良や壊死などの問題は，TKA そのものの成績に影響を与えかねない重要な問題であり慎重な対応が必要になる[1〜4]．

2 膝関節部の皮膚の血行

膝関節の皮膚の血行には，2つ注意しておかないといけない基本的な事実がある．皮膚は deep fascia を穿通している微小動脈網によって栄養されているので，切開に際しては微小動脈網を不必要に損傷しないために deep fascia まで切開し，deep fascia に皮下脂肪組織を付けたまま展開することが必要である[1]．また，膝前面の皮膚は主として内側の血行から栄養されているので皮膚切開後の外側部分の酸素分圧が低下するため，内側に大きくカーブした皮膚切開で外側を展開すると創の治癒に影響を与える可能性があるので注意を払う必要がある（図1）．膝関節前面の皮膚の知覚神経の支配には破格を多く認めるが，主として伏在神経の分枝が血管と同様に内側から外側へ分布しており，皮膚切開部分より外側部分には一部知覚の鈍麻や知覚異常が生じる．したがって皮膚切開を大きく内側へ弯曲させると，膝関節の前方の知覚異常が発生する領域も拡大することを認識しておかなければならない（図2）[5]．

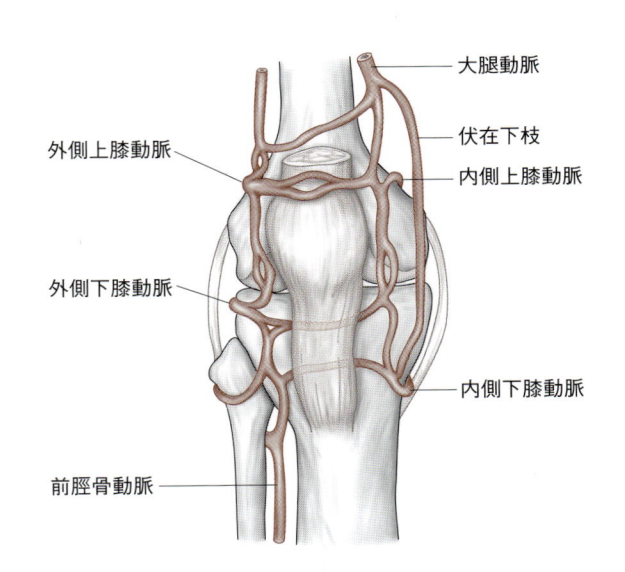

図1　膝関節の前方に存在する主な動脈
内側の動脈は大腿動脈より直接分岐しており皮膚の治療に与える影響が大きい．

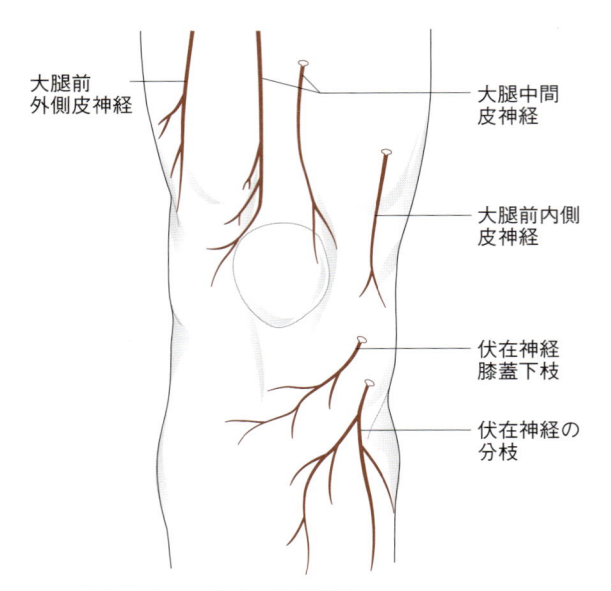

図2 膝関節前面の皮膚の知覚神経

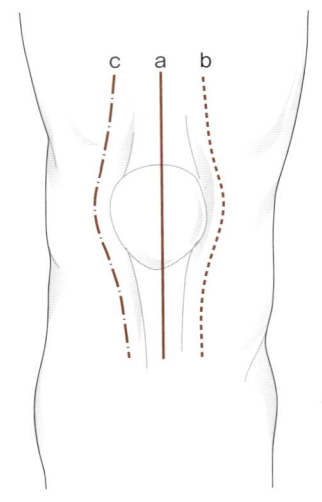

図3 皮膚切開法
a：anterior straight midline, b：medial parapatellar, c：lateral parapatellar

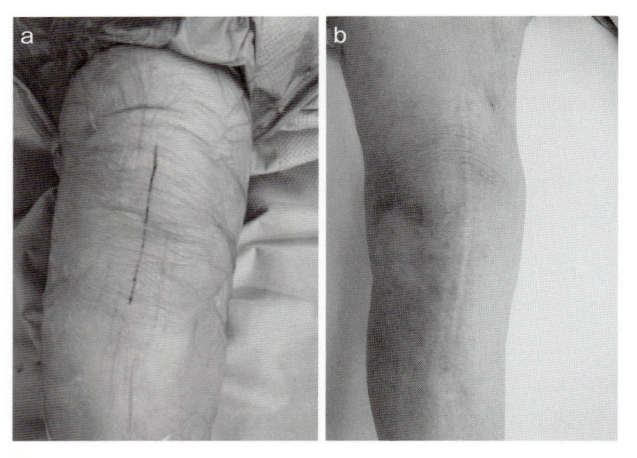

図4 正中線でのstraight midline皮切(a), やや内側に片寄らせたstraight midline皮切の術後(b)。

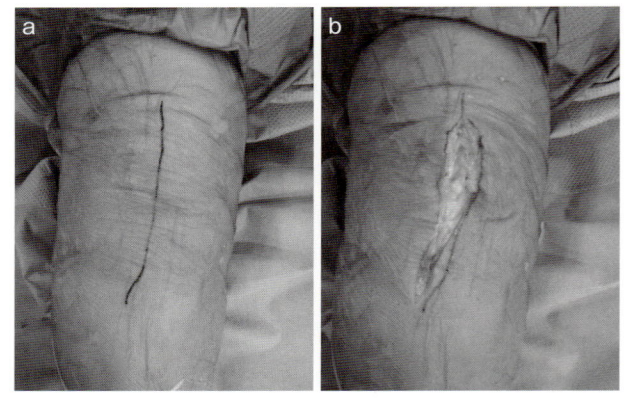

図5 筆者が好む脛骨粗面部分の皮膚切開をやや外側に変位させた皮膚切開(a), 皮膚切開後(b)。

3 皮膚切開の考え方

　一般的な見解からすると，膝関節に容易にかつ安全に到達できると同時にその後の軟部組織の展開が容易であるということが，第一の選択条件になる。言い換えると皮膚や軟部組織に手術中に不必要な緊張が加わらない展開方法が，皮膚切開に始まるTKAでの展開では最も基本的な選択になる。膝関節に，いずれかの形で縦方向の(longitudinalな)皮膚切開を加えることには，ほとんどの術者に異論はないものと考えられる。縦方向の皮膚切開では必要に応じて，術中に視野が不良であったり，皮膚にかかる緊張が強い場合などには，中枢もしくは遠位に皮膚切開を延長し対応することが可能である。もし以前に手術を受けており，膝関節の前面に横切開が加えられている場合には，その皮膚切開に直交する皮膚切開を行うことで，大きな血行障害が生じない可能性が高いことが知られており，このような場合にはこの原則を応用することが勧められる。また，以前に縦の皮膚切開が加えられている例ではこの皮膚切開を新しい皮膚切開の一部として利用することが最善の方法と考えられるため，臨機応変な皮膚切開のデザインが必要である。以前の縦の皮膚切開が利用できない時には，新しい皮膚切開との間にできるだけ幅の広いskin flapを設けるような工夫が必要である[2,3,6]。

4 Anterior straight midline皮切での皮膚切開の手技

　皮膚切開には本書でも紹介されているように，大きく分けるとanterior straight midline皮切, medial parapatellar 皮切，そして lateral parapatellar 皮切がある。Medial parapatellar 皮切に関しては皮膚切開のカーブの強さによって，medial parapatellar 皮切に加えて median parapatellar 皮切を区別する報告もある（図3）[1,7]。

　Anterior straight midline での皮膚切開の手技の実際は以下のごとくである。膝蓋骨の中心から近位および遠位にかけて約10 cm の皮膚切開を行い，遠位は脛骨粗面の内縁に終わるのが標準的である[8]。膝関節の前方からアプローチする皮膚切開では，いずれの皮膚切開の方法でも必要があればさらに近位もしくは遠位に皮膚切開を延長できる。また血行動態などを考えても膝関節へ到達する皮膚切開としては最も標準的な方法である。しかし，関節の展開を medial parapatellar 法で行うためには皮下組織の剝離が必要であり，また膝関節の屈曲で膝の前方に緊張が加わるという欠点もある。跪き（kneeling）の動作を行う際に不快感や疼痛を訴える患者がいるため，切開を正中線よりやや内側や外側に片寄せる方法を好む術者もいる（図4，5）。Kneeling 時に床と接触する部分は脛骨粗面部分であるため，筆者は皮膚の知覚感覚の温存を考慮して脛骨粗面部分の皮膚切開をやや外側に変位させて皮膚切開を行っている。

❖ **参考文献**

1) 松野誠夫：手術手技 進入展開法①皮膚切開．人工膝関節置換術－基礎と臨床（松野誠夫，龍順之助，勝呂徹，他編），文光堂，pp204-206, 2005
2) Bolardo RA, Dorr LD：Surgical approaches for total knee replacement arthroplasty. Contemp Orthop 12：60, 1986
3) Insall JN：Surgical approaches to the knee. In：Surgery of The Knee, Churchill Livingstone, New York, p41, 1984
4) Johnson DP, Houghton TA, Radford P：Anterior midline or medial parapatellar incision for arthroplasty of the knee. A comparative study. J Bone Joint Surg Br 68：812-814, 1986
5) Scapinelli R：Studies on the vasculature of the human knee joint. Acta Anat（Basel）70：305-331, 1968
6) Vince KG：Revision arthroplasty technique. Instructional course lectures. In：Total Joint Arthroplasty（Heckman J, Rosemont IL, eds），American Academy of Orthopaedic Surgeons, pp325-339, 1993
7) Rosenberg AG：Surgical technique of posterior cruciate sacrificing and preserving total knee arthroplasty. In：Total Knee Arthroplasty（Rand JA, ed），Raven Press, New York, pp115-153, 1993
8) Stern SH：Surgical exposure in total knee arthroplasty. In：Knee Surgery（Fu, et al, eds），Williams & Wilkins, Baltimore, pp1289-1302, 1994

1 皮膚切開

2. Medial parapatellar（MPP）皮切

■宗田　大

　皮膚切開は，手術における最も基本的かつ不可欠な操作である．不適切な皮膚切開により，その後の深部の展開は困難になり手術操作に時間を要し手術侵襲が大きくなる危険性がある．人工膝関節置換術（TKA）における皮膚切開もその例外ではない．しかし現実のTKAにおいては，小皮切手術にこだわらなければ不適切な皮膚切開によって展開が困難になることは少ない．

　TKAの皮膚切開で問題となるのは皮膚壊死，切開創周囲，特に外側部の感覚障害，膝屈曲角度に対する影響，術後膝痛の一因の可能性があることなどである．特に皮膚壊死をいったん起こすと深部感染の危険性は増し，膝可動域訓練は遅れ，結果的にTKAの良好な成績をあげることが困難になる．

　TKAにおける皮膚切開は，anterior straight 皮切とmedial parapatellar 皮切に大別される．筆者の施設では両者の経験があるが，gentle curved medial parapatellar 皮切を標準的なTKAの皮膚切開として推奨したい．本項ではmedial parapatellar 皮切を中心として上記問題点を検討する．

1　Medial parapatellar 皮切の実際と皮膚壊死の危険性

　骨性の突出部を避けてやや内側により膝の長軸に沿った内側皮切をmedial parapatellar 皮切とよぶ．Rosenbergらは2種類の皮切，膝蓋骨内縁の骨性の突出より正中よりに皮切をおくgentle curved medial parapatellar 皮切と皮切が膝蓋骨より内側を通るacute curved medial parapatellar 皮切に区別している（図1）[1]．しかし実際は内側への弯曲の方法には多くの種類があり，それぞれ術者の考えでいろいろなmedial parapatellar 皮切が用いられていると予想される．

　Acute curved medial parapatellar 皮切は，内側の関節包の切開部を用いる術式ではほぼ関節包展開部位と一致している．皮弁を外側まで十分に展開しない術式では皮下をほとんど剝離する必要はなく，関節内に容易に直達できる点で有利である．しかし膝蓋骨周囲の微小動脈網の分布（図2）を考慮すると，acute curved medial parapatellar 皮切では血管網を損傷する危険性が増すと

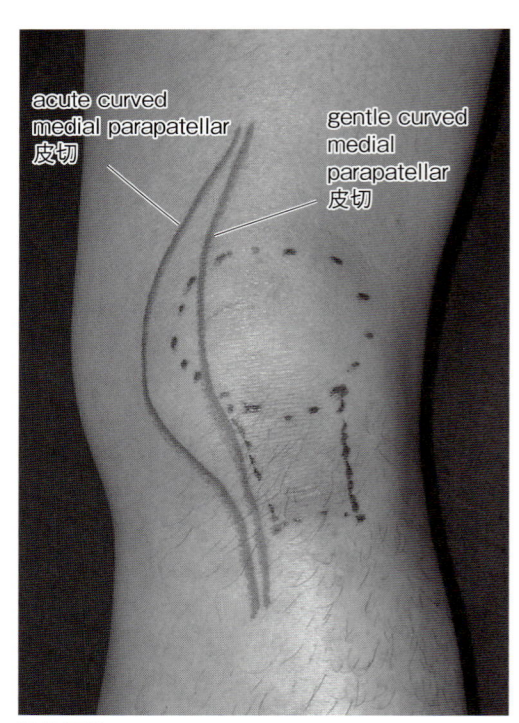

膝伸展位

図1　膝伸展位での medial parapatellar 切開創
Rosenbergらは2種類の皮切，膝蓋骨内縁の骨性の突出より正中よりに皮切をおく gentle curved medial parapatellar 皮切と，皮切が膝蓋骨より内側を通る acute curved medial parapatellar 皮切に区別している．

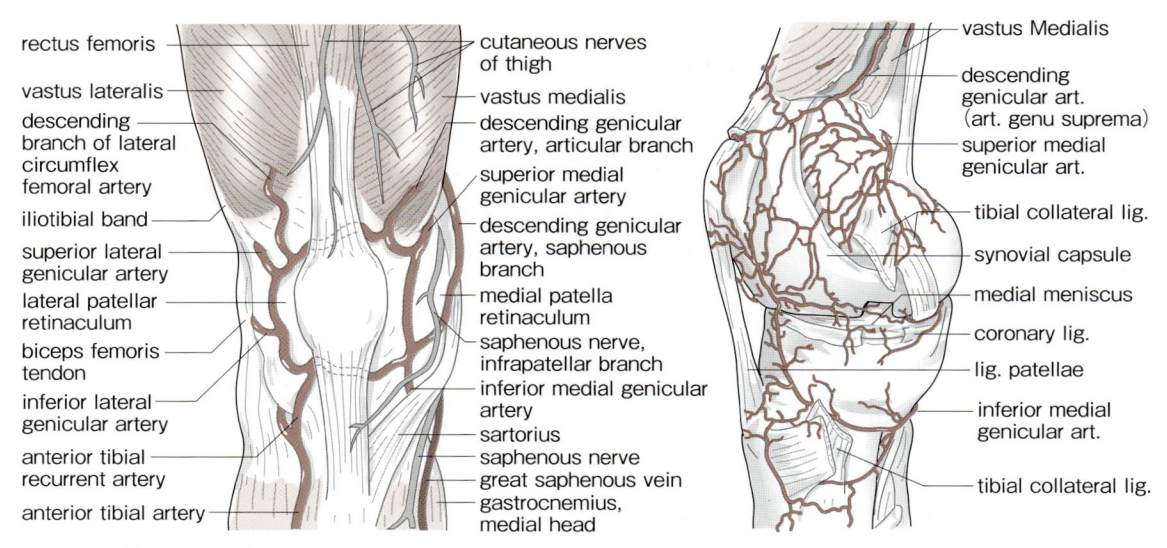

図2 膝関節前方の血管・神経分布
膝内側は近位から下行性膝動脈，近位後方から上内側膝動脈，遠位内側から下内側膝動脈が膝蓋骨内側で吻合し，動脈網を形成している。その動脈網を損傷しないためには膝蓋骨のすぐ内側で関節包を展開する必要がある。
〔Surgery of the knee, 3rd. Ed, p65, GRANT'S Atlas of Anatomy, 7th Ed, p4-55 より〕

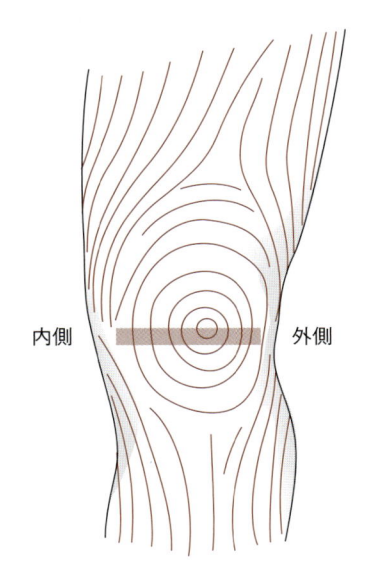

図3 膝正面の皮膚割線
gentle curved medial parapatellar 皮切も acute curved medial parapatellar 皮切も皮膚割線に一致する点では膝の屈曲に際し皮膚に与える引っ張り張力は比較的小さいと考えられる。

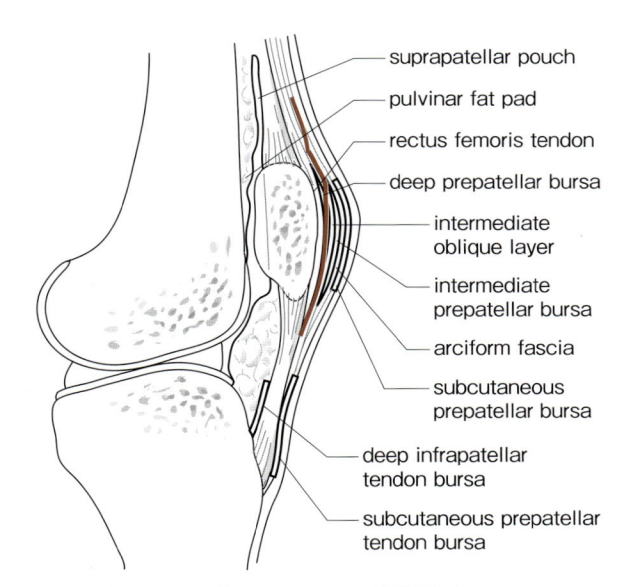

図4 皮弁を起こす層についての膝断面図
膝前面の層は浅層筋膜，滑液包，深層筋膜などに分けられる。太線部で皮下を展開すると皮弁の血行がよく保たれると考えられる。
〔THE PATELL OF FEMORAL JOINT, Fox, Del Pizzo Eds, p4 より改変〕

考えられる。また，外側皮弁が大きくなりその点でも外側の皮膚弁の壊死の危険性が増す。しかし膝部の皮膚割線に一致する点では，膝の屈曲に際し皮膚に与える引っ張り張力は少ないと考えられる（図3）。また整容上も好ましいかもしれない。

　Gentle curved medial parapatellar 皮切は外側皮弁の血行を考えた場合には acute curved medial parapatellar 皮切よりも，膝蓋骨外側縁まで皮下を展開しても皮膚壊死を起こしにくい[2]。また両者を比較すると膝蓋骨周囲の微小動脈網を損傷する危険性も少ない点で皮弁の血行には有利と考えられる。Acute curved 皮切と同様に膝部の皮膚割線に一致するため，膝の屈曲に際し皮膚に与える引っ張り張力は少ないと報告されている[3]。

　皮膚壊死を起こした場合には，深部感染の危険性が増

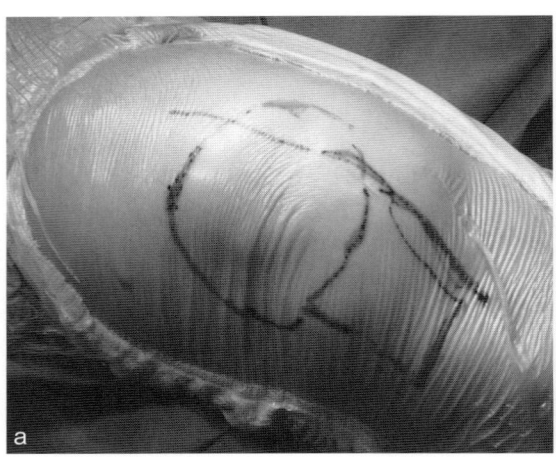

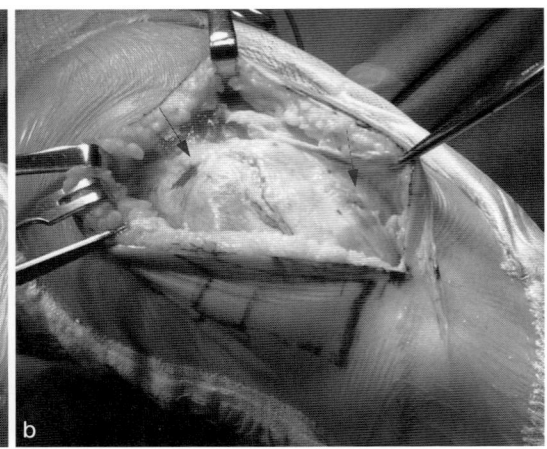

図5 実際の手術例での皮切と皮下の展開
a：比較的短い gentle curved medial parapatellar 皮切。
b：深層筋膜下では膝蓋腱がむき出しになり，内側広筋の筋腹も露出する層の展開となる（矢印）。コッヘル鉗子で深層筋膜を持ち上げている（破線矢印）。

すので，その治療を最優先とすべきである。皮膚壊死の危険性は皮切のおき方のみならず，皮弁の起こし方が重要であると考えられる。膝前面の層は浅層筋膜，滑液包，深層筋膜などに分けられる（図4）。標準的手術手技では皮膚を切開した後に切開線に沿って皮下を垂直に展開する。さらに内側と外側の皮弁を膝蓋骨内縁，外縁まで展開するが，その際に深層筋膜に達するまで，途中で薄く剥離しないで皮下を皮弁につけ，できるだけ皮下の血行を保つことが重要である。深層筋膜下では膝蓋腱および内側広筋の筋腹が露出する創となることを理解しておきたい（図5）。この層で皮下を剥離すると膝蓋骨部の皮下は容易に鈍的に膝蓋骨内側，外側まで展開される。皮膚切開のおき方以上に皮弁の起こし方は術後の皮膚の栄養に重要である。

2 切開周囲，特に外側部の感覚障害と整容的評価

膝関節を軸方向に通る皮膚切開では，内側から外側に走る神経，特に伏在神経の枝を損傷する危険性が極めて高い（図2）。この点において anterior straight 皮切と medial parapatellar 皮切のどちらが有利であるか疑問であり，また整容上の観点から患者にとってどちらが望ましいか懸念される。

Sundaram らは91関節を medial parapatellar 皮切で，76関節を anterior straight 皮切を用いて比較検討した。外側の皮膚感覚障害の領域は，medial parapatellar 皮切で $28.9 cm^2$，anterior straight 皮切で $23.8 cm^2$ と有意差を認めなかった。また，VAS を用いた整容的な評価も両群に差を認めなかったと報告している[4]。また113関節の TKA 後の皮膚切開外側の感覚障害を検討した研究では，創が 22 cm 以上の例で感覚障害は大きかったが，感覚障害は術後経過にしたがって改善が認められると報告されている[5]。

自験例でも TKA 術後に創部の整容上の問題を訴える例は少なく，また，創外側の感覚障害を積極的に訴える症例は経験されていない。われわれは medial parapatellar 皮切と anterior straight 皮切のどちらの経験もあるが，両者で ROM や整容上の差を認めていない。しかし anterior straight 皮切のほうが，屈曲位での創部の突っ張りは大きいようである。実際患者にとっては，創のおき方や長さよりは，術後個々に生じる皮膚ケロイドや創の赤みの問題のほうが重要と考えられる。

3 皮膚切開の影響による膝屈曲角度の低下の可能性

確かに anterior straight 皮切のほうが膝屈曲に際し創部の張力が増し，屈曲時に違和感が強くなる可能性は高い。しかし臨床的に膝屈曲角度に差が出るという結果は出されていない。

Navigation を用いた short-midvastus による皮膚切開の短い TKA 49例と通常の medial parapatellar 皮切53例の比較では，short-midvastus 群のほうが術後早期には下肢挙上動作と屈曲90°を得られる日数が早かったが，術後2週以降は両群にまったく差がなかったと報告されている[6]。

4 TKA後の術後膝痛と皮膚切開

　術後疼痛を増す危険があることから，骨の突出部の直上を皮膚切開が通ることは避けたい。その点前方皮膚切開で問題となる骨性の突出部は膝蓋骨内側辺縁と遠位端，そして脛骨粗面である（図6）。これらを避けてやや内側に膝の長軸方向に皮膚割線に沿った内側皮切を作成すると，gentle curved medial parapatellar 皮切と acute curved medial parapatellar 皮切になる。

　跪き動作で脛骨粗面部での皮膚の痛みを訴える例は少なくない。膝の屈曲や脛骨の内旋動作において脛骨粗面は皮膚切開線に対して平均9.7 mm内側に移動したという研究報告があり，膝伸展位で創を脛骨粗面部で約10 mm内側におくような留意が必要と考えられる（図7）。

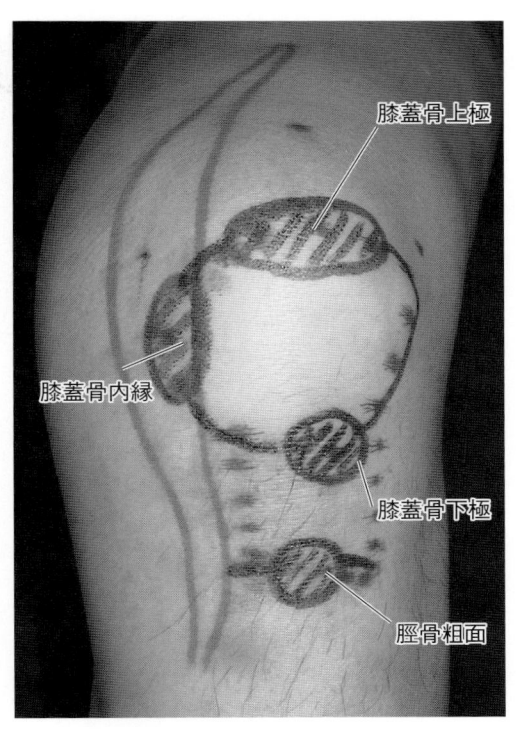

図6　膝前面の骨性の膨隆
術後疼痛を増す危険があることから骨の突出部（斜線部）の直上を皮切が通ることは避けたい。その点前方皮切で問題となる骨性の突出部は膝蓋骨内側辺縁と遠位端，そして脛骨粗面である。

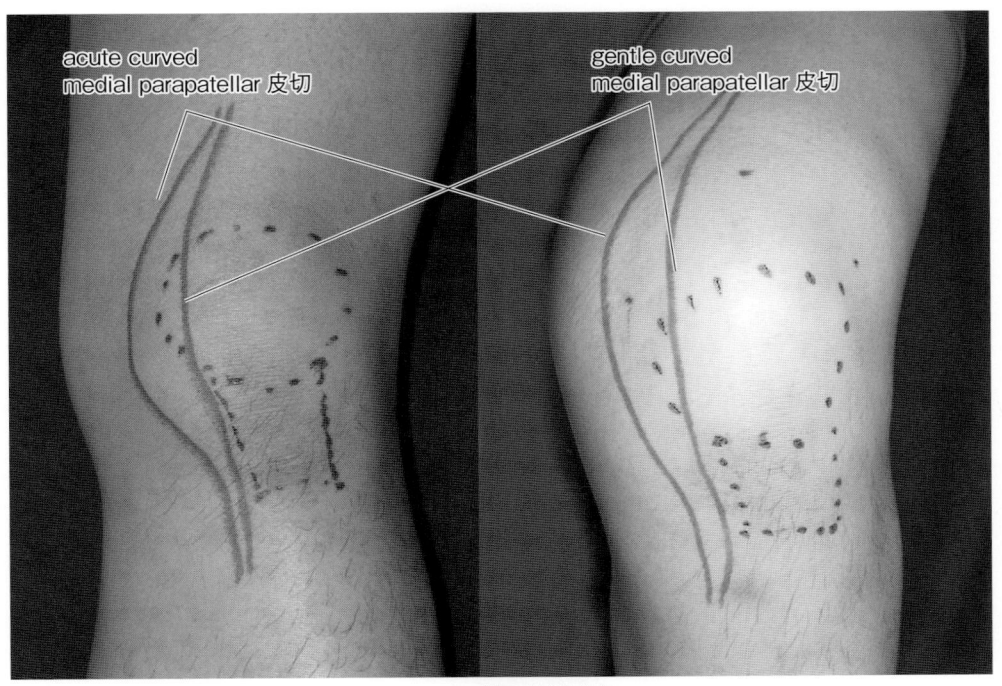

膝伸展位　　　　　　　　　　膝90°屈曲位

図7　伸展位と屈曲90°での皮膚切開と骨性隆起の位置変化
膝を屈曲すると脛骨が内旋し脛骨粗面部が内側皮切と重なり，跪き動作の妨げになる危険性が指摘されているが，臨床上そのような印象は少ない。

◆ 参考文献

1) Rosenberg AG : Surgical technique of posterior cruciate sacrificing, and preserving total knee arthroplasty. In : Total Arthroplasty (Rand JA, ed), Raven Press, New York, pp115-153, 1993
2) Johnson DP, Houghton TA, Radford P, et al : Anterior midline or medial parapatellar incision for arthroplasty of the knee. A comparative study. J Bone Joint Surg Br 68 : 812-814, 1986
3) Johnson DP, Eastwood DM, Bader DL, et al : Biomechanical factors in wound healing following knee arthroplasty. J Med Eng Technol 15 : 8-14, 1991
4) Sundaram RO, Ramakrishnan M, Harvey RA, et al : Comparison of scars and resulting hypoaesthesia between the medial parapatellar and midline skin incisions in total knee arthroplasty. The Knee 14 : 375-378, 2007
5) Borley NR, Edwards D, Villar RN, et al : Lateral skin flap numbness after total knee arthroplasty. J Arthroplasty 10 : 13-14, 1995
6) Seon JK, Song EK : Navigation-assisted less invasive total knee arthroplasty compared with conventional total knee arthroplasty : a randomized prospective trial. J Arthroplasty 21 : 777-782, 2006

1 皮膚切開

3. Lateral parapatellar 皮切

■西郷嘉一郎

人工膝関節置換術(TKA)において現在主流となっている皮膚切開は，① medial parapatellar 皮切，② anterior straight midline 皮切，③ lateral parapatellar 皮切の3つである。

皮膚切開の選択は，TKA 術後の膝関節機能面にも多少は影響すると考えられるが，それよりもいかに患者の術後の愁訴を減らすか，いかに術後の皮膚合併症を減らせるかによって選ばれるべきであると考える。近年 MIS の普及によって，器械の改良，手術法の変化で MIS 用に内側皮切に変えたりする術者が時折散見されるが，われわれの施設は過去15年以上にわたって，ほぼ一貫して lateral parapatellar 皮切を用いてきた。

後述するが，lateral parapatellar 皮切は，RA の高度外反変形膝に対する関節内進入法の lateral 法との併用にも有用で，以下①方法，②利点，③欠点につき述べる。

1 Lateral parapatellar 皮切の方法

Lateral parapatellar 皮切には，medial parapatellar 皮切同様に gentle curve と acute curve の2種類が考えられ(図1)[1]，皮切は外側に寄るほど内側にある膝蓋骨を含む皮弁の大きさが大になる点，また微小血管網を損傷する確率も高くなる。こうした点から gentle curved lateral parapatellar 皮切が望ましい。

実際には，膝蓋骨上極より2～3横指近位より膝蓋骨外側縁を通り，脛骨粗面外側 1/3 で，膝蓋骨下極より2横指遠位に停止する皮切となる(図1)。

重要なことは，膝蓋骨上の滑液包まで切開を行い，滑液包と浅層 fascia を連続して大腿直筋上で内側に剝離を進め，かつ内側広筋の筋膜を損傷しないように展開しなければならない(図2)。

2 Lateral parapatellar 皮切の利点

1) Lateral parapatellar 皮切は伏在神経の損傷の可能性が少ない

伏在神経の損傷は，関節内進入法の midvastus 法の際に問題となるとの報告がある。皮膚切開においても伏在神経の末梢の枝である infrapatellar branch を内側皮膚切開では損傷してしまう可能性がある(図3)。この損傷は膝前面の知覚鈍麻，無知覚を起こし，患者の不定愁訴となる。ほとんどの例が一過性で徐々に回復する例が多いが，lateral parapatellar 皮切では術後ほとんどみられず，伏在神経損傷予防に有用であると考えられる。

2) 膝蓋骨反転が medial parapatellar 皮切より容易

膝蓋骨を外側に反転する際に，反転する膝蓋骨，および膝蓋骨上の皮膚，皮下組織の total volume が少ないほど反転しやすいのは明らかである。Lateral parapatellar 皮切においては，皮膚，皮下組織は膝蓋骨表層で剝離されて，皮膚と皮下組織のみで内側に反転させられており，その結果 medial parapatellar 皮切にしろ，midvastus 皮切にせよ，膝蓋骨および内側支持組織の total volume は少なくなり，より外側に反転しやすい状態になる。Lateral parapatellar 皮切と medial parapatellar 皮切の間には，外側に反転される total volume には膝蓋骨周囲の皮膚と皮下組織量だけ差がある結果になる(図4)。

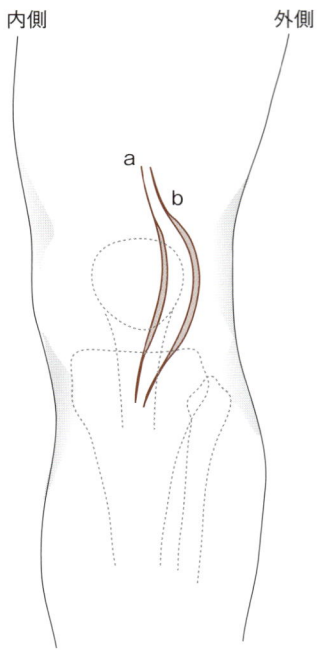

図1 外側皮切法
a：gentle curve lateral parapatellar 皮切（右図は実際の手術でのマーキング），
b：acute curve lateral parapatellar 皮切

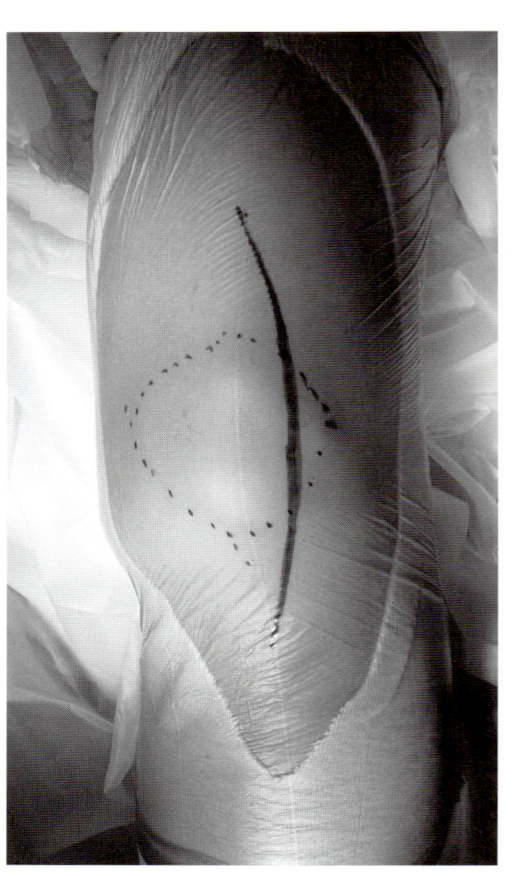

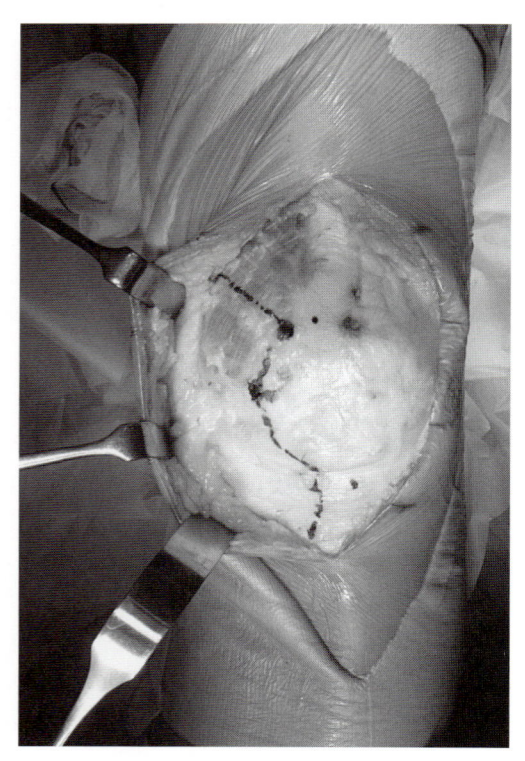

図2 外側皮切の実際
内側広筋の筋膜を損傷しないように注意する。

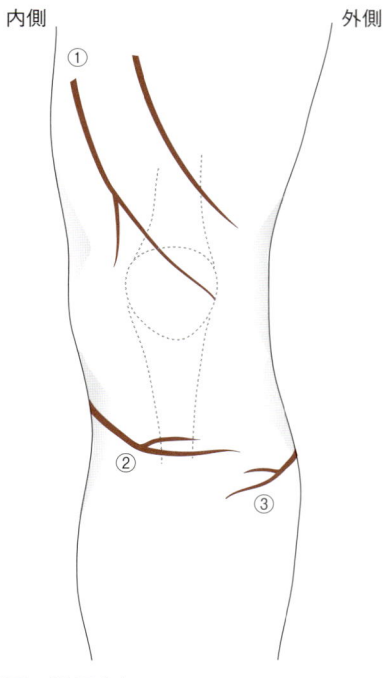

図3 膝前面の神経走行
内側皮切では，saphenous nerve の intrapatellar branch の損傷により，術後知覚異常を起こす可能性がある。
① medial cutaneous nerve of thigh, ② intrapatellar branch of saphenous nerve, ③ lateral cutaneus nerve of calf from common peroneal nerve.

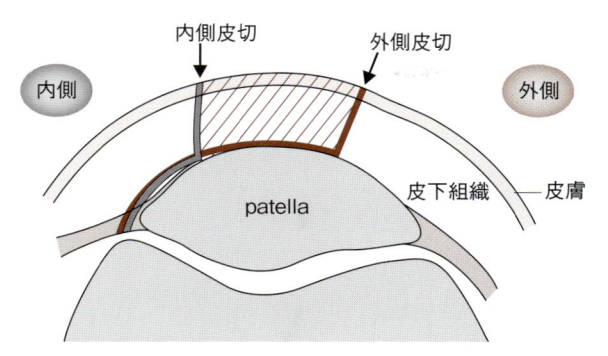

図4 膝横断面
内・外側皮切の際の関節内への進入経路を示しているが,膝蓋骨を含む外側へ反転する膝蓋骨・軟部組織のvolumeは結果として斜線部分だけ外側アプローチのほうが少なくなり,膝蓋骨反転がより容易になる。

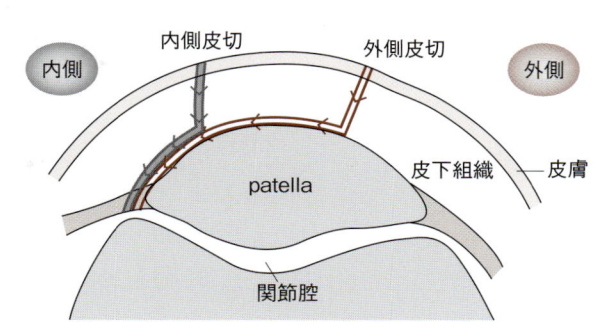

図5 膝横断像において皮膚から関節内までの経路
図のように外側皮切において内側と比較して関節内までの経路が長く,結果として軟部組織によるバリアとなり,術後感染予防の点で有利になると考えられる。

3) Medial parapatellar 皮切と比較して関節内へのバリアが2層になり,術後感染予防に有利になる可能性

Lateral parapatellar 皮切においては,膝関節横断面でみると,皮膚から関節内までのルート長がmedial parapatellar 皮切に比べてかなり長くなる(図5)。皮膚から関節内までのバリアとなるので,特に術後早期の感染のリスクを軽減できると考えられる。しかし,高度外反膝などで外側支帯切離(lateral release)を施行する際は,lateral parapatellar 皮切では関節内と皮膚の距離が短くなりバリアがなく,術後感染に注意する必要がある。当然のことながらlateral releaseは上記の点も含め,膝蓋骨の血流を維持し,術後膝蓋骨の壊死,骨折などの予防のためにも大腿骨コンポーネントのrotationなどを正確に行い,可能なら施行しないですむように心がけるべきである。

4) 関節内の外側アプローチの際にも lateral parapatellar 皮切は有用である

Lateral parapatellar 皮切は強い外反変形のある症例には,外側軟部組織の剥離と同時にlateral releaseを行うことができるのでよい適応であると考えられる。外反変形膝は当然のことながら,内側の剥離操作はほとんど必要なく,外側の腸脛靱帯,外側側副靱帯などのrelease のみのためlateral parapatellar 皮切は有用である[2]。

3 Lateral parapatellar 皮切の欠点

Lateral parapatellar 皮切は膝蓋骨上の滑液包まで切開を行い,滑液包と浅層fasciaを連続して大腿直筋上で内側に剥離を進めるため,medial parapatellar 皮切に比べて皮膚,皮下組織と,膝蓋骨,大腿直筋,内側広筋間の剥離が広い範囲となり,その結果皮膚の循環障害を起こしやすいというリスクが考えられ,また,同様に皮下組織と膝蓋骨上の間にdead spaceを生じて,術後血腫,関節外水腫となって圧が上がり,さらなる皮膚循環障害を起こす可能性が考えられる。予防としては,関節内展開法としてmidvastus,medial parapatellar 法を用いると十分に密に膝屈曲位で縫合を行うことが大切であると考えられる。

参考文献
1) Rosenberg AG : Surgical technique of posterior cruciate sacrificing, and preserving total knee arthroplasty. J Am Acad Othop Surg 6 : 55-64, 1998
2) 勝呂徹:Lateral法.人工膝関節置換術-基礎と臨床(松野誠夫,他編),文光堂,pp214-216, 2005

2 関節展開法

論点の整理

■松野誠夫

　人工膝関節置換術(TKA)に関する関節展開法(図1)は,

1) anterior straight midline 法,
2) medial parapatellar 法(MPP 法),
3) subvastus 法(SVA 法),
4) midvastus 法(MVS 法),
5) trivector-retaining 法,
6) lateral 法に大別される[1]。
7) 膝蓋骨を一時的に縦割して関節を展開する方法もわが国では報告されているが,膝蓋骨関節内への展開法としては一般的ではない[2]。

　Anterior straight midline 法は,Insall[3] により報告されたが現在はあまり用いられていない。

　Lateral 法は一般に重度の外反変形膝に用いられる。

　Trivector-retaining 法はわが国ではあまり用いられていないが,MPP 法と同様に medial superior genicular artery など膝蓋骨内側の血行を損傷する危険性や vastus medial oblique (VMO)線維の切離をする欠点があるが,Bramlett[4](図1)らは遠位の VMO 線維の一部は切離されるが,術後の機能訓練により大腿四頭筋力は 83% に維持されると報告している。また,この展開法は option として midvastus 法に準じて大腿内側広筋を少し split することによりさらに大きな手術野を得ることができる。

　関節内展開法において問題になるのは,膝伸展機構(大腿四頭筋)に対する手技と膝周囲の神経,血管に対する影響である。この点について広く用いられている MPP 法,SVA 法,MVS 法について検討する。

　MPP 法は従来から広く用いられている展開法であるが,大腿四頭筋腱に縦切を加えるため術後の機能回復の障害になる。

　Silva[5] らは MPP 法による TKA 後の大腿四頭筋力について,術後2年で isometric extension peek torque 値,isometric flexion torque 値がそれぞれ 30.7%,32.3% に減少すると報告し,Minzer[6] らは術後大腿四頭筋力は 60% まで減少すると述べているが,Tanavalee[7] らは大腿四頭筋腱の切離の延長を膝蓋骨の付着部から中

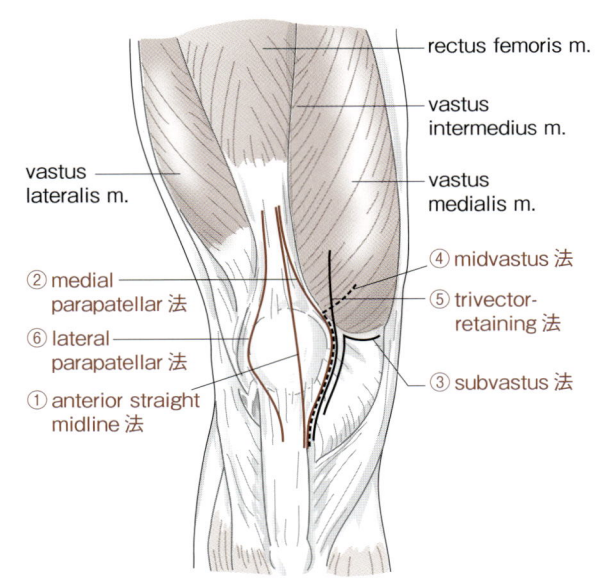

図1 関節展開法
〔Bramlett KW, et al : The trivector-retaining arthroplasty. In : Surgical Techniques in Total Knee Arthroplasty (Scuderi GR, et al, eds), Springer-Verlag, New York, pp131-136, 2002 (文献4)より改変して引用〕

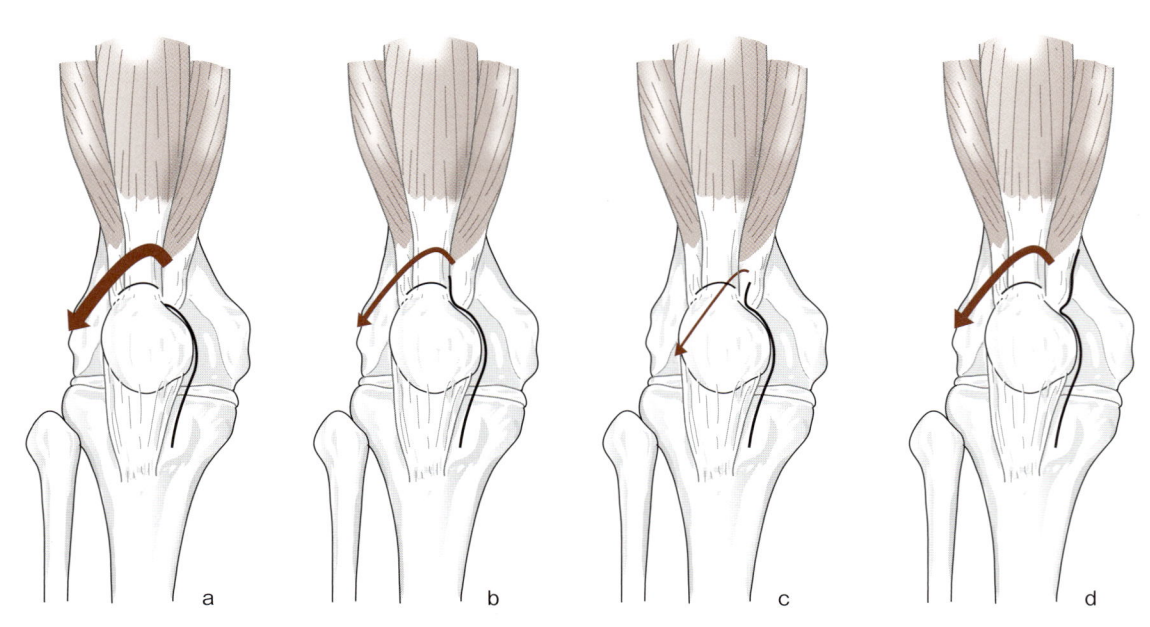

図2 関節内進入法(MIS法における)による大腿骨四頭筋腱に対するtension
a : The quadriceps sparing incision likewise requires lateral displacement of the entire quadriceps muscle mass.
b : The mid-quadriceps split incision requires less displacement of the quadriceps muscle than the previous two incisions.
c : The mini-midvastus incision requires the least amount of retraction to displace the quadriceps muscle laterally.
d : The subvastus incision requires lateral displacement of the entire quadriceps muscle mass.
〔Laskin RS : Reduced-incision total knee replacement through a mini-midvastus technique. J Knee Surg 19 : 52-57, 2006 (文献25)より引用〕

枢へ1 cm, 2 cm, 3 cmの3群に分けて検討し, 切離の延長が2 cmまでは, 大腿四頭筋腱を切離しないquadriceps sparing法に比べ臨床成績に差はないと述べている. Scuderi GR[8] (図2) らもminimum invasive surgeryの1法として大腿四頭筋腱を膝蓋骨付着部から2 cmその線維方向に切離し, ついでMPP法と同様に膝蓋骨内縁から1 cm内側を脛骨粗面に至る展開法 (mid-quadriceps splitting法) により広い手術野が得られると報告している.

SVA法は, 大腿四頭筋腱に侵襲を加えない解剖学的に優れた展開法として多くの報告があるが, 肥満, 筋肉質, patella baja, 以前に高位脛骨骨切り術や屈曲拘縮の強い症例などには手術野の展開が難しいので適応は少なく, 手術野の展開のために大腿四頭筋を外側に強く牽引することにより大腿四頭筋に大きなtensionをかける欠点がある (図2).

MPP法とSVA法との比較については, Fauré[9] らはSVA法に術後早期の大腿四頭筋力の回復がみられたとしているが, Cushner[10] は長期成績では両者は同じであると報告しているし, Ritter[11] らは両法について術後の回復, 可動域に明らかな差はないが, SVA法は手技的に難しいと述べ, Chang CH[12] らもSVA法では術後6か月でinitial high peak quadriceps torqueを示したが, 術後12か月では両者間に差はなかったと述べている.

術後の膝前面の疼痛の原因と考えられているlateral releaseについては, FauréはMPP法に多かったと述べ, Bindelglass[13] らもlateral releaseはSVA法で27.5％, MPP法では51％であったと報告している.

Vince[14] らは"……subvastus surgical approach is really matter of surgeons preference, an issue more of style than substantive advantage……"と述べ, 術者の好みによって関節内展開法が選択されているのが現状であるが, SVA法では手術野の外側の展開には大腿四頭筋を少し持ち上げるようにして外方に強く牽引することが必要で, 大腿四頭筋に大きなtensionとpressureをかける欠点があるため, SVA法の適応の選択が重要である.

MVS法は, 大腿内側広筋の一部をsplitする展開法ではあるが, SVA法に比べ膝蓋骨の外方へのtranslation, eversionがより容易であるため膝伸展機構に対する侵襲は少ない. MVS法はMPP法とSVA法の中間の展開法である.

VMOの一部をsplitするため血管, 神経への損傷が懸念されるが, Cooper[15] らの屍体標本の研究によれば, 大腿四頭筋腱の膝蓋骨付着部より膝窩動脈までの距離は6.5〜12.5 cmあるので最大4.5 cmのVMOの切離は安全といえるが, さらに2 cmの切離の延長は注意を要すると述べている. またEngh GA[16] らによると, medial

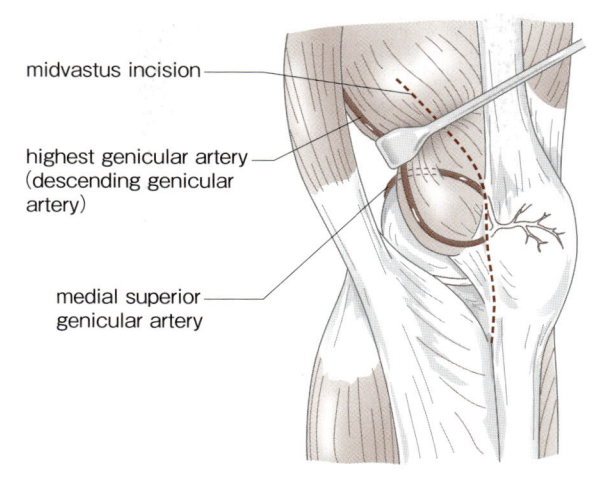

図3 midvastus 法における血管
〔Engh GA, et al : A midvastus muscle splitting approach for total knee arthroplasty. J Arthroplasty 12 : 322-331, 1997 より引用〕

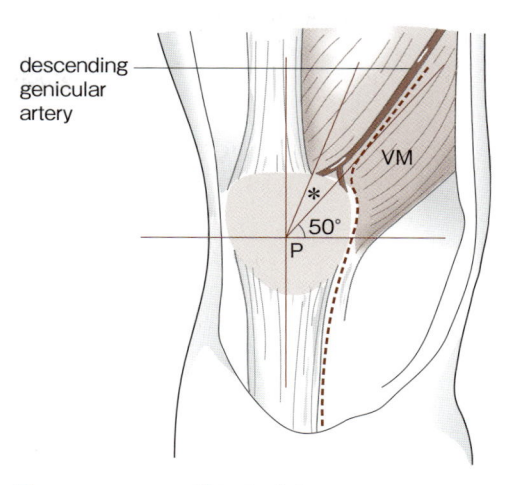

図4 midvastus 法における descending genicular artery に対する safe zone
A diagram shows the entry angle of the descending genicular artery, the incision for the midvastus approach, and the safe zone of less than 50°（＊average entry angle＝20°−40°；VM ＝ vastus medialis；P ＝ patella）.
〔Basarir K : Safe zone for the descending genicular artery in the midvastus approach to the knee. Clin Orthop Relat Res 451 : 96-100, 2006（文献17）より引用〕

superior genicular artery と descending genicular artery は MVS 法では split される大腿内側広筋の遠位を走行しているし，膝蓋骨の上内極部で descending genicular artery の musculoarticular branch が medial superior genicular artery と anterior tibial recurrent artery と結合し血管輪を形成するが，この血管輪は MVS 法で split される VMO 線維の近位で膝蓋骨の上方を走行するので MVS 法では損傷されないが（図3），MPP 法では損傷されると述べている．MVS 法について VMO を split する際の entry point として Basarir（図4）[17] らは膝蓋骨の上内極から 15 mm，most prominent medial corner から 30 mm 以内を（50°以内の角度）maximal safe distance と報告している．神経の損傷に関しては Gunal[18] ら，また Parentis[19] らは VMO への神経を損傷する危険性を懸念しているが，Dalury[20] らは術中の EMG 検査でも障害はなかったと述べ，Kelly らも 43％に EMG の変化を認めたが機能的影響を与えなかったと報告している．

MPP 法と MVS 法を比較して，Kelly ら[21] は術後 6 か月，5 年では両者間に差はなかったが，MPP 法では lateral release が多くみられ，一方 MVA 法では split した遠位の大腿内側広筋の EMG 検査で 43％に変化を認めたが機能的には影響はなかったと述べ，White ら[22] は関節展開の難易度，術後疼痛，可動域，合併症について，術後 6 か月では両者間に明らかな差はなかったが，MVS 法のほうが術後早期の疼痛や lateral release の頻度は少なく早期の下肢の挙上の獲得ができると報告し MVS 法を勧めている．MVS 法は MPP 法に比べ lateral release の頻度も少なく[23] 術後の疼痛も少なかったという報告が多い．

MVS 法と SVA 法の比較において Berth[24] らは術後 3 か月，6 か月における大腿四頭筋力の差はなかったが，SVA 法が術後 6 か月までは疼痛が強いと報告している．これは SVA 法は MVS 法に比べ手術野の展開のために大腿四頭筋および膝蓋骨の外方への牽引により，強い tension と pressure が extensor mechanism にかかるためとしている．

MVS 法は広い適応をもつが，Laskin は最近 MIS 法の一法として mini-midvastus 法に mid-quadriceps splitting 法を加えた展開法を報告している．この展開法はほとんど全ての TKA 症例に用いて広い手術野を得ることができる展開法であろう（図5）[25]．

以上，各種の関節内への展開法を考察すると，MPP 法は広い手術野を得られるため手術操作は容易になるが，大腿四頭筋腱に操作を加えるため術後の早期の機能回復の遅延，および lateral release の頻度を増加する．SVA 法は解剖学的には優れた展開法であるが，手術野の展開のため，症例により膝蓋骨，大腿四頭筋への外方への強い牽引が大腿四頭筋へ障害を与え，その適応の選

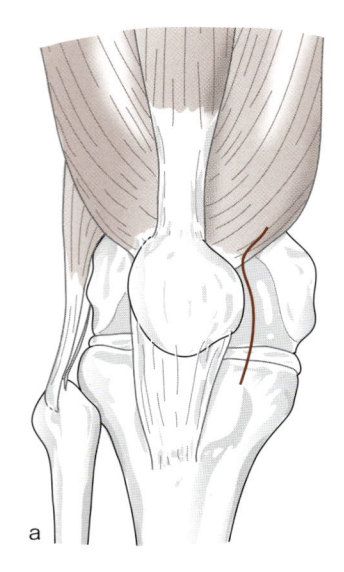

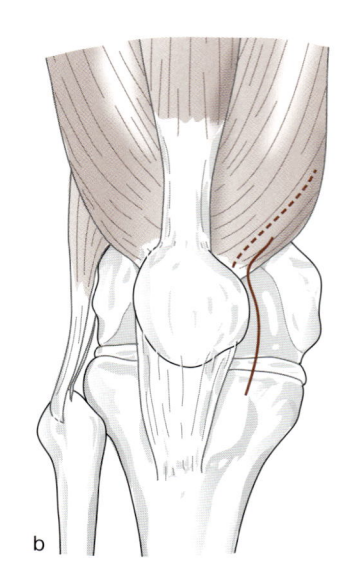

図5 mini-midvastus 法＋ mid-quadriceps splitting 法
a: The mini-midvastus incision extends for 2 cm into the vastus medialis obliquus from a point 1-2 cm proximal to the proximal pole of the patella.
b: In muscular or obese patients the split in the vastus medialis obliquus is started approximately 1 cm higher.
〔Laskin RS：Reduced-incision total knee replacement through a mini-midvastus technique. J knee Surg 19：52-57, 2006（文献25）より引用〕

択が必要になるのに対し，MVS法は広い手術野を得てMPP法に比べ術後早期の疼痛が少なく推奨できる展開法ということができ，また懸念されるsplitされた大腿内側広筋遠位部のEMG上の変化も術後回復し機能上問題がないと報告され[20]，筆者は現在MVS法を用いている．ただ術中splitされた大腿内側広筋がさらに中枢にsplitされる危険があることには注意を要する．

TKAにおける手術野の展開は膝蓋骨をeversionすることにより容易になるが，膝蓋骨をeversionする影響としてFlören[26]は膝蓋骨をeversionするMPP法に比べ，mini-midvastus法では術後疼痛の減少と，可動域の減少に関係するpatella bajaがMPP法の37％より12％に減少すると述べているし，膝伸展機構に対してはBonutti[27]らは膝蓋骨が0～90°屈曲位で外方に牽引されたときは大腿四頭筋機構に対し約8％のtensionがかかるが，膝蓋骨がeversionされると16％のtensionがかかり，さらに駆血帯により大腿四頭筋機構への引っ張りが増強し大腿四頭筋の機能に大きな影響を与えると報告している．Stoffel[28]らは，膝蓋骨eversionの影響は大腿四頭筋機能に対してのみでなく膝蓋骨内血流に対しても10％に減少するが，外方への牽引では53％維持されると述べ，膝蓋骨をeversionすることによる障害を報告している．またWalter F[29]らは膝蓋骨のeversionを避けることにより，早期の大腿骨四頭筋の筋力の獲得と入院期間を短縮することができると報告している．このように大腿四頭筋機構に対する膝蓋骨eversionの影響は大きいので，膝蓋骨のeversionは膝蓋骨のbone cut以外はできる限り避け，膝蓋骨を外方にslide し lateral retractionするか，patella invasion technique[30]を用いることが望ましく，ただ膝蓋骨のbone cutの際には正確なbone cutのために筆者は一時的に膝蓋骨をeversionして膝蓋骨のbone cutを行う．

関節内展開に際しては，展開の前に大腿四頭筋腱の膝蓋骨付着部，関節内への展開部の軟部組織の2，3か所に横線のmarkingをし縫合時の指標とする．縫合に際しては内側膝蓋大腿靱帯を含め強固に縫合することが必要である．

〔Minimally invasive surgery（MIS）の関節展開法については「第7章 Minimum invasive surgery（MIS）」，p.195頁を参照．〕

参考文献

1) 松野誠夫：関節内への展開法．人工膝関節置換術―基礎と臨床（松野誠夫，龍順之助，勝呂徹，他編），文光堂, pp 207-218, 2005
2) 中村光一，船山敦，加藤匡裕，他：膝蓋骨縦割によるTKAの経験．日本人工関節学会誌 37：308-309, 2007
3) Insall JN：A midline approach of the knee. J Bone Joint Surg Am 53：1584-1586, 1971
4) Bramlett KW, et al：The Trivector-Retaining Arthroplasty. In：Surgical Techniques in Total Knee Arthroplasty（Scuderi GR, et al, eds), Springer-Verlag, New York, pp131-136, 2002
5) Silva M：Knee strength after total knee arthroplasty. J Ar-

throplasty 18 : 605-611, 2003
6) Mizner RL, Petterson SC, Stevens JE, et al : Early quadriceps strength loss after total knee arthroplasty. J Bone Joint Surg〔Am〕87 : 1047-1053, 2005
7) Tanavalee : Progressive quadriceps incision during minimally invasive surgery for TKA. J Arthroplasty 22 : 1013-1018, 2007
8) Scuderi GR, Tenholder M, Capeci C : Surgical approach in mini-incision TKA. Clin Orthop Relat Res 428 : 61-67, 2004
9) Fauré BT, Benjamin JB, Lindsey B, et al : Comparison of the subvastus and paramedian surgical approaches in bilateral knee arthroplasty. J Arthroplasty 8 : 511-516, 1993
10) Cushner FD : The subvastus approach to the knee. J Knee Surgery 16 : 52-54, 2003
11) Ritter MS, et al : Comparison of two anterior medial approaches to total knee arthroplasty. J Knee Surgery 3 : 168-171, 1990
12) Chang CH, Chen KH, Yang RS, et al : Muscle torques in Total knee arthroplasty with subvastus and parapatellar approaches. Clin Orthop Relat Res 338 : 188-195, 2002
13) Bindelglass DF, Vince KG : Patellar tilt and subluxation following subvastus and parapatellar approach in total knee arthroplasty. J Arthroplasty 11 : 507-511, 1996
14) Vince KG : Subvastus approach. In : Surgical Techniques in Total Knee Arthroplasty (Scuderi GR, et al, eds), Springer Verlag, New York, pp119-126, 2002
15) Cooper RE Jr, Trinidad G, Buck WR, et al : Midvastus approach in total knee arthroplasty-A description and a cadaveric study determining the distance of the popliteal artery from the patellar margin of the incision. J Arthroplasty 14 : 505-508, 1999
16) Engh GA : Midvastus approach in Surgical techniques in total knee arthroplasty. Surgical technique in total knee arthroplasty (Scuderi GR, et al, eds), Springer-Verlag, New York, pp127-130, 2002
17) Basarir K : Safe zone for the descending genicular artery in the midvastus approach to the knee. Clin Orthop Relat Res 451 : 96-100, 2006
18) Günal I, Araç S, Sahinoğlu K, et al : The innervation of vastus medialis obliquus. J Bone Joint Surg Br 74 : 624, 1992
19) Parentis MA, Rumi MN, Deol GS, et al : A comparison of the vastus splitting and median parapatellar approaches in total knee arthroplasty. Clin Orthop Relat Res 367 : 107-116, 1999
20) Dalury DF : Does midvastus approach comprise the vastus medialis obliquus? AAOS, Annual meeting March 10-14, San Francisco, #156, 2004
21) Kelly MJ, Rumi MN, Kothari M, et al : Comparison of the vastus-splitting and median parapatellar approaches for primary total knee arthroplasty : a prospective, randomized study. Surgical technique. J Bone Joint Surg Am 89 (suppl 2), Pt1 : 80-92, 2007
22) White RE, Allman JK, Trauger JA, et al : Clinical comparison of the midvastus and medial parapatellar surgical approaches. Clin Orthop Relat Res 367 : 117-122, 1999
23) Maestro A, Suarez MA, Rodriquez L, et al : The midvastus surgical approach in total knee arthroplasty. Int Orthop 24 : 104-107, 2000
24) Berth A, Urbach D, Neumann W, et al : Strength and voluntary activation of quadriceps femoris muscle in total knee arthroplasty with midvastus and subvastus approaches. J Arthroplasty 22 : 83-88, 2007
25) Laskin RS : Reduced-incision total knee replacement through a mini-midvastus technique. J Knee Surg 19 : 52-57, 2006
26) Flören M : A mini-midvastus capsular approach with patellar displacement decreases the prevalence of patella Baja. J Arthroplasty (Suppl 2) : 51-57, 2007
27) Bonutti PM : Minimally invasive total knee arthroplasty : a 10-feature evolutionary approach. Orthop Clin N Am 35 : 217-226, 2004
28) Stoffel KS : Intraosseous blood flow of the everted or laterally-retracted patella during total knee arthroplasty. The Knee 14 : 434-438, 2007
29) Walter F : A randomized prospective study evaluating the effect of patellar eversion on the early functional outcomes in primary TKA. J Arthroplasty 22 : 509-514, 2007
30) Fehring TK, Odum S, Griffin WL, et al : Patella invasion method for exposure in revision TKA. J Arthroplasty 17 : 101-104, 2002

2 関節展開法

1. Medial parapatellar 法（MPP）

■上尾豊二

1 Medial parapatellar 法の特徴

　Medial parapatellar 法による手術野の展開は膝人工関節置換術で最も一般的な方式として現在も使用されている。歴史的には 1879 年 von Langenbeck により創始された[1]。いわゆる Payr の S-shaped approach もほぼ同様である。長所として以下の点がある。術野の展開が大きく、広い視野での正確な手術ができ、したがって開創のために筋組織に過重な緊張を生じない。Vastus intermedius と vastus medialis の筋間を進入するので大腿神経の内側広筋支配を障害しない。人工関節での関節形成術は骨を形成するのが主体ではあるが、このアプローチでは可動域を改善するために筋も形成することが可能である。欠点としては手術創が大きいこと、膝蓋骨の術中での内方への牽引力が失われるので、外側膝蓋支帯解離術の頻度が多くなり、膝蓋骨への栄養血管が損傷されやすいことがあげられる。
　また、伏在神経の膝蓋下枝に損傷を生じる可能性が高い。これは MPP 法に限らず膝内側アプローチでは共通の課題である。この皮神経は大腿内側を下降する伏在神経から分枝して膝蓋骨の下方で関節外側面に向かって走行し手術の切開線を横断するからである。

2 筆者の推奨する実際の方法

　筆者の施行している展開法を述べる。膝伸展位において皮膚の膝蓋骨の輪郭と脛骨粗面の輪郭にマーキングを行う。皮膚切開の中枢端は大腿の内外中央で膝伸展位で膝蓋骨上端から上方へ 3 横指の距離を始点とし、膝蓋骨の横幅の内中 1/3 の点を通り、脛骨粗面の内下縁に達する緩い S 字状のカーブをとる。大腿四頭筋腱の内側縁 3 mm を縫い代として内側広筋側に残し、内側広筋を大腿四頭筋腱から切離する。この切開線を下方に進め膝蓋骨の内上縁に達する前に切開を内側にカーブさせ、膝蓋骨の内縁で約 1 cm の縫い代をとって膝蓋支帯を切開する。膝蓋下部においては膝蓋支帯の切開は特に膝蓋腱に沿わせる必要はなく、まっすぐに脛骨粗面の内縁に向かい脛骨粗面の下端位置で止める（図1）。関節リウマチでは関節包の外周で筋と関節包を鈍的に剥離し、膝内側半分の関節包を一塊として摘出し関節包滑膜切除を行う。変形性関節症ではそのまま関節包に切開を加え関節内に達する。続いて内側半月板前角部で半月板を横切し、膝蓋支帯、関節包を二双鈎で内方に牽引しつつ脛骨から剥

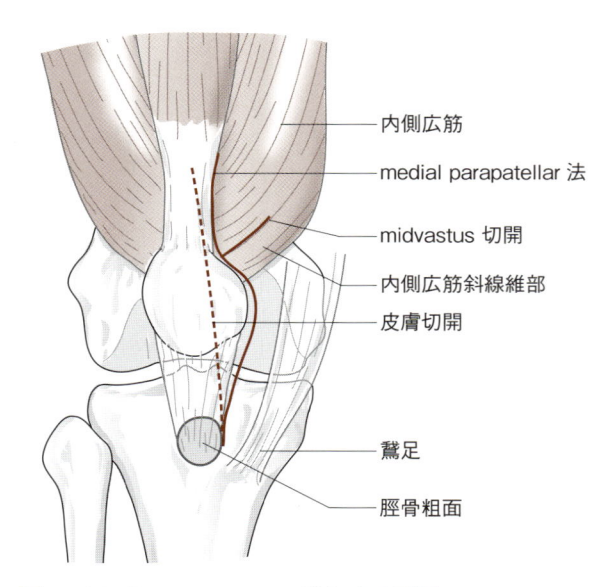

図1　Medial parapatellar 法による展開

離し，内側顆（帯状粗面）を広く展開する．剥離は脛骨上関節面の内後縁部まで行うことが多い．縫工筋，薄筋，半腱様筋などからなる鵞足および内側側副靱帯の脛骨からの剥離が内反変形膝では必要になる．膝蓋腱の内上部分の脛骨付着部を一部遊離し，膝伸展位から膝蓋骨を翻転させつつ屈曲していくと膝蓋骨は翻転して膝の外側に移動し，大腿および下腿の関節面が広く展開する．このとき膝蓋上嚢部の大腿骨側に付着する関節包を大腿骨から切離すれば翻転が容易になることが多く，膝蓋骨の可動性が不十分であっても大腿四頭筋腱の切開を上方にさらに延長する必要はほとんどない．次に外側半月板の前角部2cmほどを部分切除し，この部に生じた間隙にホーマン鉤を挿入して脛骨の外側上関節面の全体を展開する．鉤を外側に圧排したときに外側関節包に緊張する索状組織が存在すればこれを切離すると展開が広くなる．ついで前十字靱帯の切離を行う．PS型人工関節では後十字靱帯の切離も行う．脛骨後方に鉤を挿入して脛骨を前方に移動すれば脛骨関節面の全体を展開することができる．

3 手術のコツおよび pitfall

筆者は出血を最小限にするために，切開は表皮のみメスを用い皮下からは全て電気メスの凝固モードで切開を行う．空気阻血帯は使用しているが，加圧前にゴムバンドで巻き上げることはせず下肢を暫時挙上するだけにしている．ゴムバンドでの緊縛が血液を下腿から排出する効果は大して期待できず，血管壁に損傷をきたして血栓症を生じることを恐れるからである．膝を展開していくときの肢位は膝窩部に枕を入れて屈曲約80°とすると，膝蓋支帯などに緊張が生じて展開が容易である．半月板摘出は最初の段階では行わず，手術をどんどん進めて骨切りの後で行ったほうが時間の短縮になる．

関節拘縮が強くて膝蓋骨の翻転が困難な場合には無理に翻転させることなく膝蓋骨を外方に鉤で移動するだけで手術を進める．手術の進行で骨切除や靱帯解離などが加わると膝蓋骨は翻転できるようになるので，最初から無理しないことである．膝蓋腱の脛骨付着部の剥離はなんとしても避けなければならない．また，lateral release（外側膝蓋支帯切開）が必要と思われる症例では，この段階で行ってしまえば翻転はより容易になる．Revision例で膝蓋骨があらかじめ下方転位している拘縮膝では，脛骨粗面を一塊として膝蓋腱とともに脛骨から遊離させる必要があり，術後にワイヤで再固定する．

前述のようにMPP法に限らず膝内側アプローチでは伏在神経の膝蓋下枝に損傷を生じる可能性が高い．したがって術後に膝外側のしびれを生じる可能性を術前に患者に伝えておかなければならない．時には神経切断端での神経腫が疼痛をきたすこともある．

4 考察

われわれはこのMPP法を単に人工関節置換手術のために関節を展開するだけの目的とは捉えていない．人工関節手術は破壊した関節の骨を正常の形態に人工物で形成する手術であるが，骨だけでなく筋・靱帯も含んで関節形成されるべきである．

われわれのMPP法を用いた手術では，筋を再縫合するときに大腿四頭筋腱と内側広筋を布鉗子でゆるく仮止めし，膝関節を最大屈曲位としたときに自然に内側広筋が位置するところで縫合している．内側広筋は大腿四頭筋への付着部が膝90°屈曲では平均9.7 mm，最大屈曲では平均14.4 mm中枢側へのずれを生じることがわかった[2]．MPP法はsubvastus法，midvastus法と異なり，内側広筋の再縫合時に筋の付着部が変動する点に特徴がある．さらにMPP法では内側広筋を膝蓋骨から切離するので膝蓋骨を内側に引っ張るアンカーがない．この状態で膝を屈曲すれば膝蓋大腿関節の適合性は内側広筋の牽引力に頼らない最も安定した状態で観察できる．内方のベクトルがない状態で不適合がみられたら，外側支帯の解離を加えて外方のベクトルも減弱させ膝蓋骨の位置を安定させるのが将来とも膝蓋大腿関節面の適合性を維持するのに有利である．このことは深屈曲時の膝蓋骨へのストレスを緩める効果も得られる．実際，術中にno thumb methodで膝蓋大腿関節に目立った変化がなくても，外側膝蓋支帯が緊張している印象があればlateral releaseを行っている．その結果，膝屈曲時に切開部が大きく開大するのがみられることが多い．Subvastusあるいはmidvastus法では，膝蓋骨を内方に牽引した状態で適合性をみるので，手術中の膝蓋骨の外方転位は生じにくい．このことはlateral releaseを行う頻度を減少させる長所とされているが，一方，lateral releaseの必要性を隠蔽しているとも解釈できる．実際，将来筋力の変動によって膝蓋骨は不適合になる可能性がある．われわれは高度の膝屈曲を得るためには内側広筋を移動形成し，lateral releaseを加えて膝蓋骨のストレス軽減と安定化が必要と考えている．

このときに膝蓋骨を栄養する血管に損傷が生じること

が危惧される．MPP法ではsupreme genicular, medial superior genicular, medial inferior genicular arteryを損傷し，膝蓋骨への血流を35％減少させる[3]．MPPとlateral releaseをともに行うと血流量は35〜47％減少する[4]．しかし，筆者らの長年の臨床経験ではこの方式で膝蓋骨に壊死を生じることはほとんど考えなくてよい．膝深屈曲を求めるならば筋形成も可能なMPP法に長があると考えられる．

一方，神経支配に対する影響を考えるとMPP法ではvastus intermediusとvastus medialisの筋間を進入し，この間を交差する神経はないので神経損傷を生じない．大腿神経の内側広筋への走行は2型があり，1つは内側広筋の中央を下降しvastus medialis obliquusに達する．他の型はvastus medialisの後方部分を下降し内側広筋の本体部分と末端のobliquus部分に分枝を出す．Midvastus法は内側広筋のobliquus部と本体部の間を分けるので，vastus medialis obliquus部分への神経損傷が生じる可能性が高い．実際midvastus法では術後の筋電図検査で内側広筋の神経支配が障害されていることが示されている[3]．

MPP法をsubvastusあるいはmidvastus法と比較した場合，最大の利点は大きな手術野が確保できることである．手術においては術後の機能に悪化が生じない限り大きな皮切であっても安全な手術を第一に心がけるべきである．われわれも膝の最小侵襲手術を行っていた際にはmidvastus法を行ったが，骨切りや関節コンポーネントの挿入にMPP法に比して困難を感じた．少しの失敗も許されない手術においては少しでも安全で簡易な手段があればそれを採用したい．少なくともMPP法に習熟してから他の方法に進むのがよいと考える．

参考文献

1) von Langenbeck B : Zur Resection des Kniegelenke. Verh Dtsch En Geseuch F Chir Ⅶ : 23, 1879
2) 小谷博信，三木堯明，長野真久，他：人工膝関節置換術における屈曲位縫合での大腿四頭筋のずれの検討．中部整災誌 43 : 427-428, 2000
3) Parentis MA, Rumi MN, Deol GS, et al : A comparison of the vastus splitting and median parapatellar approaches in total knee Arthroplasty. Clin Orthop Relat Res 367 : 107-116, 1999
4) Ogata K, Shively RA, Shoenecker PL, et al : Effects of standard surgical procedures on the patellar blood flow in monkeys. Clin Orthop Relat Res 215 : 254-259, 1987

2 関節展開法

2. Subvastus 法（SVA）

■齋藤知行

1 はじめに

　膝関節の展開には，膝関節内処置を行うための必要かつ十分な術野の確保が求められる．また術後疼痛の軽減と後療法を円滑に進めるには，膝関節機能に最も重要な役割を果たす大腿四頭筋への侵襲を少なくし，膝蓋骨や周囲筋組織への血行を可及的に温存することが必要となる．Subvastus（Southern）法は modified medial parapatellar 法（MPP 法）に比し，より解剖学的な進入法であり，これら目的に合致した利点を有する．この進入法は1929年に Erkes[1] が初めて報告し，その後 subvastus route による oblique medial arthrotomy と呼称された．当時は適応が制限されており，膝蓋骨を亜脱臼させ膝関節の内側コンパートメントを展開する方法として紹介された．1970年代になり，単顆片側置換術（unicompartmental knee arthroplasty；UKA）や人工膝関節全置換術（total knee arthroplasty；TKA）に適応が拡大されたが，実際に着目され普及したのは Hofmann[2] の報告からである．

2 手術術式

　Subvastus 法の術式は，膝関節90°あるいはそれ以上の屈曲位で，膝蓋骨上極の4横指近位から脛骨粗面の1横指遠位までの anterior midline または medial parapatellar 皮膚切開を行い，investing layer（包層）を同様に切離し，膝蓋支帯を露出する．Vastus medialis obliquus（VMO）の走行と膝蓋骨への付着様式を確認し，vastus medialis の下縁に沿って膝蓋骨の内側縁に，また近位では筋間中隔に向かって，deep fascia を切離し，VMO を用手的に剝離する．VMO の膝蓋骨の遠位付着部に達したら，内側傍膝蓋支帯を膝蓋骨と膝蓋靱帯の内側縁に沿って逆 L 字形となるように切離し，関節包を露出する（図1）．膝蓋下脂肪体を切離する際は電気メスを使用

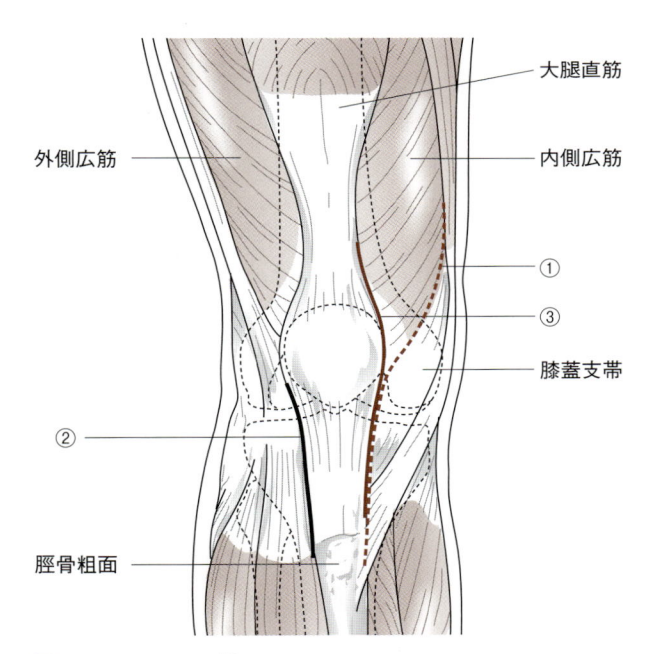

図1　Subvastus 法
膝関節90°あるいはそれ以上の屈曲位で，膝蓋骨上極の4横指近位から脛骨粗面の1横指遠位までの anterior midline あるいは medial parapatellar 皮膚切開を行い，investing layer（包層）を同様に切離し，膝蓋支帯を露出する．Vastus medialis obliquus（VMO）の走行と膝蓋骨への付着様式を確認し，vastus medialis の下縁に沿って膝蓋骨の内側縁に，また近位では筋間中隔に向かい，deep fascia を切離し，VMO を用手的に剝離する．VMO の膝蓋骨の遠位付着部に達し，内側傍膝蓋支帯を膝蓋骨と膝蓋靱帯の内側縁に沿って逆 L 字形となるように切離し，関節包を露出する①．関節包は③のように膝蓋骨と膝蓋靱帯の内側縁に沿って，また膝蓋上嚢ではその中央に向かって切り上げて，関節を展開する．必要に応じて，②のように lateral release を追加する．

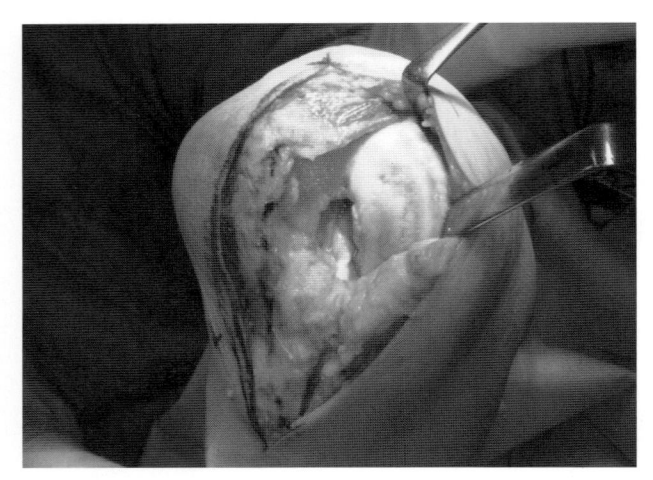

図2 関節の展開
膝伸展位に戻し，膝蓋骨を外方へ翻転あるいは亜脱臼させ，徐々に屈曲させ，膝関節を展開する．膝伸展機構の緊張が強い場合には，vastus medialis (VM) の近位への剝離をさらに追加し，膝伸展機構の緊張を緩める．

し，十分に止血する．VMO の停止部は上極にあるものや膝蓋骨の内側上 1/2 に達するものなど個人差があるが，遠位にある例では付着部の下縁に 5 mm 程度上方に切り込みを入れると緊張を低下させることができる．

次に膝蓋骨の VMO を用手的に挙上し，大腿四頭筋の膝蓋骨停止部と膝蓋上囊部を外側まで十分に鈍的に剝離する．このような処理によって，大腿四頭筋と膝蓋骨からなる膝伸展機構は関節包などの下部組織から剝離され，膝蓋上囊部全体および内側関節包さらに外側関節包の一部を観察することができる．通常，剝離は VMO の付着部から 10 cm 程度であるが，膝伸展機構を外側方向へ移動する際に緊張が強い場合には，容易に外側に移動するまで近位方向へさらに剝離を進める．この際，筋膜が移動を阻害することがあるので，筋膜を筋腹から剝離しておくなどの操作が必要である．この間，関節包の切離は行わない．関節包の切離は，膝蓋骨の内側縁から開始する．その後，膝伸展機構を用手的に挙上して，膝蓋上囊部の頂点に向かいやや弯曲させ切り上げる．次いで膝蓋靱帯に沿って下方に関節包の切離を進める．この際，弱弯のハサミを用いると内側半月板の直上で止まるので，同部の損傷を避けることができる．脛骨粗面での膝蓋靱帯停止部の緊張を取り除くために，停止部が十分に確認できるまで同部の軟部組織をメスやラスパトリウムを用いて剝離する．

膝を伸展位に戻し，膝蓋骨を外方へ翻転あるいは亜脱臼させ，徐々に屈曲させ，膝関節を展開する（図2）．膝伸展機構の緊張が強い場合には，vastus medialis (VM) の近位への剝離をさらに追加する．Fixed-bearing 型の UKA では内側側副靱帯深層，鵞足部，内側関節包の脛骨付着部を前方から後方まで剝離でき，また TKA では前十字靱帯を切除するので，脛骨を外旋させることによって膝伸展機構の緊張をさらに緩めることができ，膝関節の展開が容易となる．

外側支帯切離 (lateral release) の際は外側支帯を展開し，outside in で行う．Hofmann は支帯と関節包の緊張の強い箇所のみを部分的に切離して，滑膜を温存するとし，完全に切離することは稀であると述べている[2]．Lateral release を膝蓋骨と膝蓋靱帯の外側縁に沿って切離し，近位では外側広筋と大腿四頭筋腱間まで完全に切離を行った症例があるが，内側広筋からの血行が比較的よく温存されるので，膝蓋骨の骨壊死を併発した症例はなく，安全かつ大胆に lateral release を行える進入法と言える．

創閉鎖では，関節内に吸引チューブを留置後，切離した L 字形の内側傍膝蓋支帯の先端をこれに対応する VMO の遠位付着部に縫合する．その後，膝蓋骨，膝蓋靱帯と膝蓋支帯とを漸次遠位方向へ吸収糸を用いて結節縫合し閉鎖する．その際，剝離した VMO と筋間中隔との固定は行わない．

3 Subvastus 法の利点

Subvastus 法は従来の MPP 法と比較し，より解剖学的に優れた膝関節への進入法である[3]．膝伸展機構への手術侵襲が少ないので，膝蓋大腿関節の安定性が保持され，大腿四頭筋筋力の術後早期回復と疼痛の軽減が期待できる．最も大きな利点は，膝蓋骨の内側と大腿四頭筋への血管の損傷が少なく，膝蓋骨の血行が維持されることである．Scuderi[4] は MPP 法に lateral release を併用すると骨シンチグラムで cold spot を 56% の膝蓋骨に認め，その発生頻度は lateral release 非併用例の 15% と比較し，明らかに高頻度であることを指摘した．重度の変形性関節症性変化を呈する症例，術前に膝蓋大腿関節の maltracking を呈し lateral release を予定する症例や，関節リウマチ膝で滑膜切除を行うために外側コンパートメントを展開する必要性が生じる症例がある．このような症例では subvastus 法は膝蓋骨の内側の血行が温存されるので，膝蓋骨の血行を危惧せずに外側支帯の解離ができる．滑膜全切除を目的に subvastus 法に lateral release を併用した自験例の関節リウマチ膝 32 例（女 25，男 1）の術後平均 6.4 年の経過では，膝蓋骨壊死の合併例の発生はなく，血行温存の観点から有益な進入

法と言える。

Subvastus法とMPP法の術後成績の比較に関しては多くの報告があるが，subvastus法の短期成績における有効性や大腿四頭筋筋力の早期回復などの利点を強調するもの，1年以上の経過では両者に臨床成績での差は認めないもの，また手術的な困難さを指摘するものもあり，subvastus法の有効性に関しては一定の見解が得られていない。比較的多くの症例をまとめた報告をみると，Bindelglassら[5]は89例（subvastus法40例，MPP法49例）のPS型TKAの術後膝蓋大腿関節の適合性を，術中にno thumbs testを行って調査した。その結果，lateral releaseの頻度はMPP法の51％と比較し，subvastus法では27.5％と少なく，subvastus法は膝蓋骨の安定化に関与することを示した。Bridgmanら[6]はsubvastus法（116例）とMPP法（116例）の群間比較で，術後1週間での臨床成績や可動域はsubvastus法のほうが良好であり，1年時でのWOMACやSF36による患者立脚型評価で有意に点数が高かったと述べた。しかし，在院日数や鎮痛剤の使用量に関しては有意差がなく，手術手技上の困難さを訴える外科医が多かったと報告している。Sastreら[7]も，104例を用いた二重盲検無作為前向き臨床研究で，術後1か月での可動域や大腿四頭筋筋力計測やBarthel indexによる評価ではsubvastus法が早期に改善したが，1年後には両群間に有意差はなかったと報告した。しかし，術後早期回復の利点を強調しsubvastus法を勧めている。一方，Ritterら[8]は術後回復や可動域に関して明らかな差はなかったとし，手術的に困難な展開を考慮すると得るものが少ないと述べている。

4 Subvastus法の欠点

Subvastus法の欠点は，膝関節を展開するために膝伸展機構を外側に反転させる手術手技上の困難さであり，必然的に適応が制限されることである。最もよい適応となるのは，痩せた女性や，関節リウマチで関節水症や滑膜炎症により関節包が伸展して，関節周囲の靱帯支持機構が弛緩した症例である。本法の比較的禁忌は人工膝関節再置換術例，また以前に高位脛骨骨切り術（high tibial osteotomy；HTO）などの関節形成術を受けた症例である。これは膝蓋骨や膝蓋靱帯周囲の瘢痕組織により膝蓋骨の翻転ができず，十分な展開が得られない理由による。また本邦では少ないが，高度肥満例や筋肉質の男性でVMの筋腹が発達している例では，過大な軟部組織の存在が膝蓋骨の翻転を困難にし，本法の適応とならない。

5 結論

Subvastus法は膝蓋骨や膝関節周囲の筋組織への血管損傷が少なく大腿四頭筋の侵襲がないため，解剖学的また運動生理学的に，理にかなった膝関節進入法である。問題点としては，初回TKAの際に症例の身体的特徴，また局所的には膝蓋骨低位や大腿骨形態などの膝関節自体の解剖学的特徴によって，選択に制限が生じることである。しかし，Pagnanoら[9]はMISによるTKAの関節内展開にこの進入法を用い，quadriceps-sparingやmini-midvastus法と比較し，機能的に信頼がおけ再現性がある有用な進入法であると述べ，手術機器の進歩に伴い徐々に適応は拡大している。

またsubvastus法は内側コンパートメントの展開には優れた進入法である。例えば，変形性膝関節症に対するHTOの際，顆間窩周辺の骨棘や脛骨関節面前方に形成されるテーブル状骨棘切除や象牙化した関節面のdrillingを目的に膝関節を展開するのに有用な術式である。内側型変形性膝関節症に対するUKAや特発性膝骨壊死に対するmosaic plastyもこの進入法で可能である。したがって，この進入法を熟知することは必要で，内側コンパートメントに限局する炎症性あるいは非炎症性膝関節疾患に対する関節形成術を行う際の選択肢として考慮すべき進入法である。

参考文献

1) Erkes F : Weitere Erfahrungen mit physiologischer Schnittfuhrung zur Kniegelenks. Bruns'Beitr zur Chir 147 : 221, 1929
2) Hofmann AA, et al : Subvastus (Southern) approach for primary total knee arthroplasty. Clin Orthop 269 : 70-77, 1991
3) Roysam GS, et al : Subvastus approach for total knee arthroplasty : a prospective, randomized, and observer-blinded trial. J Arthroplasty 16 : 454-457, 2001
4) Scuderi G, et al : The relationship of lateral releases to patellar viability in total knee arthroplasty. J Arthroplasty 2 : 209-214, 1987
5) Bindelglass DF, et al : Patellar tilt and subluxation following subvastus and parapatellar approach in total knee arthroplasty. Implication for surgical technique. J Arthroplasty 11 : 507-511, 1996
6) Bridgman SA, et al : Sub-vastus approach is more effective than a medial parapatellar approach in primary total knee arthroplasty : a randomized controlled trial. Knee 16 : 216-222, 2009
7) Sastre S, et al : Total knee arthroplasty : better short-term results after subvastus approach : A randomized, controlled

study. Knee Surg Sports Traumatol Arthrosc. DOI, 10.1007/s00167-009-078-6, 2009
8) Ritter MS, et al : Comparison of two anterior medial approaches to total knee arthroplasty. Am J Knee Surgery 3 : 168-171, 1990
9) Pagnano MW, et al : Minimally invasive total knee arthroplasty with an optimized subvastus approach. J Arthroplasty 21 : 22-26, 2006

2 関節展開法

3. Midvastus 法

■ 龍　順之助

1 はじめに

　TKAにおける関節展開法は十分に関節内が観察でき、さらに、大腿四頭筋を温存しながら術後の膝蓋大腿関節の不安定性を生じさせず、術後大腿四頭筋力が低下しない方法が選択される。また、展開にあたり可能な限り、血管、神経を損傷しない進入方法が必須とされる。関節展開法として、anterior法、medial parapatellar法、subvastus法、midvastus法、trivector-retaining法、lateral法が報告されているが、従来より最もよく行っていたのはmedial parapatellar（内側傍膝蓋進入法）である。今回、midvastus arthrotomy（midvastus muscle splitting approach）についてその方法、利点、欠点、適応、禁忌について記載する。

2 Midvastus 法について

1) 方法

　皮切は正中皮切、内側皮切、または外側皮切を用いる。当院では術後、伏在神経の切断による皮膚の障害を防ぐ目的で、約10年来、外側皮切を用いている。ただ、関節リウマチ患者などのように皮膚の脆弱な患者には正中皮切（anterior midline 皮切）を用い、内側皮切はほとんど用いていない。関節の展開は主としてmidvastus法を用いている。本法は1996年Engh GAにより報告され[1]、本邦では松野がその利点を紹介した[2]。筆者らは1998年頃より、禁忌例以外ほぼ全例に本展開法を用いている。本方法は皮切の後、皮下を剥離し、膝蓋骨、膝蓋骨中枢の大腿四頭筋、特に大腿四頭筋内側広筋を確認する。原法では膝関節を90°屈曲し、膝蓋骨の上縁で内側広筋を分離していく。また、遠位へは膝蓋骨の内側縁を5mm程度縫い代として残し、脛骨粗面部まで切離して膝蓋骨を翻転する（図1）。筆者らはさらに、膝蓋骨の不安定性を防ぐ目的で、膝関節伸展位にて、マーカーで膝蓋骨の中枢12時の点、次に右膝であれば3時、左膝であれば9時の点に印をつける。さらに2点の中央、右膝関節では10時半、左ひざでは1時半の点に印をつける。この点を始点として遠位は縫合閉鎖のため、膝蓋骨内側縁を約5mm程度残して、脛骨粗面に至る切開を加える（図1）。中枢は内側広筋を線維の方向に一部切開し、中枢は約3～4cmにわたり鈍的に用手的に筋線維を分ける。関節包の切開は同様に遠位へは、膝蓋骨内側に沿って電気メスにて切離し、さらに、中枢へは内側広筋を分離した方向に電気メスにて切離する。次に膝蓋骨の外方への翻転を行うが、Engh GHは膝蓋骨を翻転する際に、脛骨粗面から膝蓋腱が剥離するのを防止するため、脛骨粗面の内側5mmで縦切しし、膝蓋骨の翻転が困難な場合でも、膝蓋腱の1/4以上は脛骨粗面から剥離しないことが重要であるとしている[3,4]。その後、膝蓋骨を外方に翻転するか、外方にスライドし、膝関節を90°屈曲し関節を展開する（図2, 3）。一連の手技を終了し、創の閉鎖に際し膝蓋骨内側支帯部分は十分に縫合するが、内側広筋部分は筋を鈍的に分離しただけであるため縫合の必要はない。松野はこの時点で2～3針内側広筋を縫合するとしている[2]。

2) 禁忌

　本法を行うことが不可能または行うのが不適当な状態については、術前、屈曲角度が90°以下の場合は本法では膝蓋骨の翻転が不可能となる可能性がある。屈曲が

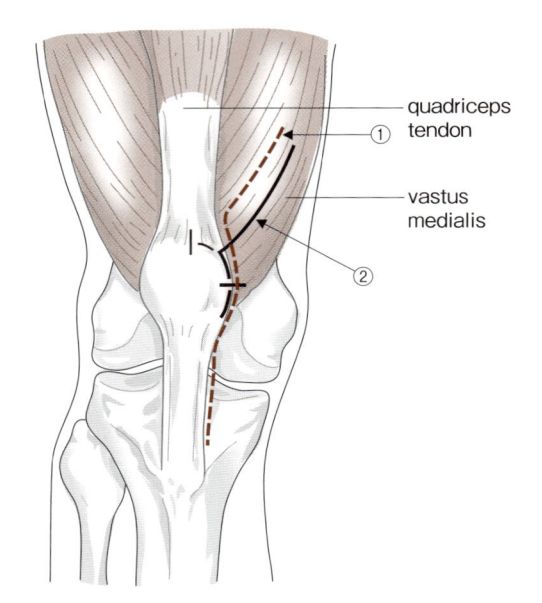

図1 Midvastus 法
〔Engh GA, Parks NL, Ammeen DJ : Influence of surgical approach on lateral retinacular releases in total knee arthroplasty. Clin Orthop Relat Res 331 : 56-63, 1996（文献1）より引用〕原法①及び当科での方法②。

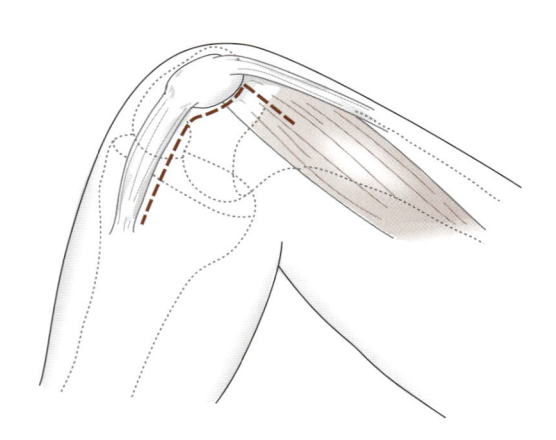

図2 Midvastus 法
〔Engh GA, Parks NL : Surgical technique of the midvastus arthrotomy. Clin Orthop Relat Res 351 : 270-274, 1998（文献3）より引用〕
膝90°屈曲位で膝蓋骨の上縁で内側広筋を分離してゆく。

90°以下の場合は medial parapatellar 法が適応となる。膝蓋骨低位の患者は，特に以前に高位脛骨骨切り術が行われている例は膝蓋骨が低位にあり，しばしば本法での展開は困難である。また，高度に筋肉質な男性や，筋肉が高度に発達している例，高度肥満患者は本法では展開が困難であり注意が必要である。

3 考察

1）利点

本法の利点としては，以下のことが考えられる。
①関節展開によって，膝蓋大腿関節の適合性を失わないため，術後膝蓋骨脱臼，亜脱臼の頻度が低下し，適合性の改善のための lateral release を行う必要が少なくなる。
②大腿四頭筋の損傷が少ないため，extensor mechanism を損傷せず，術後筋力の回復が早く，また，術後疼痛も少なく，術後，可動域の回復も良好である。
③膝関節内側の大腿動脈の枝などの血管，及び大腿神経の枝や伏在神経などの神経を損傷することがなく安全である。

2）外側支帯切離（lateral release）の頻度

Engh GA らは 88 例の primary TKA につき，同一術者により Medial parapatellar 法と同じく 88 例の midvastus 法とで lateral（retinacular）release の必要頻度について比較した。その結果，medial parapatellar 法では 50％に lateral release を必要としたのに対し，midvastus 法では 3％に lateral release を必要としたのみだった。Medial parapatellar 法では創閉鎖時，patellofemoral instability が生じ，lateral release を必要としたものであると結論付けた[1]。

当科において，50 関節に medial parapatellar 展開法と 1998 年以来行っている midvastus 法について，lateral release の必要頻度を比較した。その結果，medial parapatellar 法では 21 膝（42％）必要であったが，midvastus 法では 4 例（2％）のみに lateral release が行われており，その必要頻度が減少した[6]。以来当科では可能な限り midvastus 法を用いている。

3）本法の治療成績

Berth A[7] らは両側同時 TKA の 20 例について，片側を midvastus 法に，片方を subvastus 法を無作為に行い術後 3 か月と 6 か月を比較した。その結果，大腿四頭筋の筋力，活動性には差はなかったが，術後 6 か月までは明らかに subvastus 群でひざの疼痛の頻度が高かった。Subvastus 法は midvastus 法に比して筋力などに何の利点もなく，midvastus 法が優れていたと報告している。

Bathis H[8] らは midvastus 法と parapatellar 法を 50 例について比較した。比較項目は術後の疼痛，大腿四頭

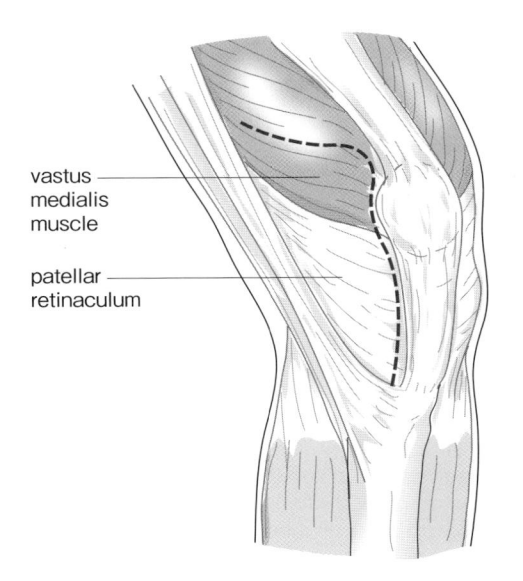

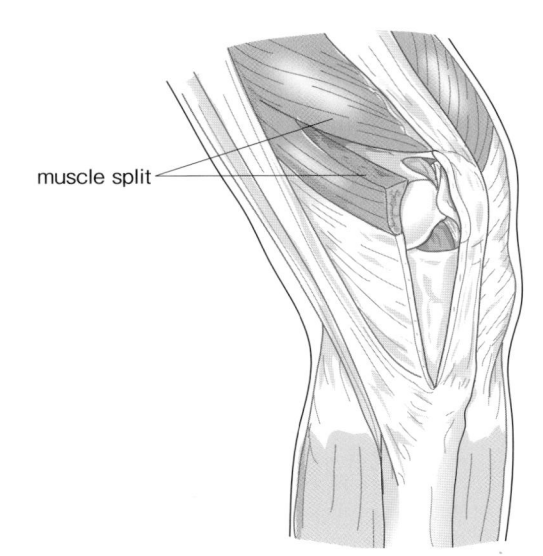

図3 Midvastus 法
膝関節90°屈曲位で内側広筋を分離し関節内に達する。
〔Engh GA : Midvastus approach. Surgical techniques in total knee arthroplasty, pp127-130, 2002（文献4より）引用〕

筋筋力，proprioception について，術後3か月と6か月で比較し，midvastus 法群で安静時，運動時ともに疼痛が少なく，大腿四頭筋筋力も優っていた．また，proprioception も優っており，midvastus 法は TKA において有用な手技と考えると報告している．

一方，本法に反論する報告もある．Keating EM[9]らは100例の両側同時 TKA の症例に対し，片方を Midvastus 法，片方を medical parapatellar 法で評価した．評価項目は，lateral release の頻度，術後のリハビリテーション，進入法の容易さ，合併症についてである．この結果，lateral release は midvastus で25例，medial parapatellar では26例と差はなかった．術後2日目 ROM および straight leg raising, extension lag, lateral release あるいはリハビリテーションにおいて両者に差はなかったと報告している．さらに，midvastus 法においては合併症が多く，術後の血腫ができた例，また1例はマニュプレーションを必要とした．これらは全て midvastus 法であったため，midvastus 法は medial parapatellar 法よりも優れているとは言えないと報告した．

本法の血管神経への影響については，Cooper[10]らは屍体標本を用いての解剖学的研究によると，大腿四頭筋腱の膝蓋骨付着部から膝窩動脈までの距離は6.5～12.5 cm あるので，最大4.5 cm の内側広筋の中枢への切離は安全としているが，さらに2 cm 内側への切離は注意を要すると述べている．

Midvastus 法は，大腿内側広筋への血管，神経への損傷が心配されるが，Engh GA によると medial superior genicular artery と highest genicular artery（descending genicular artery）は midvastus 法で split される内側広筋の遠位を走行しているので損傷されることはないとしている．さらに，Engh GA は神経の損傷について，伏在神経は筋間中隔に沿って走行するため，midvastus 法では伏在神経を損傷するほど内側には進入しないので，この神経を損傷することはないとしている．

一方，Günal ら[11]，また Jojima ら[12]の屍体解剖を用いての検索によると，内側広筋の筋線維を分離する midvastus 法では，内側広筋への神経を損傷する危険性を指摘している．Parentis らも同様な懸念を報告し，midvastus 法を使用しての TKA は，EMG などの調査による内側広筋の術後長期の機能について詳細に検討する必要があると述べている[13]．しかし Dalury は，術中の EMG の検査では midvastus 法による内側広筋に対する障害はなかったと報告している[14]．

4）当科での治療成績

当科で行っている midvastus 法による TKA は，1998年以来，3,000関節を超えているが，術中，術後血管損傷は生じていない．また，神経損傷についても，臨床的に明らかな内側広筋への神経障害を生じている例は経験していない．

今後とも，TKA において禁忌症例以外は midvastus 法で関節の展開を行っていく方針である．

参考文献

1) Engh GA, Parks NL, Ammeen DJ : Influence of surgical approach on lateral retinacular releases in total knee arthroplasty. Clin Orthop Relat Res 331 : 56-63, 1996
2) 松野誠夫：関節内への展開法．人工膝関節置換術-基礎と臨床(松野誠夫，龍順之助，勝呂徹，他編)．文光堂，pp207-214, 2005
3) Engh GA, Parks NL : Surgical technique of the midvastus arthrotomy. Clin Orthop Relat Res 351 : 270-274, 1998
4) Engh GA : Midvastus approach. Surgical techniques in total knee arthroplasty, pp127-130, 2002
5) Engh GA, Holt BT, Parks NL : A midvastus muscle-splitting approach for total knee arthroplasty. J arthroplasty 12 : 322-331, 1997
6) 及川久之，龍順之助：Midvastusアプローチと内側傍膝蓋アプローチの比較．リウマチ科 27 : 326-332, 2002
7) Berth A, Urbach D, Neumann W, et al : Strength and voluntary activation of quadriceps femoris muscle in total knee arthroplasty with midvastus and subvastus approaches. J arthroplasty 22 : 83-88, 2007
8) Bathis H, Perlick L, Blum C, et al : Midvastus approach in total knee arthroplasty ; a randomized, double blind study on early rehabilitation. Knee Surg Sports Traumatol Arthro 13 : 545-550, 2005
9) Keating EM, Faris PM, Meding JB, et al : Comparison of the midvastus muscle-splitting approach with the median parapatellar approach in total knee arthroplasty. J Arthroplasty 14 : 29-32, 1999
10) Cooper RE Jr, Trinidad G, Buck WR : Midvastus approach in total knee arthroplasty-A description and a cadaveric study determining the distance of the popliteal artery from the patellar margin of the incision. J Arthroplasty 14 : 505-508, 1999
11) Günal I, Araç S, Sahinoğlu K, et al : The innervation of vastus medialis obliquus. J Bone Joint Surg 74B : 624, 1992
12) Jojima H, Whiteside LA, Ogata K, et al : Anatomic consideration of nerve supply to the vastus medialis in knee surgery. Clin Orthop Relat Res 423 : 157-160, 2004
13) Parentis MA, Rumi MN, Deol GS, et al : A comparison of the vastus splitting and median parapatellar approaches in total knee arthroplasty. Clin Orthop Relat Res 367 : 107-116, 1999
14) Dalury DF : Does midvastus approach comprise the vastus medialis obliquus? AAOS 2004 Annual meeting March 10-14, San Francisco, # 156

2 関節展開法

4. Lateral 法

■勝呂　徹

1 はじめに

人工膝関節の基本的進入法には，内側と外側とがあるが，膝関節の構造の特徴から内側進入法が一般に選択される。構造的に膝蓋腱の付着部は脛骨近位のやや外側に付着していることから，内側からの進入が術野の確保に優れており一般的に選択される。しかし，膝関節の病変の局在，靱帯のインバランスなどから外側からの進入が推奨されることも多い。この章では，lateral 法を必要とされる膝関節の状態と基本的手術手技について述べる。

2 Lateral 法の適応

内反変形は比較的画一的な手術手技で対応可能であるが，外反変形膝では症例ごとの検討，すなわち最もよい lateral 法の適応となる。外反変形膝は，外側コンパートメントの障害が主因であることから，病変の主因に最短距離で到達することが可能である。外反変形は臨床的に疼痛の程度は比較的少なく，手術のタイミングを逸し，変形が進行してから手術が行われることが多いため習熟した高度の手術手技が必要とされる。重度の変形膝であっても基本的手術手技に習熟していれば，さまざまな人工関節機種があることから対応可能である。

3 外反変形の分類

外反変形膝では外側障害型と内側側副靱帯障害型に分類される。特に内側側副靱帯障害型では，手術操作が全く異なるので術前の検討が重要である。

外反変形は外反角が 10°，15°，20° 以上をそれぞれ軽度外反変形，中等度外反変形，高度外反変形としている。外反変形は FTA155° 以下を指すが（表1），変形の程度は手術適応を決定するために重要な因子である（表2）。外反変形膝で MCL の機能不全例は，最も困難な問題である。MCL を末梢でステープルにて二重に再固定を行うが，あまり効果的ではない。最悪の場合には hinge タイプのインプラントを用いる。あるいは人工靱帯を用い MCL を再建するなどを考えるべきである。

4 手術方法

外側コンパートメントや膝蓋大腿関節に傷害を認めたときの lateral 法は，病巣部を直接展開するのに合理的

表1　変形の程度

	軽度	中等度	高度
内反変形	10°≦	15°≦	20°≦
屈曲変形	10°≦	20°≦	30°≦
外反変形	10°≦	15°≦	20°≦

表2　外反変形膝の分類（Krackow 分類）

Type 1	deformity secondary to bone loss, soft tissue contracture in lateral compartment with medial soft tissue intact.
Type 2	lateral bone loss, soft tissue contractuer with obvious attenuation of the medial soft tissue satabilizers.
Type 3	deformity after overcorrected proximal tibial osteotomy.

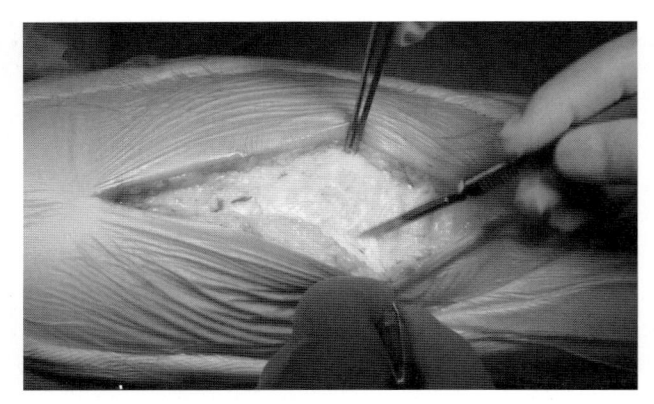

図1　正中切開にて膝蓋滑液包を展開する

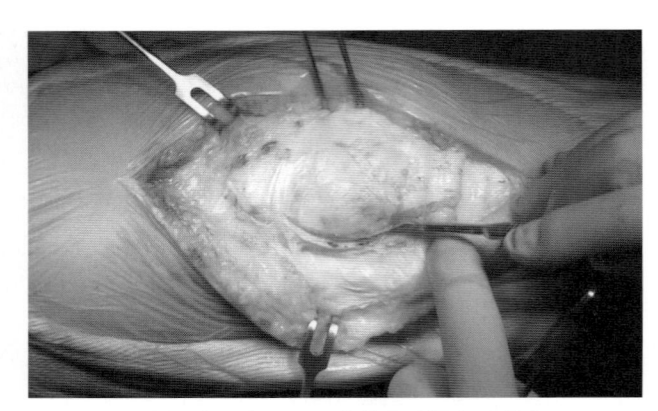

図2　大腿直筋腱の外側から膝蓋骨外縁を通過する lateral parapatellar 法を用いる

である。一般的に，lateral 法は膝蓋骨を内方へ翻転するため手術手技が困難とされているが，工夫によりよい手術野が得られる。

1）皮膚切開および外側への展開

①皮膚切開

皮膚切開は必要かつ最小限の長さとする。ただしその後の操作を行うことを考慮し，ある程度余裕を持たせることが視野を確保するうえでよい。すなわち近位へ延長すると膝蓋骨の翻転が容易となることを念頭に置いておくことがポイントである。皮膚切開は，正中切開（anterior midline incision）を用い，Q アングルに沿うように行う。皮膚切開は，superficial fascial layer まで一気に行い，膝蓋滑液包部位では外方へ連続して皮下組織を剥離する。近位部では，superficial fascial layer を縦に切開すると脂肪組織が存在する（図1）。この脂肪層を切開し，大腿四頭筋腱の前方を露出させる。

②関節の展開

関節の展開は，大腿直筋腱の外側から膝蓋骨外縁を通過する，いわゆる lateral parapatellar 法を用いる（図2）。ここで必要なことは，末梢で腸脛靱帯の緊張を除くため，Gardy 結節の内側の剥離を行うことである。脛骨粗面外側で，前脛骨筋の筋膜との連続性を保ちつつ剥離する。剥離の程度は Gardy 結節の前方 1/3 までをまず行い，展開が困難であれば前方 2/3 まで順次追加する。重度の外反変形膝では，前脛骨筋の筋膜と連続して完全に浮上させることも必要となる（図3）。

2）関節へのアプローチ

①関節包の切開

関節包の切開は膝蓋骨に沿って行う。このとき，膝蓋下脂肪体は温存することが重要である。手術操作によっては切除する方法もあるが，膝蓋下脂肪体は膝蓋腱に付けたまま温存することが重要である。閉創の際，外側支帯の縫合が困難な場合は，欠損部を膝蓋下脂肪体により被覆することができるためである。後に関節包の縫合に必要となるため温存する。

②輪状靱帯の剥離

次に脛骨縁に沿って輪状靱帯を脛骨から剥離あるいは切離を行う。外側輪状靱帯（meniscotibial lig.）の剥離が重要である。この靱帯を後方まで十分に脛骨から剥離することで，外側の緊張はほとんど改善される。

③膝蓋骨の翻転

その後，膝蓋腱側の剥離を行い，脛骨を内旋させながら膝蓋骨を内側へ翻転させる。通常内側の視野が悪いが骨切り後再調整を行うとよい。

④滑膜切除

滑膜炎があるため十分な滑膜切除を行う必要があり，通常の滑膜切除術に従い行う。後方の滑膜切除は骨切り後追加すると容易に行うことができる。

3）軟部組織剥離と脛骨の亜脱臼操作

外反変形膝では最も重要な操作である。すでに関節の展開のため腸脛靱帯の剥離は終了している。十分なアライメントが得られないときには，さらに末梢筋膜の切離と，腓骨骨頭を超え後方まで輪状靱帯を剥離する。次に外側後方関節包の切離を大腿骨後方近位で行う。次に行う操作は，PCL の剥離あるいは切離である。ほぼこれらの操作で外反変形は十分に矯正される。これらの操作にもかかわらず外反が矯正されない場合は，残された LCL を大腿骨付着部にて骨膜とともにノミを用い切離する。または LCL を中央にて Z 状に延長を行うことがよい。これらの軟部組織処理を順次行うことで，膝関節を屈曲しながら内旋を加えることにより容易に脛骨は内

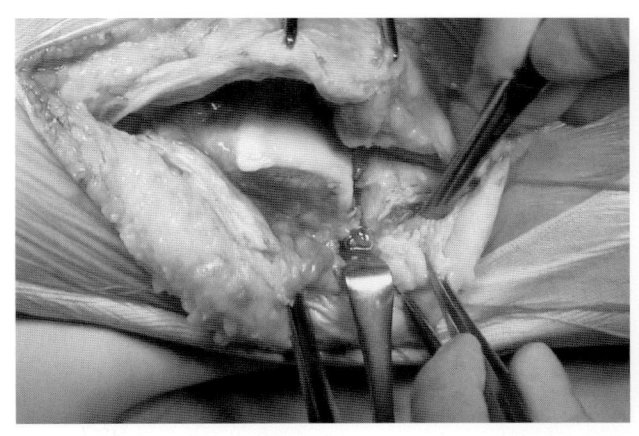

図3　外側進入にて大腿四頭筋腱から末梢は，前脛骨筋の筋膜と連続するように行う

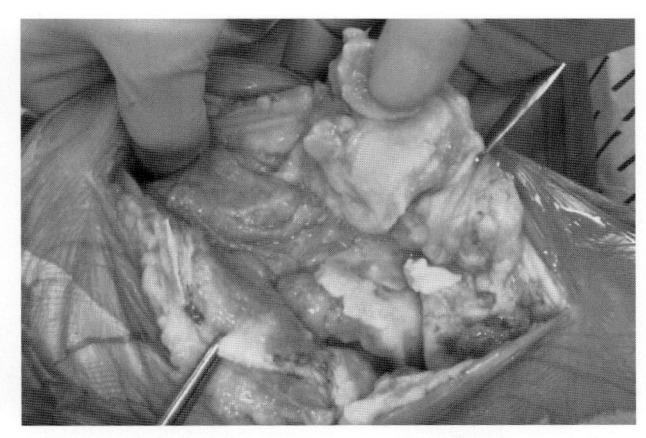

図4　膝蓋骨の翻転は，近位にて大腿四頭筋腱の外方化にて容易である

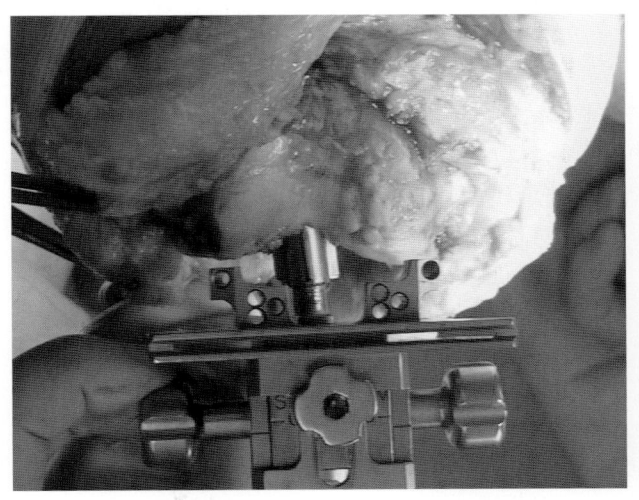

図5　大腿骨外顆の欠損があることから外顆の切除は少ない

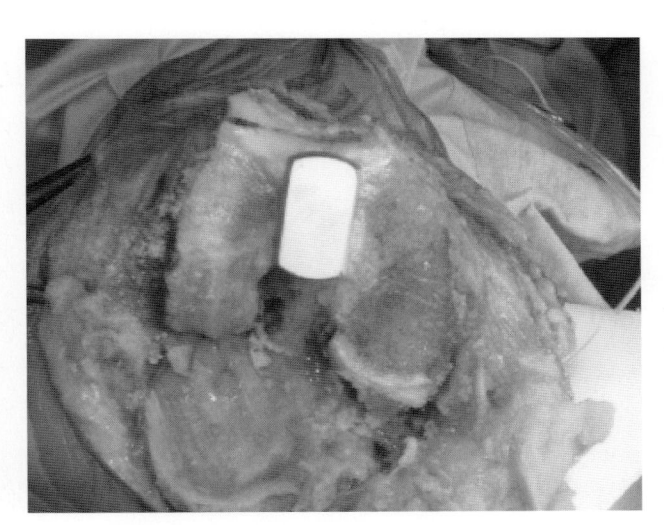

図6　骨切除後の状態で，外顆の切除量はほとんどない

旋位に亜脱臼させることができ，視野の確保が可能となる（図4）。

4）骨切り

Lateral法では，内側の視野が悪いことから，MCLの付着部での中心すなわちsulcusの確認が困難である。それゆえ，前方の大腿骨皮質の面などから，また骨切り後grand pianoの形状が得られるかが参考となる。重要なことは，術前の骨切りプランニングである程度予測することである。回旋アライメントは，surgical epicondyle axisとsulcus axisおよび大腿骨全面の形状などから総合的に決定することが重要である。外反変形膝ではほとんどの症例で大腿骨外顆の欠損があることから，外顆の切除はほとんど不要かあるいは少量の骨切除でよい（図5, 6）。常に膝関節全体の動きを考えて骨切りを行うことが肝要である。

5）インプランテーション

骨切りと靱帯バランスが再建されている状態でのインプラントの固定には，骨セメントを用いることが一般的である。内側の視野の確保が困難であることから，脛骨から順次アライメントを確認しながら設置するとよい。内側後方の余分な骨セメントの摘出は，困難なことがあるので注意を要する（図7）。

6）閉創

外反変形膝矯正が行われると，相対的に腸脛靱帯と前脛骨筋筋膜の緊張が高まり，後方へややシフトするので閉創が膝蓋骨外側部で困難となることがある。このときの対応として膝蓋下脂肪体の半切翻転を行い，欠損部のカバーを行うことが重要である（図8）。

Lateral法は展開が直接的であり，支帯切離が展開と同時に行えることで膝蓋骨のトラッキングに有利である。また膝蓋骨内側翻転に際して脛骨を内旋することで

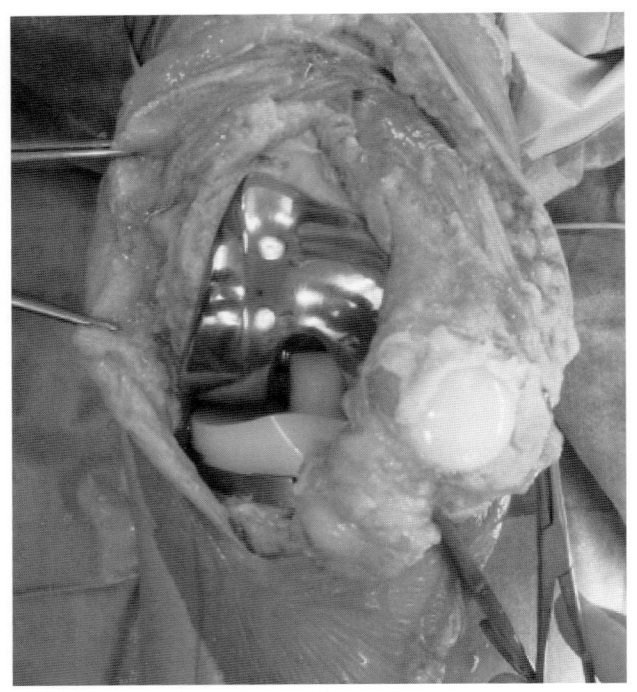

図7 インプラント設置には，アライメントの確認が重要である

後外側部分の確認が確実に行える（術後不安定性を生じる広範囲な剥離が必要ないこと）など，さまざまな利点があげられる。このような点からみても lateral 法は，外反膝に対する展開法として優れており，習得すべき基本手技と思われる。

5 術後のリハビリテーション

人工関節置換術の術後プログラムは，早期社会復帰のために重要である。最近ではクリニカルパスに基づき行われる。術後翌日には車いす移動許可，下肢への全加重は許可する。しかし創部痛のため困難となる場合があるが可能な限り行わせる。術後7日では，十分歩行器あるいは杖にて自立歩行が可能となる。この間，関節可動域訓練は CPM や他動的訓練を行い，ほぼ7日目には屈曲120°以上を目標とした訓練を行う。症例により異なるが，術後3週で退院を目指している。RA では他の関節障害があるためやや遅くなるが，意欲を高める目標設定も必要である。

6 まとめ

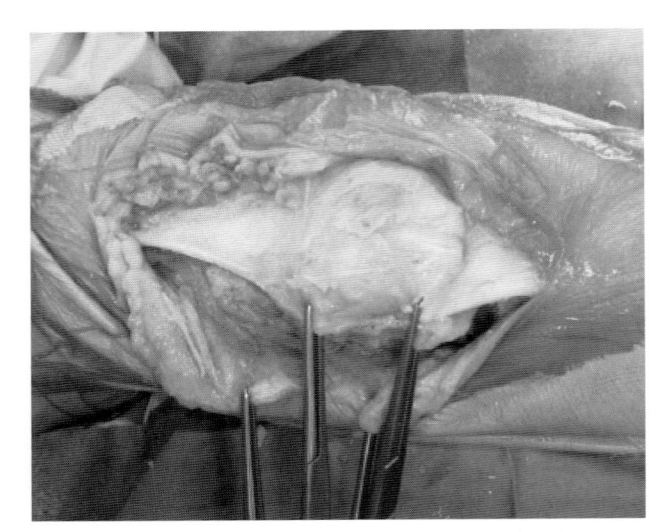

外反膝の展開には，外側からのアプローチが適している

図8 閉創は，膝蓋骨の位置と縫合可能化を再確認する

る。Lateral 法は通常重度の外反膝で推奨されているが，必ずしも重度のみでなく軽度の外反膝でも適応はある。外反膝では，脛骨は外旋し，脛骨粗面は外側に移動，膝蓋骨は外側に亜脱臼していることが多く，通常膝蓋骨外側の関節包は拘縮しており lateral release が行える。外反膝では，腸脛靱帯や外側関節包などの外側支持機構の拘縮が存在する一方，大腿脛骨関節内側の支持機構はむしろ弛んでいることが多いので内側から展開すると内側はさらに弛くなる危険性が高い。また外側，ことに後外側は観察しにくく，外側支持機構の剥離操作は難しい。Lateral 法では，外反膝で剥離すべき外側のコンパートメントに直接到達できるなどの利点がある。Lateral 法は外反膝に対する展開法として優れており，習得すべき基本手技と思われる。

参考文献

1) Buechel FF : A sequential three step lateral release for correcting fixed valgus deformities during total knee arthroplasty. Clin Orthop Relat Res 260 : 170-175, 1990
2) Krackow KA : Primary total knee arthroplasty in patient with fixed valgus deformity. Clin Orthop Relat Res 273 : 9-18, 1991
3) Whiteside LA : Selective ligament release in total knee arthroplasty of the knee valgus. Clin Orthop Relat Res 367 : 130-140, 1999
4) Healy WL, Iorio R, Lemos DW : Medial reconstruction during total knee arthroplasty for severe valgus deformity. Clin Orthop Relat Res 356 : 161-169, 1998
5) Ranawat CS, et al : The stiff knee. In : Master Techniques in Orthopaedic Surgery, Knee Arthroplasty, (Lotke PA, ed), Raven Press, New York, p141-159, 1995

3 Soft tissue balancing と Bone cut

論点の整理

■ 龍　順之助

1 TKAの目的

TKAの目的は膝関節の変形を矯正し適正な下肢アライメントを保ち，痛みのない安定性と適度な可動性をもった膝関節を再建することにある．

適正な手術手技は長期的な安定した膝関節の再建に最も重要である．

手術手技で重要な点は①適切な下肢アライメントの獲得，②正確な骨切り，③正しい軟部組織バランスの構築である[1]．

2 手術手技の基本

1）下肢アライメント

正しい立位アライメントは荷重軸が大腿骨頭中心より膝関節の中央を通り，足関節の中央を通る必要がある．このために手術前に立位下肢全長正面のX線撮影を行う．そのX線像より術前に大腿骨中心と膝関節顆間部中央点を結んだ線を引き機能軸とする．また大腿骨骨軸の中央と顆間部中央点に引いた線を解剖軸とする．機能軸と解剖軸とのなす角度（通常5～7°）を前もって計測しておく必要がある（図1）．

術中，大腿骨遠位の骨切りの際に大腿骨に挿入した髄内ガイドに対し術前計測した解剖軸と機能軸との角度差分を大腿骨遠位より骨切除することにより，大腿骨機能軸に対し直角に骨切りが可能となる．脛骨側は前後像で脛骨骨軸に垂直となる線を引き，この線に対し直角となる線を脛骨骨切り部に引き，術前作図を行う．この際に脛骨正常関節面より8 mmおよび10 mmの骨切り線を引き，術中行うべき脛骨関節面の骨切り量をあらかじめ

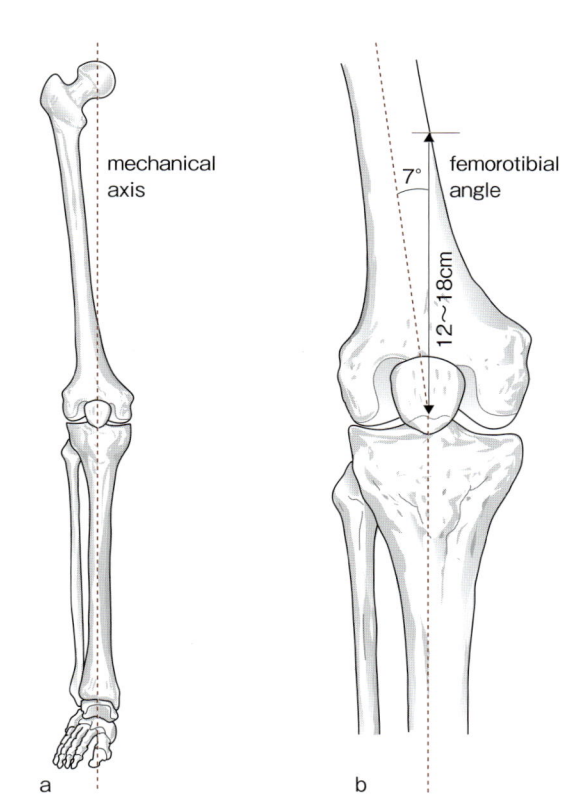

図1　下肢アライメントと解剖軸・機能軸
a：正しい下肢アライメント．荷重軸は大腿骨頭中心より膝関節の中央を通り，足関節の中央を通る．
b：解剖軸と機能軸．解剖軸と機能軸のなす角度は通常5～7°であり，術前に前もって計測しておく．
〔Insall JN, et al : Surgical techniques and instrumentation in total knee arthroplasty. In Surgery of the knee (Insall JN, et al, eds), Churchill Livingston, pp1455-1521, 2006（文献2）より引用〕

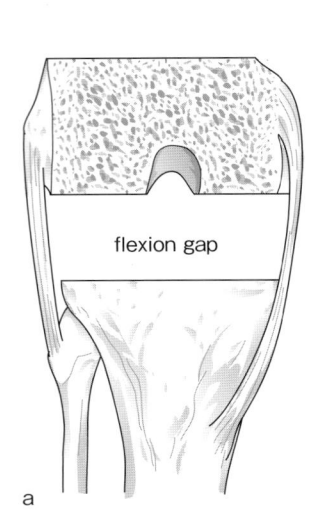

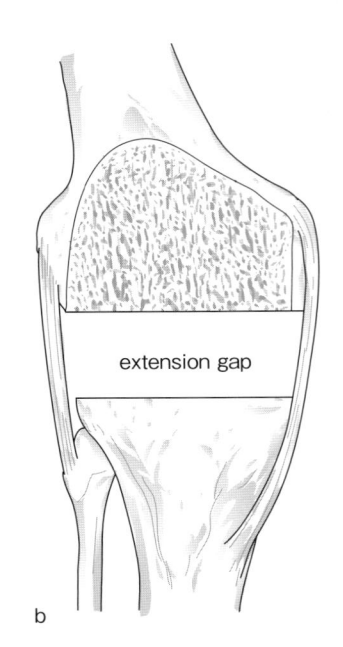

図2 屈曲ギャップと伸展ギャップ
屈曲ギャップと伸展ギャップは長方形を形成しほぼ同一で内外靱帯バランスは適切な緊張にある。
〔Insall JN, et al : Surgical techniques and instrumentation in total knee arthroplasty. In Surgery of the knee(Insall JN, et al, eds), Churchill Livingston, pp1455-1521, 2006(文献2)より引用〕

想定しておく．術中，大腿骨コンポーネントおよび脛骨トレイを挿入し屈曲および伸展スペースに合った厚さの脛骨トライアルスペーサーを選択する．

この際に屈曲ギャップ，伸展ギャップのスペースがほぼ同一でありギャップは長方形を形成し，内外靱帯バランスが適切な緊張にある必要がある（図2）[2]。

2）骨切り

機種の種類を問わず大腿骨は前額面で解剖軸に対し約5〜10°の外反であり，矢状面では0〜10°の屈曲位に挿入される必要がある．

脛骨の骨切りは脛骨軸に対し前額面で脛骨軸に対し内反外反とならぬよう90±2°のほぼ直角である必要がある．

また，矢状面では各人工関節の機種により異なるが正常の関節面の後傾（0〜7°）にほぼ一致する必要がある（図3）．

骨切りにおける基本は①脛骨の骨切り，②大腿骨遠位の骨切り，③大腿骨後方の骨切りおよび④大腿骨前方の骨切りである．この①②③の3部位の骨切り量は互いに影響して屈曲ギャップと伸展ギャップを形成する．

骨切りには大きく分けて2通りの方法がある．これは用いる機種のコンセプトによっている．Measured resection technique（independent cut）と gap technique（dependent cut）である．このほか，最近 modified gap technique が報告されている．

① Measured resection technique（independent cut）法[2]

大腿骨骨切りを先行し，次に脛骨の関節面を切除する．ギャップやアライメントの調節は軟部組織の解離を追加して行う方法で脛骨コンポーネントの厚さで軟部組織の緊張を得る方法である．大腿骨の骨切りを先行するために大腿骨の回旋アライメントを適切にとる必要がある．Joint line が上昇を防ぐことを優先し，屈曲，伸展ギャップが時に同一とならない可能性もある．

② Gap technique（dependent cut）法

軟部組織の解離を先行して，その後骨切りを行う．骨切りは脛骨の骨切りを先行して，大腿骨の遠位および後方の骨切りは挿入するインプラントの厚みの分（ギャップ）切除する方法である．

厚い脛骨コンポーネントを用いると joint line が上昇する欠点があるが屈曲，伸展ギャップは適正に形成される．

③ Modified gap technique（parallel cut technique）法

最近は gap technique と measured resection technique の両方の要素を取り入れた，modified gap technique が好んで用いられている．

Modified gap technique では大腿骨，脛骨どちらを先行して骨切りしてもよい．

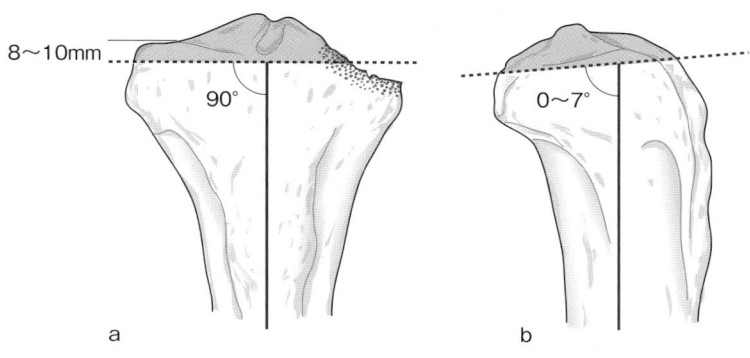

図3　脛骨の骨切り
a：前額面。骨欠損部にとらわれず正常の関節面より約8〜10 mm切除する。
b：矢状面。後傾0〜7°に骨切りする。
〔Insall JN, et al：Surgical techniques and instrumentation in total knee arthroplasty. In Surgery of the knee（Insall JN, et al, eds），Churchill Livingston, pp1455-1521, 2006（文献2）より引用〕

(1) 大腿骨を先に骨切りする方法

　まず靱帯バランスを調整し，大腿骨の遠位を骨切りし，上顆軸（TEA）を用いて回旋を決定し，大腿骨の前面，後面を骨切りする。次に脛骨近位の骨切りを行う。この時点で屈曲伸展の靱帯バランス，後方の関節包の緊張を再評価する。その後，伸展ギャップの緊張度に応じて大腿骨遠位の骨切りを調整する。

(2) 脛骨を先に骨切りする方法

　靱帯バランスを調整し，脛骨近位の骨切りを行う（10 mm）。Tensorを用いてバランスをとる。大腿骨遠位を骨切りする（10 mm）。大腿骨前面と後面を，上顆軸（TEA）を基準に骨切りする。

3　各部位の骨切り

1）脛骨の骨切り

　脛骨の骨切りは前額面において脛骨の骨軸に直角になるように骨切りする。骨切りが内反または外反となるとコンポーネントが内・外反に傾いて挿入され脛骨の骨切り面に不均一な荷重がかかり，長期的にコンポーネントのゆるみの原因となり長期成績を左右する。

　脛骨の骨切り量は内反膝や外反膝で骨欠損のある場合でも正常に保たれている関節面より8〜10 mm切除する。もし骨欠損部が残った場合はその深さ，範囲により，骨移植（5 mm以上）やaugmentation（補填材，1.5 cm以上）などで対処する。

　脛骨コンポーネントの外旋位設置は膝蓋骨の外側脱臼の原因となるので回旋アライメントに注意する[2]。

2）大腿骨の骨切り

　大腿骨の骨切りは遠位の切除，前方の切除，後方の切除に分けられる。

　大腿骨前面，後面の骨切りはanterior reference法とposterior reference法に分けられる（図4）。

① anterior reference法

　大腿骨前面の皮質骨を参照点とする方法で前方皮質への切り込み（notch）の危険は減るが，小さいサイズが選択されると後方の骨切りが多くなり，flexion gapが増大し，大きいサイズが選択されると逆にflexion gapが

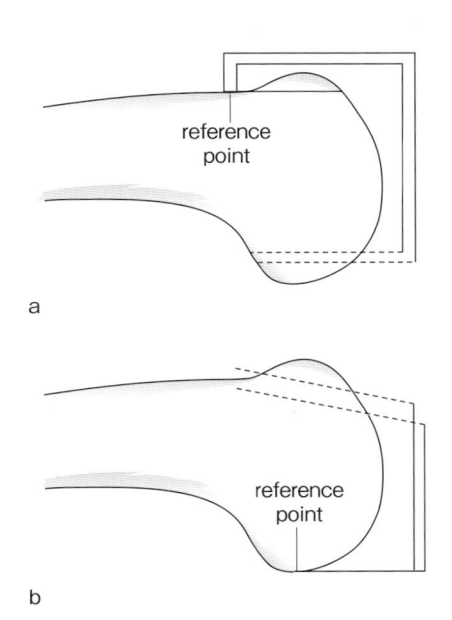

図4　大腿骨の骨切り
a：anterior reference法。
b：posterior reference法。
〔Insall JN, et al：Surgical techniques and instrumentation in total knee arthroplasty. In Surgery of the knee（Insall JN, et al, eds），Churchill Livingston, pp1455-1521, 2006（文献2）より引用〕

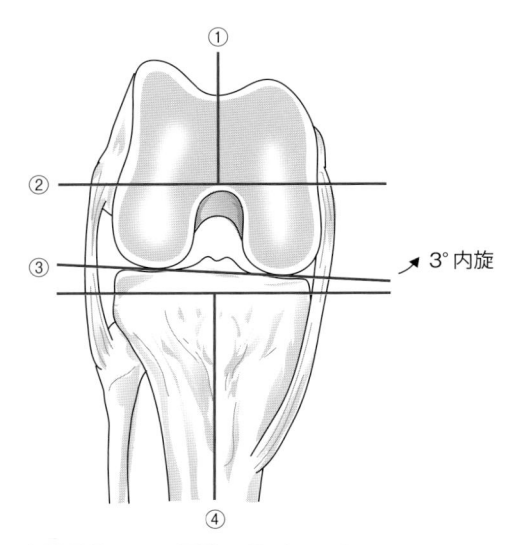

図5 大腿骨骨切りの回旋アライメント
①大腿骨前後軸（A-P axis），②上顆軸（TEA），③後顆軸（PCA），④脛骨軸（TA）
〔Insall JN, et al：Surgical techniques and instrumentation in total knee arthroplasty. In Surgery of the knee（Insall JN, et al, eds），Churchill Livingston, pp1455-1521, 2006（文献2）より引用〕

小さくなる危険性を生じる。
② posterior reference 法
　大腿骨の後方を参照点としているため後方のoffsetは十分に確保できるが，前方皮質を切り込んでnotchを生じる危険性がある。
③ 大腿骨のコンポーネント設置における回旋アライメント[3]
　大腿骨コンポーネントの設置のための回旋アライメントを適切に行う必要がある。不適正なアライメントは屈曲ギャップに影響し，また膝蓋大腿関節の不適合を生じ膝蓋骨脱臼の原因となる。
　回旋アライメントの決定には4通りの方法がある。
（1）Antero-posterior axis（A-P axis, Whiteside line），（2）Trans epicondylar axis（TEA），（3）Posterior condylar axis（PCA），（4）Tibia shaft axis（TA）である（図5）[4,5]。
（1）大腿骨前後軸（antero-posterior axis；A-P axis, Whiteside line）
　膝関節を90°屈曲位にした時に大腿骨顆間の中央，大腿骨溝（femoral sulcus）を通るlineである。大腿骨の回旋の指標として正確であるとされているが，滑車部の低形成がある例や外反膝では信頼性が低い[6]。
（2）上顆軸（trans epicondylar axis；TEA）
　大腿骨の内外上顆を結ぶ線である。外側上顆と内側上顆部の稜（medial epicondylar ridge）を結ぶ線（clinical transepichondylar line）と外側上顆と内側は内側側副靱帯の起始部を結ぶ線（surgical epicondylar line）がある。

一般的には大腿骨遠位の骨切りを終了してより内外上顆を結ぶ線がTEAとして用いられているが，しばしば内側点を触知しにくい欠点がある[7,8]。
（3）後顆軸（posterior condylar axis；PCA）
　膝関節90°屈曲位で内外両後顆部の頂点を結んだ線でこの線より3°外旋位がTEAに一致するとされている。しかし高度外反変形膝など顆部の変形があると不正確となるので注意が必要である。
　大腿骨の回旋アライメントはTEAが大腿機能軸に直角であり，また膝90°屈曲位で脛骨機能軸と直角であることよりTEAに平行に大腿骨コンポーネントを挿入することが正しいとされる。しかし，TEAはしばしば触れにくいのでAP軸およびPCAを指標として術中double checkし，総合的に決定すべきである。
（4）脛骨軸（tibia shaft axis；TA）
　膝関節90°屈曲位，側副靱帯が適正な緊張でバランスがとれた状態において，脛骨機能軸に直角に切除された脛骨切除面に平行な軸を大腿骨コンポーネントの回旋の参照軸とするものである。この軸は前額面で屈曲伸展軸に平行で上顆軸（TEA）とも平行であることが報告されている[9,10]。

3）靱帯バランス

　適正な靱帯バランスの獲得はTKAにおいて重要な基本手技である。TKAに際し内外の靱帯バランスおよび後方の靱帯バランスを適正に整える必要がある。靱帯バランスを整えるべき代表的な変形に内反変形，外反変形，屈曲拘縮がある[2]。
① 内反変形
　内反変形の矯正の順序は，脛骨内側関節縁の骨棘の切除，MCLの深層の剝離，さらに必要であれば脛骨後内側に停止する半膜様筋腱の切離を行う。さらにPCLの部分剝離，または切離を行い，さらに鵞足（pes anserinus）の剝離を必要とする場合もある。
　以上の軟骨組織の剝離でバランスがとれない場合はさらに遠位の剝離を追加してゆく。以上の方法で内側の靱帯バランスを獲得できない例は少ないとされる。
② 外反変形
　高度な外反膝は進行したRAやcoxitis kneeにしばしばみられる。まず，関節内より外後方の脛骨外側縁での関節包の切離を行う。次に腸脛靱帯を脛骨のGerdy結節部で切離または剝離を行う。多くの例でこの時点で外反変形は矯正されるが，さらに必要な際は膝窩筋腱の切離，後十字靱帯の切離，外側側副靱帯の切離を行う。基本的には内側靱帯の弛緩もありPS型またはconstrained

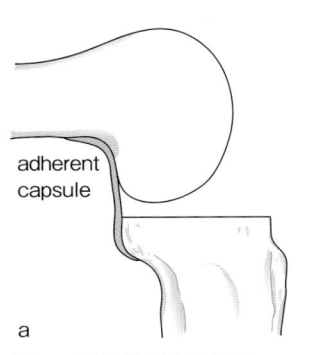

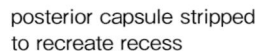

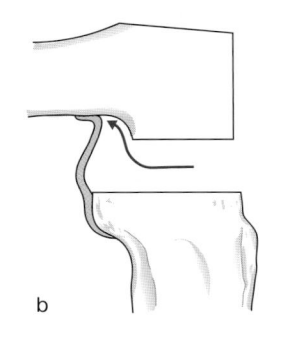

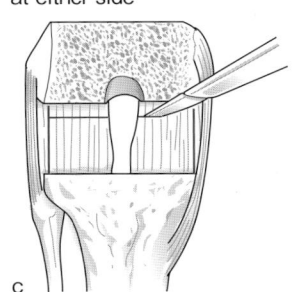

図6 屈曲拘縮膝の術式
a：大腿骨顆部後方の関節包の癒着。
b：骨切り後，後方関節包の癒着剥離とゆとり形成。
c：後方関節包の内外側の横切開と縦切開。
〔Insall JN, et al：Surgical techniques and instrumentation in total knee arthroplasty. In Surgery of the knee (Insall JN, et al, eds), Churchill Livingston, pp1455-1521, 2006（文献2）より引用〕

型の機種を用いる必要がある。

③屈曲拘縮

膝関節の屈曲拘縮にはさまざまな程度があるが30°以下の軽度な例では特別な手技は必要としないが，進行したRAやOAでは時に45°以上の屈曲拘縮を生じ，しばしば困難な手術となる。屈曲拘縮の原因は脛骨関節面の骨棘，膝関節痛によるハムストリングの緊張，腸脛靱帯の短縮，後方関節包の癒着，PCLの短縮などである。

手術に際し麻酔下で60°以下の屈曲拘縮は一期的に手術が可能であるが，60°以上の場合には初回に屈曲拘縮膝の軟部組織を解離し，二期的にTKAを行う必要が生じる場合もある。

術中，屈曲拘縮に対しての手術手技は，脛骨の骨棘切除，さらに後方軟部組織の解離として，半膜様筋腱の切離，後十字靱帯の切離，大腿骨後方および脛骨後縁よりの関節包の剥離を行う。その後まだ伸展が不十分であれば，両側のgastrocnemiusの起始部の切離を行う。さらにInsallらは後方関節包の横切および縦切を推奨している。さらに伸展が不能な際には大腿骨遠位の骨切りの追加を行う[2]。

以上の手術の結果，屈曲拘縮が解消された際において，屈曲ギャップと伸展ギャップが同等である必要があるが，伸展gapが狭小となる例が多い（図6）。

④屈曲ギャップと伸展ギャップ

手術手技で重要な点は屈曲ギャップと伸展ギャップを同等にする点である。前後方の安定性および内外側の安定性はバランスのとれた屈曲ギャップと伸展ギャップに依存する。これらのギャップは大腿骨コンポーネントのサイズ選択，内側外側の屈曲スペースの対称性，屈曲拘縮の矯正，PCLの解離の程度などに依存する（図2）[11]。

❖ 参考文献

1) Scuderi GR：The basic principles. Surgical techniques in Total knee arthroplasty(Scuderi GR, Tria AJ Jr, eds), Springer, New York, 2002
2) Insall JN, et al：Surgical techniques and instrumentation in total knee arthroplasty. Surgery of the Knee (Insall JN, et al, eds), Churchill Livingston, pp1455-1521, 2006
3) 松野誠夫：大腿骨コンポーネントの回旋．人工膝関節置換術―基礎と臨床(松野誠夫，他編)，文光堂，pp272-285, 2005
4) Olcott CW, et al：A comparison of 4 intraoperative methods to determine femoral component rotation during total knee arthroplasty. J Arthroplasty 15：22-26, 2000
5) Katz MA, et al：Determining femoral rotational alignment in total knee arthroplasty, Reliability of techniques. J Arthroplasty 16：301-305, 2001
6) Arima J, et al：Femoral rotational alignment, based on the anteroposterior axis, in total knee arthroplasty in a valgus knee. J Bone Joint Surg Am 77：1331-1334, 1995
7) Berger RA, et al：Determining the rotational alignment of the femoral component in total knee arthroplasty using the epicondylar axis. Clin Orthop 286：40-47, 1993
8) Stiehl JB, et al：Morphology of the transepicondylar axis and its application in primary and revision total knee arthroplasty. J Arthroplasty 10：785-789, 1995
9) Stiehl JB, et al：Femoral rotational alignment using the tibial shaft axis in total knee arthroplasty. Clin Orthop 331：47-55, 1996
10) Yoshioka Y, et al：The anatomy and functional axes of the femur. J Bone Joint Surg Am 69：873-880, 1987
11) Laskin RS, et al：The surgical technique for performing a total knee replacement arthroplasty. Clin Orthop North America 20：31-48, 1989

3 Soft tissue balancing と Bone cut

1. 基本的手術手技
Independent cut

■高井信朗

1 特徴

　1970年代に概ね現在使われている人工膝関節の基本的なデザインが完成して以来，現在広く使われている機種は後十字靱帯を温存するものと，あるいは切除してそれに替わる機構を付加したものの2つに分けることができる。後十字靱帯を温存することによって正常な膝のキネマティクスが維持され，また，骨とインプラント間のインターフェースも保護される[1,2]。一方，後十字靱帯を温存せず切除すれば靱帯バランスをとることが容易になるばかりでなく，関節のconformityのより高いものが設計可能となり，結果としてポリエチレンの摩耗が少なくなるとされている[3]。いずれの方法もそれぞれに利点，欠点があり，膝の機能再建の観点からは結論を得ていない。

　人工膝関節置換術の良好な長期成績を得るために最も重要なことは，適切な下肢アライメントの獲得と膝関節の安定性である。手術手技は大きくindependent cut法（measured resection techniqueともよぶ）[4]とdependent cut法（gap techniqueともよぶ）の2つに大別される。

　Independent cut法は，大腿骨と脛骨関節面の比較的損傷されていない部位を指標としてコンポーネントの厚さの分だけを切除する方法であり，解剖学的指標を基準として骨切りを行うのでjoint lineを維持することができるが，変形膝においては軟部組織バランスの取り方が難しいという欠点もある。

　一方，dependent cut法は，脛骨近位端の骨切り面を基準として屈曲ギャップを長方形になるようにするが，後十字靱帯の切除を前提としているために，屈曲ギャップが広がっている場合が多く，大腿骨遠位端の骨切除量が多くなり，joint lineが上昇するといった欠点があった。最近ではindependent cut法の手順を取り入れ，先に大腿骨コンポーネントの金属の厚さ分を骨切りし，伸展ギャップを合わせた後で屈曲ギャップを合わせるというmodified gap technique[5]が行われているが，前後径の大きな大腿骨コンポーネントが選択されやすい。その結果，従来大腿骨コンポーネントの後方部分がoverhangし，後方関節包がインピンジされ，伸展制限の原因になるなどの問題が起きる。

　近年，いずれの方法でも手術器具は使いやすく，適切な下肢アライメントの獲得と膝関節の安定性を得ることができる。多彩な変形膝に対応するためにはindependent cut法とdependent cut法の基本的な概念を理解しておく必要がある。

　Independent cut法の特徴を総括すると，人工関節の関節表面を大腿骨顆部の関節面にできるだけ沿わせることによってjoint lineが合い，軟部組織と骨によって規定される正常な膝のキネマティクスが維持されるという考え方である。

　したがって，伸展ギャップと屈曲ギャップにおいて軟部組織バランスを調整しなければならないが，伸展ギャップの内外側バランスを合わせるとほとんどの場合に屈曲バランスも合うことが多いので，正しい手順で骨棘切除と軟部組織剝離を行うことが重要である。

　以下にindependent cut法の具体的な手術手技，手術のコツ，Pitfallを述べる。

2 手術手技

変形性膝関節症の場合によくみられる内反変形膝，屈曲拘縮膝について述べる。

1) 術前 X 線撮影

術前 X 線検査については膝関節正面・側面像，膝蓋骨軸射像，下肢全長正面像は必須である。下肢全長正面像で，機能軸と大腿骨解剖軸のなす角度を計測する。大腿骨内側顆部，外側顆部の切除骨片を予想し，実際の切除骨片の厚さを計測し，正しいアライメントを得ているかの参考にする。大腿骨の側面像から使用予定のインプラントサイズを決定する。予定のインプラントが設置された場合の後方に残る骨，骨棘を確認し，術中に切除する切除量の目安とする。

脛骨顆部の正面骨切り角度が脛骨軸に垂直になるようにする。骨欠損がある場合にはその補填を自家骨や金属補填材を用いて行う。その場合には，ステムの延長を行わなければならない。脛骨後方傾斜角は約 6〜7° とされているが，変形性関節症では急峻な場合が多い。

設置予定の機種によって推奨骨切り角度が決まっているので，あらかじめ確認をする。ただ，術中に外側脛骨プラトーの傾きに合わせるという方法もあるが，術前にその推奨角度のテンプレートを重ねることによって，適切なサイズの把握ができる。

2) 関節切開と関節腔の癒着剥離

Medial parapatellar 法，midvastus 法，subvastus 法のいずれかで関節を展開する。屈曲制限のある場合にはできれば用指的に膝蓋上嚢の癒着を剥離するが，癒着が高度な場合には電気メスを用いて癒着を剥離する。とりわけ，大腿骨内側ガター，外側ガターに十分な空隙を作る。

3) 内側関節包の脛骨からの切離

内反変形膝では内側関節包を脛骨から切離するが，内側軟部組織の剥離については関節から 2 cm に留める。骨棘切除によって内側の緊張が緩むので，内側軟部組織の剥離を急がないことが肝要である(**図 1**)。

4) 前十字靱帯の観察・切除

前十字靱帯を観察し切除する。前十字靱帯の消失あるいは高度の変性は，後十字靱帯の組織変性を示唆するので顆間窩の骨棘の範囲を参考にして後十字靱帯を温存す

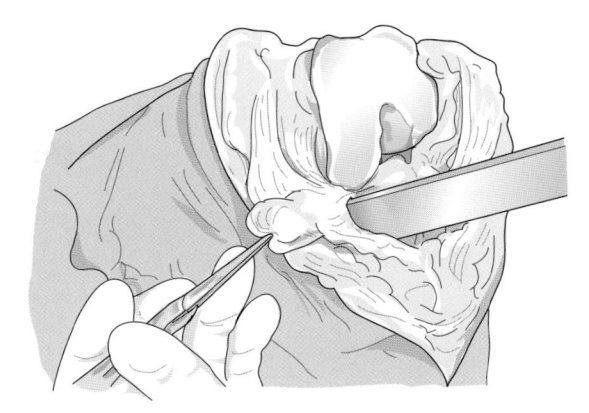

図 1　脛骨の前内側関節包の剥離

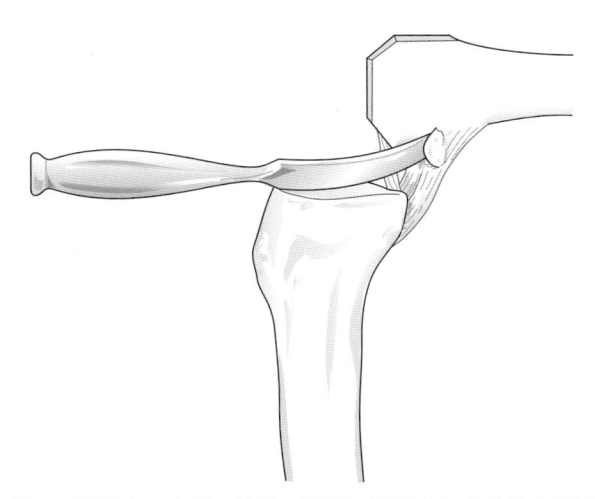

図 2　顆間窩の内壁，外壁，天蓋に張り出した骨棘を切除

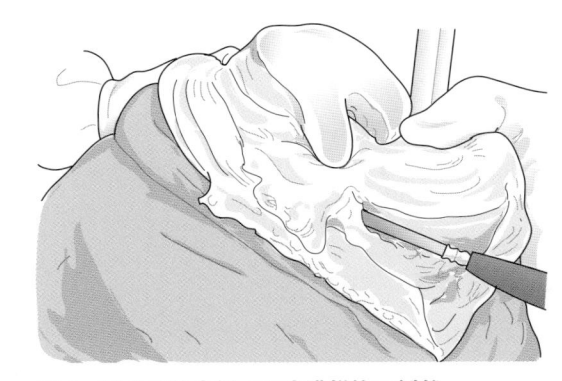

図 3　脛骨の後内側での半膜様筋の剥離

るかを判断する。

5) 顆間窩の観察・骨棘の切除

後十字靱帯を温存しその機能を活用する場合には，後十字靱帯が全可動域で骨棘によってインピンジしないことを確認しなければならない。顆間窩の内壁，外壁，天蓋に張り出した骨棘を切除するが，特に内壁，外壁の後方の骨棘を切除することが重要である(**図 2**)。

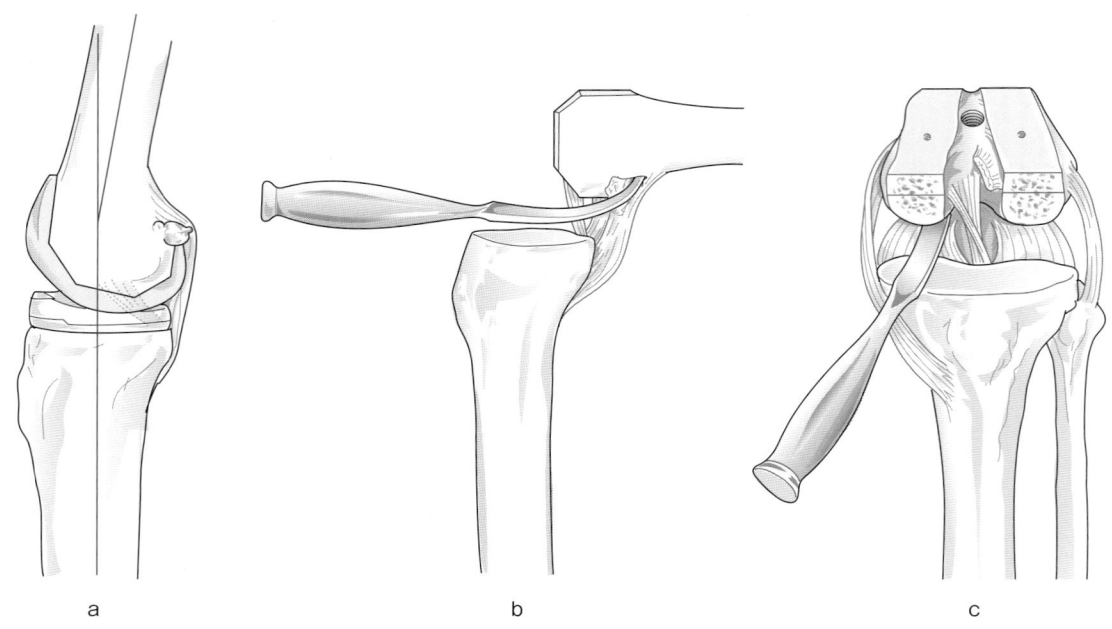

図4 大腿骨顆部の後方部分に対する処置
a：コンポーネントからはみ出した骨棘を切除する。
b：後方関節包を剥離。
c：大腿骨後顆をコンポーネント後方の丸い形に整形する。

6）大腿骨・脛骨の骨棘切除

大腿骨と脛骨の関節面から張り出した骨棘を完全に切除する。この操作で内反変形矯正が概ね得られるが，とりわけ，屈曲拘縮が高度の場合には脛骨内側顆部後方の骨棘切除を行う。

7）膝伸展位軟部組織解離によるアライメント調整

内反膝では軟部組織，特に内側関節面から遠位2cmまで関節包を前内側から後方へ弯曲エレバトリウムあるいは電気メスで剥離する。必要なら脛骨後内側の半膜様筋腱付着部を剥離する（図3）。

8）大腿骨遠位端の骨切り

Independent cut法ではコンポーネントのメタル厚だけ骨切除を行うため，大腿骨遠位端が正常なjoint lineであることが前提条件である。しかし，必ずしも大腿骨遠位端がjoint lineにならない場合もあるので骨切り線部が顆間窩天蓋より，かなり近位になりそうな場合には，顆間窩天蓋にかかる位置で骨切りを行う。回旋アライメントは大腿骨AP軸，上顆軸，後顆軸，脛骨軸の4軸を参考にして決める。後方顆部はメタル厚だけ骨切除を行うためにposterior referenceの手術器具を使う。さらに，大腿骨コンポーネントの後方に，はみ出した後顆部（通常は内側顆部）と骨棘を切除し，癒着した後方関節包を剥離する（図4）。

9）脛骨プラトーの骨切り

内反膝では外側脛骨プラトーの関節軟骨の厚さは正常な場合が多く，この部より9～10mm下を切る。

10）屈曲拘縮に対する処置

トライアルコンポーネントを設置した後で屈曲ギャップが適当であるなら，大腿骨コンポーネントの後方に，はみ出した後顆部骨棘の切除が十分であるかを調べ，さらに後方関節包を剥離する。この剥離の後においても屈曲拘縮が残っているなら大腿骨遠位端の2mmまでの追加骨切りを行う。

11）脛骨後方傾斜の追加骨切り

Posterior impingement, anterior lift offが生じる場合には，屈曲ギャップが少ない場合と脛骨後方傾斜が足りない場合が考えられる。屈曲ギャップが少ない場合には小さなサイズに変更するか，脛骨の骨切りを行うが，その場合には伸展ギャップが広がることを想定しなければならない。もう一つの方法は脛骨後方傾斜の追加骨切りである。1°の追加骨切りは，膝関節可動域に1.7°の影響を与えるので参考にするとよい。

12）後十字靱帯の脛骨付着部からの部分剥離

前述の方法でもposterior impingement, anterior lift offが生じる場合には後十字靱帯の脛骨付着部，あるい

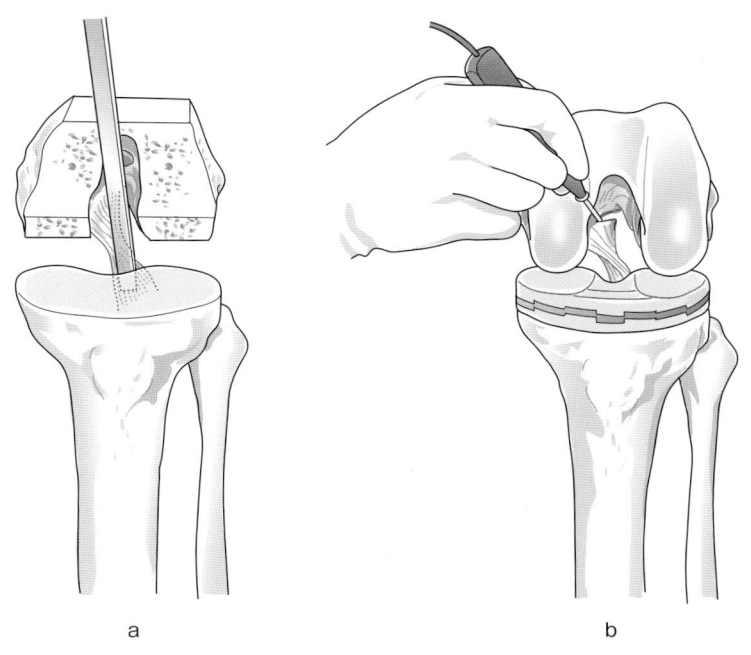

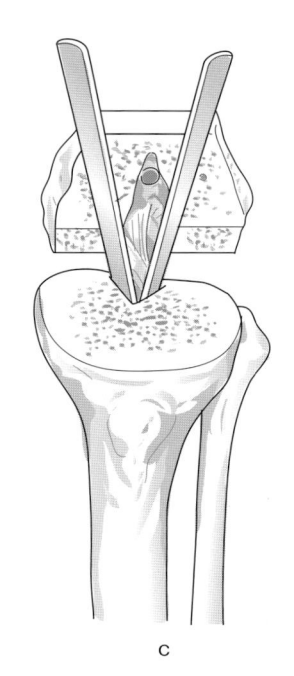

図5 後十字靱帯付着部の剥離
a：後十字靱帯を脛骨付着部で剥離する。
b：後十字靱帯の最も緊張している部分を少しずつ剥離する。
c：後十字靱帯を脛骨付着部を骨ごと後方に倒す。これをV字骨切りとよぶ。

は大腿骨側からの部分剥離を行う（図5）。剥離が過ぎて後十字靱帯機能が失われた場合には，後十字靱帯切除型（PS型）に変更する。

3　手術のコツ

1）大腿骨遠位端の骨切り角度は術前下肢全長X線像の解剖軸と機能軸からの角度で決定される。術前，特に内反屈曲拘縮膝の下肢全長正面像では下腿が内捻しているので足部を揃えると膝が外側を向くので，屈曲拘縮膝では特に正確な角度は得られない。膝蓋骨が正面にあり，腓骨頭の1/2が脛骨に重なった像を正しい正面像としている。手術中に大腿骨解剖軸を再現するために髄内ロッドを用いるが，その挿入ポイントが重要である。通常，大腿骨側の膝蓋関節面と脛骨関節面の境界部で顆間窩の天蓋中央部の交点である。

2）術前の作図から大腿骨の骨切除量を予想し，術中の実際の骨切除量と比較することによって骨切り面の精度を検証するとよい。

3）内側の骨棘切除は内反膝では特に重要であるが，特に後十字靱帯を温存する場合には顆間窩の内側，外側，前方，後方の骨棘を丁寧に切除して後十字靱帯のインピンジメントを防ぐ。

4）大腿骨の骨切り後に大腿骨にトライアルコンポーネントを設置して，まだ，骨切りをしていない脛骨面の上を滑らせてみるとよい。外反ストレスを負荷しながら伸展，屈曲を行い，軟部組織バランスを調べる。また，屈曲90°の大腿骨コンポーネントの接触点をマークし，脛骨骨切り時のスタイラスの先をその部に当てることによって至適な脛骨プラトーの骨切り厚がわかる。

4　手術のpitfall

1）Independent cut法ではコンポーネントのメタル厚だけ骨切除を行うため，大腿骨遠位端が正常なjoint lineであることが前提条件である。X線像で，顆間窩と大腿骨遠位端の距離が短い場合にはjoint lineが上がりやすいことを知っておく必要がある（図1）。必ずしも大腿骨遠位端がjoint lineにならないということである。このような症例では大腿骨遠位端の骨切り厚を2mm少なくし，屈曲ギャップが決まってから，再度大腿骨遠位端に骨切りを追加するとよい。

2）内反膝では外側脛骨プラトーの関節軟骨の厚さは正常な場合が多く，この部より9～10mm下を切る。しかし，高度内反膝で外側軟部組織の弛緩があり，関節裂隙が開いていることがある。このような場合には5～7

mmの骨切りで留め，後で追加骨切りを行うと，むやみに厚い脛骨インサートを設置する必要がない。

5 考察

Independent cut法は，大腿骨のいずれかの顆部関節軟骨が保たれていればjoint lineが維持できる点で優れた方法である．大腿骨の回旋アライメントは大腿骨AP軸，上顆軸，後顆軸，脛骨軸の4軸を参考にして決めることによって膝蓋大腿関節の適合性も良好になる．大腿骨にトライアルコンポーネントを設置して，まだ骨切りをしていない脛骨面の上で動かしてみる方法は，軟部組織バランスを調べる方法として有用である．特に屈曲90°の大腿骨コンポーネントの脛骨接触点をマークする方法も至適屈曲ギャップを得るのに有用である．

内反膝では大腿骨，脛骨の内側骨棘の完全な切除と内側関節包の脛骨からの剥離，半膜様筋腱の剥離でほとんどの内反は解消されるので後十字靱帯温存型（CR型）TKAを選択することができる．内反の程度が高度（FTA 195°以上）で外側軟部組織の弛緩がある場合には，内外側バランスを取るために骨膜下に内側側副靱帯，鵞足に剥離することが多い．脛骨と大腿骨が相対的に離れるために後十字靱帯も切除しなければならない．このような場合には後十字靱帯切除型（PS型）TKAを選択する．

次に屈曲拘縮に対するindependent cut法であるが，大腿骨後方の骨棘切除と後方関節包の剥離によって15°以内の例では対処できる．15°以上の場合に大腿骨後方の骨棘切除と後方関節包の広範な剥離を行った後に，それでも完全な伸展位が得られなかったら後十字靱帯の切除を行う．

Independent cut法は大腿骨の外側あるいは内側の関節軟骨が残り，本来のjoint lineが想定できる例では全てに適応できる方法である．変形の程度が軽い場合には単純な術式なのでよい方法とあるが，内反変形が高度な場合や屈曲拘縮が高度な場合には，骨棘切除や軟部組織剥離といった術者の技術に依る点も多い．しかし，後十字靱帯の温存あるいは切除のいずれの場合にも適応できる術式であり，伸展位，屈曲位のいずれにおいてもjoint lineを再現できる点において優れた術式であると考える．

参考文献

1) Goodfellow J, O'Connor J : The mechanics of the knee and prosthesis design. J Bone Joint Surg 60B : 358-369, 1978
2) Malkani A, Rand JA, Bryan RS, et al : Total knee arthroplasty with the kinematic condylar prosthesis. J Bone Joint Surg 77A : 423-431, 1995
3) Insall JN, Lachiewicz PF, Burstein AH : The posterior stabilized condylar prosthesis : a modification of the total condylar design. J Bone Joint Surg 64A : 1317-1323, 1982
4) Hungerford DS, Krackow KA : Total joint arthroplasty of the knee. Clin Orthop Relat Res 192 : 23-33, 1985
5) Insall JN, Scott JN : Surgical techniques and instrumentation in total knee arthroplasty. In : Surgery of the knee (Insall JN, Scott JN) Churchill Livingstone, New York, pp1553-1620, 2001

3 Soft tissue balancing と Bone cut

2. 基本的手術手技
Dependent cut

■近藤　誠

1 特徴

　人工膝関節置換術（以下，TKA）は，生理的な下肢アライメントの再現と適切な軟部組織バランスの獲得が最も重要であるとされている[1]。伸展位に関しては，Mikulicz line が膝関節中心を通るように大腿骨遠位と脛骨近位の骨切りを行い，その後軟部組織解離により伸展ギャップのバランスを整えるという点で異論はない。しかし，屈曲ギャップに関しては最初に骨切りを行ったのちバランスをとる independent cut 法（解剖学的指標を基準とした骨切り）[2,3] と，軟部組織バランスを整えたのち屈曲ギャップが長方形となるように大腿骨後顆の骨切りを行う dependent cut 法（脛骨近位端の骨切り面を基準とした骨切り）[4,5] が存在する。両者のどちらが優れているかの議論はあるが，independent cut 法では大腿骨コンポーネントの回旋は軟部組織の緊張とは無関係に決定されるため屈曲ギャップの形・大きさが軟部組織解離に依存され，術者の熟練度や変形の程度により結果が左右されやすい。つまりギャップを定量的に一致させるには，屈曲ギャップが長方形になるように骨切りする dependent cut 法が理論的には優れていると言える。

　はじめに提唱された dependent cut 法は，脛骨骨切り後 90°屈曲位で長方形の屈曲ギャップを作製し，次に伸展位でこの屈曲ギャップと等しい伸展ギャップを作製する方法である。この方法では，屈曲ギャップ作製時点で軟部組織解離が不適切であれば大腿骨コンポーネントの回旋異常が起こる危険性がある。また，後十字靱帯切除で大きくなった屈曲ギャップに合わせて伸展ギャップを作製することにより大腿骨遠位端切除が大きくなったり，屈曲拘縮膝で伸展ギャップ確保のために大腿骨遠位端切除が大きくなったりするため，joint line の上昇が危惧される。そこで 1997 年から筆者はまず伸展ギャップを作製し，これと等しい大きさの屈曲ギャップを作製している[6,7]。つまり，術前計画に基づいて大腿骨遠位端および脛骨近位端をまず骨切りし，軟部組織解離を行って伸展ギャップを長方形にする（図 1a）。次に 90°屈曲位で大腿骨後顆を切除して長方形でかつ伸展ギャップと同じ大きさの屈曲ギャップを作製する手技を行っている（図 1b）。

　本稿では手術のコツ，pitfall も含めてその手術手順を解説する。

2 手術手技

1）伸展ギャップの作製

　術後の荷重線を決定し，術中の軟部組織解離とは無関係な大腿骨遠位端と脛骨近位端をまず骨切りする。大腿骨遠位端と脛骨近位端の骨切りはどちらが先でもよいが，筆者は大腿骨遠位端を先に切除している。大腿骨遠位端は術前の大腿骨全長 X 線に基づいて大腿骨機能軸と解剖軸のなす角度で骨切りする。大腿骨遠位端の骨切り後は伸展位でのスペースに余裕ができるので，伸展位の状態で脛骨周囲を外側は骨切りレベルまで，内側は骨棘直下まで可能な範囲で後方まで剝離する。まず伸展位で内外側の剝離をする理由は，はじめに屈曲位で脛骨周囲を剝離するよりも脛骨前方部分の解離が最小限度で行えるからである。次に胡坐のような肢位，つまり股関節開排位，膝関節最大屈曲位で下腿を外旋強制しつつ脛骨内側後方の骨棘周囲の剝離を行う[8]。脛骨全周を剝離することで次に行う脛骨の骨切りが軟部組織を損傷するこ

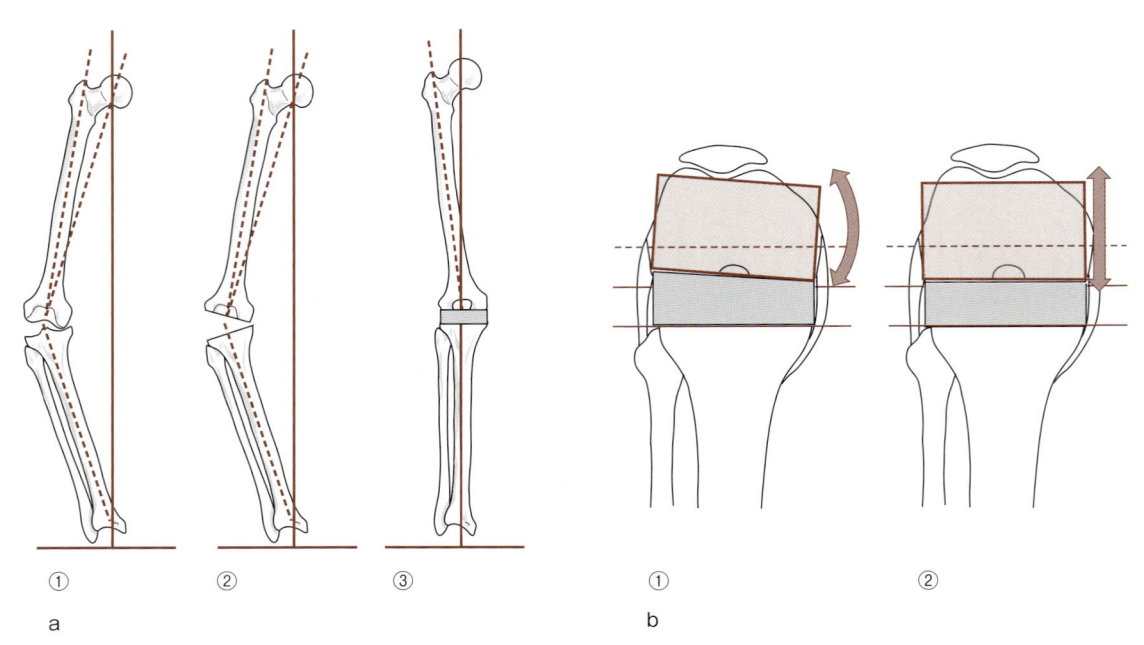

図1 伸展・屈曲ギャップ作製
a：伸展ギャップ　①内反変形膝，②大腿骨遠位端および脛骨近位端の骨切り，③軟部組織解離で長方形の伸展ギャップ作製。
b：屈曲ギャップ　①長方形になるように回旋を調節，②伸展ギャップと同じ大きさになるように前後位置を調節。

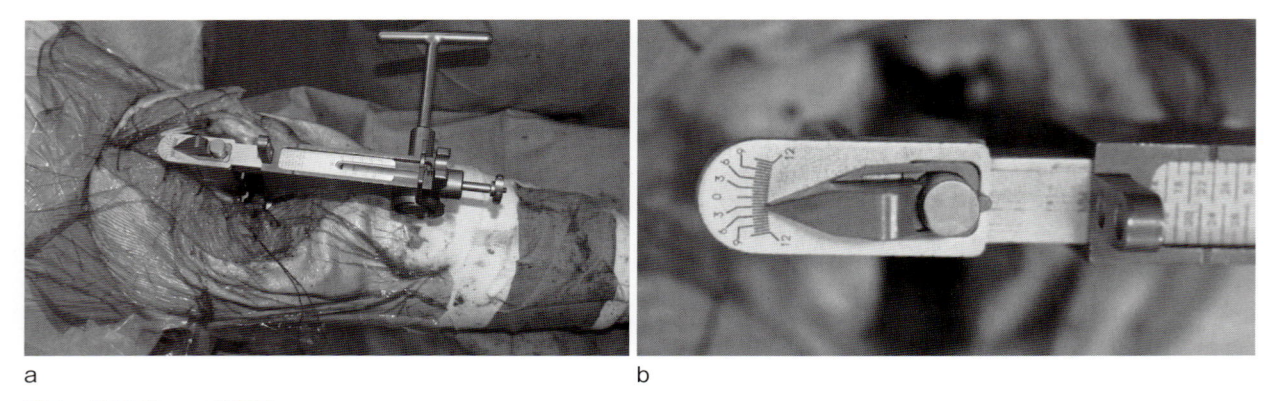

図2 伸展ギャップ確定
a：伸展ギャップの大きさはスペーサーブロックや各種のテンサー／バランサーで計測する。使用器械：KNEE テンサーバランサー SC タイプ ™（Biomet）。
b：大腿骨遠位端と脛骨近位端のみの骨切り後の伸展ギャップは角度にして3°まで外側開大は許容する。

となく安全に施行可能となる。脛骨近位端は前額面では脛骨機能軸に直角に骨切りし，矢状面での後方傾斜はそれぞれの機種により設定された角度で行う。脛骨近位端の骨切りは，伸展ギャップと屈曲ギャップの両者に影響し，この術式において重要なポイントとなるので注意点を"手術のコツ"で述べる。

次に軟部組織解離で伸展ギャップが長方形になるように試みるのだが，ほとんどの内反膝においてはすべての骨棘切除を丁寧に行うことで内反が矯正され，長方形に近い伸展ギャップが得られる。これは骨棘切除のために周囲を剥離することと，切除によって得られたスペースのため内側が弛緩するからである。つまり，骨棘を丁寧に切除すれば自ずと軟部組織バランスは良好なものとなるが，必要があれば脛骨内側骨膜下をスリーブ状に遠位へ解離して長方形の伸展ギャップを作製する。伸展ギャップの大きさは，スペーサーブロックや各種のテンサー／バランサーで計測する（図2a）。なお，内側解離はバランスを確認しながら慎重に進めるべきであり，もし過剰になるとその後の修正が非常に困難となる。なお，過剰な内側解離を避けるためには，大腿骨遠位端と脛骨近位端のみを骨切りした時点での伸展ギャップを角度にして2〜3°外側が大きいぐらいは許容すべきである（図2b）。

良好な靱帯バランスの獲得にとって重要な手技である

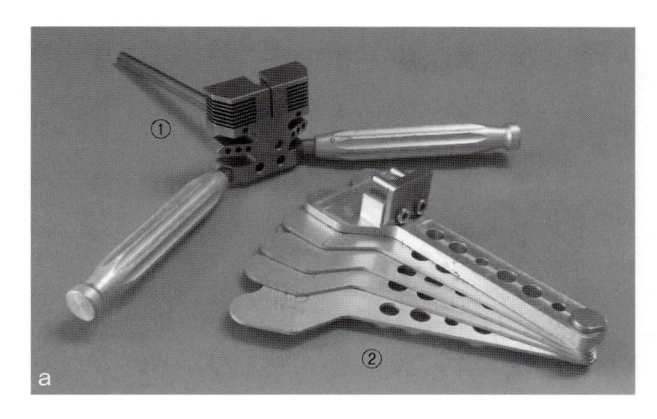

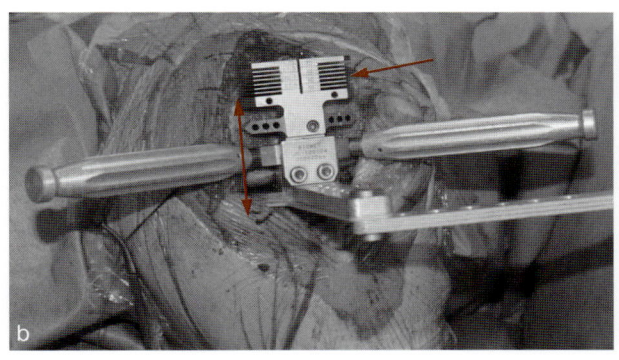

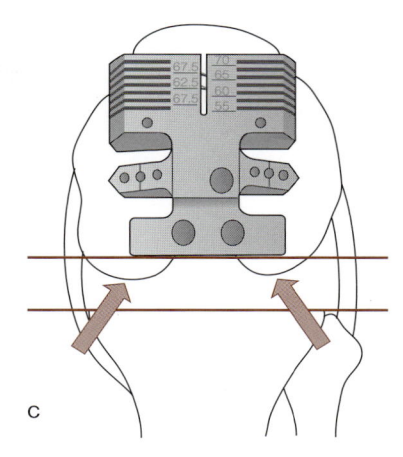

図3 屈曲ギャップ確定

a：① EQUI-FLEX™（Biomet）：大腿骨に挿入された髄内ロッドを中心に自由に回旋し，前後位置も調節可能な構造になっている．② EQUI-FLEX™用スペーサーブロック（10〜18 mm）で伸展ギャップの大きさに応じて厚さを選択する．
b：伸展ギャップの大きさと等しい厚さのスペーサーブロックを装着すると，EQUI-FLEX™の骨切りガイドポジショナーは屈曲ギャップが長方形になるような回旋位置で保持される．
・↕方向に前後位置を調節し，屈曲ギャップの大きさを決定する．
・←のスリットで大腿骨前方骨皮質に切痕を作らないサイズの大腿骨コンポーネントを選択する．
c：EQUI-FLEX™の下縁は大腿骨内外側後顆の切除レベルに設計されており，後顆骨切除量が確認できる．

骨棘切除のポイントは"手術のコツ"で述べる．

2）屈曲ギャップの作製

次に，伸展ギャップに等しくなるように屈曲ギャップを作製する．現在，筆者は屈曲ギャップの形と大きさを同時に決定できる器械 EQUI-FLEX™ を使用しているのでこれの使用方法を中心に述べる（図3a）．この器械は Ranawat block（DePuy）の改良型で髄内ロッドと大腿骨前後面骨切りガイドポジショナーが組み合わされ，髄内ロッドを中心に骨切りガイドポジショナーが自由に回旋し，その前後位置も調節できる．伸展ギャップの大きさと等しい厚さのスペーサーブロックを装着すると，骨切りガイドポジショナーは屈曲ギャップが長方形になるような回旋位置で保持される（図3b）．ここで決定された回旋位置が上顆軸や後顆軸などの解剖学的指標を参考にし，それらと大きな差のないことを確認する．もし大きな差がある場合は伸展位でのバランスを再確認し，調整する．また，大腿骨後顆の内外側切除量の差（図3c）も回旋設置位置の参考となり，通常は内側のほうが外側より3〜5 mmほど多くなる（表1）．さらに骨切りガイドポジショナーの前後位置を調節し（図3b），伸展ギャップと屈曲ギャップの大きさを一致させる．これで等しい長方形の伸展・屈曲ギャップが獲得できる．

3）大腿骨前面の骨切り

次に大腿骨前方骨皮質に切痕を作らないサイズの大腿骨コンポーネントを選択し（図3b），大腿骨の前面の骨切りを行う．

【手術のコツ】

① 大腿骨遠位端の切除および軟部組織の解離後，伸展位で荷重軸が膝中心を通るように下腿を保持し（図4a），大腿骨遠位端骨切り面に最小厚のスペーサーブロックをあてがい平行な線を脛骨に引く（図4b）．これも脛骨骨切り時の指標にする．

② 脛骨近位端の骨切り用器械は種々工夫されたものが開発されているが，どの器械を使用するにしても下腿のどこを指標に設置するかが重要である．詳細は第4章の脛骨コンポーネントの設置を参照されたいが，筆者が術中重視している前額面長軸の指標は脛骨中1/3である（図4c）．脛骨中1/3は多くの症例で触知可能であり，著明な脛骨内弯においても脛骨機能軸の明瞭な指標となる．

③ 脛骨近位端の切除骨が術前計画通りの切除量になっているか，特に内外側の差を含めて切除骨の"形"を確認することが重要である（図4d）．もし術前計画と違いがあれば，この時点で再切除して内外反を必ず修正すべきである．

④ 骨棘切除は可能な限り屈曲ギャップ作製前に行う．そ

表1 Dependent cut法で試行した内側型変形性膝関節症例の結果

症例数		277
膝数		422
後顆骨切除量(mm)	内側	8.4 ± 1.3
	外側	4.4 ± 1.8
CTA(°)	術前	6.7 ± 2.2
	術後	0.6 ± 2.3
大腿骨コンポーネント外旋設置角度(°)		6.1 ± 2.4
FTA(°)	術前	184.7 ± 9.9
	術後	174.1 ± 2.8
術後ストレス撮影(°)	内反	2.3 ± 1.4
	外反	1.8 ± 1.4
術後屈曲ギャップの対称性(°)		1.3 ± 2.1
最大屈曲角度(°)	術前	117.3 ± 18.9
	術後(3～4W)	121.4 ± 16.8

・手術施行期間は平成16年6月～20年5月である。
・使用機種はVanguard PS (Biomet) 155膝, Vanguard RP (Biomet) 267膝である。
・後顆骨切除量は軟骨を含む切除量である。
・大腿骨コンポーネント外旋設置角度は術前後のCTAの差である。
・術後屈曲ギャップの対称性は外側開大を正とする。
・最大屈曲角度はX線計測である。

の方法を部位別に述べる。

大腿骨顆部周囲：内側顆部と骨棘との境を電気メスで明瞭にし，リュウエルやノミで骨棘を切除する。内側側副靱帯(以下，MCL)直下の骨棘は，まず電気メスを内側上顆と骨棘の境に進入させ(図5a)，同部位に鑷子を挿入し，骨棘の表面を滑らすようにして骨棘とMCLの癒着を剥離する(図5b)。この時点でノミにて骨棘は一塊として切除可能(図5c)となるが，取り残しがないか十分に注意する。取り残しているときは，先の細いリュウエルで丁寧に切除する必要がある(図5d)。なぜならこの部位の骨棘は，MCLの緊張度に大きく関与するので屈曲ギャップを決定する前に完全に切除すべきである。

大腿骨後顆後方：膝関節最大屈曲位で後顆と骨棘の境は多くの症例では触知可能なため，弯曲ノミを用いてほぼ一塊として切除可能である。残存した骨棘は弯曲したリュウエルで切除する。また，骨棘と後方関節包は

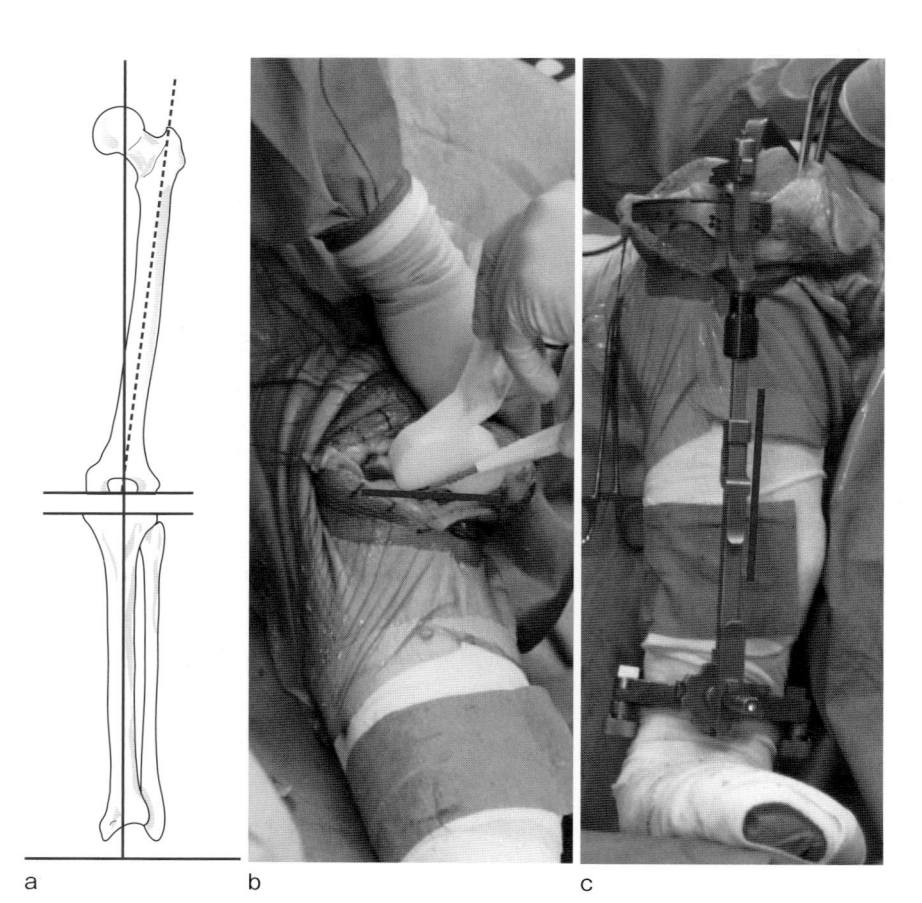

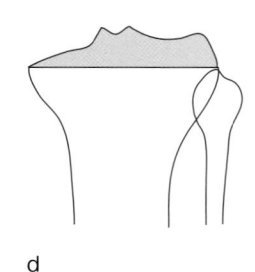

図4 脛骨骨切り
a：荷重軸が膝中心を通るように下腿を保持する。
b：大腿骨遠位端骨切り面に最小厚のスペーサーブロックをあてがい平行な線を脛骨に線を引く。
c：脛骨近位端骨切りにおいて脛骨中1/3は多くの症例で前額面長軸の指標となる。
d：脛骨近位端切除骨の"形"を確認する。

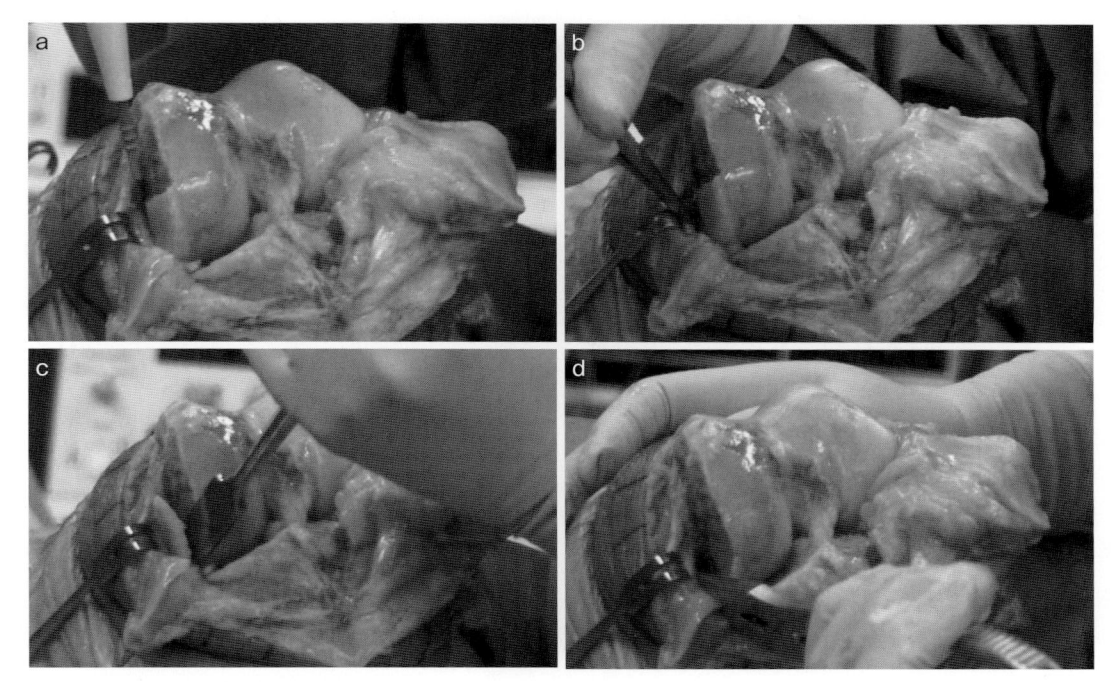

図5 大腿骨内側の骨棘切除法
a：電気メスを内側上顆と骨棘の境，後方端まで刺入する。
b：電気メスを刺入した部位に鑷子を挿入し骨棘の表面を滑らすようにして骨棘とMCLの癒着を剥離する。
c：ノミで内顆と骨棘の境を切骨するとMCLによって骨棘の大部分が一塊として前方へ押し出されて摘出される。
d：取り残した骨棘は先の細いリュウエルで丁寧に切除する。

癒着していることが多く，骨棘摘出時に関節包を損傷しないように注意する。

脛骨周囲：基本的には選択する脛骨インプラントの形状に合わせて骨棘を切除するが，内側後方はインプラントからはみ出た骨棘をすべて切除する必要はない。深屈曲時の後方インピンジにより可動域をやや犠牲にする可能性はあるが，侵襲の大きさとの得失を考えれば脛骨内側後方の骨棘は他の骨棘ほどすべてを切除する必要はない。

【手術のPitfall】

屈曲ギャップ作製時，骨切り前に必ず内外側の後顆骨切除量を確認することが重要である（図3c）。通常の内側型変形性膝関節症では，内側後顆骨切除量のほうが外側より3〜5 mmほど多くなり，自験例では内側後顆骨切除量はインプラントの厚みとほぼ一致している（表1）。もし内側と外側が等しい，もしくは外側のほうが大きくなるようであれば，大腿骨コンポーネントが内旋設置になる可能性が高い。その原因として内側の過剰な剥離が最も考えられるが，この時点での修正は困難である。このようなときは上顆軸や後顆軸といった解剖学的指標を参考に大腿骨コンポーネントの外旋設置角度を決定すべきで，屈曲ギャップが内側の大きな台形になることは許容し，大腿骨コンポーネントの内旋設置を避ける。このようなことを防止するためにも内側解離は慎重に進めるべきである。

3 考察 —推奨の理由と注意点

TKAにおいて安定したよい成績を収めるためには，良好な下肢アライメントが得られていることはもちろんのこと，①伸展位，屈曲位ともに良好な軟部組織バランスが得られていること，つまり伸展・屈曲ギャップを一致させること[4,5,9,10]，さらに，②大腿骨コンポーネントの回旋設置位置が膝蓋・大腿関節のアライメント不良[11]をもたらさないことが重要である。解剖学的指標を用いて大腿骨後顆を骨切りするindependent cut法で②を達成することはできても①を達成することは経験の浅い術者にとって特に困難である。つまり解剖学的指標を基準にしてすべての骨切り終了後，伸展ギャップを長方形にし，次に屈曲ギャップを長方形にすると先に調節した伸展ギャップが再び長方形でなくなるといった不具合が生じることがある。仮に，長方形にすることができても，伸展ギャップと屈曲ギャップの大きさを等しくすることはさらに困難である。

一方，今回紹介したdependent cut法では大腿骨遠位

表2 伸展・屈曲ギャップを一致させるための対応法

		伸展ギャップ		
		小	適正	大
屈曲ギャップ	小	脛骨近位端骨切り追加	小さい大腿骨コンポーネントを選択	小さい大腿骨コンポーネントを選択 / 大腿骨遠位端補填
	適正	大腿骨遠位端骨切り追加（2 mm 以下の差なら大腿骨顆間後方の関節包解離）	OK	大腿骨遠位端補填
	大	大腿骨遠位端骨切り追加 / 大きな大腿骨コンポーネントを選択	大きな大腿骨コンポーネントを選択（2～3 mm までの差なら許容）	厚いポリエチレンを選択

〔近藤誠，格谷義徳：人工膝関節全置換術における伸展・屈曲ギャップを一致させるための手術手順および骨切りガイド使用法．別冊整形外科 44：208-211，2003（文献7）より一部改変して引用〕

端と脛骨近位端をまず骨切りしたのち伸展位で長方形を作製し，屈曲位でギャップが同じ大きさの長方形になるように大腿骨後顆を骨切りするために簡便かつ正確に長方形の伸展・屈曲ギャップが作製できる．なお，伸展・屈曲ギャップを一致させるための原則は以下の通りである．

①脛骨近位端の骨切りは伸展ギャップと屈曲ギャップの両者に影響する．
②大腿骨遠位端の骨切りは伸展ギャップのみに影響する．
③大腿骨後顆部の骨切りは屈曲ギャップのみに影響する．

この点を踏まえて伸展・屈曲ギャップを一致させるための対応法を表2にまとめる．この手術術式で行った内側型変形性膝関節症422膝の結果を示す（表1）．内側後顆骨切除量は外側より3～5 mmほど多く，インプラントの厚みとほぼ一致しており，術中のチェックポイントの1つと考えている．Condylar twist angle（臨床的上顆軸と後顆軸のなす角度，以下CTA）や術後屈曲ギャップは金粕らの大腿骨上顆軸撮影法[12]の変法（下腿遠位に1.5 kgの重錘負荷）[13]で評価した．術前のCTAは過去の報告[12, 14]と差はなかった症例群であった．術中，実際には脛骨骨切り面を基準に大腿骨コンポーネントの外旋設置角度を決定してきたが，術後のCTAから判断すると結果としては臨床的上顆軸にほぼ平行に設置されていた．外科的上顆軸が内外側側副靱帯の付着部中心を結ぶ線であることからこの軸に平行に設置することが一般的に推奨されているが[15]，臨床的に膝屈伸の回転中心であるということは現時点では証明されておらず，自験例では臨床的上顆軸に平行に設置された症例のほうが成績はよかった[16, 17]．X線上の大腿骨コンポーネントの外旋設置角度は平均約6°だが，外側後顆に多く残存する軟骨の影響[18]を差し引けば，術中実際には後顆軸から平均約4°外旋設置していたことになり，その結果として術後はほぼ長方形の屈曲ギャップを獲得していた．また，術後の大腿脛骨角（FTA）から術後荷重線はほぼ膝関節中央を通り，ストレス撮影から伸展位関節安定性も良好で，術後3～4週の屈曲角度も満足のいくものであった．以上により，このdependent cut法は推奨できる手術術式と考えている．

ただし，この術式を成功させるためには正確な脛骨近位端の骨切りと適切な軟部組織解離が前提である．脛骨近位端の骨切りは手術のコツでも述べたように慎重かつ正確に行う必要があり，切除した骨の"形"も必ず確認すべきである．繰り返すが過剰な内側解離は禁物でその修正は困難なことを認識し，常に慎重に行うべきである．大腿骨遠位端と脛骨近位端の骨切りから大腿骨後顆骨切りまでの過程で内側軟部組織を解離してしまう可能性が高いような症例，つまり変形の強い，骨棘の多い症例では大腿骨遠位端と脛骨近位端の骨切り時点では伸展ギャップが長方形というより角度にして2～3°外側が大きいぐらいの台形のほうが無難である．その後の操作により最終的にはほぼ長方形に近いギャップが得られることをしばしば経験する．

しかしながら内側の大きな骨棘を切除することや稚拙な手術手技などにより，時には内側が弛緩してしまうこともある．このような症例で屈曲ギャップを長方形にすることにこだわれば大腿骨コンポーネントが内旋設置となり，膝蓋・大腿関節がアライメント不良となる．したがって，このような症例では解剖学的指標を基準に設置すべきで，外科的上顆軸より内旋設置にならないようにする．

以上の2点に注意すればこのdependent cut法で行うTKAは伸展・屈曲とも安定した関節となり，joint lineの上昇もなく可動域も良好なものとなる．

4 まとめ

- Dependent cut 法は脛骨遠位端の骨切りを正確に行い，軟部組織解離を慎重にすれば大きさの等しい長方形の伸展・屈曲ギャップが獲得でき，臨床的にも良好な成績となる．
- 術中，切除骨の"大きさ"と"形"を必ずチェックする．

参考文献

1) 丹羽滋郎：人工膝関節全置換術の長期成績に影響を与える手術手技．整形・災害外科 40：1319-1328, 1997
2) Hungerford DS, krackow KA：Total joint arthroplasty of the knee. Clin Orthop Relat Res 192：23-33, 1985
3) Townley CO：The anatomic total knee resurfacing arthroplasty. Clin Orthop Relat Res 192：82-96, 1985
4) Freeman MAR：Arthritis of the Knee：Clinical Features and Surgical Management, New York, Springer-Verlag, 1980
5) Insall JN：Choices and compromises in total knee arthroplasty [presidential address to The Knee Society]. Clin Orthop Relat Res 226：43-48, 1988
6) 近藤誠, 北川洋, 山崎裕行, 他：人工膝関節置換術における大腿骨骨切り順序の重要性．膝 27：77-82, 2003
7) 近藤誠, 格谷義徳：人工膝関節全置換術における伸展・屈曲ギャップを一致させるための手術手順および骨切りガイド使用法．別冊整形外科 44：208-211, 2003
8) 近藤誠, 藤井唯誌, 他：屈曲拘縮膝に対する TKA. TKA 人工膝関節置換術―適切なアライメントとバランスの獲得を目指して（岩本幸英）, OS NOW Instruction No5, メジカルビュー社, pp 80-87, 2008
9) Griffin FM, Insall JN, Scuderi GR：Accuracy of soft tissue balancing in total knee arthroplasty. J Arthroplasty 15-18：970-973, 2000
10) Laskin RS：Flexion space configuration in total knee arthroplasty. J Arthroplasty 10：657-660, 1995
11) Akagi M, Matsusue Y, Mata T, et al：Effect of rotational alignment on patellar tracking in total knee arthroplasty. Clin Orthop Relat Res 366：155-163, 1999
12) Kanekasu K, Kondo M, Kadoya Y：Axial radiography of the distal femur to assess rotational alignment in total knee arthroplasty. Clin Orthop Relat Res 434：193-197, 2005
13) Tokuhara Y, Kadoya Y, Kanekasu K, et al：Evaluation of the flexion gap by axial radiography of the distal femur. J Bone Joint Surg 88-B：1327-1330, 2006
14) Yoshino N, Takai S, Ohtsuki Y, et al：Computed tomography measurement of the surgical and clinical transpicondylar axis of the distal femur in osteoarthritic knees. J Arthroplasty 16：493-497, 2001
15) Berger RA, Rubash HE, Seel MJ, et al：Determining the rotational alignment of the femoral component in total knee arthroplasty using the epicondylar axis. Clin Orthop Relat Res 286：40-47, 1993
16) 近藤誠, 北川洋, 東隆司, 他：人工膝関節置換術後の安定したしゃがみ込み動作に関与する因子の検討．膝 30：124-127, 2005
17) 松井嘉男, 近藤誠, 北川洋, 他：全人工膝関節置換術後の深屈曲獲得に関する大腿骨コンポーネントの回旋設置位置および関節弛緩性の影響．膝 30：209-212, 2005
18) 藤井唯誌, 近藤誠, 泊一秀, 他：大腿骨後顆部軟骨が大腿骨コンポーネント外旋設置角度に及ぼす影響．膝 32：70-72, 2007

3 Soft tissue balancing と Bone cut

3. 基本的手術手技
parallel cut technique

■松野誠夫

　TKAでsoft tissue balancingとbone cutは最も重要な手術手技である。中でもflexion gap, extension gap, 特にflexion gapの作成に対する手術手技は最も問題の多い手術手技であり，soft tissue balancingおよびbone cutのタイミング，またbone cutの順序の組み合わせにより種々の手術手技が提唱されているが一般に次の三法に大別できる。

1) Measured resection technique

　この手術手技は正常膝の解剖と機能を再現する目的としてHungerfordら[1]により報告され，CR型の機種に用いられてきた。大腿骨，脛骨からのbone cutがまず行われ，ついでligament balancingを行うが大腿骨，脛骨のbone cutはそれぞれ無関係に行われるindependent cutである。

　脛骨は正常膝と同じ3°内反位にvertical axisに垂直にbone cutし，これに合わせて大腿骨遠位部は9～10°外反位にbone cutすることにより6～7°の下肢の解剖的外反が得られる。Hungerfordはこの術式により，joint lineと側副靱帯の大腿骨起始部との相互関係が維持されるため，靱帯のbalanceが膝関節の全可動域を通じて保たれることになると述べている(anatomic resection)(図1, 2a)[2]。

　──脛骨を3°内反位にbone cutすることにより，歩行時のstance phaseでjoint lineが平行になるという理論による。

　現在は，脛骨はその機能軸に90°にbone cutし後顆軸から約3°外旋して長方形のflexion gapをつくる術者が多いが(classical resection)，大腿骨と脛骨のbone cutはそれぞれのコンポーネントの厚さと同じにするため，術前と同じjoint lineが維持される(図2b)。大腿骨コンポーネントの回旋は，脛骨骨切除面とは無関係に後顆軸などbone landmarkを参照軸として決定し，試験的整復を行った後にsoft tissue balancingを行うが[3]，これに対しBeverland DEら[4]は大腿骨の前顆および後顆の骨切り後にsoft tissue balancingを行うとflexion gapはtrapezoidal(台形)になりやすいので，大腿骨の前顆，および後顆のbone cutを行う前にsoft tissue balancingを行うことが重要であると報告している。

2) Flexion-extension gap technique

　Insall JMら[5]によりPS型の機種に用いられた手術手技であるがCR型にも用いることができる。

　脛骨近位を脛骨機能軸に垂直に8～10 mm bone cutし，大腿骨遠位は大腿骨機能軸に垂直になるように大腿骨コンポーネントの厚さにbone cutする。ついで膝伸展位で適正なspacer block, tensor, lamina spreaderを挿入しsoft tissue balancingを行って変形を矯正してextension gapをつくる。膝90°屈曲位として大腿骨，脛骨骨切除面にdistraction forceをかけて適正なサイズのA-P cutting guideを大腿骨遠位に設置し，大腿骨コンポーネントの回旋を決定して大腿骨後顆をbone cutしextension gapと同じ長方形のflexion gapをつくる(図3)[6]。

　Independent cut technique あるいは dependent cut technique としての手術手技が各種報告には記載されているが，筆者はindependent cut法は大腿骨および脛骨を解剖学的指標に基づいてbone cutした後にsoft tissue balancingを行う方法，dependent cut法は脛骨近位部および大腿骨遠位部を機能軸に垂直にbone cutした後に，soft tissue balancingにしたがって大腿骨後顆のbone cutをして大腿骨コンポーネントの回旋アライ

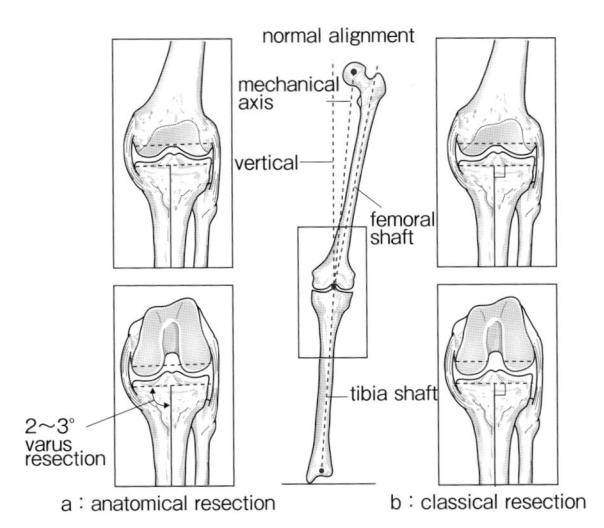

図1 Anatomic and classical alignments. Orientation of joint line with respect to floor
〔Hofmann, et al : Cementless total knee arthroplasty. In : Surgical Technique In Total Knee Arthroplasty (Scuderi GR, et al, eds), Springer, New York, 1998, fig. 35-3 より引用〕

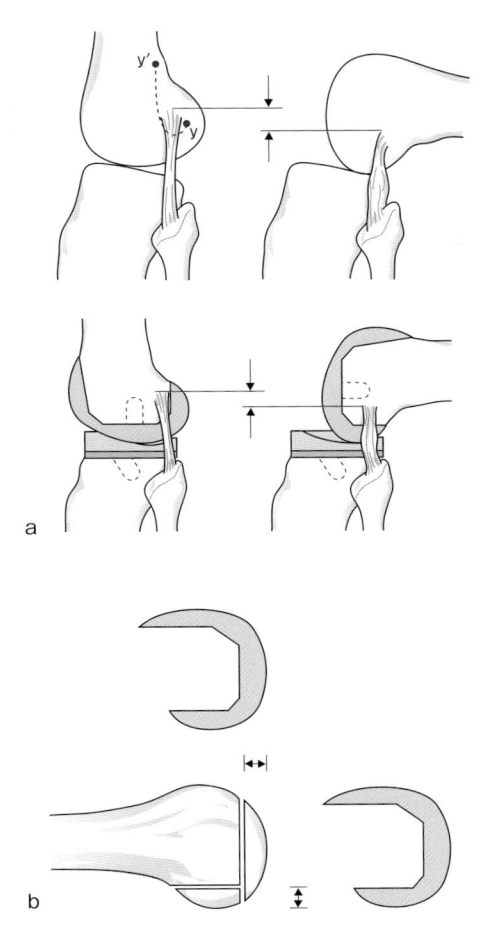

図2 Measured resection technique
a : TKA 前後の伸展位，屈曲位における側副靭帯の大腿骨における起始部と joint line の間の相対的関係が保たれているので ligament balance が全可動域を通じて保たれる。
〔Hungerford DS : Alignment in total knee replacement. Instructional Course Lecture 44 : 456-468, 1995(文献1)より引用〕
b : 大腿骨の遠位部および後顆部の骨切除の厚さは挿入される大腿骨コンポーネントの厚さと同じにするため側副靭帯起始部の解剖的位置は確保される。
〔Krackow KA : Intraoperative alignment and instrumentation. In : The technique of Total Knee Arthroplasty, Krackow KA ed, Mosby, Philadelphia, 1990 より引用〕

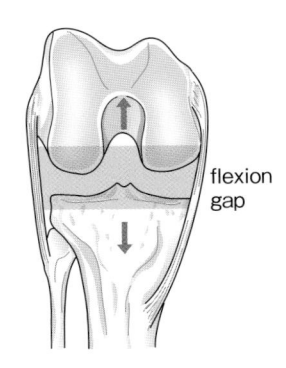

メントを決定する方法と考えているが，大腿骨後顆からの骨切除量，大腿骨コンポーネントの回旋度は soft tissue balancing に dependent である。

3) Modified gap technique (combined alignment method)

現在用いられている手技は measured resection technique と flexion-extension gap technique を組み合わせたものが多く，measured resection technique は joint line を維持することに有用であり，flexion-extension gap technique における flexion gap は，transepicondylar axis などの bone landmark を参照軸とし spacer block をはじめ soft tissue tensioning device を用いて決定している[7]。

筆者は modified gap technique (combined alignment method) として parallel cut technique を用いている。
—— Ranawat[8,9] は脛骨，大腿骨の機能軸に垂直に近位脛骨，遠位大腿骨をそれぞれのコンポーネントと同じ厚さに bone cut し，骨棘を切除したのち spacer を挿入して soft tissue balancing を行い extension gap をつくる。ついで膝屈曲位にして lamina spacer を大腿骨切除面と脛骨骨切除面間に挿入し，脛骨骨切除面に平行に大腿骨の後顆，前顆を bone cut する。この手技により extension gap と同じ flexion gap をつくり parallel cut technique として報告している。

図3 Flexion gap
The flexion gap is created first, removing bone from the tibial plateaus and posterior femoral condyles.
〔Insall JN, et al : Surgical techniques and instrumentation in total knee arthroplasty. In : Surgery of the Knee (Insall JN, et al, eds), Churchill Livingston, New York, pp1553-1620, 2001 (文献6)より引用〕

Parallel cut technique
〔内反膝に対する primary TKA〕[7]
—— Gobot system による TKA

患者の体位：膝屈曲位，駆血帯装着

1 皮膚切開

Gentle medial parapatellar 皮切[10]（「第1章 -2 Medial parapatellar 皮切」の項参照）皮切部位に縫合のための marking しておく。

2 関節内進入路

Medial parapatellar 法を用いていたが，1996年以後は midvastus 法を用いている[11]。関節内切開線に2,3か所 marking をしておくことにより容易に正確な縫合ができる（「第2章 関節展開法」論点の整理，p.17参照）。
—— Midvastus 法あるいは medial parapatellar 法で関節内展開が困難な場合には，quadriceps snip, V-Y quadricepsplasty, tibial tubercle osteotomy による展開が必要となる。

3 軟部組織剝離

筆者は基本的手術手技として伸展位で軟部組織解離により適正なアライメントを獲得した後に bone cut を行う。
膝90°屈曲位で行い駆血帯を使用する。

1）中央コンパートメントに対する手技

① ACL が残存しているときは早い段階で切除する。
—— 脛骨の前方引き出しが容易になる。
② Suprapatellar pouch 部で関節包，滑膜の大腿骨前面の付着部を外側に向かって剝離する。
③ 膝蓋腱と脛骨間にある深膝蓋下包（Bursa infrapatellaris profounda）の切離を鋭的に膝蓋腱の内縁より脛骨近位の前外側に向かって進める。
④ 外側半月板が残存している場合は外側半月板の前角付着部と外側の冠状靭帯の一部を膝側から切離する。
—— ②③④の手技は膝蓋骨の外側への retraction や eversion を容易にするためである。
⑤ 膝蓋骨を膝伸展機構とともに外側に牽引して，膝を漸次90°に屈曲位にしながら膝関節を展開する。
—— 上記の手技により膝蓋骨の外側への牽引（lateral retraction）や patella inversion technique（図4）[12]で外側コンパートメントの展開が容易になるが，膝蓋骨の eversion はできるだけ避ける。Bonutti[13] は膝蓋骨が0～90°で外方に牽引されると大腿四頭筋に約8%のtension が，膝蓋骨が eversion されると16%の tension がかかると述べ，Walter F[14] も膝蓋骨を eversion することにより大腿四頭筋の機能の回復が遅れることを報告している。また Karl KSら[15] は大腿四頭筋に対してだけでなく，膝蓋骨を eversion することにより膝蓋内血流は10%に減少するが，外方に牽引だけでは53%は維持されると述べて膝蓋骨を eversion することによる障害について警告している。ただ膝蓋骨 bone cut の操作は膝蓋骨を一時的に eversion して正確な bone cut をすることが必要である。

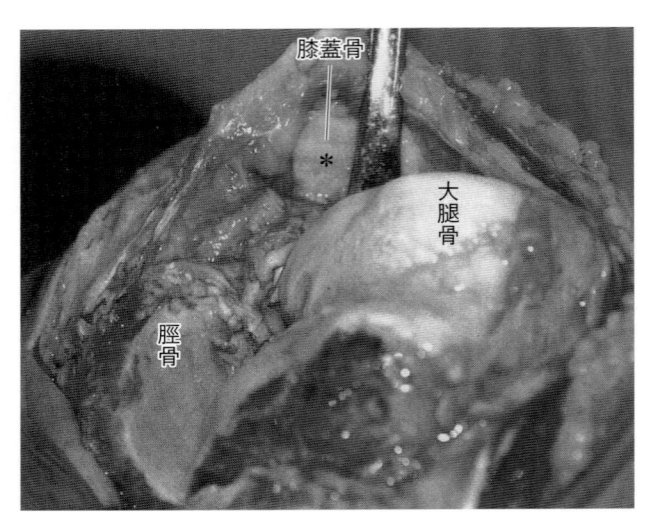

膝蓋骨の外方への牽引が難しい場合には，膝屈曲位の触診により，緊張している外側膝蓋大腿靭帯を切離し Z-retractor を大腿骨外顆縁にかけて外側コンパートメントを展開する。
⑥ 顆間窩の内外側の骨棘を切除する（図5）。
—— 顆間窩の骨棘は PCL に癒着しその機能を障害しているので，顆間窩の骨棘を切除して PCL との癒着を剝離し PCL の機能（Roll-back, ROM, 後方への安定性など）を術中検討することが重要である。

膝蓋骨を外側に牽引，あるいは eversion する操作中，

図4 Patella inversion technique
〔松野誠夫：PCL-retaining prosthesis（CR），人工膝関節置換術－基礎と臨床（松野誠夫，他編），文光堂，pp302-326, 2005（文献7）より引用〕

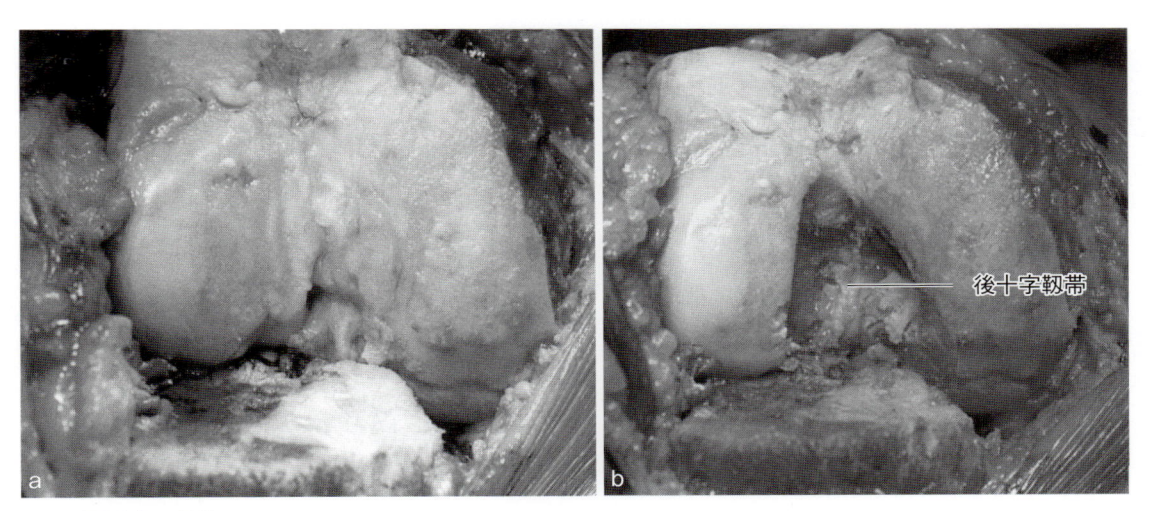

図5 顆間窩の骨棘
a：術前，b：切除後。
〔松野誠夫：PCL-retaining prosthesis (CR). 人工膝関節置換術－基礎と臨床（松野誠夫，他編），文光堂，pp302-326, 2005（文献7）より引用〕

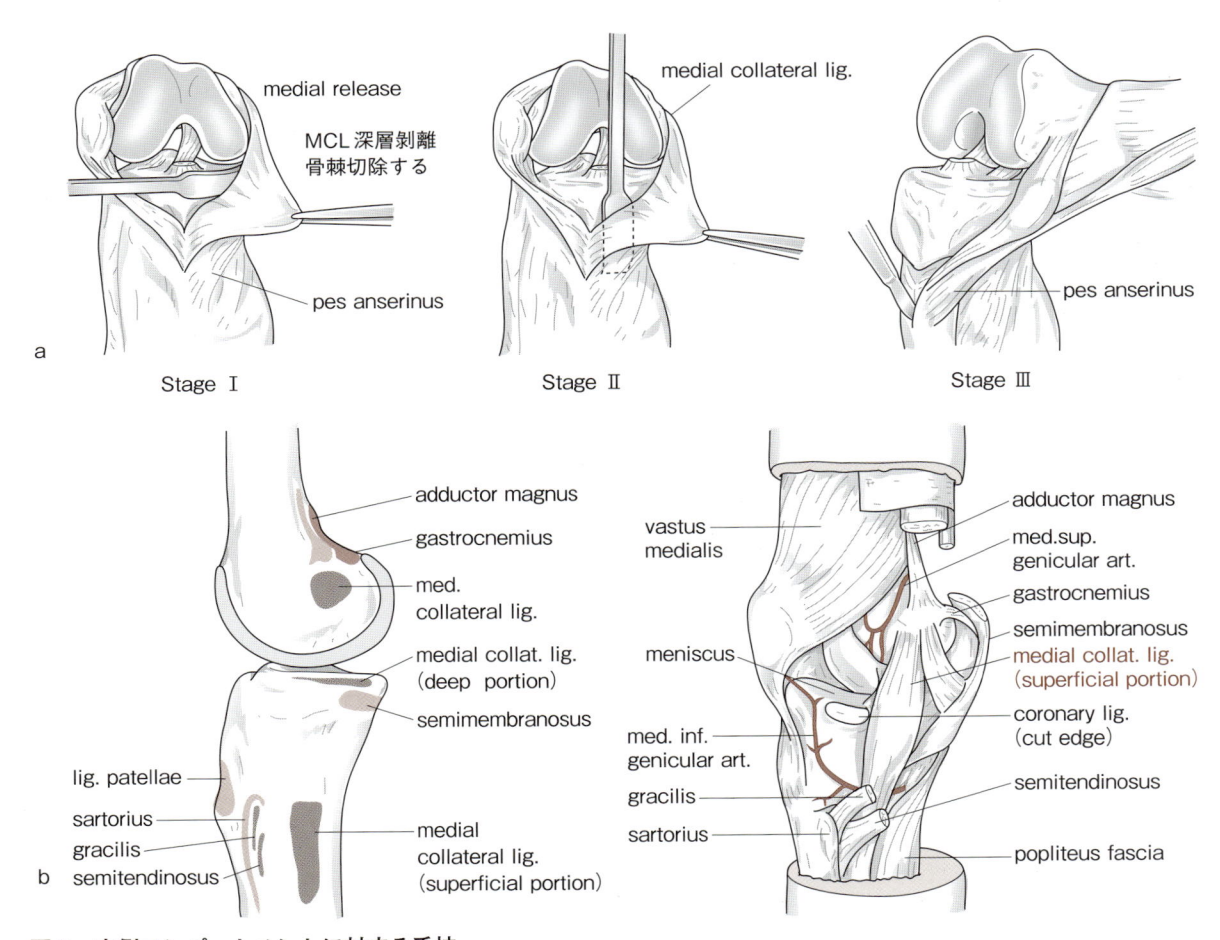

図6 内側コンパートメントに対する手技
a：staged soft tissue release（Clayton 法）
〔Clayton ML, et al：Correction of alignment deformities during total knee arthroplasties：staged soft tissue releases. Clin Orthop Relat Res 202：117-124, 1986（文献16）より引用〕.
b：膝関節の内側部
（Grant's Atlas of Anatomy, The Williams & Wilkins, 1962 より引用）

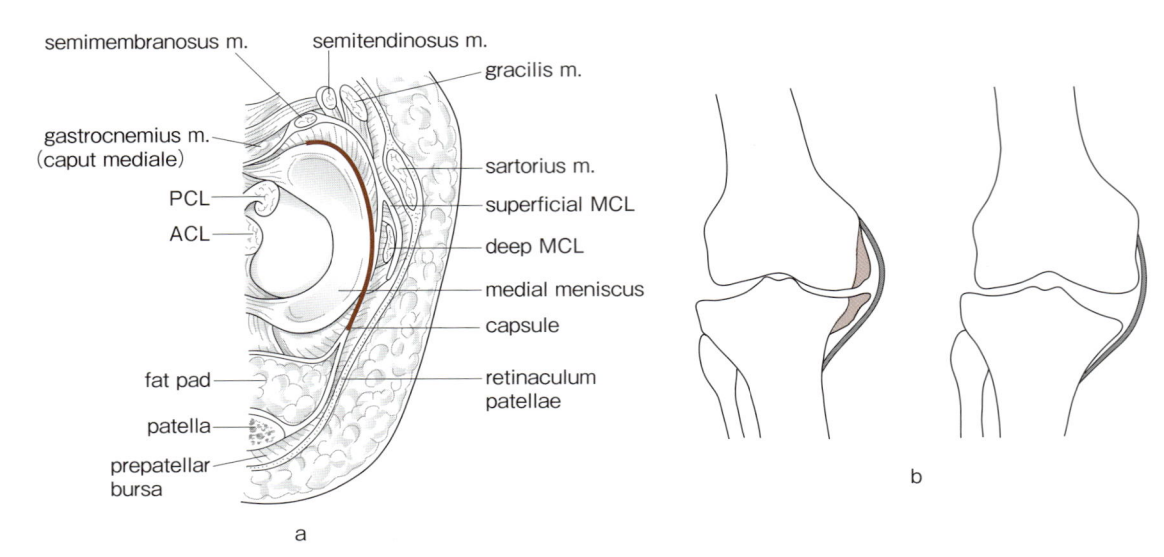

図7 MCL深層の剥離と骨棘切除
a：膝関節内側の軟部組織：浅層の後部はMCLの深層と融合し関節包となる(赤線)。
b：骨棘の切除。
〔松野誠夫：PCL-retaining prosthesis(CR). 人工膝関節置換術－基礎と臨床(松野誠夫, 他編), 文光堂, pp302-326, 2005(文献7)より引用〕

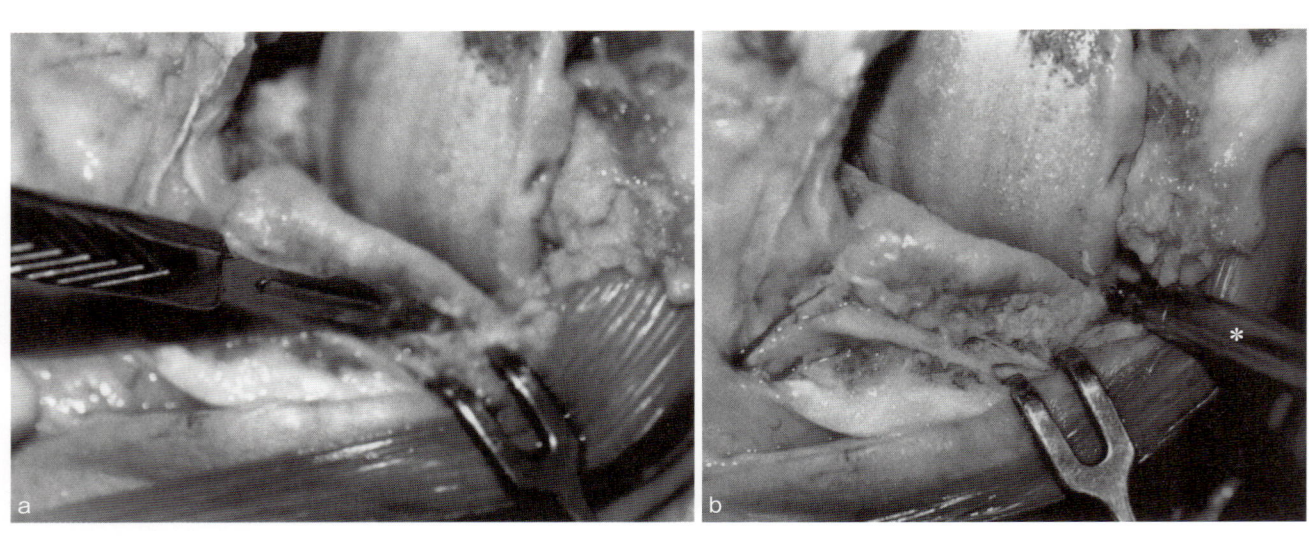

図8 MCL深層の剥離
a：MCL深層の前方部を尖刃刀で剥離。
b：MCL深層の後内側部をメニスコトーム(＊印)で剥離。
〔松野誠夫：PCL-retaining prosthesis(CR). 人工膝関節置換術－基礎と臨床(松野誠夫, 他編), 文光堂, pp302-326, 2005(文献7)より引用〕

膝蓋腱が脛骨粗面から剥離しないように注意することが重要である。
── このため下腿を外旋することにより，脛骨粗面が外方に回旋して膝蓋腱を弛緩させるとともに，midvastus展開法の際には脛骨粗面の内縁から内側5mmの骨膜を縦に切離する。

2）内側コンパートメントに対する手技

内側軟部組織の剥離法については多くの *in vitro*, *in vivo* の研究が報告されているが，筆者は staged soft tissue release (sequential medial soft tissue release法)に準じて行っている(図6)[16,17]。

① 内側半月板が残存している場合は切除する。
── 脛骨近位内側をjoint lineから遠位5mmまで骨膜下に剥離し，内側半月板の前角付着部を切離して内側の冠状靱帯を含めてMCL浅層とMCL深層が癒合する部位まで内側半月板の前方部分を切除する。

② MCL深層の剥離と骨棘切除（Stage Ⅰ-Clayton）
──Z-retractorを脛骨近位内側にかけて膝内側の軟部組織を内方に引き，さらに下腿を外旋することにより膝蓋腱

1: posterior oblique ligament
2: semimembranosus tendon
3: semimembranosus tendon fibers inserting on the posterior oblique ligament
4: pars reflexa of semimembranosus tendon
5: semimembranosus tendon fibers inserting on the posteromedial tibia
6: semimembranosus tendon fibers attached to the aponeurosis of the popliteus muscle
7: semimembranosus tendon fibers inserting to the oblique popliteal ligament
8: posterior cruciate ligament
9: popliteus muscle
10: posterior meniscofemoral ligament
11: arcuate popliteal ligament
12: partial insertion of popliteus muscle on the arcuate popliteal ligament
13: popliteus tendon (to lateral femoral condyle)
14: popliteal hiatus
15: lateral collateral ligament
16: popliteus fibers inserting on the fibular head

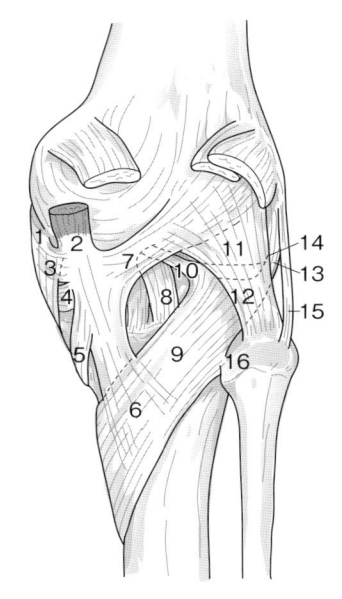

図9　膝関節の後方部
(Hunziker EB, et al : Surgical anatomy of the knee joint. In : The Knee and the Cruciate Ligaments (Jacob RP, et al, eds), Springer-Verlag, Berlin, p34, 1990 より引用)

がゆるみ脛骨の後内側部の展開が容易になる。

(1) Z-retractor で内側軟部組織を内側に牽引しながら，脛骨近位内縁に生じた骨棘と内側半月板に強固に癒着している MCL 深層 ― MCL 浅層の後部は MCL 深層と癒合し関節包となる（図7a）― の間に尖刃刀の先を上方に向けて MCL 深層を損傷しないように骨棘に接して MCL 深層の剥離を注意深く後方に向かって進めて行く（図8a）。

(2) 内側半月板の後方1/3部はメニスコトームの弯曲を利用して切離していく（図8b）。

(3) 大腿骨と脛骨の内縁およびその前縁，後縁に生じた骨棘の切除と，MCL 深層から剥離された内側半月板後方部を切除する（図7b）。

この操作により内反変形の矯正ができるものが多く，特に大腿骨，脛骨内縁の骨棘切除は内反位変形に対する重要な手術手技である。

③ 矯正が不十分な場合には，さらに半膜様筋腱，およびその pars reflexa さらに posterior oblique ligament への expansion の剥離を行うが（図9），脛骨の前方引き出しができぬときは半膜様筋腱の切離を必要とする場合が多い（Stage II -Clayton）（図10）。

④ さらに変形矯正が不十分のときは，MCL 浅層の連続性は保持しながら剥離を骨膜下に遠位に向かって進め（図11）[18]，同時に脛骨内縁（Margo medialis）に付着している骨膜も剥離することにより変形の矯正は容易になる。

剥離中に MCL の損傷を避けることが極めて重要である（図12）。

── Engh GA[19] は重度の内反変形に対し posterior capsule と posterior oblique ligament は残し joint line で浅層および深層 MCL を切離する方法を報告しているが，その臨床成績については記載がなく，Yagishita K ら[20] も joint line における MCL の gradual cutting を行った5例中2例に内側 gap の3.5 mm 以上の uncontrolled opening が生じたとし，MCL の complete transverse cut は避けるべきであると報告している。Park SE ら[21] は深層 MCL の切離に関して "Even though the DMCL is often sectioned during knee arthroplasty, few studies have considered its role after knee replacement. ……" と述べ，MCL 深層の全切離は術後に膝の不安定性を招来する危険がある。筆者は TKA において深層 MCL を切離しなければ変形が矯正できなかった経験はない。

⑤ 上記の剥離で変形の矯正が得られないときは，Pes anserinus の剥離が必要となる（Stage III -Clayton）。

── Pes anserinus と骨膜との癒着は極めて薄弱のため，一度切離すると再縫合は極めて難しいので Pes anserinus の付着部を切離することなく骨膜下に剥離する。

⑥ PCL の balancing については本稿 p.84 参照。

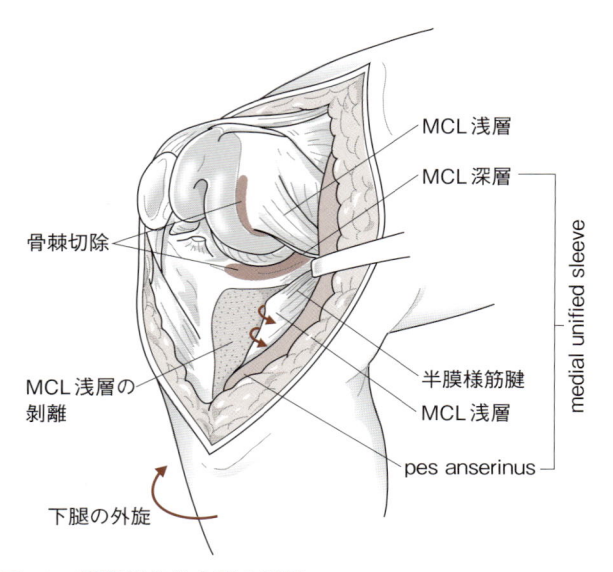

図10 膝関節の後内部の剥離
〔Hunziker EB, et al : Surgical anatomy of the knee joint. In : The Knee and the Cruciate Ligaments (Jacob RP, et al, eds), Springer-Verlag, Berlin, p34, 1990 より引用〕

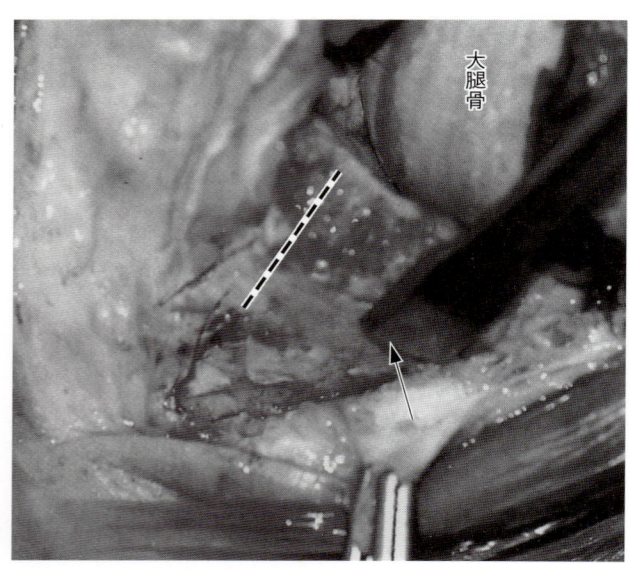

図11 MCL浅層の骨膜下剥離
脛骨粗面の内縁5mmの部位からの骨膜の縦切（破線），脛骨内後縁の骨膜剥離（矢印）
〔松野誠夫：PCL-retaining prosthesis（CR）．人工膝関節置換術－基礎と臨床（松野誠夫，他編），文光堂，pp302-326, 2005（文献7）より引用〕

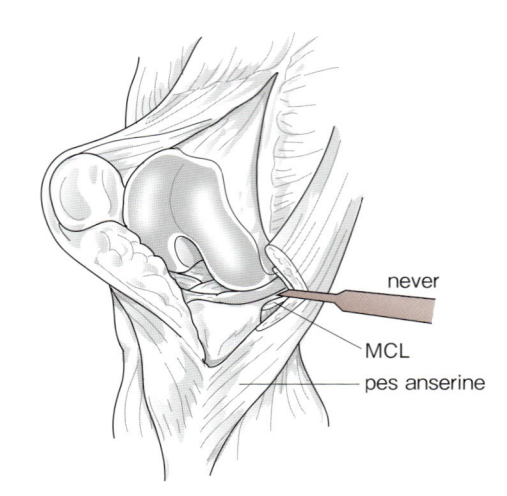

図12 MCLの横切は禁忌
〔D'Ambrosia F, et al : Ligament release in the arthritic knee. In : the Knee (Scott WN, ed), Mosby, 1994 より引用〕

3）外側コンパートメントに対する手技

① 膝蓋下脂肪組織が手術操作の邪魔になるときは，これを最小限切除する．

② 外側半月板を切除する．

── 脛骨を前方に引き出すようにして外側半月板の前角または後角付着部を切離し，それぞれその端を鉗子で挟んで後方あるいは前方に向かって引っ張りながら切除する．この際に注意しなければならないのはlateral inferior genicular artery が膝窩筋腱とLCLの間を通り外側半月板に伴走してその後外方に入るので止血することである（図13）．

内反膝に対する軟部組織剥離について脛骨の後外側部の剥離の重要性についての報告は少なく，Lotke[22]は"The most common error in achieving adequate external rotation of the tibial component is poor exposure in the posterior lateral corner of the knee. In this corner the femoral condyle pushes against the tibial tray, driving it into internal rotation and creating this error. Therefore, good exposure and attention to the exposure in the posterior lateral corner of the tibia is important to maintaining adequate rotation." と述べ，後外側部の緊張が強いと大腿骨外顆によりtibial tray が内前方に押し出され，tibial tray の内旋および内側位設置の主な原因になると警告している．

③ 大腿骨遠位および脛骨近位外側に骨棘があれば切除する．

── 脛骨関節面の後方に骨棘があるときは切除するが，大腿骨後顆にある骨棘は脛骨，大腿骨のbone cut の後に切除するほうが容易である．

関節リウマチの症例では，関節包と筋肉の間を鈍的に剥離し，滑膜および関節包を一塊としてcapsulosynovectomy を行い，膝関節後部の滑膜切除は膝深屈曲位で行う．

膝の屈曲拘縮が残存している場合は，PCL，膝窩筋腱，後方関節包など膝後方部の剥離が必要である．筆者の経験では，術前45°くらいまでの屈曲拘縮で弾力性がある場合は術前の理学療法によりある程度の改善が期待できるし，術中麻酔下での拘縮の減少が見られるので変形の

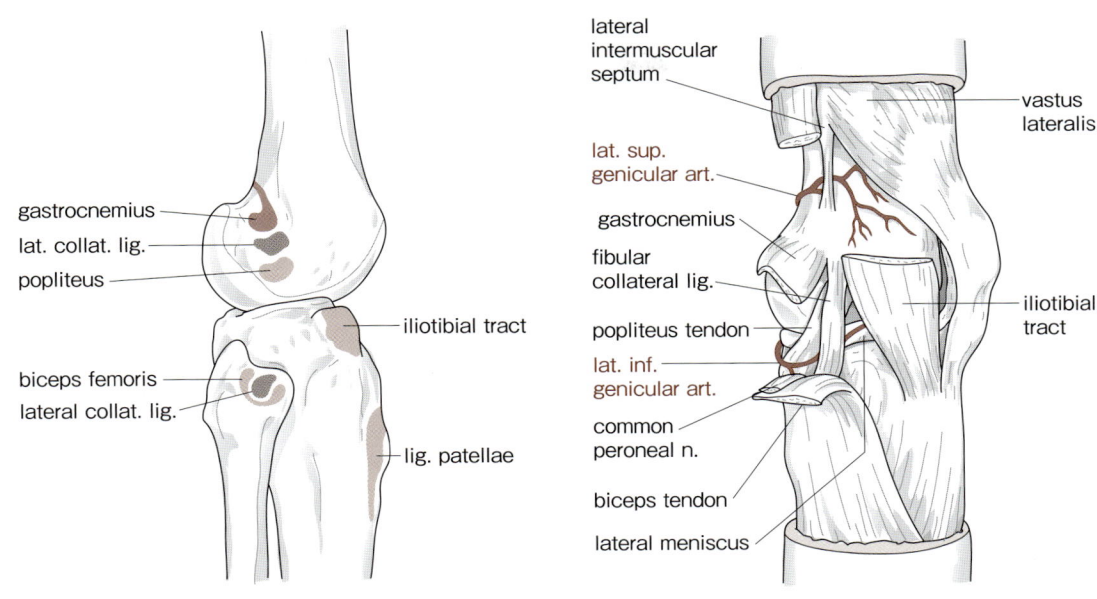

図13 膝関節の外側部
〔Grant's Atlas of Anatomy, The Williams & Wilkins', 1962 より引用〕

矯正が可能である．手術手技としてできる限り骨切除による屈曲拘縮の矯正を避け，まず軟部組織剥離による矯正を行う．術中に屈曲拘縮を残しても術後矯正されていくとの報告もあるが，筆者は屈曲拘縮を術中に完全に矯正していくことを原則としている．しかし腓骨神経，血管の過伸展による障害を注意しながら行うことが必要であり，術後 extension lag が残るのでこれに対する十分な後療法が必要である．

軟部組織剥離は剥離しすぎないようにすることが大切で，laminar spreader を大腿骨と脛骨間に挿入して，各組織の切離ごとに下肢アライメントと内側軟部組織の tension の確認をしながら行う．内側軟部組織の tension の評価は術者の経験による impression (feeling) が重要で，Ewald FCは[23] "……There are currently no instruments available to assist the surgeon intraoperatively in estimating ligament tension, and this remains largely a surgical judgment. Knee instability due to lax ligaments is easy to demonstrate intraoperatively by stressing the knee in full extension into both varus and valgus by hand. Moderate stress by hand should not allow the joint line to open up as one would see after acute traumatic ligament tears. However, with a stable total knee arthroplasty in full extension, how does the surgeon know the collateral ligaments are not too tight? A helpful guide to estimate collateral ligament tension is to palpate the medial collateral ligament with the knee held in full extension. If the medial collateral ligament cannot be depressed or slightly de-

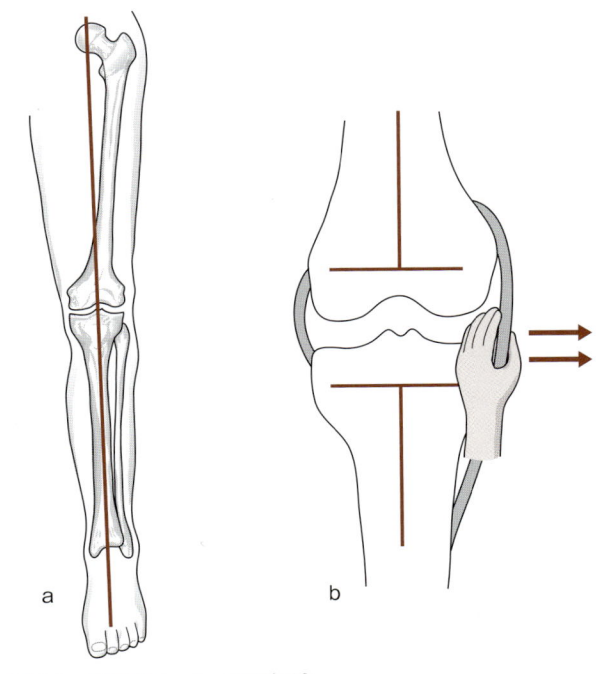

図14 靱帯の laxity の評価法
a : mechanical axis の確認，b : steel rod rule.

formed by digital palpation and feels like a steel rod, then the ligament is carrying too much tension and the patient will have postoperative pain and limited flexion. This is highly subjective test depending largely on the experience of the surgeon. ………the steel rod test is another guide to help the knee surgeon stay inside the envelope of error." と述べているが，"Steel rod test" による靱帯の laxity の評価法は有用な test である（図14）．

4 Bone cut[24]

軟部組織剝離により膝伸展位で適正なアライメントを獲得してから bone cut にうつるが，筆者が用いている parallel cut technique では適正な大腿骨コンポーネントの回旋を得るため tibial-cut first の bone cut を行う。
―― 大腿骨，脛骨，膝蓋骨の bone cut のとき周囲軟部組織をガーゼで被覆して bone debris が周囲に飛散付着しないようにしておく。

Bone cut には髄外ガイド，髄内ガイド，computer assisted system (CAS) を用いる方法がある。

1) 脛骨近位の bone cut

① 髄外ガイドを用いて脛骨機能軸に垂直に行う。
―― 髄外ガイドの設置については，脛骨機能軸の遠位部の参照点である足関節の中点が皮膚，drape で被覆されているため正確な判定は難しく，このことは従来の髄外ガイドの欠点であるが筆者は葛城が開発した髄外ガイドを用いて脛骨の冠状面，矢状面における機能軸を決定する（「第5章-4 髄外ガイド（脛骨側）」，p.153参照）（図15），Rotational alignment として，Carpenter と Thornhill[25] は膝蓋腱の内1/3と外2/3の結合部を脛骨近位部の bone cut の参照点とすると述べているが，筆者は脛骨粗面の内1/3を rotational alignment の参照点とし，この部位を決定するため特別に考案したガイドを用いる（図16）。

脛骨近位関節面AP軸の決定については，bone landmark によるもの，range of movement technique によるものなど多くの報告があり議論の多い問題であるが[26〜30]，筆者はPCLの中点と脛骨粗面の内1/3を結ぶ線を脛骨のA-P軸として髄外ガイドの回旋を決定し，髄外ガイドの骨切りブロックを脛骨近位部に固定するが，膝蓋腱により骨切りブロック外側が脛骨近位に密着して設置されないことがあるし，(図17)。また bone cut の際，cutting jig の slot 内を saw blade が上下にずれたり，ドリルの先端が硬化した骨面を滑動したり，cutting jig の動揺することなどにより不正確な bone cut になるので注意を要する（図18）。脛骨骨切除面に tibial slope をつけることは，正常膝の kinematics の獲得，前方の骨の温存，また後方の flexion space が広くなるとともに，In Y[3] らは CR 型 TKA の flexion gap tightness の減少により可能域の増大に有利であると述べ，さらに Bellemans[32] らは CR 機種である TKA 後の

a

b

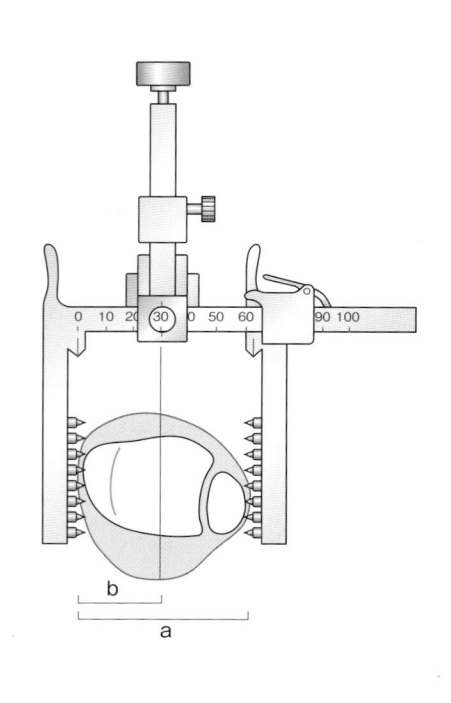

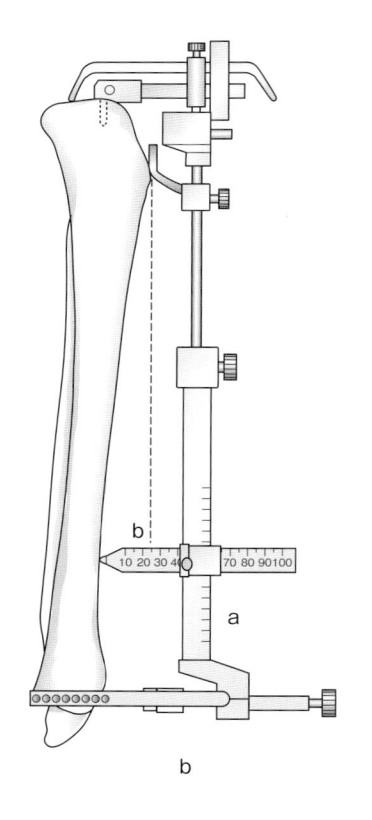

図15 葛城式脛骨髄外ガイド
〔松野誠夫：PCL-retaining prosthesis (CR). 人工膝関節置換術－基礎と臨床（松野誠夫，他編），文光堂，pp302-326, 2005（文献7）より引用〕

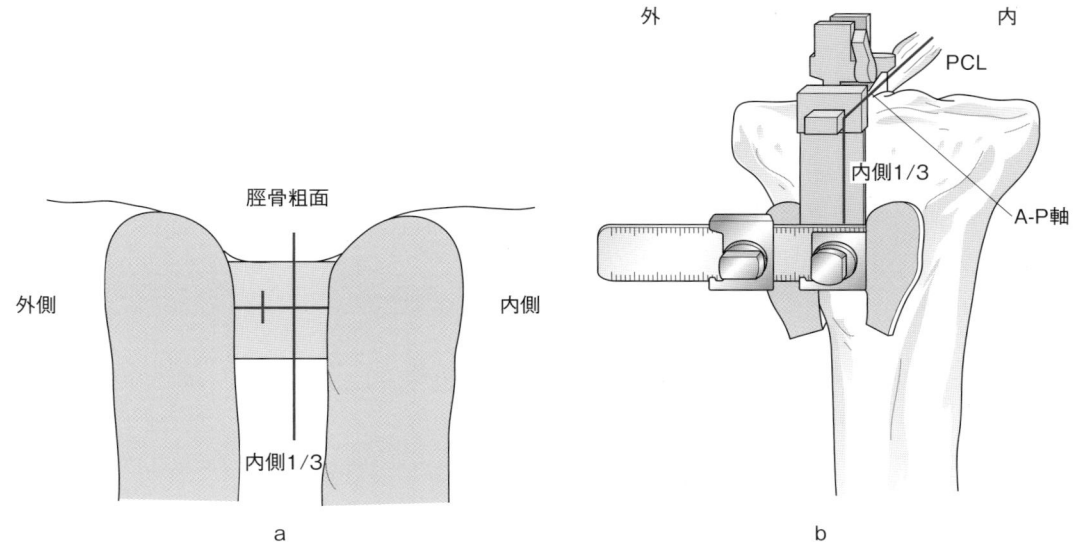

図16 ガイドによる脛骨粗面の内1/3の決定
〔葛城良成,松野誠夫,他:人工膝関節全置換術用新型脛骨骨切りガイドによる骨切除後のX線学的評価.関節の外科 27:146-149, 2000より引用〕

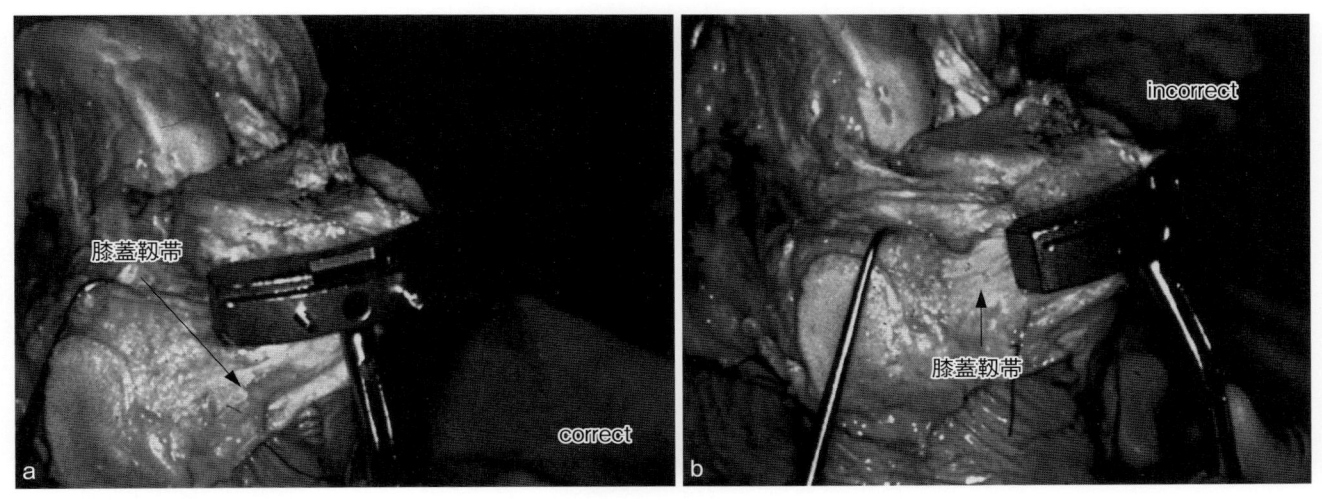

図17 骨切りブロックの設置
a:髄外ガイドの骨切りブロックは脛骨近位に直接設置する.
b:膝蓋腱の上に骨切りブロックが設置されると内反のbone cutになる.
〔松野誠夫:骨切り手技.人工膝関節置換術-基礎と臨床(松野誠夫,他編),文光堂,pp246-285, 2005(文献24)より引用〕

最大屈曲はtibial slopeが1°増すごとに平均1.7°の屈曲の増加を期待できると報告している.しかし,tibial slopeが大きすぎると不安定性の原因となり,PS型機種を用いる場合はPCLの脛骨付着部を損傷し,膝伸展位ではcam-post impingementを生ずる危険がある.筆者が用いる機種は5°後方にslopeをつけてbone cutするが,髄外ガイドの回旋は脛骨骨切除面の内外反に関係するので注意が必要であり,Morris[33]によれば髄外ガイドが15°外旋位に設置されると,tibial slopeが7°のとき脛骨関節面は3°の内反位にbone cutされると述べている.

CR型TKAの場合はPCLを温存するため脛骨近位関節面を設置する前にノミをPCL付着部前面の骨に刺入し,またPCL-islandを三角形に残すようにPCL付着部の内外側脛骨関節面にノミを入れておき,内外側脛骨関節面を別々にbone cutする(図19).

② 脛骨近位のbone cutの深さ

脛骨外側関節面に設置されたstylusからの計測で決める.

── Sneppen[34], Behrensら[35]は近位脛骨の海綿骨は関節面から10 mm以上のbone cutになると骨の質量ともに悪くなると報告し,Goldstein[36]は関節面下20 mmまでは骨の質,量の変化は少ないので20 mmまでのbone cutは許容されるが,腸脛靱帯のGerdy結節の付

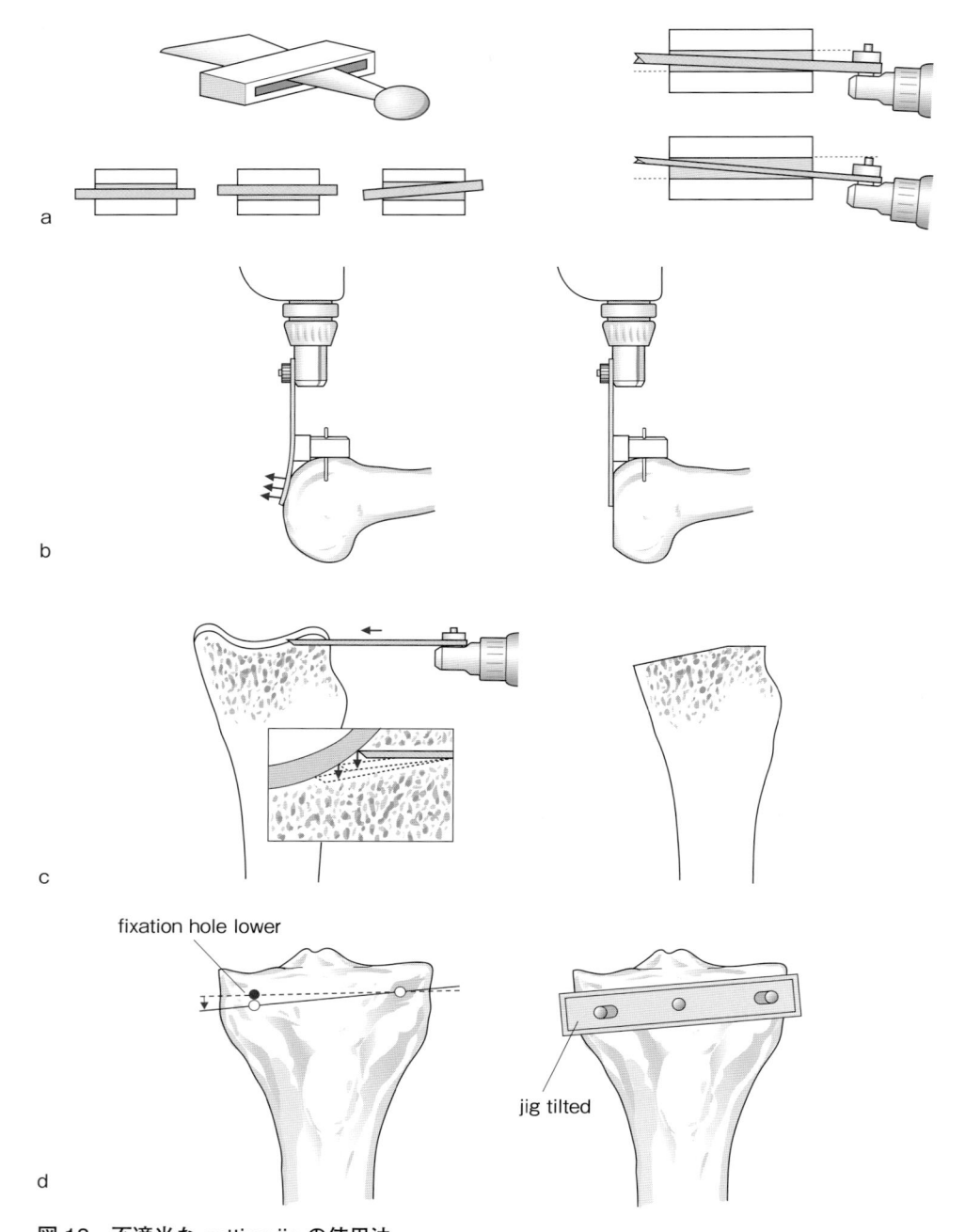

64 ■ 3. Soft tissue balancing と Bone cut

図 18 不適当な cutting jig の使用法
〔松野誠夫：骨切り手技．人工膝関節置換術―基礎と臨床（松野誠夫，他編），文光堂，pp246-285, 2005（文献24）より引用〕

着部の切離は避けるべきであるといっている。Insallら[37]は脛骨関節面の欠損が多くて 10 mm 以上の bone cut をしないと正常の骨梁が現れてこないときは bone cut を 10 mm 以内にとどめ，骨欠損が 5 mm 以内では cement，5～10 mm のときは骨移植，10 mm 以上になれば metal augmentation を使用すると報告している。CR 型 TKA を行う場合，6～8 mm 以上の bone cut により PCL の脛骨付着部が傷害されることを考慮にいれることが必要である。しかし Bartel ら[38]は polyethylene インサートの厚さが減少するにつれて関節面に垂直に加わる contact stress が増大するので polyethylene インサートの厚さは 8 mm 以上を必要としているが（図20），Gill[39]は脛骨 polyethylene の厚さ 4.5 mm 以上と以下との両者を使用しての平均 10 年の術後成績は，脛骨側の polyethylene の厚さには無関係として従来の in vitro の研究に疑いを投げかけている。

脛骨近位からの bone cut を最小にとどめ，骨性支持

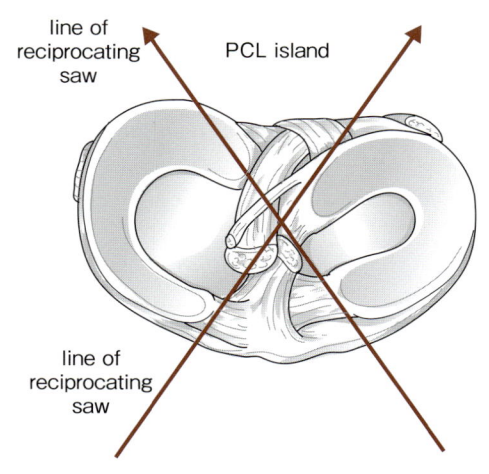

図19 Technique for maintaining PCL island
矢印は脛骨のbone cutの方向を示す．
〔FU FH, eds：Knee Surgery, Wiliams & Willkins, Baltimore, 1994より引用〕

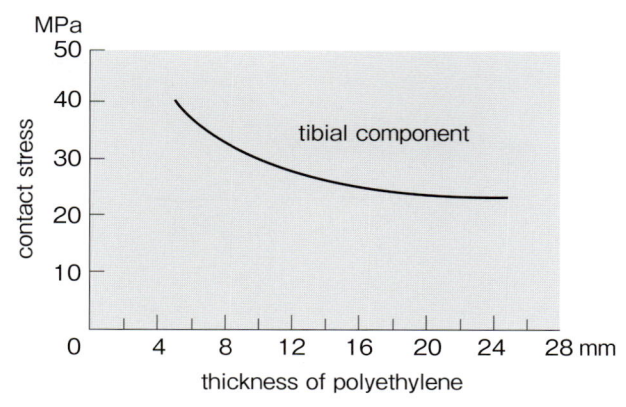

図20 インサートの厚みとcontact stressの関係
Polyethyleneの厚さが8mm以下になると関節面に加わるcontact stressが急に増大する．
(Bartel DL, et al : The effect of conformity and plastic thickness on contact stress in metal-backed plastic implants. J Biomech Eng 107 : 193-199, 1985（文献37）より引用)

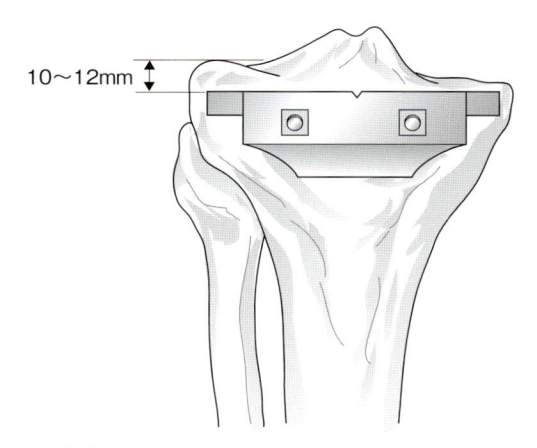

図21 脛骨近位のbone cut
〔松野誠夫：PCL-retaining prosthesis(CR)．人工膝関節置換術—基礎と臨床(松野誠夫, 他編), 文光堂, pp302-326, 2005（文献7）より引用〕

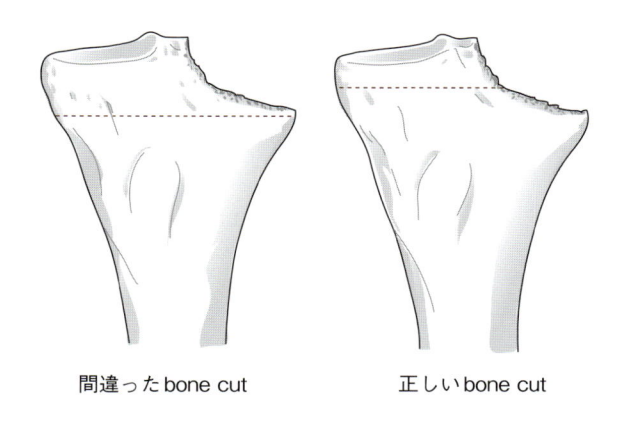

図22 脛骨近位のbone cutの部位
(Insall JN : Surgery of the kneeより引用)

を維持するために軟骨下骨組織をなるべく残す手術法が勧められたこともあったが，bone cutの厚さが挿入する脛骨コンポーネントの厚さより少ないときはjoint lineが上がることになり，CR型の機種を用いる場合には膝のkinematicsに影響を与える．

筆者は内反膝ではbone cutは脛骨外側面から大体10～12mm以内—厚くても15mm以内にとどめ—（図21, 22），それ以上bone cutを要するときは，Insallの報告に準じて欠損部の程度によりcementや骨移植による補填，augmentationなどを行うが，bone cutの厚さと同じ厚さの脛骨コンポーネントを設置することにより脛骨側のjoint lineは確保される．

Parallel cut techniqueにおいては，脛骨骨切除面が大腿骨コンポーネントの回旋の土台となるので正確なbone cutが要求される．

2) 大腿骨遠位部のbone cut（extension gapの作成）

① 髄内ガイドを用いて大腿骨機能軸に垂直に行う．
—— 術前のX線写真計測から大腿骨解剖軸と機能軸のなす角を測定し，その角度により大腿骨アライメントガイドが選択される．髄外ガイドを用いる方法としては金粕[40]，Baldiniら[41]の報告がある．

大腿骨アライメントガイドの刺入点と刺入方向については術前のX線計測が必要である．刺入点は術前のX線計測により決定するが，Hakkalamani Sら[42]は125例のTKA後の患者の立位長尺X線写真から大腿骨の解剖軸と機能軸とのなす角は4～9.5°（平均6.8°），またjigの刺入点についてはnotchの中心から内側に30mm，外側に18mmのvariationがあり，notchの中心から平均内側5.04mmの部位と報告している．一般に刺入点は大腿骨内外顆の中央のやや内側でPCLの前方に，刺

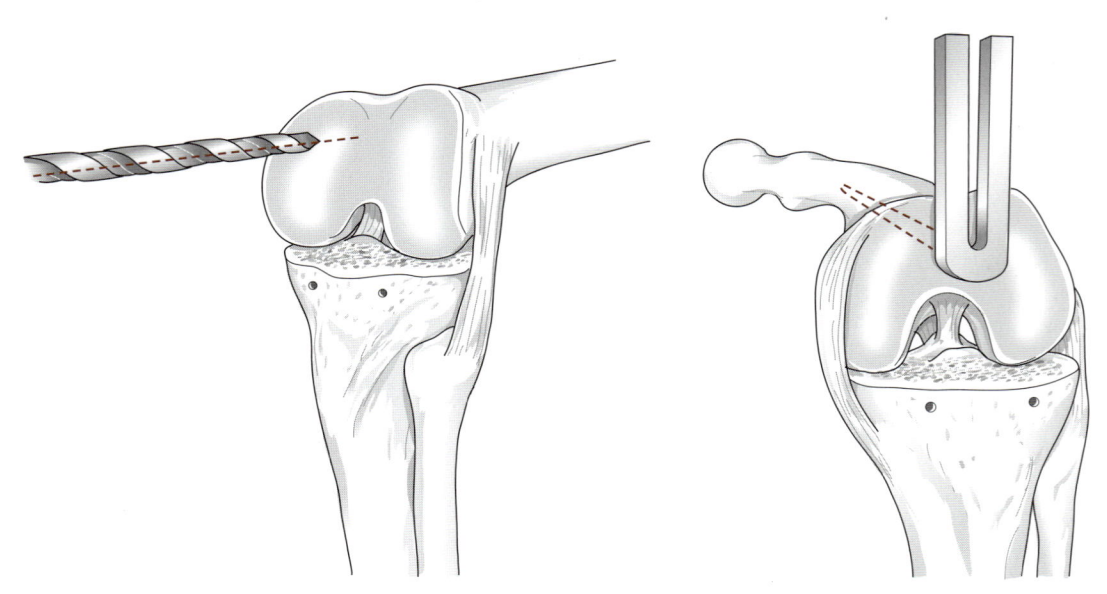

3. Soft tissue balancing と Bone cut

図23 大腿骨アライメントガイドの刺入
〔KINEMAX PLUS 人工関節システム 手術手技〔Gobot システム〕p.4 より引用〕

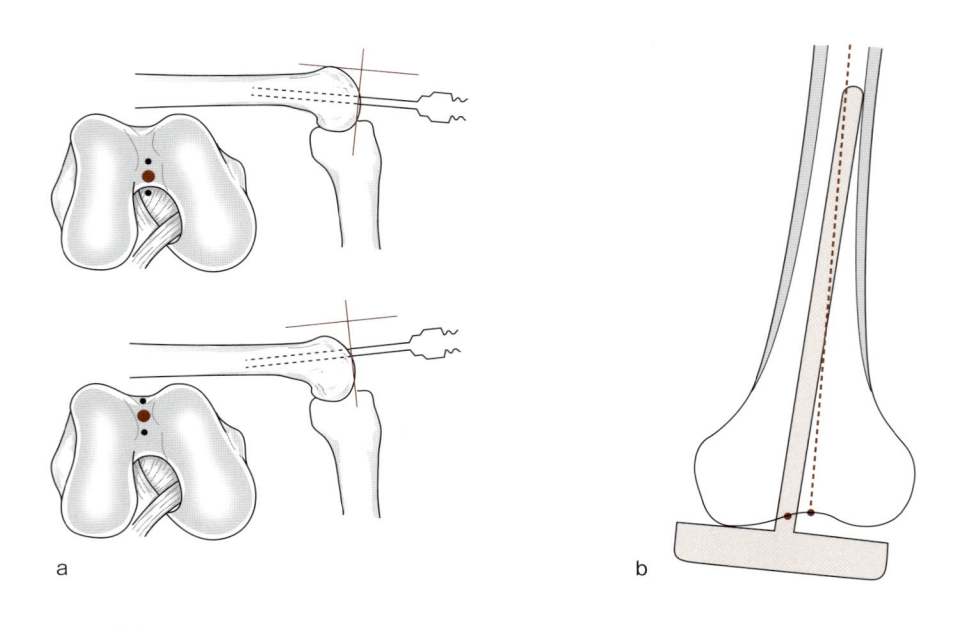

図24 大腿骨側の bone cut
a：ガイドの刺入部位，b：ガイドの刺入方向。
〔松野誠夫：PCL-retaining prosthesis（CR）．人工膝関節置換術－基礎と臨床（松野誠夫，他編），文光堂，pp302-326, 2005（文献7）より引用〕

入方向は長い大腿骨アライメントガイドを前後，側面の二方向とも大腿骨長軸方向に挿入するが（図23），大腿骨アライメントガイドの刺入点，刺入方向については computer assisted system の使用により正確に刺入点，刺入方向を判定できる。
—— 刺入点が前方および後方過ぎると反張膝や可動域制限の原因となるし（図24a），RA のように骨髄腔が広い例ではその刺入方向が不安定になるので注意が必要であるが（図24b），Faris[43] は大腿骨コンポーネントの矢状面の設置方向について 20° くらいの屈曲，伸展位であれば問題はないと述べているが，矢状面は膝関節運動の方向（屈伸）になるので問題は少ないと考える。

Mizu-Uchi Hら[44] は大腿骨の前方への弯曲への影響を少なくするため—大腿骨前面の骨皮質の notching を避けるため—，大腿骨コンポーネントの矢状面でのアライメントの計画には大腿骨遠位部の解剖軸を参照軸として使用すると報告している。

3-3. 基本的手術手技 parallel cut technique ■ 67

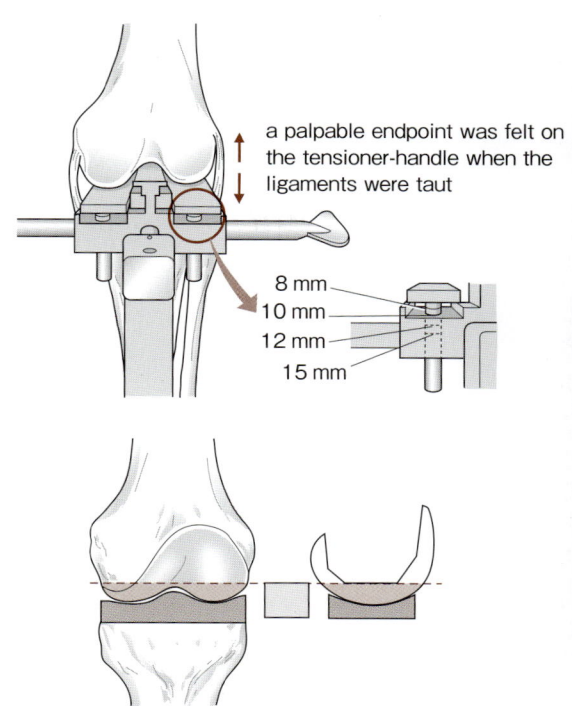

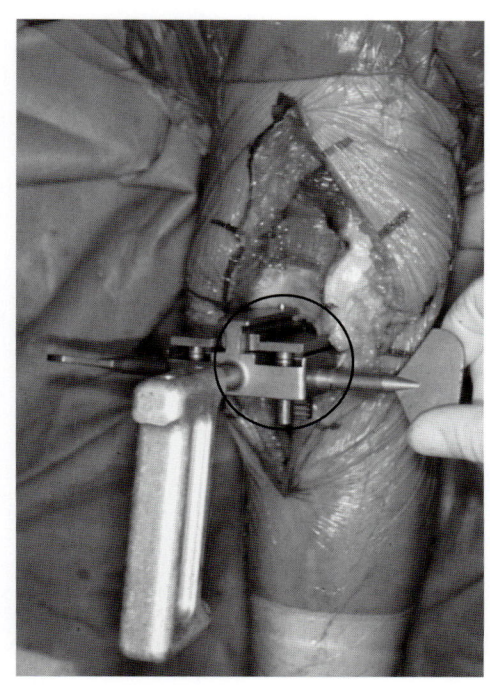

図25 Palpable endpoint の決定（伸展位）
〔松野誠夫：PCL-retaining prosthesis（CR）．人工膝関節置換術－基礎と臨床（松野誠夫，他編），文光堂，pp302-326, 2005（文献7）より引用〕

② 膝伸展位で大腿骨ディストラクター（Gobot system-Stryker 製）を大腿骨アライメントガイドにつけ，その内外側アームを通じて内外側副靱帯に適正な tension がかかるように tensioner handle を調整する．術者が適正な tension を tensioner handle に感じたときを"Palpable endpoint"として，この時点での大腿骨ディストラクターのアームポストの溝を読み取り（内外側アームの溝が異なるレベルの場合には低いほうを選択する）extension gap を決定する（図25）．

③ 大腿骨ドリルガイドをディストラクターのレール上，大腿骨前面に接するまでスライドさせ，先に決定した大腿骨ディストラクターのアームポストの溝に相当する大腿骨ドリルガイドの穴にピンを打ち込む（図26）．

④ 大腿骨ドリルガイド，大腿骨ディストラクターを取り外し，大腿骨遠位骨切り jig を2本のピンを通して設置し大腿骨遠位の骨切りを行う．Posterior reference のため大腿骨遠位の骨切り量は常に一定で，bone cut の厚さは大腿骨コンポーネント遠位端部の厚さになり大腿骨側の joint line は維持される（図27）．

── Lotke[22]は適正な大腿骨遠位部の bone cut が行われれば，内顆および外顆の骨切除面は8字型（grand piano sign）になると述べている．

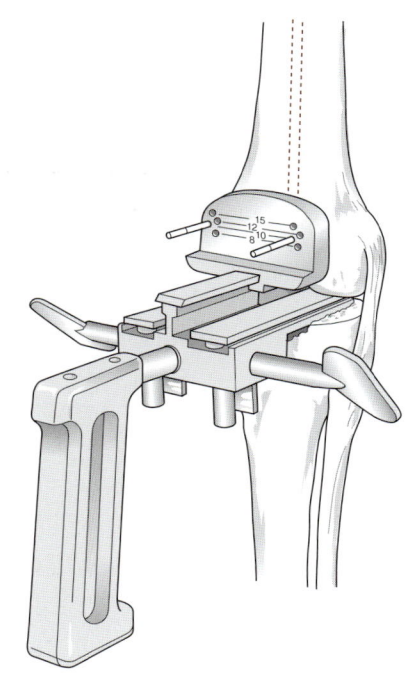

図26 大腿骨ドリルガイドの設置
〔KINEMAX PLUS 人工関節システム 手術手技（Gobot システム）より引用〕

3）大腿骨後顆，前顆の bone cut（flexion gap の作成）

① 膝90°屈曲位にして，脛骨機能軸に垂直に骨切りされた脛骨切除面に沿って大腿骨ディストラクターを挿

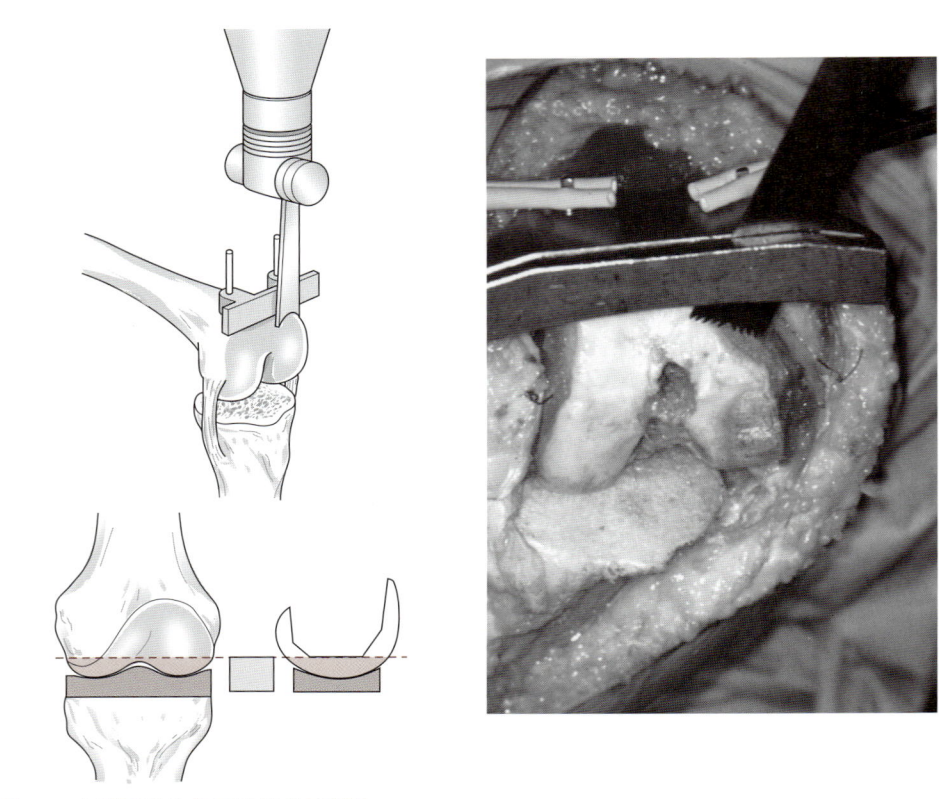

図27 大腿骨遠位骨切りジグの設置
〔松野誠夫：PCL-retaining prosthesis(CR). 人工膝関節置換術－基礎と臨床(松野誠夫, 他編), 文光堂, pp302-326, 2005(文献7)より引用〕

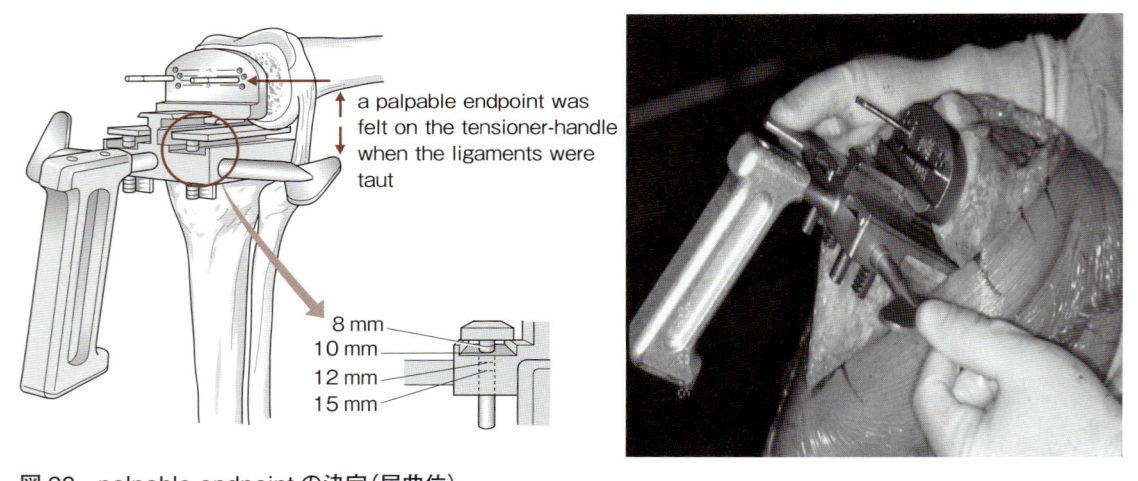

a palpable endpoint was felt on the tensioner-handle when the ligaments were taut

8 mm
10 mm
12 mm
15 mm

図28 palpable endpoint の決定(屈曲位)
〔松野誠夫：PCL-retaining prosthesis(CR). 人工膝関節置換術－基礎と臨床(松野誠夫, 他編), 文光堂, pp302-326, 2005(文献7)より引用〕

入して関節間隙を満たし，術者が適正と判断したtensionをかけて大腿骨ディストラクターアームを広げるが，この際靭帯に過度の緊張がかかるほどアームを持ち上げない．すなわちextension gap作成のときと同様に術者のセンスで"palpable endpoint"を選択するのであり，術者の経験から，関節間隙を満たし靭帯に適正な緊張がかかるようにtensioner handleを調整し"palpable endpoint"を選択する．大腿骨後顆部の内側および外側軟部組織の剛性が違うが，筆者が使用する大腿骨ディストラクターはbi-condylar型であるので，術者の判断によりgapの内側および外側の軟部組織にそれぞれ適合したtensionを選択できる．大腿骨ドリルガイドを大腿骨ディストラクターのレール上を大腿骨遠位端骨切り面に接するま

3-3. 基本的手術手技 parallel cut technique ■ 69

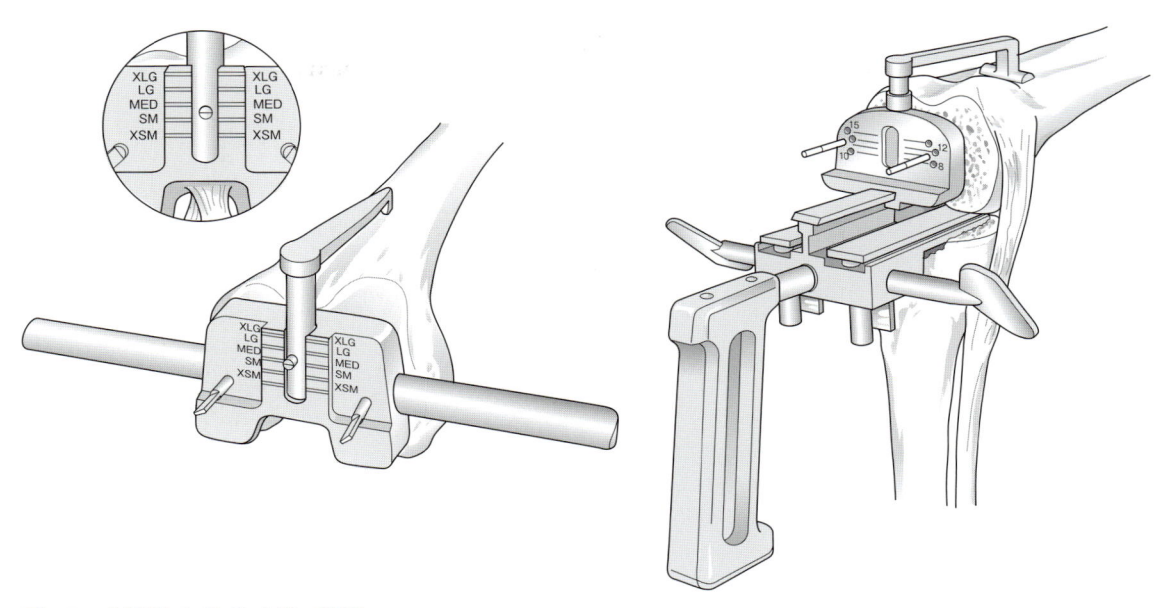

図 29　大腿骨 A-P サイザー設置
〔KINEMAXPLUS 人工関節システム手術手技（Gobot システム）より引用〕

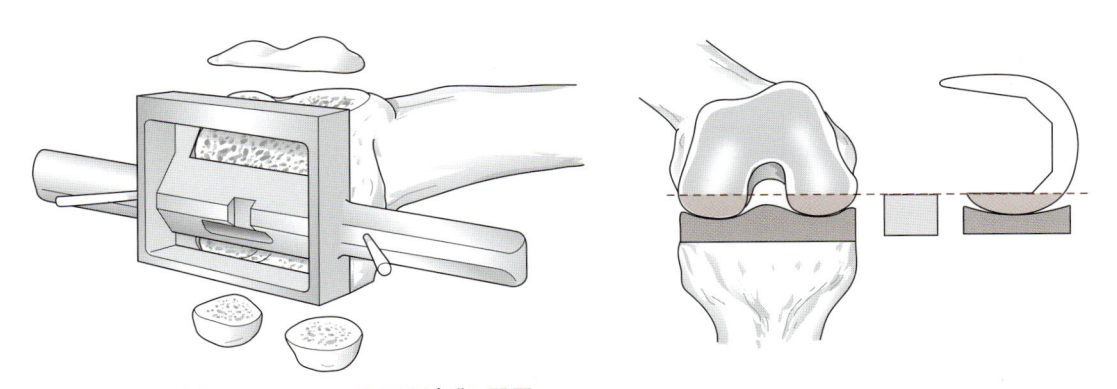

図 30　大腿骨前後シャンファー骨切りジグの設置
〔松野誠夫：PCL-retaining prosthesis（CR）．人工膝関節置換術－基礎と臨床（松野誠夫，他編），文光堂，pp302-326, 2005（文献 7）より引用〕

でスライドさせ，伸展位で選択したレベルに相当した大腿骨ドリルガイドの穴にピンを打ち込むので，flexion gap と extension gap は同じになる（図28）。
② 大腿骨ディストラクター，大腿骨ドリルガイドを取り外し，大腿骨遠位に打ち込んだピンを通して大腿骨 A-P サイザーを設置して A-P サイザーの本体に stylus を取り付ける．stylus の先端が大腿骨前面の皮質の最も高い部に接するように設置し適切な大腿骨コンポーネントのサイズを選択するが，現在用いられている機種は 2 mm 間隔のサイズがあるので自由に選択できる（図29）。
③ A-P サイザーを取り外した後に，選択したサイズの大腿骨前後シャンファー骨切り jig をピンが挿入されていた穴に打ち込み，大腿骨前顆および後顆の bone cut を行う．Posterior reference のために大腿骨コンポーネント後顆の厚さと同じ厚さの大腿骨後顆の骨切りができ（図30），この手術手技で適正な機能軸と joint line が獲得でき，同じ長方形の flexion gap と extension gap ができる（図31）。
―― PS 型機種を用いる症例にはスタビライザーボックスを納めるためにスタビライザーチゼルによる大腿骨顆中央部の骨を取り除くことが必要となる．

■ Parallel cut technique は理論的に正確に，また手術手技としても簡単で patient-specific な "flexion gap" を作成することが出来る利点がある．
　Parallel cut technique は，拘縮した軟部組織を剥離し正確な下肢アライメントを獲得した後，脛骨機能軸に

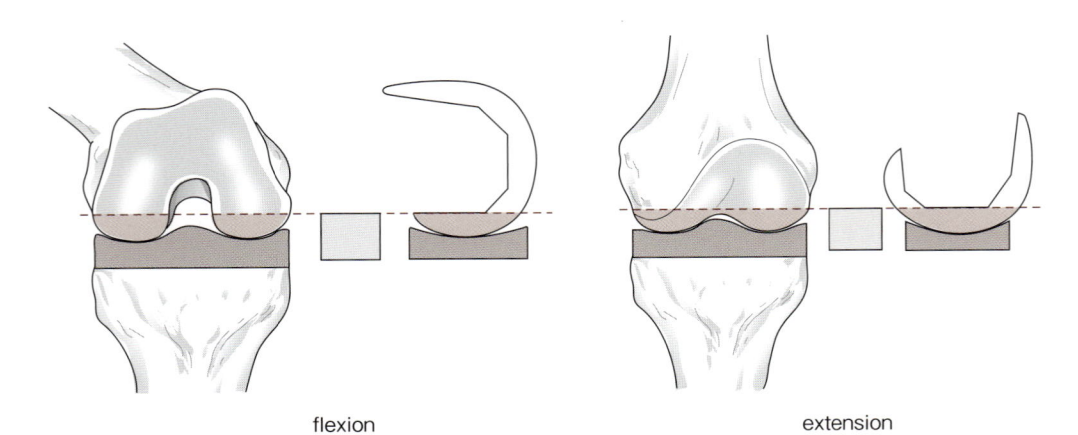

図31 適正な joint line と同じ長方形の flexion gap と extension gap の獲得
〔松野誠夫：PCL-retaining prosthesis (CR)．人工膝関節置換術－基礎と臨床（松野誠夫，他編），文光堂，pp302-326，2005（文献7）より引用〕

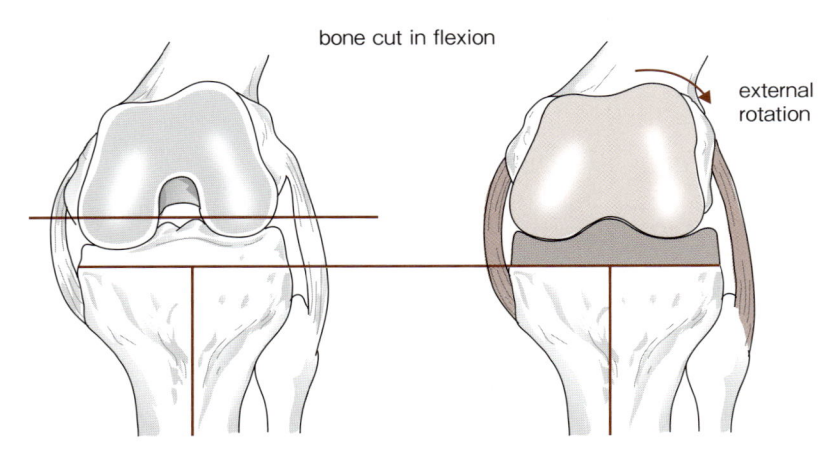

図32 Rotation positioning concept
— external femoral component rotation
〔松野誠夫：PCL-retaining prosthesis (CR)．人工膝関節置換術－基礎と臨床（松野誠夫，他編），文光堂，pp302-326，2005（文献7）より引用〕

垂直に脛骨近位部の bone cut を行い，ついで Gobot system により大腿骨の内外側を別々に palpable endpoint を判定基準として bone cut 部位を決定し，大腿骨遠位部を機能軸に垂直に，ついで大腿骨前顆部と後顆部を脛骨切除面に平行に bone cut するので，bone landmark, tibial slope に関係なく大腿骨コンポーネントは外旋し，patient-specific に適正な長方形の flexion gap を得ることができる．これが rotational positioning concept (external rotation of the femoral component) であるが，bone cut の前に，MCL, LCL の適正な軟部組織の tension balancing が獲得できていることが前提である（図32）．この方法により伸展位，90°屈曲位で内外側にそれぞれ適正な tension に応じた equal symmetrical gap を獲得できる．

Ries, Laskin ら[44] は大腿骨コンポーネントのデザインに外旋の要素を取り込んだ大腿骨後顆部が非対称のデザイン（Genesis II）を開発している．

Flexion gap に関与する手術手技
i) 脛骨近位の bone cut
ii) 大腿骨後顆の bone cut
・大腿骨コンポーネントの回旋
・大腿骨コンポーネントの sizing
・大腿骨コンポーネントの設置位置
—— anterior reference と posterior reference

—— Flexion gap は脛骨近位の bone cut と大腿骨後顆の bone cut によって決まる。また、大腿骨後顆の bone cut は大腿骨コンポーネントの回旋，sizing, 設置位置により決まる。

▶大腿骨コンポーネントの回旋

大腿骨コンポーネント回旋の決定には bone landmark technique と tensioning gap technique に大別されるが，最近は computer assisted system（CAS）も導入されるようになってきた。

① bone landmark technique

A-P axis（Whiteside's axis），後顆軸（posterior condylar axis），上顆軸（transepicondylar axis）を参照軸として現在用いられている。Tibia shaft axis 法については tensioning gap technique の項で述べる。

A-P axis は大腿骨滑車溝の sulcus と大腿骨内顆，外顆の中点を結ぶ軸であり（図33），transepicondylar axis に垂直であるとして用いられているが，滑車の低成長や大腿骨滑車溝の sulcus や顆間部に生じた骨棘により不明瞭になるし（図34），また sulcus axis は大腿骨機能軸に対して 3.5°の valgus, 解剖軸には 2°の varus を示し sulcus axis は大腿骨機能軸に必ずしも一致しない（図35）[46]。さらに Eckhoff[47] は大腿骨の滑車溝が大腿遠位部の解剖学的 midplane に対し少し外側にあり，内外側が対称性の大腿骨コンポーネントの滑車軸とは一致していないとしている（図36）。このため対称性の大腿骨コンポーネントを外旋設置すると，荷重のかかる歩行時の初期屈曲期（0〜30°）において trochlear groove は外側に偏位するので良好な patella tracking が得られることになる。膝伸展位における大腿骨−脛骨間の安定性，適合性が膝屈曲位においてより重要である。

最近 Middleton[48] は "How accurate is Whiteside's line as a reference axis in total knee arthroplasty?" と題して報告し、屍体計測で A-P axis は surgical epicondylar axis に垂直であるが，そのバリエーションは 80〜102°（平均 91°）あり，この axis だけを大腿骨コンポーネン

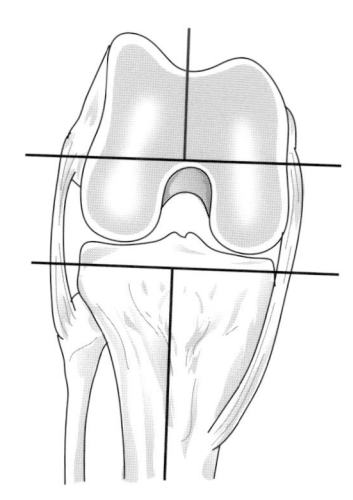

図33　A-P axis（Whiteside's axis）

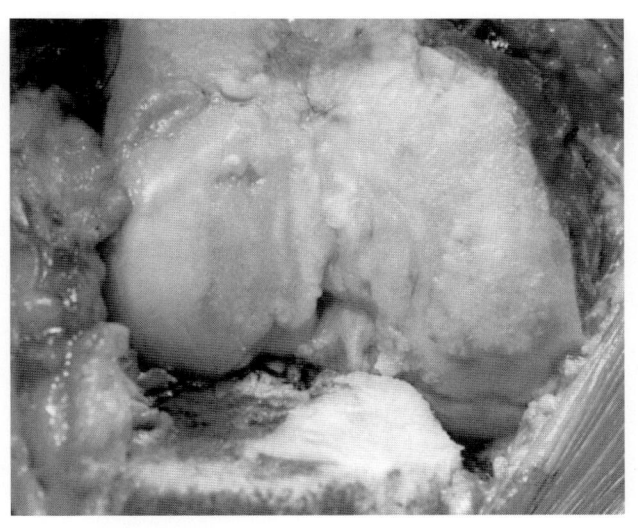

図34　顆間窩の骨棘　術前
〔松野誠夫：PCL-retaining prosthesis（CR）. 人工膝関節置換術−基礎と臨床（松野誠夫，他編），文光堂，pp302-326, 2005（文献7）より引用〕

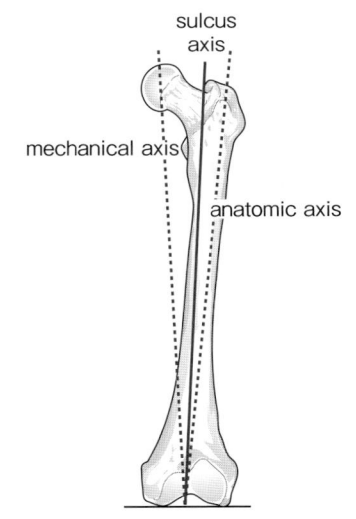

図35　Sulcus axis
〔Robie BH：Prosthetic design and patellofemoral function. In：knee arthroplasty（Sculco TP, et al, eds）, Springer-Verlag, Wien, pp27-36, 2001（文献46）より引用〕

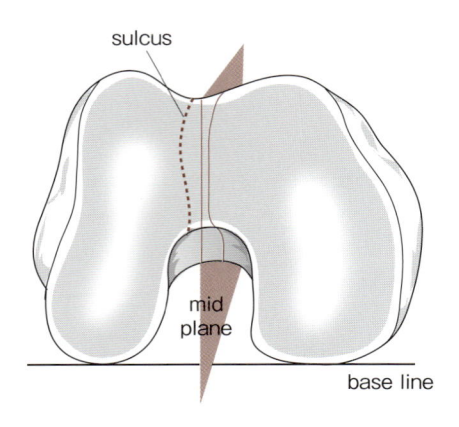

図36 大腿骨滑車溝
大腿骨滑車溝は大腿骨遠位部の解剖学的midlineより少し外側にある。
〔Eckhoff DG, et al : Sulcus morphology of the distal femur. Clin Orthop Relat Res 331 : 23-28, 1996(文献47)より引用〕

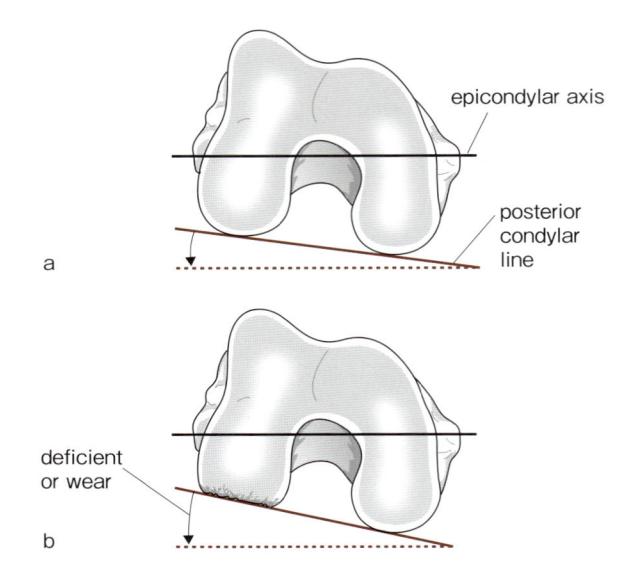

図37 後顆軸
内後顆部，外後顆部の磨耗や変形によりposterior condylar angleは変わってくる。
〔松野誠夫：大腿骨コンポーネントの回旋．人工膝関節置換術－基礎と臨床(松野誠夫，他編)，文光堂，pp272-285, 2005(文献56)より引用〕

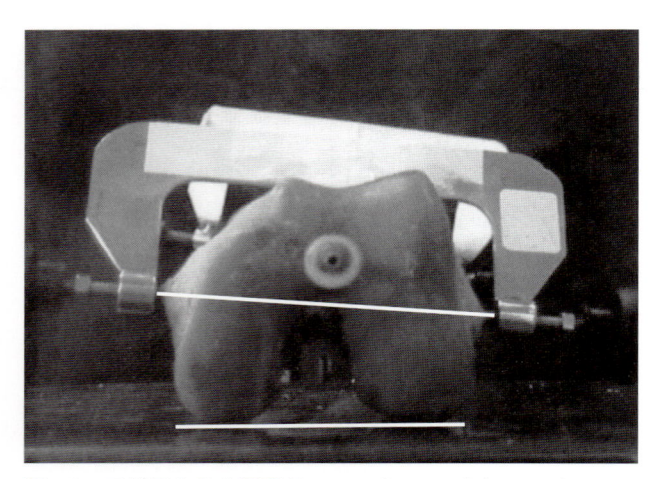

図38 アジア人の大腿骨のposterior condylar angle
平均5°以上である。
〔Chiu PK : Approaching the Asian knee. 195-200 (Hamelynck KJ, Stiehl JB eds : LCS Mobile Bearing Knee Arthroplasty), Springer-Verlag, Berlin, 2002(文献52)より引用〕

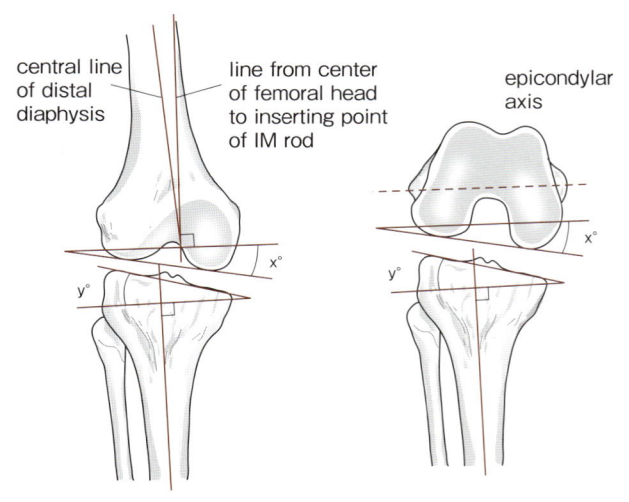

図39 Tibial angleの多様性
(Nagamine R, et al : Anatomic variations should be considered in total knee arthroplasty. J Orthop Sci 5 : 232-237, 2000(文献53)より引用)

ト回旋の参照軸として使用すべきではないと警告し，Dillon JMら[49]はCT free navigationにより，Whiteside's lineを参照軸とする大腿骨コンポーネントのアライメントは3°以内のやや外旋位に設置になると報告している。

後顆軸(posterior condylar axis)は大腿骨コンポーネントの回旋の参照軸として用いられてきたが[1]，現在もposterior condylar axisから3°外旋した軸がsurgical epicondylar axisに平行であるとして用いている機種が少なくない。しかしSalvi M[50]は"Are three degrees standard of external rotation always sufficient for a correct rotational alignment of the femoral component in TKR？"と題し，内反膝についてfemoral anteversion angle, posterior condylar angleおよびWhiteside's angleについて, posterior condylar axisから3°外旋する従来の方法では大腿骨コンポーネントの内旋を生じると報告しているし(図37a)，Hungら[51]も同様の報告をしている。Chiu[52]はepicondylar axisとposterior condylar axisの角度はWestern literatureでは3°と報告されているが，Asian kneeでは5°以上であると述べ(図38)，長嶺[53]もtibial angleは日本人では3°以上のものもあり多様性であると述べている(図39)。さらに後顆軸は後顆の形成不全など個人差があり，また内反膝では大腿骨の後内顆は磨耗しその程度により後顆軸は一定で

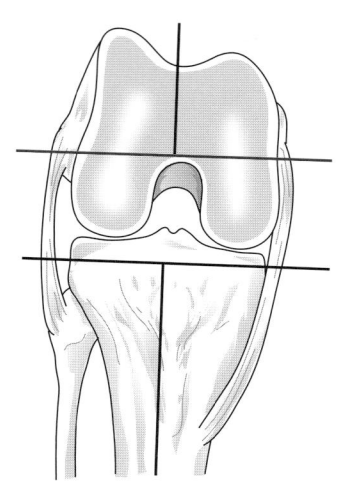

図40 Epicondylar axis

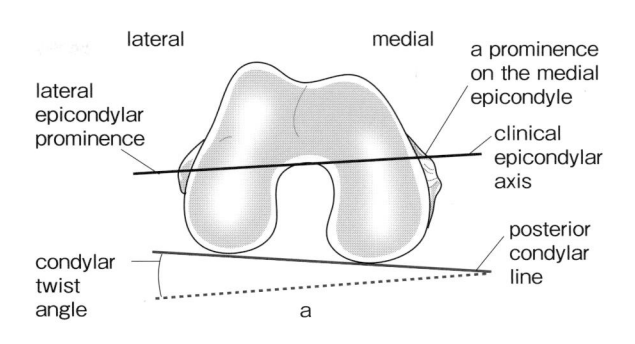

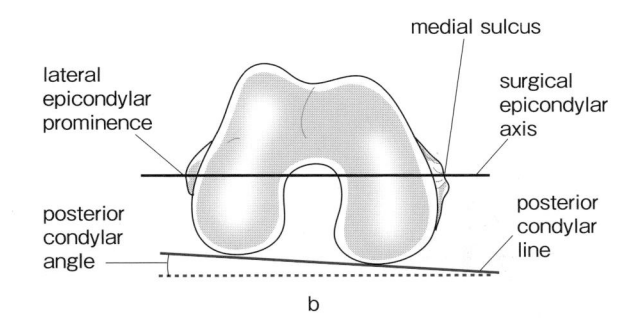

図41 Clinical epicondylar axis と surgical epicondylar axis
a：clinical epicondylar axis, b：surgical epicondylar axis
〔松野誠夫：大腿骨コンポーネントの回旋．人工膝関節置換術－基礎と臨床（松野誠夫，他編），文光堂，pp272-285，2005（文献56）より引用〕

ないので参照軸としては適当でない（図37b）。

　上顆軸（epicondylar axis）は，Hollister[54]の報告以来，大腿骨，脛骨の機能軸に垂直で膝の回転軸に相当するとして最も広く用いられ，Olcott[55]らも transepicondylar axis は90％に3°以内の flexion gap symmetry を得ることができるとしてA-P軸，後顆軸よりも優れた参照軸としている（図40）。

　Epicondylar axis には内外上顆の頂点を結ぶ clinical epicondylar axis と，内上顆の sulcus と外上顆の頂点を結ぶ surgical epicondylar axis があり（図41）[56]，後者が大腿骨コンポーネントの回旋の参照軸として用いられることが多いが，sulcus にはMCLの浅層，深層が付着し，これらの靱帯で被覆されているので術中に触診で sulcus を正確に触診することは難しく（図42），epicondylar axis は大腿骨，脛骨機能軸に必ずしも垂直でないため epicondylar axis を参照軸としても symmetrical flexion gap を得ることは難しい。

　Jenny[57]は，"Low reproducibility of the intraoperative measurement of the transepicondylar axis during total knee replacement" と題して，内上顆の sulcus を術中の触診により大腿骨コンポーネントの回旋アライメントの参照点として決定することは困難で再現性は低いと報告し，Kinzel[58]も "Can the epicondylar axis be defined accurately in total knee arthroplasty?" と題する報告の中で，transepicondylar axis は経験の多い術者でも術中に正確に認識することはできないとしている。

　Jerosch[59]，Robinson[60]も transepicondylar axis の術中の確認は難しく，大腿骨遠位部の bone landmark は interobserver により大きな誤差があり再現性が低いと述べ，McConnell JSら[61]のCASによる cadaver の研究でも検者間の差が多く推奨できぬと報告している。

　赤木[62]，吉野ら[63]は sulcus は20〜30％には認められず，OAの進行とともにその傾向が多いと警告しているし（図43），また Fehring[64]は bone landmark を大腿骨コンポーネント回旋の参照軸とする方法は，変形の大小や靱帯剥離の多寡に関係なく行われる方法なので少なくとも3°のエラーが生じるという。Yan CHら[65]は "Inter-and intra-observer errors in identifying the transepicondylar axis and Whiteside's line" と題して，transepicondylar axis および Whiteside's line による大腿骨コンポーネントの回旋アライメントの正確性は術者により異なり術中の再現性も低いと報告しているが，Aglietti P[66]は transepicondylar axis を基準として大腿骨，脛骨コンポーネントの相互の回旋を検討した報告をしている。

　さらに transepicondylar axis が膝関節の回転軸とされてきたが，最近の研究では膝関節の回転軸について Eckhoff[67]は transepicondylar axis よりも cylindrical axis を提唱しているし，TKAでは bone cut が行われているのであるからTKA後の膝関節の回転軸も術前と当然変わってくると考えられる（図44）。

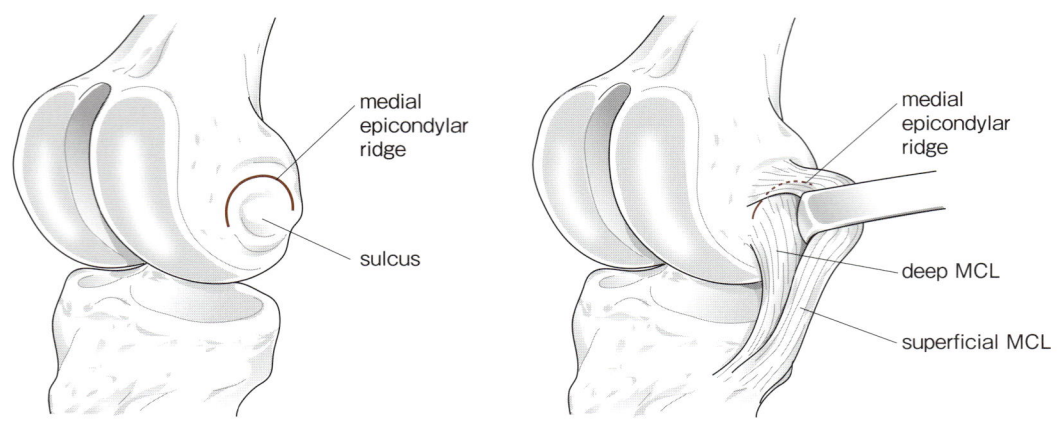

図42　Medial epicondyle における MCL の浅層，深層の付着部
〔Eckhoff DG, et al：Sulcus morphology of the distal femur. Clin Orthop Relat Res 331：23-28, 1996（文献47）より引用〕

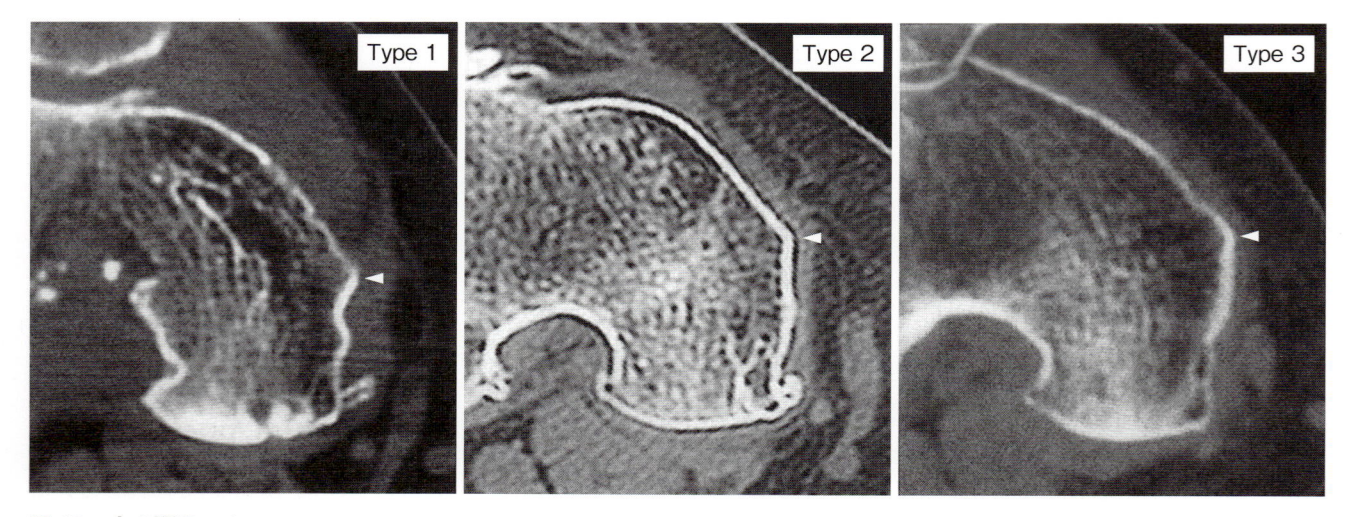

図43　内上顆の sulcus
矢印は medial epicondyle の頂点を示す。
〔Akagi M, et al：Relationship between frontal knee alignment and reference axes in the distal femur. Clin Orthop Relat Res 388：147-156, 2001（文献62）より引用〕

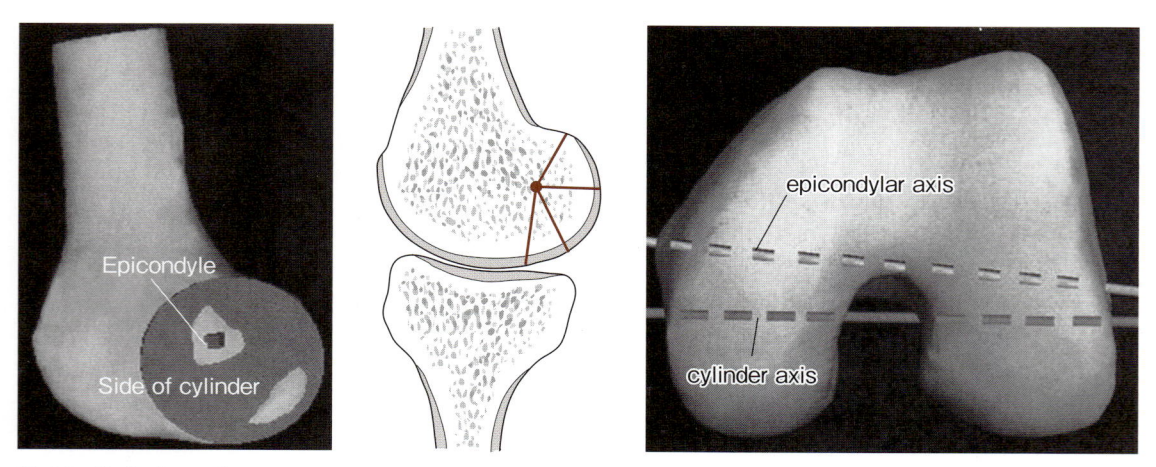

図44　Cylinder axis
〔Eckhoff D：Difference between the epicondylar and cylindrical axis of the knee. Clin Orthop Relat Res 461：238-244, 2007（文献67）より引用〕

Murray JRDら[68]はTKA再設置，大腿骨外顆の形成不全，術前の内外上顆部の外傷などにより他の参照軸が使用できないときは，anterior femoral cortical line (AFCL) に対し大腿骨コンポーネントを5°外旋に設置することを提唱しているし，またWon YY[69]はtrochlear lineを大腿骨コンポーネント回旋のadditional reference axisとして提唱している。
——Trochlear lineはsurgical epicondylar axisに対し平均8°内旋しているという(**図45**)。

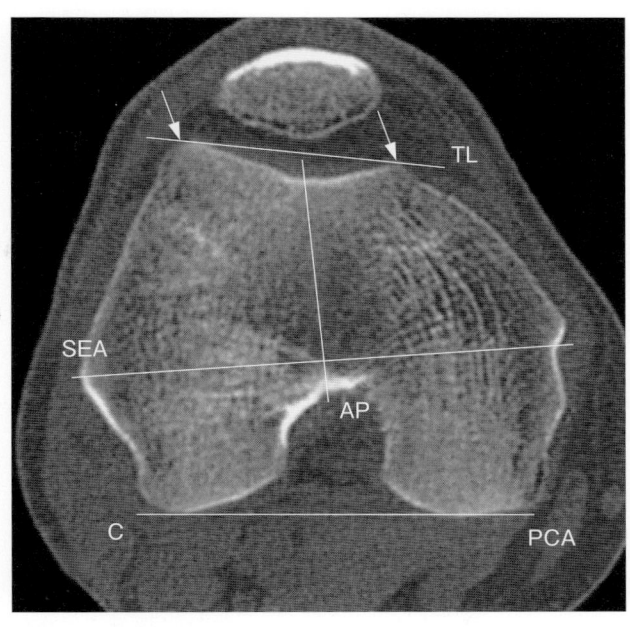

以上に述べたように大腿骨のbone landmarkは術中その再現性が低いことから，筆者はbone landmark techniqueを用いず，tensioning gap techniqueを用い，tibial shaft axisを大腿骨コンポーネント回旋の参照軸としている。

② **Tensioning gap technique**

Tensionをかける方法として徒手的方法とtensioning deviseを用いる方法がある。

i) 徒手的方法は，内外軟部組織の剝離を行い正常なアライメントを得られた状態で，下腿を両手で把持し膝伸展位で牽引力を加える。このことにより膝の内外側の軟部組織に均等なtensionが加わり，さらに内外反のstress testにより内外側のバランスを確認するが，内外反のstress testに際しては股関節を完全外旋位，完全内旋位にして行うことが必要である。Sculco TP[70]は徒手的方法でもかなり正確に評価できると報告している。

ii) Tensioning devise法としてspacer blockによる方法，laminar spreader，dynamic spacerによる方法，tensionmeterによる方法に大別される(**図46**)[71~73]。

*Spacer block*による方法は簡便ではあるが，内外側を別々にdynamicなtensionをかけることができず主観的になり[74]，特に屈曲時のテストでは股関節を固定して行うことが大切である。

図45 Trochlear line
TL : trochlear line
AP : anteroposterior axis
SEA : surgical epicondylar axis
PCA : posterior condylar axis
〔Won YY, et al : An additional reference axis for determining rotational alignment of the femoral component in total knee arthroplasty. J Arthroplasty 22 : 1049-1052, 2007(文献68)より引用〕

*Laminar spreader*による方法は，内外の軟部組織のvisco-elasticity, 粘弾特性，力学的特性，組織剛性に応じたtensionをかけて，それぞれの"palpable endpoint"により内外のbalanceをとることができ，このbalanceの状態で大腿骨後顆部のbone cutを脛骨切除面に平行に行うことによりrectangularのflexion gapをつくることができる。畑山ら[75]は軟部組織剛性は伸展位より屈曲位で有意に小さく特にRAでは著明であり，伸展位では剛性はほぼ同等であるのに対し屈曲位では外側の剛性が小さかったと述べて，軟部組織緊張下でbone cut

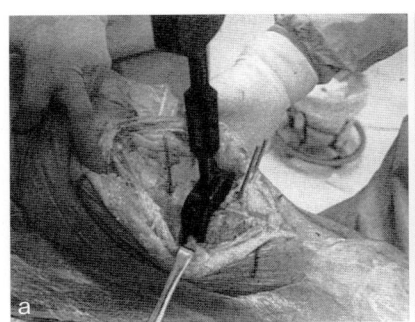

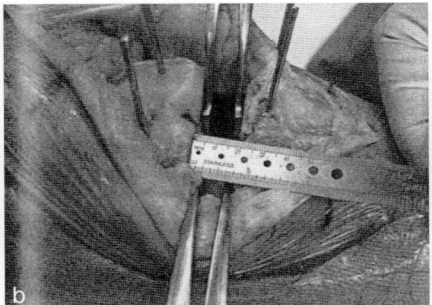

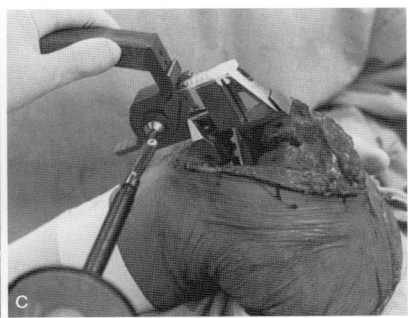

a : block
b : laminar spreader
c : Balancer/tensor device (Stryker Howmedica)

図46 Tensioning devise
a : spacer block, b : laminar spreader, c : balancer/tensor device(Stryker Howmedica)
〔Laskin RS : Soft tissue balancing of the varus knee. In : The adult knee (Callaghan JJ, et al, eds), Lippincott Williams & Wilkins, Philadelphia, pp1217-1222, 2003(文献73)より引用〕

を行う dependent cut では，この特性は大腿骨コンポーネントの回旋度の決定に影響を及ぼすと報告しているが，筆者が行っている内外側別々に tension をかけて end point を決定し parallel cut を行うことは理論的である（図28）[24]。Bignozzi S ら[74] は tensioning device に CT-free navigation system を併用して，適正な内外側の bone cut ならびに soft tissue release を行っている．

関節全体に single force としての tension をかける *tensionmeter* は，緊張の強い側の軟部組織の剝離により balance をはかるものである．

Tension をかけるときの問題点として，tensioning devise の使用時の患者の下腿，大腿の重さ，tensor の positioning，また膝蓋骨が外方に翻転した状態での tension であることについての考察が必要であり，さらに剝離された medial unified sleeve が後方にずれた状態での使用には注意しなければならない．また麻酔下での臥位，駆血帯下での tension は立位，歩行時での測定値と違うことを常に認識しておく必要がある．

ここで問題となるのは，tensioning gap technique において in vivo でどのくらいの tension が適正か，また伸展位，屈曲位における許容できる tension の差などは不明であることで，Laskin[73] が述べているように endpoint の決定は tension device を用いる場合に最も難しい点である．適正な soft tissue tension について，Asano, Hoshino ら[76] は術中の測定で，適正な軟部組織の tension は伸展位で平均 126N，90°屈曲位で 121N とし，80N から 160N の範囲内では術後の屈曲度に影響を与えないと述べ，Christen ら[77] は flexible-tensor spacer device を用いる CR 型 TKA の flexion gap balancing knee についての研究では，最適の tension を測定することはできず，clinical impression から術中における適正な A-P stability，良好な可動域の獲得には 100N くらいが相当であると想定している．張，星野ら[78] は膝屈曲位の軟部組織の緊張を 80N 以上～100N 未満，100N 以上～140N 未満，140N 以上の 3 群に分けて検討し，適切な術中軟部組織の緊張内であれば緊張度の強弱は術後膝屈曲度には影響しなかったと報告し，Petra JC[79] らは彼らの経験から，内外側の軟部組織解離には伸展位で 200N，屈曲位で 150N の equal tension をかけると述べているが，tension は patient-specific であり，術者の "feeling" によっても異なるので in vivo で一定の値を決めることは困難であろう．

Winemaker[80] は，術者が tension により靱帯が適切な緊張状態になったと tensioner handle に感じた時点を palpable endpoint としているし，Clark[81] は tensor を使用する術者が，どのくらいの tension が必要かというセンスを持たなければならないと述べているが，これには十分な経験を必要とし経験のある術者のセンスが一番大切である．

Tensioning gap technique の利点については，Clark[81] は bone landmark technique では骨の解剖学的 variation のために正確な大腿骨コンポーネントの回旋の決定は難しく，これに対し脛骨の機能軸に垂直に bone cut された脛骨切除面に平行に大腿骨後顆部を bone cut する tensioning gap technique（tibia shaft axis 法）は practical な方法で，側副靱帯が屈曲位から伸展位をとおして isometric であると伸展位で stable であれば屈曲位でも stable であると述べ，Katz[82] は tensioning gap technique は bone landmark の variability に関係なく bone cut ができる信頼できる方法であると述べている．Boldt[83] は tensioning gap technique による利点をあげているが，Clark, Katz らと同様に，bone landmark variation に関係なく，患者個人の骨，軟部組織に関して patient-specific に flexion gap を作ることができると報告している．

Yau WP[84] は in vivo の研究でも，Siston RA[85] の屍体の研究と同様に，大腿骨コンポーネントの回旋に対して tensioning gap 法が bone landmark 法より正確であると述べているが，これに対して Hanada, Whiteside[86] は "Bone landmarks are more reliable than tensioned gaps in TKA component alignment." と題し，正常膝は一般に LCL が MCL より緩めであり，同じ tension をかけると脛骨が varus position になるため bone landmark technique が tensioning gap technique より優れていると報告している（図47）．

一方，Petra JC[79] は "Effects of the balanced gap technique on femoral component rotation in TKA" と題して，屈曲位での軟部組織解離は伸展位における軟部組織剝離より大きな影響を与えるため[87] distraction により rectangular flexion gap を作るとき，靱帯剝離をした側（内反膝では内側）で soft tissue tension が減少するので，剝離側の関節裂隙はより開大し大腿骨は外旋する．そのため大腿骨後顆を脛骨切除面に平行に bone cut すると大腿骨コンポーネントは内旋設置になると報告しているが（図48），過剰な軟部組織剝離を行わず内反膝では適正な内側軟部組織剝離をする限りこの状態は起こらず，筆者が行っている Gobot system による parallel cut technique ではこのような危惧はない．

ただ parallel cut technique（tibial shaft reference）は

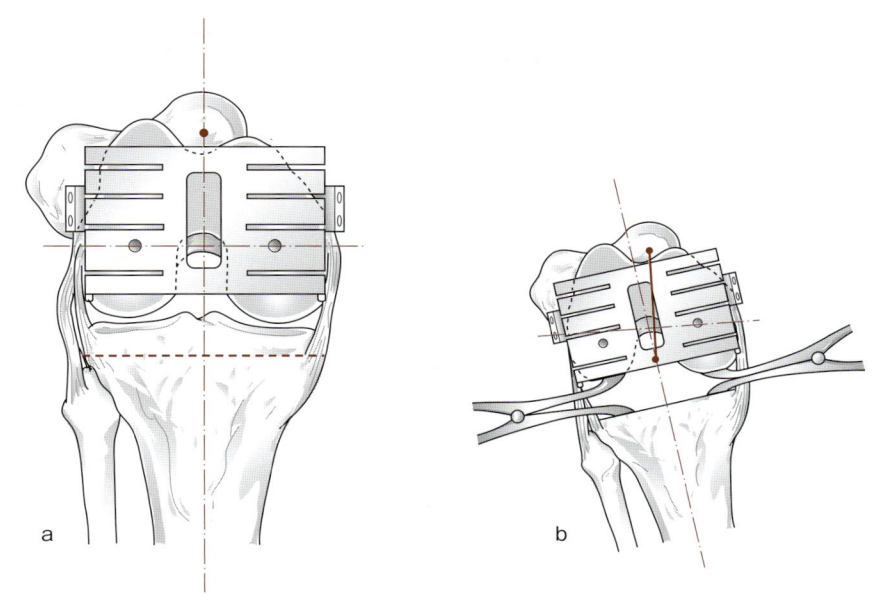

図47 Bone landmark technique と tensioned gap technique
a : Bone landmark technique, b : Tensioned gap technique.
〔Hanada H, Whiteside L A, et al : Bone landmark are more reliable than tensioned gap in TKA component alignment. Clin Orthop Relat Res 462 : 137-142, 2007（文献86）より引用〕

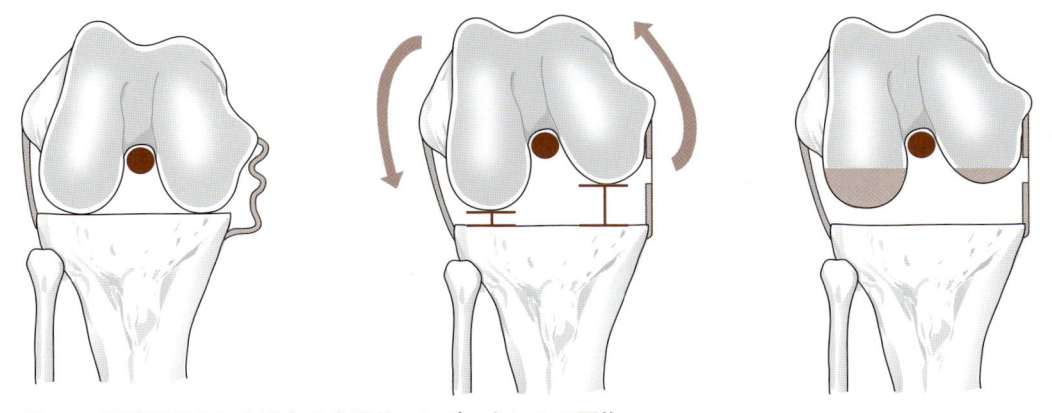

図48 靱帯剝離をした場合の大腿骨コンポーネントの回旋
〔Petra JC, et al : Effects of the balanced gap technique on femoral component rotation in TKA. Clin Orthop Relat Res 467 : 1015-1022, 2009（文献79）より引用〕

collateral ligament の不全がある症例や 7° 以上の関節外変形のある症例には適応にはならない[81]。

③ computer-assisted system（CAS）

最近 CAS により正確に bone cut ができるとの多くの報告では[88] 機能軸，特に前額面の機能軸の測定は従来法に比べより正確に計測できるとしているが，矢状面のアライメントについては前額面より正確でない[89]。大腿骨コンポーネントの回旋アライメントについては，Stöckl[90] は "Navigation improves accuracy of rotational alignment in total knee arthroplasty" と題して，CAS 法は従来法より正確な回旋アライメントを得ることができると報告しているし，Siston RA[91] は CAS による kinematic technique と anatomic technique からの 4 種類の combination techniques が kinematic technique，anatomic technique を単独で用いるより正確に大腿骨コンポーネントの回旋アライメントを決定できると述べている。しかし CAS 法による適正な soft tissue balancing および bone cut の獲得や，また従来法との長期臨床成績の比較などについては CAS 法の有効性に関する否定的な報告も少なくない。

——Lützner[92] は大腿骨や脛骨コンポーネントの回旋アライメントについて従来法に比べ著明な差はなかったと

し，特に脛骨粗面の正確なlandmarkの判定の困難なことによるであろうと述べ，Yauら[93]はnon-image-based navigation assisted systemを用いても，transepicondylar axisの参照点をregistrationする際のintraobserverのエラーが非常に大きく，Siston[85]もnavigation systemを用いても大腿骨コンポーネントの回旋は上顆軸のdigitizationによるので，従来法と比べて信頼できる手段ということができないと報告している。Viskontas[94]もbone landmark techniqueではCASを用いても正確な大腿骨コンポーネントの回旋やsymmetric gapの作成の信頼性が少なく，適正なsoft tissue tensionの量や許容される伸展位と屈曲位の差については不明であると述べている。

Kimら[95]はCASを用いても従来法よりも正確なコンポーネントアライメントやorientationはできなかったと述べているし，Spencer[96]，Molfetta Lら[97]も従来法との比較においてCASを使用することにより正確度は増すが，術後2年後の臨床成績には変わりなかったと報告している。Sexton SA[98]，Ensini Aら[99]もCAS使用によるTKAでも短期間ではfunctional outcomeの差はないと述べ，Stulberg自身も彼の2003年の報告とは異なり[100]，3年後の2006年にはCAS法と従来法との間に臨床成績に明らかな差はなかったと述べている[101]。

Mizu-Uchi H[44]はimage-free navigation systemでは骨のlandmarkの判定や回旋アライメントの正確性が不明であるのでCT-based navigation systemをすすめ，また古賀，佐藤ら[102]は3次元アライメント測定システムを開発し，人工膝関節の3次元設置位置評価を可能とした。この術前計画を用い術中のbone cutを支持するコンピュータ支援手術への応用の方法を報告している。

Hung[51]はCASについて，3-dimensional reconstruction image法は2-dimensional CT法に比べinterobserver間の誤差が大きく利点はないと述べている。

最近minimally invasive knee arthroplasty (MIS) にCASを応用している報告が増加しているが，MISの開発者の1人であるBonutti PMらは "Navigation did not improve the precision of minimally invasive knee arthroplasty" と題して報告し，MISにCASを使用しても正確な解剖軸を獲得する上でも明らかな利点はなかったと述べている[103]。

Benjamin J[104] は "Determining femoral component position using CAS and measured resection" と題する報告の中で "…It is important to remember when embracing this technology that it is computer assisted surgery and not computer directed surgery. …Computer-assisted surgery provides information that can be used to make surgical decisions but does not take the place of clinical judgment…" と述べ，この報告はCASを用いて行う術者にとり重要な提言である。

いずれにしてもCAS法と従来法との間の比較研究においてCASの有効性については意見が異なり，コスト，CASに要する余計な時間，CT-based navigation systemを用いる場合にはレントゲン被曝の問題もあり，CASの使用法はこれからの長期follow-upによる従来法との比較研究が望まれる。

▶ Flexion gap と extension gap の問題

Insall[5]は手術手技としてflexion gapとextension gapが等しくなるように提言し(図49)，この手術手技が一般に広く用いられてきたが，2000年にはGriffin, Insallら[105]は，彼らの手術成績を調査した結果1mm以内の内外gapの差は47〜57%であるとし，perfect soft tissue balancingはいかに注意を払っても必ずしも獲得できず，slight imperfectionは許容できると報告している。現在flexion gapとextension gapの大きさやgapのvarus-valgus laxity (flexion gap asymmetry) についても多くの報告があり，Insallのflexion gap, extension gapについての提言には再検討の必要があろう。

―― Varus-valgus laxity については適正なvarus-valgus laxityについての定説はなく，Ishii Yら[106]はCR型の機種では0〜20°の屈曲位でのcoronal laxityは4°であると述べ，Maloney[107]はtrial reductionの際に膝完全伸展位で2〜3mmくらいの僅かなvarus-valgus laxityがあるほうがよいと述べ，またSculco[108]もseveral mm jogは許容できるとしている。Laskin[73]は，全手術手技を通して基本的に困難なのは軟部組織にかけるtensionを決める際のendpointを決定することであり，1970年代は内外側はbowstringのようにきつく張っている状態が適正であるとしたが，これでは膝屈曲障害を生じるので，現在は内外ともに2mmくらい緩みがあるほうがよいと述べ，Ranawat[109]も適正なspacerのもとでvarus-valgus stressをかけたとき内外側に2〜4mmのgapがあることが望ましいと述べている。

Scott RD[110]は重度の内反膝で大きな内側剝離を必要とした症例では，膝伸展位で多少のresidual lateral laxityがあることがあるが，どのくらいのlaxityが許容範囲であるかについては2つの基準があり，static alignmentがvalgus alignmentであることと，膝がpassiveに臥位にあるとき膝の外側がgap openでないことであ

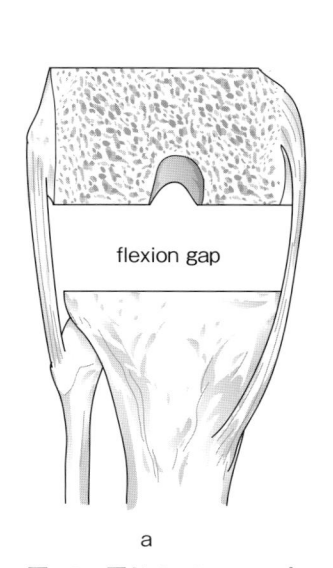

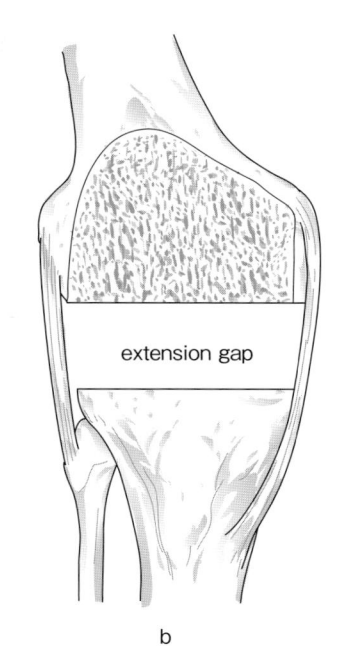

図49 同じ flexion gap と extension gap
[Insall JN, et al : Surgical techniques and instrumentation in total knee arthroplasty. In : Surgery of the Knee (Insall JN, et al, eds), Churchill Livingston, New York, pp1553-1620, 2001 (文献6)より引用]

る。この2つの基準が満たされていると腸脛靱帯により dynamic stability が維持されるので臨床上問題なく，1年の follow-up において臥位の膝に varus stress が加えたとき residual laxity がみられても，straight-leg raise test では筋肉が緊張し laxity はみられないと報告している。

Flexion gap の内外側の asymmetry に関しては，Freeman[111] は屈曲位で内外両側の靱帯が緊張した状態であると脛骨の axial tibial rotation が障害されるので，外側は少し緩くてもよいと述べているし，Lotke[22] は valgus alignment，MCL の安定性が維持されるとともに伸展位で安定性が確保され patellar tracking がよい場合は，数 mm の lateral laxity は許容できるとしている。Rosenberg[112] は側副靱帯が伸展位で balance していれば，荷重がほとんどかからない屈曲位では，ideal balance がなくても特に外側が緩めでも許容できると述べているが，正常膝でも屈曲位では外側が内側より緩めであるとの報告が多い[113~116]。吉野ら[117] は軟部組織の力学的特性について検討し伸展位では屈曲位より剛性が高く，内側は外側より剛性が高い傾向があるので軟部組織の術中バランスの調整においては，それぞれの肢位における力学的特性を考慮すべきとしている。また長嶺ら[118] も十字靱帯切離の膝キネマックスの影響について報告し，全可動域で十字靱帯切離前でも内外側関節裂隙距離は異なるし，切離後の裂隙拡大への影響も内外側で異なるため，TKA の design と手術手技の再検討が必要であると述べているが，soft tissue balancing の術中評価にはこの点に考慮する必要がある[119]。筆者が行っている "parallel cut technique" は内側外側軟部組織の異なる tension に適応した手術手技である[7]。

Flexion gap asymmetry と臨床成績の関連については，Romero[120] は in vivo における flexion laxity を測定した研究がないので，その許容度については明らかでないと報告している。三上ら[121] は金粕らが報告している epicondylar view を用いて patellar cut technique による TKA 後の屈曲位靱帯バランスを50関節について検討したが，gap の外側が拡大するものを＋，gap の内側が拡大するものを－として検討した結果，－2°～＋2°を良好群とすると34関節が良好群であり15関節が外側が拡大し，－3°に内側が拡大したものが1関節のみであったが，いずれも臨床成績は良好であり parallel cut technique の再現性の強いことを示した (図50)。

筆者が提唱している "parallel cut technique" の手術手技は，以下に示した手順で行われる。
(1) 軟部組織剝離により適正な下肢アライメントを獲得する。
(2) 脛骨近位部の bone cut を (10～12 mm) 脛骨機能軸に垂直に行う。
(3) bi-condylar 型の大腿骨ディストラクター (Gobot sys-

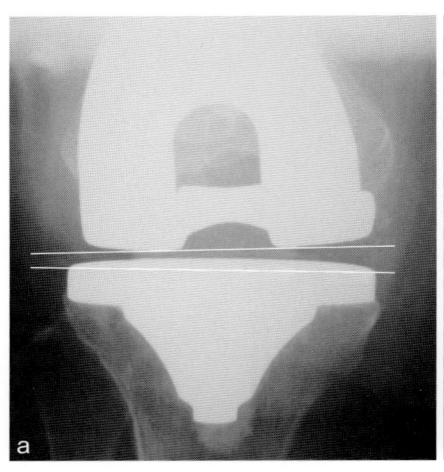

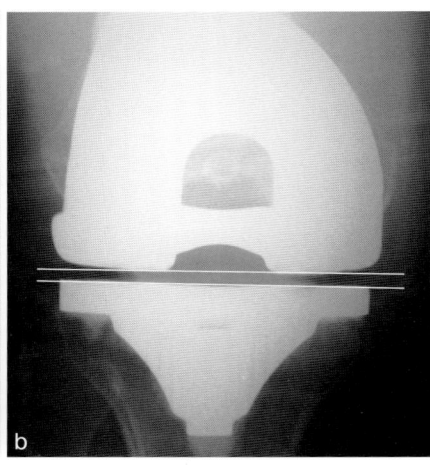

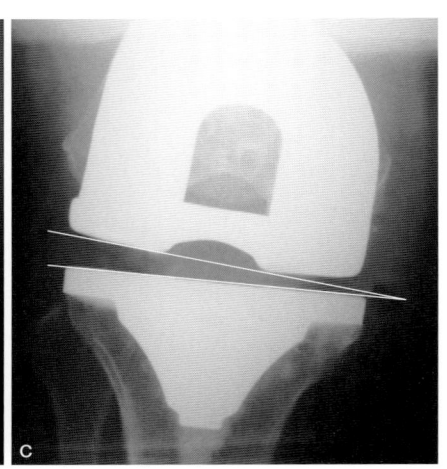

図50　インプラント間の傾斜角
a：内側 gap の拡大．b：symmetry の屈曲 gap を示す．c：外側 gap の拡大。
〔三上将，他：Parallel cut technique を用いた TKA 後の屈曲位軟部組織バランスの評価．日本人工関節学会誌 37：406-407, 2007（文献 119）より引用〕

tem）により，gap の内外側を別々に患者個人の内外側の軟部組織の剛性に応じた palpable endpoint を決定し，大腿機能軸に垂直に，脛骨骨切除面に平行に bone cut して extension gap を作る。

（4）膝 90°屈曲として，extension gap 作成時と同様の手術手技で — 大腿骨ディストラクター（Gobot system）使用 — 患者個人の内外側の軟部組織の剛性に応じた palpable endpoint を決定した後に，脛骨骨切除面に平行に bone cut する。このことにより大腿骨コンポーネントは外旋位に設置され，patient-specific の長方形の extension gap と同じ大きさの flexion gap をつくることができる。

これに対し伸展位，屈曲位でそれぞれ別々に軟部組織剥離を行う方法では，内外側軟部組織剥離は伸展位より屈曲位で大きい影響を持つため，それぞれ獲得された flexion gap, extension gap が変わる可能性がある[122]。

ただ parallel cut technique で懸念されるのは，parallel cut technique では軟部組織剥離により膝伸展位で適正なアライメントを獲得し，extension gap を作成してから膝 90°屈曲位で後方関節包の剥離および大腿骨後顆部の骨棘の切除を行うため（**図51**）—— 大腿骨後顆部に生じている骨棘は大腿骨，脛骨の bone cut 後でないと切除が難しいため —— 伸展位で獲得した soft tissue balance が失われる恐れがあることで，このことに関しては，近藤[123]も parallel cut technique では extension gap 作成を行ってから膝屈曲位で flexion gap を作成時に後方骨棘，また必要に応じ後方関節包も剥離する手術手技が加わるため，伸展位の靱帯バランスが屈曲位で異なってくる懸念を報告している。

TKA における PCL 切除による gap の影響については，PCL 切除により flexion gap が増大して gap mismatching の原因となるとの報告がみられるが，Mihalko[124]は正常屍体標本からの研究で flexion gap が 5.26 mm，Kadoya[125]らは内反型 OA の調査で PCL 切除により flexion gap は平均 4.8 mm 増大し屈曲位での AP 不安定性の可能性を示唆しているが，藤井ら[126]は内反型 OA での PCL 切除による flexion gap の変化量は平均 2.8 mm で，PCL 切除による flexion gap の増加の程度を予測することは困難であると報告している。Baldini A, Insall ら[127]は PCL 切除により extension gap は内側が平均 1.3 mm，外側が平均 1 mm 増加したが，flexion gap では内外側ともに平均 1.3 mm の増加をみたと述べ，大腿骨後顆の骨棘切除では extension gap は内外側ともに 1.8 mm 増加し，flexion gap は内側で平均 2 mm，外側は平均 2.2 mm の増加をみたが，PCL 切除，大腿骨後顆の骨棘切除は，PS 型機種の TKA では gap balance の点で additional procedure を加える必要はないとしている。Baldini A, Insall らは flexion gap の増大が 2 mm 以内であれば問題ないと報告しているが，2 mm 以上になると屈曲位での不安定性を生じる可能性も考えられる。2 mm 以上の増大がある場合については，大腿骨コンポーネントの sizing の項で述べる。

▶ **大腿骨コンポーネントの sizing**

Flexion gap が extension gap に比べ 2 mm くらいまでの増大は，CR 型，PS 型のいずれの機種を使用しても手術術式については相違はない。

PCL の切除により flexion gap が増大し屈曲位における不安定性を生じる危険性がある場合は gap control として次に述べる手術手技が必要である。

a：後方関節包の剥離　　　　　　　　　　b：後顆に生じた骨棘切除

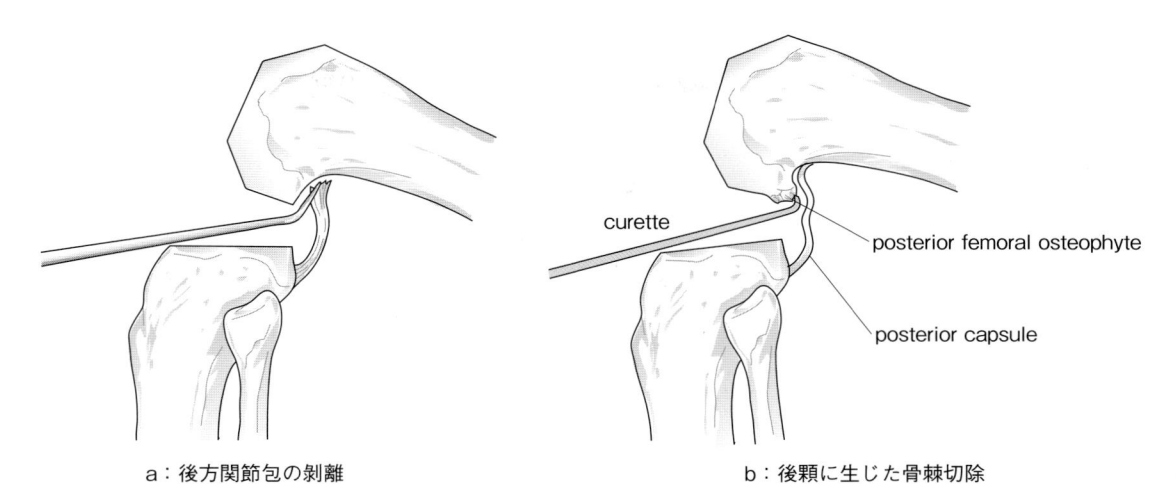

図51　後方関節包の剥離と後顆に生じた骨棘切除
〔Colwell CW : Fixed Flexion Contracture. In : Knee Surgery, vol. II (Fu SH, ed), 1994 より引用〕

―― 2 mm 以上になると屈曲位での不安定性を生じる可能性が問題になるので，gap control するために筆者は膝90°屈曲位で，大腿骨後顆の bone cut に用いる大腿骨ドリルガイドが示すレベルを extension gap のときより一段階大腿骨切除面の後方に設置することにより，後顆の bone cut 量を減少させることができ，さらに大腿骨前面骨皮質の notch 形成を防止するため，一段階大きい大腿骨コンポーネントのサイズを使用することにより（大腿骨コンポーネント後顆の厚さはサイズが大きくなっても，Scorpio の場合 8 mm で変わりがない）extension gap と同じ長方形の flexion gap を得ることができる。

コンポーネントの sizing については，flexion gap のサイズにより適当なサイズの大腿骨コンポーネントを選ぶことができるが Tietjens B[128] は可能な限り down size を選択すべきであると述べている。

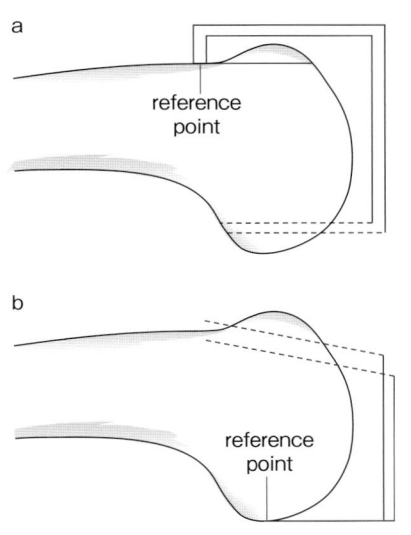

図52　Anterior reference と posterior reference
a : anterior reference, b : posterior reference.
〔Scuderi GR : The basic principles. In : Surgical Techniques in Total Knee Arthroplasty(Scuderi GR, et al, eds), Springer, 2002 より引用〕

▶ 大腿骨コンポーネントの設置位置
―― Anterior reference と posterior reference
大腿骨コンポーネントの設置位置については anterior reference 法と posterior reference 法がある（**図52**）。

① Anterior reference 法
大腿骨前面骨皮質部が参照点となり，anterior referencing jig を用いて大腿骨前顆が切除されるため，大腿骨前面骨皮質の notch を生じる危険がなく，大腿骨後顆部からの骨切除量により大腿骨コンポーネントのサイズが調整される。

② Posterior reference 法
posterior reference jig を使用するため大腿骨の後顆部が参照点になり，後顆部からの骨切除量が一定になるが大腿骨コンポーネントの選択により大腿骨前面骨皮質に notch が生じる危険がある[129]。

いずれにしろ in vivo において絶対的な tension の決定法，許容される flexion gap の asymmetry や，flexion gap, extension gap の差，術中に獲得した soft tissue balancing の術後の変化，立位，歩行による変化，flexion gap asymmetry と臨床成績との関係については in vivo では不明であるというのが現状である。これからの soft tissue balancing の評価には，Insall らの soft tissue balancing の評価の考え方とは違ったものを再検討する必要がある。

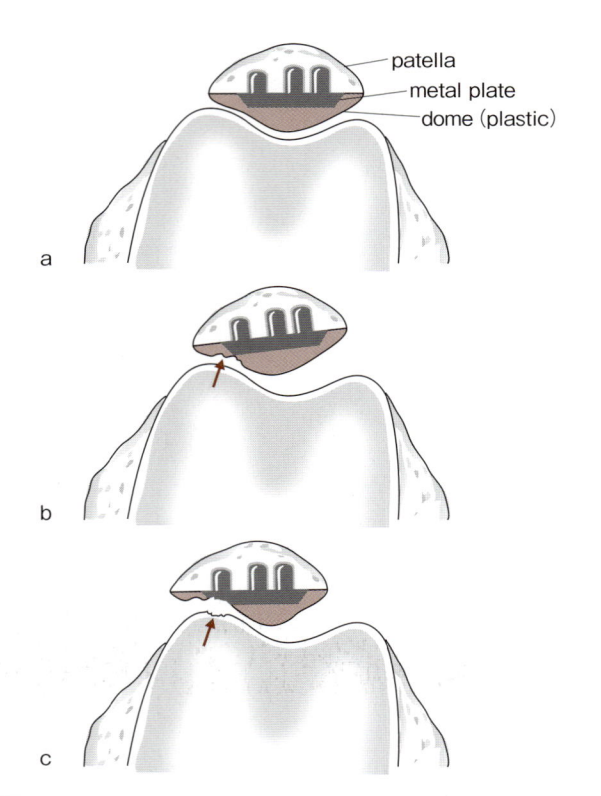

図53 Metal-backed patella の lateral tracking による polyethylene の損傷
〔Spitzer AI, et al : Patellar considerations in Total Knee Replacement. In : The patella(Scuderi GR, eds), Springer, 1995 より引用〕

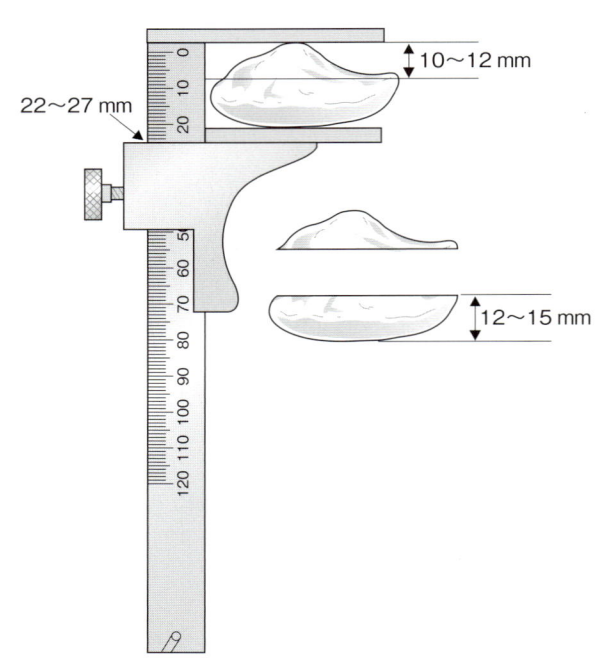

図54 膝蓋骨の bone cut(bone cut jig の使用)
〔Lotke PA : Primary total knees standard principles and techniques. In : Knee Arthroplasty(Lotke PA ed), Raven Press, 2003 より引用〕

この意味で Bottros[130] は"······without doubt, balancing of the gap in total knee arthroplasty remains as much of an art as a science······"と述べ，TKA における gap balancing は science であると同様に，art として残された部分も大きいと述べているが至言であり，多くの経験を持つ術者のセンスによる判定が重要である。

4) 膝蓋骨 bone cut

非置換，置換の問題については議論のあるところであり，常に置換するもの，非置換のもの，術中の膝蓋骨の病態の程度により置換，非置換を決める選択的置換の3法がある(「第9章 膝蓋骨の置換」，p.215)。

──TKA は tricompartmental arthroplasty であり，互いに適合するようにコンポーネントの geometry がつくられているため，置換例には術後の膝関節前面の疼痛が少ないという報告が多いが[131]，非置換例では術後の大腿骨コンポーネントの滑車と膝蓋骨の geometry の適合が変わり，術後の膝関節前面疼痛の原因になるとの指摘もある。Burnett ら[132] は one-staged bilateral TKA(CR 型使用)の術後10年の長期成績について両者間に明らかな差はなかったが，epinette[133] らは患者の満足度は置換例37%，非置換例22%であったと報告している。

Barrack[134] は膝蓋骨置換，非置換の問題は，術者の経験と才能に基づいて術中の病態により決定されるべきであると述べているが妥当な意見であろう。RA 膝においては置換したほうがよいと考えるが，OA 膝で膝蓋骨を置換しない患者には，将来置換の可能性もあることを術前に話しておく必要がある[135]。

膝蓋骨置換法には onlay 法，inlay 法，rotating patella 法などあるが，置換後に生ずる多くの問題は手技上の注意によって避けられ，筆者は全例 onlay 法を用いている。Metal-backed patella を用いる場合は lateral tracking により薄い polyethylene の末梢部が磨耗するため，露出した metal baseplate が大腿骨コンポーネントと接触して損傷されるので現在はほとんど用いられていない(図53)。

膝蓋骨の bone cut には膝蓋骨の symmetric cut と膝蓋骨の切除される骨の厚さが大切であり，そのため種々な jig が考案されている。一般に計測により切除する膝蓋骨の厚さを決定し，術後の膝蓋骨の厚さを術前の厚さと同じになるように骨切除することを勧めているものが多い(図54)。しかし Greenfield ら[136] は膝蓋骨の厚さを従来の膝蓋骨より少なくすることにより外側膝蓋支帯切離を55%から12%減少することができたと述べている

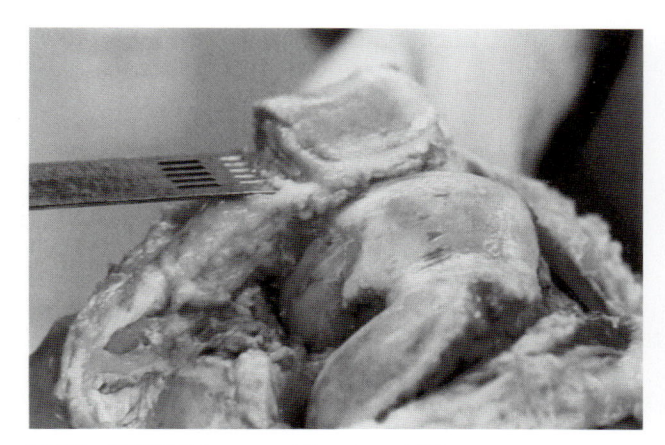

図55 膝蓋骨のbone cut（freehand法）
〔松野誠夫：PCL-retaining prosthesis（CR），人工膝関節置換術－基礎と臨床（松野誠夫，他編），文光堂，pp302-326，2005（文献7）より引用〕

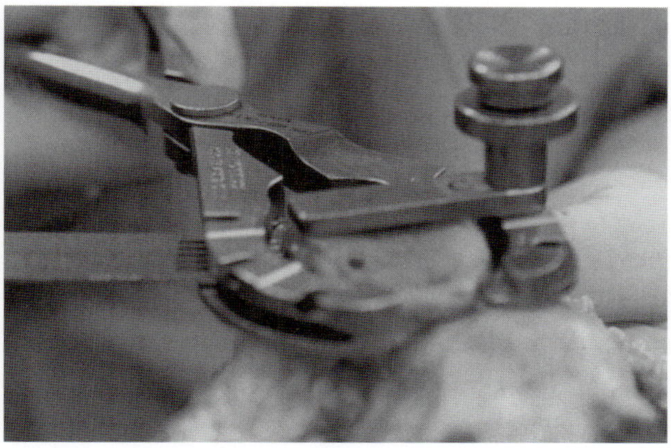

図56 bone cut jigによる膝蓋骨のbone cut
〔松野誠夫：PCL-retaining prosthesis（CR），人工膝関節置換術－基礎と臨床（松野誠夫，他編），文光堂，pp302-326，2005（文献7）より引用〕

a：dome onset型膝蓋骨コンポーネントは内側寄りに設置する

b：dome offset型膝蓋骨コンポーネント

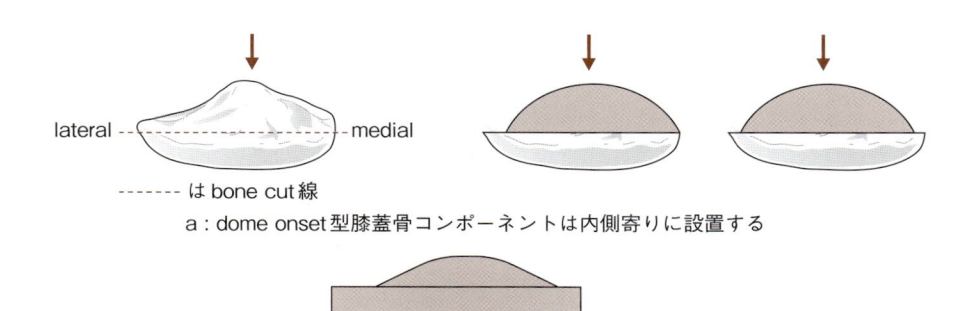

図57 膝蓋骨コンポーネントのデザイン
〔松野誠夫：PCL-retaining prosthesis（CR），人工膝関節置換術－基礎と臨床（松野誠夫，他編），文光堂，pp302-326，2005（文献7）より引用〕

し，Reubenら[137]は術後の厚さが最初15mmぐらい必要といっていたが，15mm以下でも臨床上問題は生じなかったとしている。Kohら[138]の報告では膝蓋骨の切除量が12mmより多いか，それより少ない厚さの骨切除でも臨床成績に差はないとしているが，切除される骨切除量は患者個人の膝蓋骨の術中の病態によって定められるべきものであろう。しかしリウマチ患者の膝蓋骨は極めて薄くなっている症例もあるので，どの程度までの膝蓋骨の厚さが必要であるかは，非置換の問題，人工膝蓋骨の問題も含めてさらに検討が必要であろう。

<u>Bone cut法</u>としてjigを用いる方法とfree hand法がある。Lombardi[139]はfree hand法によっても複雑な機種を使用する方法との差がないことを報告し，Lotke[22]もfree hand法を用いているが1mm余計に膝蓋骨を残すようにosteochondral junctionをbone cutすると述べている。筆者は従来free hand法により，膝蓋骨周囲の骨棘ならびに肉芽組織を切除して膝蓋骨の全周を展開し，ついでbone cutの近位の参照点を大腿四頭筋腱付着部，遠位は膝蓋腱の付着部として膝蓋骨前面の骨皮質に平行になるように行っていた（図55）。しかし，free hand法では残された膝蓋骨が薄くなる傾向があるため現在はbone cut jigによって行っている（図56）。

いずれにしろ骨切除量が少ないときは膝蓋骨の厚さが増加するため，膝屈曲に際してextensor mechanismが緊張してROMが減少し，骨切除量が多すぎると膝蓋骨の骨折を起こす危険があるので注意が必要である。

膝蓋骨コンポーネントのデザインについては，左右対称のドーム型を使用する場合は，膝蓋骨の中央稜は内側寄りにあるため膝蓋骨骨切除面の内側寄りに設置することが必要である。筆者は膝蓋骨を置換することを原則としoffset型のものを使用している（図57）。

5 試験的整復

Soft tissue balancingとbone cutが行われた後，各コ

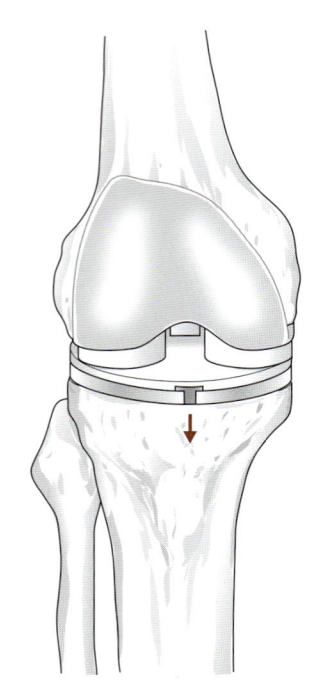

図58 Tibial tray の中点が脛骨粗面の内 1/3 に位置している
〔Lotke PA : Primary total knee. Standard principles and techniques. In Knee Arthroplasty (Lotke PA, eds), Raven Press, 2003 より引用〕

ンポーネントを設置して試験的整復を行う。試験的整復では patellar tracking を調べるため no thumb test を使用する場合が多いが，不必要な外側支帯解離を避けるため内側膝蓋大腿靱帯を含め内側膝蓋支帯を膝蓋骨に一時的に縫合して patellar tracking を確かめることが大切である (single または two suture technique)[23]。筆者は以下にあげる事項を検査している。

完全伸展位で，
① 膝の屈伸運動で反張膝や屈曲拘縮がなく完全な伸展位の獲得
② 正確な機能軸
③ 内反外反の安定性
〔Flexion gap, extension gap の項参照 (p.78)〕
④ 脛骨 baseplate の中心が脛骨粗面の内 1/3 に位置していること (図58)

屈曲伸展運動で，
① 可動域
── 十分な可動域の確認と，屈曲伸展時に脛骨 insert が book open にならず，また膝の rotation が 5° 以上にならないこと。
② 膝蓋大腿関節の tracking
── 良好な膝蓋大腿関節の適合性を得ることは極めて重要で，TKA 後の膝蓋大腿靱帯関節の原因による合併症が最も多いと報告され，原因として膝蓋骨コンポーネントの design の問題，soft tissue unbalance，膝蓋骨の不適切な bone cut，膝蓋骨の over-stuffing，不適切な大腿骨コンポーネント，脛骨コンポーネント，および膝蓋骨コンポーネントの設置などがある。

膝蓋骨コンポーネントには central dome patella, medial offset dome, metal-backed mobile bearing implant などがあるが，central dome patella を使用する場合，内側位に設置することが望ましく，膝蓋骨コンポーネント外側位設置は膝蓋骨の外方亜脱臼の危険がある。大腿骨コンポーネント，脛骨コンポーネントの内旋位，また内側位設置は Q-angle の増大をすることになり，膝蓋骨コンポーネントの亜脱臼が生じやすいが，Nagamine, Whiteside ら[140]は大腿骨コンポーネントの 8°以上の外旋は膝窩筋腱の緊張を招来すると報告している。また適正な膝蓋骨 bone cut が行われず bone cut 後の膝蓋骨が厚すぎると，サイズが大きい大腿骨コンポーネントを用いたときと同様に膝蓋支帯が緊張し屈曲制限や膝蓋骨亜脱臼の原因となる (図59, 60)。
③ 膝 90°屈曲時の大腿骨脛骨間の lift-off sign
④ 大腿骨および脛骨のインサートの接触状態
── 膝 90°屈曲位で大腿骨コンポーネントの遠位部が脛骨インサートの前縁から 10 mm 以内にあること。
⑤ PCL の緊張度

▶ **PCL の balancing 法の選択 (切離, 切除, 温存)** (「第6章 人工膝関節のデザイン」，p.161 参照)

PCL を温存するか切除するかの議論は 1970 年代から 1980 年代にわたって続けられてきたが，ここ数年間はそれほど活発に行われていない。

これは人工膝関節の開発の歴史をみると[141]，PCL を切除する total condylar prosthesis から cam-post mechanism をもつ PCL substituting design (posterior stabilized design, PS 型) に，一方 PCL を温存する duopatellar prosthesis から脛骨インサートの関節面，特に矢状面の design を変えた機種 (CR 型) になり，この両者間の臨床成績の差がなくなってきたためで，1988 年の Freeman MRA[142] と Andriacchi[143] による誌上討論は現在は適当でない面が多い。

CR 派は，術前の変形の強弱に関係なく PCL の部分的切離により変形矯正が可能であり，Scott RD[144] は，2006 年 "The belief that knees with severe deformity require posterior cruciate ligament sacrifice and substitution is a misconception in my personal experience. I believe that at least 98% of primary knees can be treated with PCL retention．……" と述べ，強い変形を持つ症例には PCL を切除して PCL substituting pros-

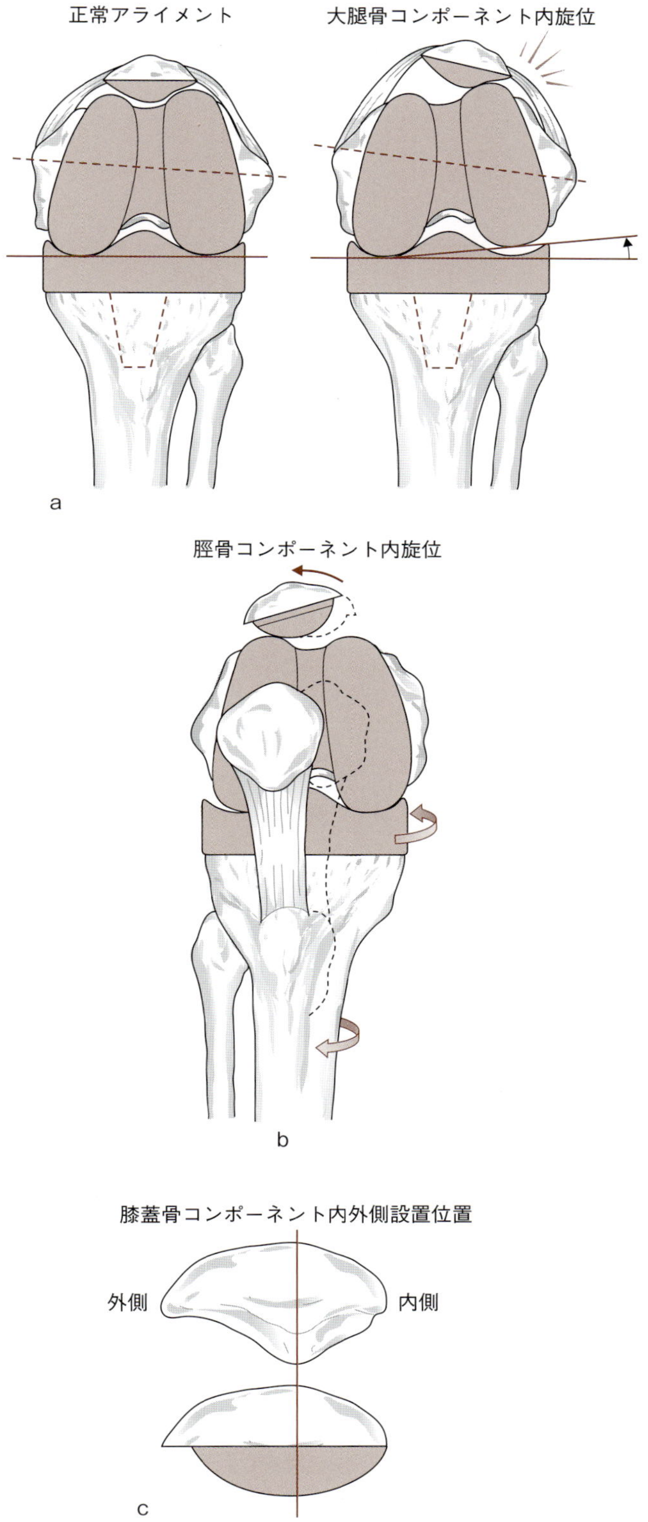

3-3. 基本的手術手技 parallel cut technique

図 59　膝蓋骨のトラッキングに影響を与える因子
a：大腿骨コンポーネントの回旋設置位置：内旋位設置は悪影響を及ぼす。
b：脛骨コンポーネントの回旋設置位置：内旋位設置は悪影響を及ぼす。
c：膝蓋骨コンポーネントの内外側設置位置：生理的にやや内側設置が好ましい。
〔Scuderi CR, et al：The Patella, p313-316,
格谷義徳：正常膝のキネマティックス．人工膝関節置換術-基礎と臨床（松野誠夫，他編），pp50-58, 文光堂，2005 より引用〕

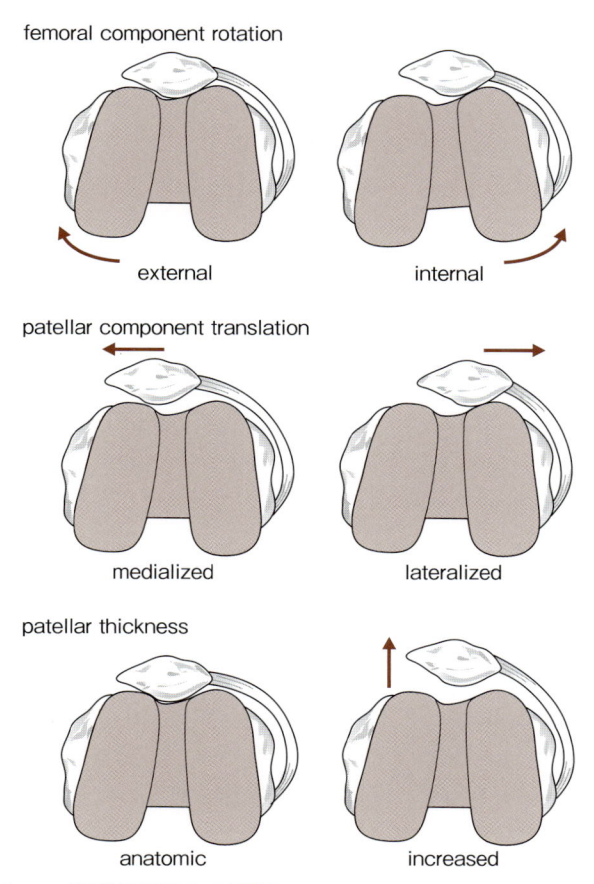

図 60　膝蓋骨亜脱臼の原因
〔Beaty JH, ed：Orthopaedic Knowledge Update AAOS, p566, 1999 より引用〕

thesis の機種を用いる必要があるという考え方は間違いで，少なくとも彼の症例の 98％は PCL 温存型を用いていると報告している。しかし PCL は flexion gap のつなぎ目の役目をしており，CR 派の一部にも術前の変形が強いと内外側副靱帯のバランスをとる上で PCL の存在は障害になるとし PS 機種を用いているのに対して，PS 派は全ての症例に PS 機種を用いている傾向がある。Four-bar linkage mechanism による PCL の機能は，ACL が切除されると roll-back mechanism による ROM の増加，膝伸展機構に対する PCL 温存の利点などは期待できないし，最近は ROM の点では PS は CR より有利であり[145]，Proprioception については両者間にあまり差はないという報告が多い。Stiehl ら[146]の荷重下での video-fluoroscope による動作解析では roll-back を示さず，むしろ paradoxical roll-back を示すと報告している。PS 派は PCL を切除することにより手術操作が容易になり，cam-post mechanism により確実な roll-back が得られるし，変形因子の 1 つである PCL 切除により靱帯のバランスもとりやすくなるとしているが[147]，最近 PS の機種による post や backside の磨耗の問題，ま

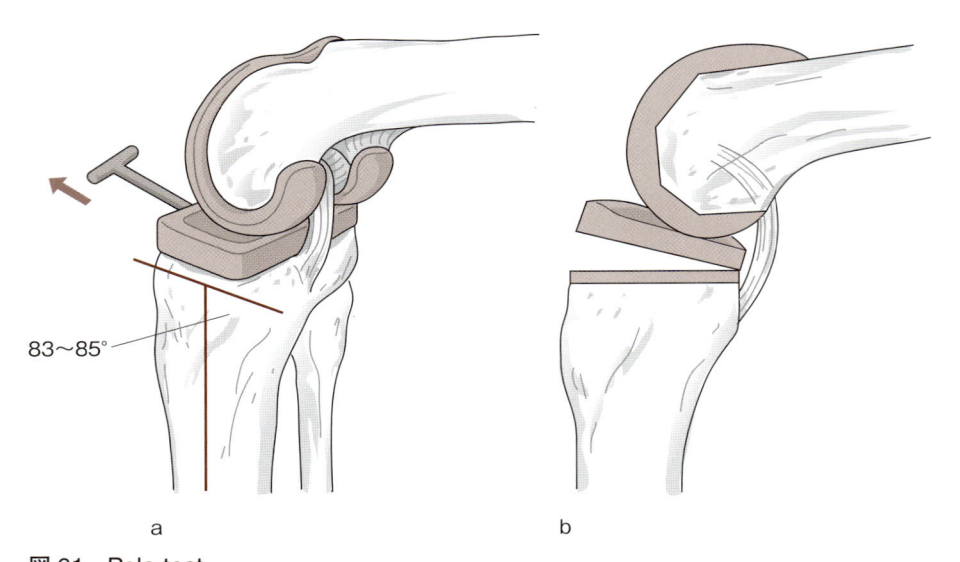

図 61　Polo test
〔Thadani PJ : Techniques of Knee Surgery, 2000 より引用〕

た術中バランスが適当でないと脱臼の危険があるという報告がある。

最近 Misra ら[148] は PCL 温存群と PCL 切除群に CR 型 implant を使用し，両者の臨床成績を比較したが差がなかったことから次の 2 点を指摘している。

① PCL が温存されても多くの例では機能していない。
② PCL 切除群が PCL retaining implant を使用しても好成績であることから，PCL design の必要性に疑問を呈している。

PCL を切除するか温存するかの決定は術中の PCL の tension によることが多いが，PCL の tension は以下により決定される。

① polyethylene の厚さ
② tibia cut の位置
③ tibial slope
④ 大腿骨コンポーネントのサイズ
⑤ femoral cut の位置

術中 PCL の tension についての判定は容易でなく，また臥位，術中の麻酔下での判定が術後の立位，歩行時の基準になるかは疑問である。試験的整復に際して PCL が過緊張か，あるいは緩すぎるか，また温存するか，切離あるいは切除するかについての PCL の tension の判定は，術中 roll-back の状態など術者の直接の PCL の視診や触診などの術者の経験によるところが大であるが，Chmell ら[149] により報告されている polo test (pull-out lift-off) による PCL の緊張度の判定は客観的にはよい指標となる (図 61)。

—— Pull-out test は膝 90°屈曲位で試験的整復を行うが，stem のない脛骨インサート (3.5 mm 後方がインサートの最低点より高いもの) を使用し，ハンドルつき脛骨コンポーネントを前方に引き出す操作が容易にできる場合は，PCL の緊張度が緩く屈曲位における安定性が適当でないことを示すが，前方引き出しが困難な場合は PCL の緊張が強すぎることを示す test である (drawer test) (図 61a)。Lift-off test は翻転された膝蓋骨を元位置に戻して試験的整復を行い，膝 90°屈曲位で脛骨コンポーネントと bone-interface 間の状態を判定するものであるが，脛骨コンポーネントが lift-off，すなわち PCL の緊張度が強すぎるときは，大腿骨コンポーネントを後方に引っ張るため脛骨が polyethylene の後方で impinge されて脛骨コンポーネントの前方が挙上する状態を見る test である (book-open test) (図 61b)。

PCL が過緊張の場合は PCL 線維を大腿骨側あるいは脛骨側で選択的な部分切離や全切離する。

—— PCL の脛骨付着部を骨膜下に剥離する方法には
PCL の脛骨付着部を三角形に bone cut し PCL とともに浮上し，その隙間に骨移植する方法や[150] PCL の前外方線維束は膝屈曲位で緊張し伸展位で緩くなることから (図 62)，前外方線維束の切離をする方法，PCL を全切離，あるいは切除する方法がある。

PCL 切離などにより PCL 自身の緊張度が強くないのに lift-off が起きる場合には (仮性 lift-off)，大腿骨後顆部の後方の骨棘が脛骨インサートと接触していることがあるので切除しなければならない (図 63)。

試験的整復した後，駆血帯の空気を除去し十分な止血を行い —— 特に later inferior genicular artery からの

a 伸展　　　　　　　　　　　　　　　**b 屈曲**

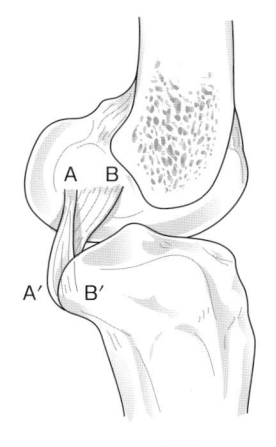

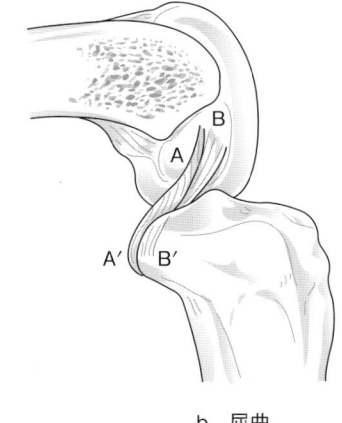

図62　PCLの2線維束
a：PCLの後内方線維束（AA'）は伸展位で緊張，b：PCLの前外方線維束（BB'）は屈曲位で緊張．
〔Scott：The Knee, vol. I，p30 より引用〕

出血の有無に注意―― 膝蓋骨の位置を再チェックし，さらに Knee balancer（Stryker 製）により伸展屈曲における balance をチェックする．駆血帯に再び空気を入れて手術創内に抗菌薬入り洗浄液で高圧下洗浄（pulse-lavage）を行い，bone cut 面上および周囲組織の血液，debris，遺残した骨，cement 片を除去し bone cut 面が乾燥してから cementing にうつる．

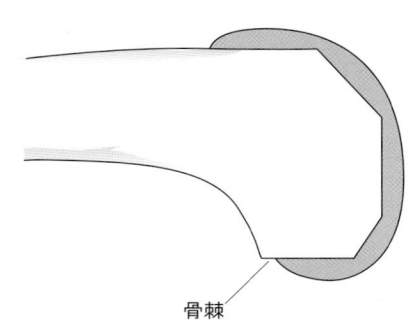

図63　大腿骨後顆の骨棘による仮性 lift-off
骨棘

6　Cementing

コンポーネントの固定には，骨 cement を使用するか非使用かについては議論がある[151]（「第10章 コンポーネント固定法の選択」，p.227参照）．筆者は全例に骨セメントを使用している．脛骨コンポーネントは多方面の運動性（pressure, rotation, tilt, sliding など）を持ち，TKA の耐久性に重要な影響を与えるので cementing の固定手技は極めて重要である．

① 駆血帯を再び装着し大腿骨脛骨切除面は抗菌薬入りの洗浄液で pulse-lavage を行う．このことにより bone cut 上の脂肪組織，凝固した血液，debris を除去し，骨 cement が海綿骨質内へ入りやすくなる．なお硬化骨は drilling により骨セメントを入りやすくしておくことが大切である．

② 筆者は骨セメントとして surgical simplex P（Stryker 製）を使用している．Cement mixing については vacuum mixing system 使用により air bubble を避け，術者にとってもセメントからの強い匂いを吸引することがない利点があるが，骨セメントの重合経過は室温などにより異なるため，筆者は指に骨セメントが粘着しなくなった時期（handling time）に cementing をしている．

③ Cementing に際しては骨切除面は乾燥状態であることが必要で，膝蓋骨，脛骨，大腿骨コンポーネントの順に同時に行うが，脛骨，大腿骨の cementing 中も膝蓋骨コンポーネントに膝蓋骨クランプアタッチメントを装着していることが大切である．
―― 大腿骨後顆の bone cut 面にはセメントをつけないで，大腿骨コンポーネントの後顆部に多すぎないように cementing し，セメントが硬化する前に余分なセメントを取り除くことにより骨セメントが膝後方部に残す危険を防ぐ．

④ Finger packing するより，膝関節を伸展位，足関節を直角にして下肢を挙上する leg-lift technique により（膝過伸展にならないように注意が必要である）関節内に圧迫力（750〜1500 N）が加わり骨梁に2〜3mm 浸透し確実な cementing ができる（**図64**）[23]．
―― Kuiper[152] は骨梁内に進入した骨セメントが interface

a

b

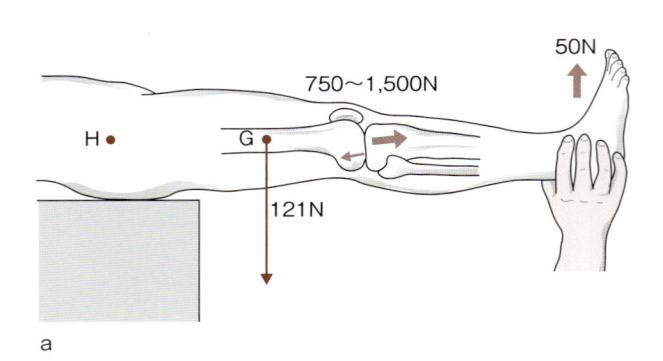

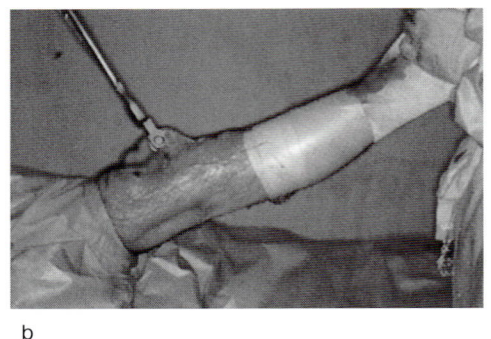

図64 同時cementingとleg-lift technique
a：大腿骨，脛骨，膝蓋骨コンポーネントの同時cementing，b：leg-lift technique．
〔松野誠夫：PCL-retaining prosthesis(CR)．人工膝関節置換術－基礎と臨床（松野誠夫，他編），文光堂，pp302-326, 2005（文献7）より引用〕

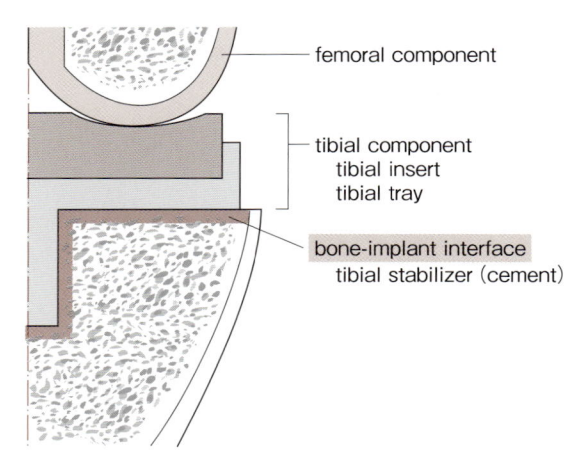

1) 初期固定が良好→後療法が術後短期間で可能
2) new subchondral plateの形成→出血，歪みの防止
　　　　　　　　　　　　　　wear debrisの進入阻止
3) 荷重の均一分散→componentの安定化

図65 骨セメント使用の利点
〔松野誠夫：PCL-retaining prosthesis(CR)．人工膝関節置換術－基礎と臨床（松野誠夫，他編），文光堂，pp302-326, 2005（文献7）より引用〕

における力を十分に確実にするには少なくとも3mmの深さが必要であるが，5mm以上になるとセメントの固定時の重合熱による骨壊死などの悪影響が出てくると報告している．

　2〜5mmのセメント層を作ることにより安定性が得られるという報告もあるが，leg-lift techniqueで十分の安定性，固定性を獲得できる．
⑤ セメント固定が終わり試験的整復用の脛骨インサートを除去した後，脛骨インサートを挿入する前にコンポーネント外にはみ出した余分のセメントを除去する．特に膝深屈曲位にして大腿骨および脛骨後顆部のコンポーネントに付着したセメントを取り残さないように注意が必要である．

　骨セメントに抗菌薬を加える問題については，加える抗菌薬の量によりporosityが高くなり，骨セメント自身の質や耐久性に影響を与えると考えられるが，Squire MWら[153]のin vitroの研究によると，第1日目に最も抗菌作用が強いが最初の4日間で急激にその作用を減少するので，術後のdrainage systemにより創内血腫の吸引は抗菌薬の作用を減少することが懸念されるとし，またhigh-viscosityのものはlow-viscosityやmedian viscosityのものより優れた抗菌作用を示すという．

　Cementing後にアライメントが変わることがあるので，試験的整復直後のアライメントとの間に差がないかを確認することが必要である．

骨セメント使用の利点（図65）
① 初期固定が良好で後療法も術後短期間で可能である．
② セメントによりnew subchondral plateが形成され，wear debrisの侵入や出血を阻止しコンポーネントの緩みを防止する．
③ セメント層により脛骨切除面への荷重が均一に分散され，脛骨上のコンポーネントの安定化に役立つ．

　手術創縫合前に再び高圧下で抗菌薬入り洗浄液で十分なpulse-lavageを行う．

7 手術創の閉鎖（縫合）

　膝関節屈曲位で行うが，切離した関節包，内側膝蓋大腿靱帯，内側膝蓋支帯を関節展開時にマーキングした部位で確実に縫合する．切離した内側軟部組織の縫合不全は膝蓋骨のtiltや亜脱臼の原因となるので確実に縫合する必要がある．

術後の出血対策として，術後drainを挿入しないもの，drainを数時間挿入するもの，またdrainを通して1～24時間epinephrine溶液を注入してdrainをクランプして術後の出血を減らすことも報告されているが，筆者は術後6時間まで洗浄式自己血回収装置で返血する．なおdrainは術後48時間で抜去する．

8 後療法

　術後のリハビリテーションはTKA後の機能改善のために手術手技と同様に最重要である．リハビリテーションはcritical pathに基づき行うが，入院前から大腿骨四頭筋力増強訓練と可動域訓練を指導しておき入院直後から行う．術直後よりknee braceを用いて局所の安静を保ちつつ大腿四頭筋の等尺運動を中心とした膝周囲筋の運動を開始し，深部静脈血栓症予防のためにfoot pumpを用い両下肢には術前より下肢ストッキングを装着している[154]．

　術後の可動域訓練としてCPMの使用，理学療法士による徒手的他動訓練を行い，早期に90°の可動域を得ることが大切で，少なくとも術後1週間で最低90°，2週間で120°，4週間で最大屈曲位を目指しており，術後早期に可動域を獲得することが深屈曲位獲得に最も大切である．

　CPMについてはこれを使用し続けるとextension lagを生じたり，装着の不注意で腓骨神経麻痺を生ずる危険もあるので注意を要する．術後CPM使用例とactive physical therapyの両群を比較し，CPM使用群に術後の腫脹が少なく，また膝可動域，術後疼痛については両群間に差がみられないという報告も多くみられる[155]．CPMは1日1～2時間ずつ2回に分けて行い，術後1週間で除去する．

　全荷重での歩行器あるいは一本杖による歩行開始は術後翌日から医師あるいは看護師監視のもとに開始する．

参考文献

1) Hungerford DS : Alignment in total knee replacement. Instructional Course Lecture 44 : 456-468, 1995
2) Lombardi AV Jr, et al : Balancing the flexion gap : Relationship between tibial slope and posterior cruciate ligament release and correlation with range of motion. J Bone Joint Surg Am 90(suppl) : 121-132, 2008
3) 松野誠夫：基本的手術手技．人工膝関節置換術—基礎と臨床（松野誠夫，他編），文光堂，pp194-203, 2005
4) Beverland DE, et al : Complication and management. In : LCS Mobile bearing knee arthroplasty (Hamelynck KJ, Stiehl JB, eds), Springer-Verlag, Berlin, p236, 2002
5) Insall JN, et al : Total condylar knee replacement : primary report. Clin Orthop Relat Res 120 : 149-154, 1976
6) Insall JN, et al : Surgical techniques and instrumentation in total knee arthroplasty. In : Surgery of the Knee (Insall JN, et al, eds), Churchill Livingston, New York, pp1553-1620, 2001
7) 松野誠夫：PCL-retaining prosthesis (CR)．人工膝関節置換術—基礎と臨床（松野誠夫，他編），文光堂，pp302-326, 2005
8) Ranawat CS : They're all wrong. Rotation in our salvation. Current concepts in joint replacement™, winter 2002 paper #82
9) Ranawat CS, et al : Alternatives for rotational femoral component. In : Surgical techniques in total knee arthroplasty (Scuderi GR, et al, eds), Springer-Verlag, New York, pp240-242, 2002
10) 松野誠夫：皮膚切開．人工膝関節置換術—基礎と臨床（松野誠夫，他編），文光堂，pp204-206, 2005
11) 松野誠夫：関節内展開法．人工膝関節置換術—基礎と臨床（松野誠夫，他編），文光堂，pp207-218, 2005
12) Fehring TK, et al : Patella inversion method for exposure in revision total knee arthroplasty. J Arthroplasty 17 : 101-104, 2002
13) Bonutti PM, et al : Minimally invasive total knee arthroplasty. J Bone Joint Surg Am 86(suppl 2) : 26-32, 2004
14) Walter F, et al : A randomized prospective study evaluating the effect of patellar eversion on the early functional outcomes in primary total knee arthroplasty. J Arthroplasty 22 : 509-514, 2007
15) Karl KS, et al : Intraosseous blood flow of the everted or laterally-retracted patella during total knee arthroplasty. The Knee 14 : 434-438, 2007
16) Clayton ML, et al : Correction of alignment deformities during total knee arthroplasties : staged soft tissue releases. Clin Orthop Relat Res 202 : 117-124, 1986
17) Luring C, et al : The effectiveness of sequential medial soft tissue release on coronal alignment in total knee arthroplasty. J Arthroplasty 21 : 428-430, 2006
18) Mullaji AB, et al : Total knee arthroplasty for profound varus deformity. J Arthroplasty 20 : 550-561, 2006
19) Engh GA : The difficult knee : Severe varus and valgus. Clin Orthop Relat Res 416 : 58-63, 2003
20) Yagishita K, et al : Step-by-step measurements of soft tissue balancing during total knee arthroplasty for patients with varus knees. J Arthroplasty 18 : 313-320, 2003
21) Park SE, et al : The change in length of the medial and lateral collateral ligaments during in vivo knee flexion. The Knee 12 : 377-382, 2005
22) Lotke PA : Primary total knees standard principles and technique. In : Knee Arthroplasty (Lotke PA, et al, eds), Lippincott Williams & Wilkins, Philadelphia, pp49-72, 2003
23) Ewald FC : Leg-lift technique for simultaneous femoral, tibial, and patellar prosthetic cementing, "rule of no thumb" for patellar tracking, and steel rod rule for ligament tension. Techniques in orthopaedics 6 : 44-46, 1991
24) 松野誠夫：骨切り手技．人工膝関節置換術—基礎と臨床（松野誠夫，他編），文光堂，pp246-285, 2005
25) Carpenter CA, Thornhill TS : Posterior cruciate ligament retention in total knee replacement. In : The adult knee (Callaghan JJ, et al, eds), Lippincott Williams & Wilkins, Philadelphia, pp1135-1144, 2003
26) 赤木将男：脛骨コンポーネントの回旋．人工膝関節置換術—基礎と臨床（松野誠夫，他編），文光堂，pp259-263 2005
27) Cobb JP, et al : the anatomical tibial axis-reliable rotational orientation in knee replacement-. J Bone Joint Surg Br 92 :

1032-1038, 2008
28) Akagi M, et al : An anteroposterior axis of the tibia for total knee arthroplasty. Clin Orthop Relat Res 420 : 213-219, 2004
29) Ikeuchi M, et al : Determining the rotational alignment of the tibial component at total knee replacement-A comparison of two techniques. J Bone Joint Surg Br 89 : 45-49, 2007
30) Aglietti P, et al : Rotational position of femoral and tibial components in TKA using the femoral transepicondylar axis. Clin Orthop Relat Res 466 : 2751-2755, 2008
31) In Y, et al : Factors affecting flexion gap tightness in cruciate-retaining total knee arthroplasty. J Arthroplasty 24 : 317-321, 2009
32) Bellemans J, et al : The influence of tibial slope on maximal flexion after total knee arthroplasty. knee Surgery, Sports Traumatology, Arthroscopy 13 : 193-198, 2005
33) Morris SAC, et al : The effect of posterior tibial slope on coronal alignment in total knee arthroplasty. J Bone Joint Surg Br Orthopaedic Proceedings (suppl Ⅲ) 90 : 572, 2008
34) Sneppen O, et al : Mechanical testing of trabecular bone in knee replacement. Int Orthop 5 : 251-256, 1981
35) Behrens JC, et al : Variation in strength ant structure of cancellous bone at the knee. J Biomech 7 : 201-207, 1974
36) Goldstein SA, et al : The mechanical properties of human tibial trabecular bone as a function of metaphysical location. J Biomech 16 : 965-969, 1988
37) Insall JN, et al : Surgical technique and instrumentation in total knee arthroplasty. In : Surgery of The Knee (Insall JN, eds), Churchill Livingstone, New York, pp1553-1620, 2001
38) Bartel DL, et al : The effect of conformity and plastic thickness on contact stress in metal-backed plastic implants. J Biomech Eng 107 : 193-199, 1985
39) Gill GS, et al : Does thickness of tibial polyethylene matter in total knee arthroplasty? AAOS, Annual Meeting. San Francisco, Proceedings, Poster 146, 2004
40) 金粕浩一, 他 : 深屈曲を得るための手術法. OS Now 24 : 38-47, 2004
41) Baldini A, et al : Less invasive TKA : Extramedullary femoral reference without navigation. Clin Orthop Relat Res 466 : 2690-2700, 2008
42) Hakkalamani S, et al : Use of long leg films in total knee arthroplasty. British association for surgery of the knee (2006). J Bone Joint Surg Br Orthopaedic Proceedings (suppl Ⅱ) 90 : 328, 2008
43) Faris PM, Ritter MA, Keating EM : Sagittal plane positioning of the femoral component in total knee arthroplasty. J Arthroplasty 3 : 355-358, 1988
44) Mizu-Uchi H, et al : The evaluation of post-operative alignment in total knee replacement using a CT-based navigation system. J Bone Joint Surg Br 90 : 1025-1031, 2008
45) Ries M : The optimal way to balance the flexion space to externally rotate the femoral component. In : Controversies in the total knee replacement (Laskin KS, ed), Oxford university press, New York, pp221-236, 2001
46) Robie BH : Prosthetic design and patellofemoral function. In : knee arthroplasty (Sculco TP, et al, eds), Springer-Verlag, Wien, pp27-36, 2001
47) Eckhoff DG, et al : Sulcus morphology of the distal femur. Clin Orthop Relat Res 331 : 23-28, 1996
48) Middleton FR, Palmer SH : How accurate is Whiteside's line as a reference axis in total knee arthroplasty? The Knee 14 : 204-207, 2007
49) Dillon JM, et al : Dynamic navigated total knee replacement alignment using Whiteside's line. J Bone Joint Surg Br Orthopaedic Proceedings (suppl Ⅲ) 90 : 561, 2008
50) Salvi M, et al : Are three degrees standard of external rotation always sufficient for a correct rotational alignment of the femoral component in TKR? J Bone Joint Surg Br Orthopaedic proceeding (suppl 1) 90 : 183, 2008
51) Hung CLW, et al : Interobserver and intraobserver error in distal femur transepicondylar axis measurement with computed tomography. J Arthroplasty 24 : 96-100, 2009
52) Chiu PK : Approaching the Asian knee. In : LCS Mobile Bearing Knee Arthroplasty (Hamelynck KJ, Stiehl JB, eds), Springer-Verlag, Berlin, pp195-200, 2002
53) Nagamine R, et al : Anatomic variations should be considered in total knee arthroplasty. J Orthop Sci 5 : 232-237, 2000
54) Hollister AM, et al : The axes of rotation of the knee. Clin Orthop Relat Res 290 : 259-268, 1993
55) Olcott CW, et al : Femoral component rotation during TKA. Clin Orthop Relat Res 367 : 39-42, 1999
56) 松野誠夫 : 大腿骨コンポーネントの回旋. 人工膝関節置換術―基礎と臨床 (松野誠夫, 他編), 文光堂, pp272-285, 2005
57) Jenny JY, et al : Low reproducibility of the intraoperative measurement of the transepicondylar axis during total knee replacement. Acta Orthop Scand 75 : 74-77, 2004
58) Kinzel V, et al : Can the epicondylar axis be defined accurately in total knee arthroplasty ? The Knee 12 : 293-296, 2005
59) Jerosch J, et al : Interindividual reproducibility in perioperative rotational alignment of femoral component in knee prosthesis surgery using the transepicondylar axis. Knee Surg Sport Traumatol Arthroscopy 10 : 194-197, 2002
60) Robinson M, et al : Variability of landmark identification in total knee arthroplasty. Clin Orthop Relat Res 442 : 57-62, 2006
61) McConnell JS, et al : In search of the epicondylar axis interobserver variability in landmark identification during computer navigated total knee arthroplasty : a cadaveric study. J Bone Joint Surg Br Orthopaedic Proceedings (suppl Ⅲ) 90 : 560, 2008
62) Akagi M, et al : Relationship between frontal knee alignment and reference axes in the distal femur. Clin Orthop Relat Res 388 : 147-156, 2001
63) Yoshino N, et al : Computed tomography measurement of the surgical and clinical transepicodylar axis of the distal femur in osteoarthritic knees. J Arthroplasty 16 : 493-497, 2001
64) Fehring TK : Rotational malalignment of the femoral component in total knee arthroplasty. Clin Orthop Relat Res 380 : 72-79, 2000
65) Yan CH, et al : Inter-and intra-observer errors in identifying the transepicondylar axis and Whiteside's line. J Orthop Surg 16 : 316-320, 2008
66) Aglietti P, et al : Rotational position of femoral and tibial components in TKA using the femoral transepicondylar axis. Clin Orthop Relat Res 466 : 2751-2755, 2008
67) Eckhoff D : Difference between the epicondylar and cylindrical axis of the knee. Clin Orthop Relat Res 461 : 238-244, 2007
68) Murray JRD : The anterior femoral cortical line : a new technique for assessment of intra-operative femoral component rotation in total knee replacement. J Bone Joint Surg Br Orthopaedic Proceedings (suppl Ⅲ) 90 : 572, 2008
69) Won YY, et al : An additional reference axis for determining rotational alignment of the femoral component in total knee arthroplasty. J Arthroplasty 22 : 1049-1052, 2007
70) Sculco TP : Soft tissue balancing in total knee arthroplasty. In : Controversies of total knee arthroplasty (Goldberg VM,

eds), Raven Press, New York, pp167-174, 1991
71) Wymenga AB, et al : Posterior cruciate ligament balancing in total knee arthroplasty with a dynamic PCL Spacer. In : Total knee arthroplasty (Bellemans J, et al, eds), Springer-Verlag, Heidelberg, pp182-187, 2005
72) 藤井唯誌, 他：人工膝関節置換術におけるポリエチレンインサートサイズ決定時のDynamic spacerの有用性. 第33回日本膝関節学会学術集会抄録, 2-4-19, 171, 2008
73) Laskin RS : Soft tissue balancing of the varus knee. In : The adult knee (Callaghan JJ, et al, eds), Lippincott Williams & Wilkins, Philadelphia, pp1217-1222, 2003
74) Bignozzi S, et al : Clinical validation of a novel spring loaded tensioning device and computer assisted navigation. J Bone Joint Surg Br Orthopaedic proceeding (suppl 1) 90 : 186, 2008
75) 畑山一久, 他：人工膝関節置換術時の伸展位および屈曲位での軟部組織剛性の相違. 日本人工関節学会誌 38 : 388-389, 2008
76) Asano H, Hoshino A, et al : Soft tissue tension total knee arthroplasty. J Arthroplasty 19 : 558-561, 2004
77) Christen N, et al : Posterior cruciate ligament balancing in Total Knee Replacement. J Bone Joint Surg Br 89 : 1046-1050, 2007
78) 張, 星野, 他：軟部組織緊張度が術後膝屈曲度に与える影響. 第39回日本人工関節学会抄録集 2-5-17 : 358, 2009
79) Petra JC, et al : Effects of the balanced gap technique on femoral component rotation in TKA. Clin Orthop Relat Res 467 : 1015-1022, 2009
80) Winemaker MJ : Perfect balance in total knee arthroplasty. J Arthroplasty 17 : 2-10, 2002
81) Clark JM : Rotational alignment of the femoral component in total knee replacement : ligament balance, tibial reference, and femoral component sizing. Techniques in knee surgery 3 : 89-96 : 2004
82) Katz MA, et al : Determining femoral rotational alignment in total knee arthroplasty J Arthroplasty 16 : 301-305, 2001
83) Boldt JG, et al : Femoral rotation based on tibial axis. In : LCS mobile bearing knee arthroplasty (Hamelynck KJ, et al, eds), Springer-Verlag, Heidelberg, pp175-182, 2002
84) Yau WP, et al : How precise is the determination of rotational alignment of the femoral prosthesis in total knee arthroplasty. An in vivo study. J Arthroplasty 22 : 1042-1048, 2007
85) Siston RA, et al : The variability of femoral rotational alignment in total knee arthroplasty. J Bone Joint Surg Am 87 : 2276-2280, 2005
86) Hanada H, Whiteside L A, et al : Bone landmark are more reliable than tensioned gaps in TKA component alignment. Clin Orthop Relat Res 462 : 137-142, 2007
87) Krackow, et al : Flexion-extension joint gap changes after lateral structure release for valgus deformity correction in total knee arthroplasty : a cadaveric study. J Arthroplasty 14 : 994-1005, 1999
88) Jenny JY, et al : Consistency of implantation of a total knee arthroplasty with a non-image-based navigation system : a case-control study of 235 cases compared with 235 conventionally implanted prostheses. J Arthroplasty 20 : 832-839, 2005
89) Minoda Y, et al : TKA sagittal alignment with navigation systems and conventional technique vary only a few degrees. Clin Orthop Relat Res 467 : 1000-1006, 2009
90) Stöckl B, et al : Navigation improves accuracy of rotational alignment in total knee arthroplasty. Clin Orthop Relat Res 426 : 180-186, 2004
91) Siston RA, et al : Averaging different alignment axes improves femoral rotational alignment in computer-navigated total knee arthroplasty. J Bone Joint Surg Am 90 : 2098-2104, 2008
92) Lützner, et al : Computer ? assisted and conventional TKA. A comparative prospective randmized study with radiographic and CT evaluation. J Bone Joint Surg Br 90 : 1039-1044, 2008
93) Yau WP, et al : Intraobserver errors in obtaining visually selected anatomic landmarks during registration process in non-image-based navigation assisted total knee arthroplasty. J Arthroplasty 20 : 591-601, 2005
94) Viskontas DG, et al : Computer-assisted gap equalization in total knee arthroplasty. J Arthroplasty 22 : 334-342, 2007
95) Kim YH, et al : Computer-assisted surgical navigation does not improve the alignment and orientation of the components in total knee replacement. J Bone Joint Surg Am 91 : 14-19, 2009
96) Spencer JM, et al : Computer navigation versus conventional total knee replacement : No reference in functional results at two years. J Bone Joint Surg Br 89 : 477-480, 2007
97) Molfetta L, et al : Computer navigation versus conventional implantation for varus knee total arthroplasty : A case-control study at 5 years follow-up. The Knee 15 : 75-79, 2008
98) Sexton SA : Computer-assisted knee arthroplasty does not result in improved functional outcome at one year compared with conventional instrumentation. J Bone Joint Surg Br Orthopaedic Proceedings (suppl III) 90 : 558, 2008
99) Ensini A, et al : Alignment and clinical results in conventional and navigated TKA. Clin Orthop Relat Res 457 : 156-162, 2007
100) Stulberg SD : How accurate is current TKR instrumentation? Clin Orthop Relat Res 416 : 177-184, 2003
101) Stulberg SD, et al : Computer-assisted surgery versus manual total knee arthroplasty : a case-controlled study. J Bone Joint Surg Am 88 (suppl 4) : 47-54, 2006
102) 古賀, 佐藤, 他：3次元アライメント測定システムのコンピューター支援手術への応用. 膝 27 : 247-250, 2003
103) Bonutti PM, et al : Navigation did not improve the precision of minimally invasive knee arthroplasty. Clin Orthop Relat Res 466 2730-2735, 2008
104) Benjamin J : Determining femoral component position using CAS and measured resection. Clin Orthop Relat Res 466 : 2745-2750, 2008
105) Griffin FM, Insall JN, et al : Accuracy of soft tissue balancing in total knee arthroplasty. J Arthroplasty 15 : 970-973, 2000
106) Ishii Y, et al : Coronal laxity in extension in vivo after total knee arthroplasty. J Orthop Surg 8 : 538-542, 2003
107) Maloney WJ, et al : performing a primary knee arthroplasty. current concepts in joint replacement-winter, paper # 79 session XV, 2002
108) Sculco TP : Soft tissue balancing in total knee arthroplasty. In : controversies of total knee arthroplasty (Goldberg V, eds), Raven Press, New York, PP167-174, 1991
109) Ranawat CS, et al : Alternatives for rotational alignment of femoral component. In : Surgical technique in total knee arthroplasty (Scuderi GR, et al, eds), Springer-Verlag, New York, pp240-242, 2002
110) Scott RD : Total knee arthroplasty in severe varus deformity. In : Total knee arthroplasty (Scott RD, ed), Saunders, Philadelphia, pp39-44, 2006
111) Freeman MAR : Knee arthroplasty : technique & management issues soft tissues : a question of balance. Orthopaedics 20 : 827-831, 1997
112) Rosenberg AG : Surgical technique of posterior cruciate

sacrificing, and preserving total knee arthroplasty. In : Total knee arthroplasty (Rand JA, ed), Raven Press Ltd, New York, pp115-153, 1993
113) Seering WP, et al : The function of the primary ligaments of the knee in varus-valgus and axial rotation. J Biomech 13 : 785-794, 1980
114) Tokuhara Y, et al : The flexion gap in normal knee. An MRI study. J Bone Joint Surg Br 86 : 1133-1136, 2004
115) Van Damme G, et al : What should the surgeon aim for when performing computer assisted total knee arthroplasty ? 87 (suppl2): 52-58, 2005
116) Okazaki K, et al : Asymmetry of medio-lateral laxity in the normal knee. J Bone Joint Surg Br Orthopaedic proceeding (suppl 1) 90 : 179, 2008
117) 吉野, 他：人工膝関節置換術中の内外側軟部組織の力学的特性について. 第39回日本人工関節学会抄録集, 2-5-9 : 356, 2009
118) 長嶺, D'Lima DD, 他：十字靱帯切離の膝キネマティクスへの影響-TKAのデザインと手術手技の再検討-. 日整会誌 83(2): 61, 2009
119) David JM : Computer navigation for total knee arthroplasty : a current perspective. Technique in Knee surgery 7 : 138-143, 2008
120) Romero J, et al : Varus and flexion laxity of total knee alignment method in loaded cadaveric knees. Clin Orthop Relat Res 394 : 243-253, 2002
121) 三上将, 他：Parallel cut technique を用いたTKA後の屈曲位軟部組織バランスの評価. 日本人工関節学会誌 37 : 406-407, 2007
122) Romero J, et al : The clinical consequences of flexion gap asymmetry in total knee arthroplasty. J Arthroplasty 22 : 235-240, 2007
123) 近藤誠, 他：人工膝関節置換術における大腿骨コンポーネント設置位置決定法. PS型でのParallel cut法とAnatomical reference法の差の定量的検討. 膝 31-1 : 127-131, 2006
124) Kadoya Y, et al : Effects of posterior cruciate ligament resection on the tibiofemoral joint gap. Clin Orthop Relat Res 391 : 210-217, 2001
125) Mihalko WM, et al : Posterior cruciate ligament effects on the flexion space in total hip arthroplasty. Clin Orthop Relat Res 360 : 243-250, 1999
126) 藤井裕之, 他：人工膝関節置換術におけるPCLの伸展・屈曲ギャップに与える影響について. 日本人工関節学会誌 38 : 374-375, 2008
127) Baldini A, Insall JN, et al : Flexion-extension gap changes during total knee arthroplasty. J knee Surg 17 : 69-72, 2004
128) Tietjens B : Right sizing of the femoral component in total knee replacement. JBJS, Orthopaedic Proceeding (suppl Ⅱ) 91〔Br〕: 339, 2009
129) 松野誠夫：大腿骨コンポーネントの設置. 人工膝関節置換術—基礎と臨床(松野誠夫, 他編), 文光堂, pp264-271, 2005
130) Bottros J, et al : Gap balancing in total knee arthroplasty. J Arthroplasty 21 (suppl 1): 11-15, 2006
131) Garneti N, et al : Patella resurfacing versus no resurfacing in Scorpio total knee arthroplasty. J Knee Surg 21 : 97-100, 2008
132) Burnett RS, et al : A prospective randomized clinical trial of patellar resurfacing and non resurfacing in bilateral TKA. Clin Orthop Relat Res 464 : 65-72, 2007
133) Epinette JA, et al : Outcomes of patellar resurfacing versus nonresurfacing in total knee arthroplasty. J Knee Surg 21 : 293-298, 2008
134) Barrack KL, et al : Patellar resurfacing in total knee arthroplasty. J Am Academy Orthopedic 8 : 75-82, 2000
135) Meneghini RM : Should the patella be resurfaced in primary total knee arthroplasty? An evidence-based analysis. J Arthroplasty 23 (suppl): 11-14, 2008
136) Greenfield M, et al : Instrumentation of patellar osteotomy in total knee arthroplasty ; the relationship of patellar thickness and lateral retinacular release. Am J Knee Surgery 9 : 129-131, 1996
137) Reuben J, et al : Effect of patella thickness on patella strain following total knee arthroplasty. J Arthroplasty 6 : 251-258, 1991
138) Koh JSB, et al : Influence of patellar thickness on results of total knee arthroplasty. J Arthroplasty 17 : 56-61, 2002
139) Lombardi AV, et al : Freehand resection of the patella in total knee arthroplasty referencing the attachments of the quadriceps tendon and patellar tendon. J Arthroplasty 13 : 788-792, 1998
140) Nagamine R, et al : Effect of rotation malposition of the femoral component on knee stability kinematics after total knee arthroplasty. J Arthroplasty 10 : 265-270, 1995
141) 松野誠夫：人工膝関節の開発の歴史. 人工膝関節置換術—基礎と臨床(松野誠夫, 他編), 文光堂, pp2-15, 2005
142) Freeman MAR, et al : should the posterior cruciate ligament be retained or resected in condylar nonmeniscal knee arthroplasty ? J Arthroplasty 3 (suppl): 3-12, 1988
143) Andriacchi TP, et al : retention of the posterior cruciate in total knee arthroplasty. J Arthroplasty 3 (suppl): 13-19, 1988
144) Scott RD : Posterior cruciate ligament retention versus substitution. In : Total knee arthroplasty (Scott RD, ed), Saunders, Philadelphia, pp8-16, 2006
145) Harato K, et al : Midterm comparison of posterior cruciate-retaining versus-substituting total knee arthroplasty using the Genesis Ⅱ prosthesis : A multicenter prospective randomized clinical trial. The Knee 15 : 212-221, 2008
146) Stiehl JB, et al : Fluoroscopic analysis of kinematics after posterior cruciate-retaining knee arthroplasty. J Bone Joint Surg Br 77 : 884-889, 1995
147) Kadoya Y, et al : Effects of posterior cruciate ligament resection on the tibiofemoral joint gap. Clin Orthop Relat Res 391 : 210-217, 2001
148) Misra A, et al : The role of the posterior cruciate ligament in total knee arthroplasty. J Bone Joint Surg Br Orthopaedic proceeding (suppl 1) 90 : 17, 2008
149) Chmell MJ, et al : Balancing the posterior cruciate ligament during cruciate-retaining total knee arthroplasty : description of the POLO test. J Orthopaedic Techniques 4 : 12-15, 1996
150) 秋月章：整形災害外科 51 : 836-837, 2006
151) Meneghini RM, et al : Cementless fixation in total knee arthroplasty-past, present, and future. J Knee Surg 21 : 307-314, 2008
152) Kuiper JH, et al : Cement penetration enhances compressive strength of bone-implant interface. Acta Orthop Scand 272 (suppl): 67, 1996
153) Squire MW : Premixed antibiotic bone cement-in vitro comparison of antimicrobial efficacy-. J Arthroplasty 1 (suppl): 110-114, 2008
154) Fleming P, et al : The effect of the position of the limb on venous impulse foot pumps. J Bone Joint Surg Br 82 : 433-434, 2000
155) Montgomery F, et al : Continuous passive motion compared to active physical therapy after knee arthroplasty. Acta Orthop Scand 67 : 7-9, 1996

3 Soft tissue balancing と Bone cut

4. 大腿骨コンポーネントの設置①

■勝呂　徹

1　はじめに

　人工膝関節置換術において大腿骨コンポーネントの設置は最も重要であり，コンポーネントの設置にはインプラントサイズの決定，正面側面からの回転中心，靱帯バランスおよび骨切りが関与する．インプラント設置には，骨切りが基本とされ，その方法には independent cut 法と dependent cut 法がある．膝関節の動きの中心は大腿骨顆部にあり，大腿骨末梢の骨切りは荷重軸からおおよそと規定されるが，長軸の回旋の決定は上顆軸（surgical epicondylar axis）と後顆軸（posterior condylar line）とが用いられている．しかしこれらの回旋軸の示標は，疾患の病態，変形の程度および先天性因子などから正確性に欠けるなどの問題点が指摘されている．膝関節の運動中心である大腿骨の骨切りは，インプラント設置にとって最も重要である（図1）．

2　インプラントサイズの決定

　膝関節のもつ特徴から，軟骨を含めた構造が関節運動に関与しており，このことからインプラントの選択は術前のX線画像の拡大率，内側顆部および外側顆部の形状といった術前計画にて至適サイズの予測を行う．しかし，関節の破壊病変があることから推察も必要である．関節の展開後に顆部の形状を十分に観察し，大きめのインプラントが選択される原因を防ぐために骨棘を十分に切除した後に再度インプラントサイズを決定することが必要である．大腿骨コンポーネントのサイズ決定は，大腿骨遠位前面の骨皮質を参照にする方法，後方顆部を参照にする方法，さらに脛骨骨切り面を参照にする方法などがあるが，基本的には本来の大腿骨顆部の大きさと同等のサイズを選択する．

3　大腿骨コンポーネントの設置の手術手技

　大腿骨コンポーネントの設置は，人工関節の動きの中心を決定するうえで最も重要である．特に骨切りですべてが決まってしまうことから，骨切りのランドマークの認識と骨切りの手技を十分にマスターすることが必要である．

1）大腿骨顆部の形状にみられる特徴

　大腿骨顆部の形状は，前面では外側が高く，遠位端では内側が大きく，後方顆部では内側が大きいという特徴を有している．さまざまな研究があるが，MCL付着部から関節面までの距離は，欧米人では35 mm，日本人では25〜30 mm，LCL の付着部からは20〜25 mm とされている．またMCL付着部は単一点でなく，中央に陥

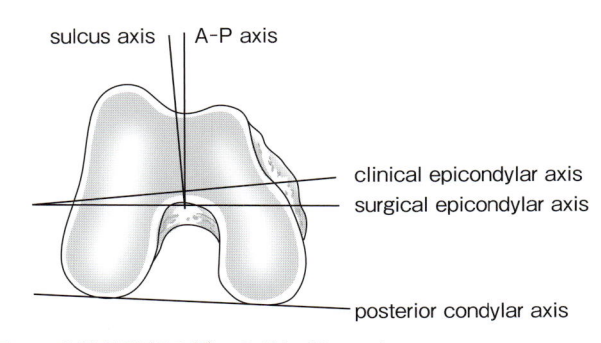

図1　大腿骨顆部の種々のランドマーク
大腿骨顆部には，種々のランドマークがある．これらを参考に総合的に正常な関節の回転中心を求めることが必要である．

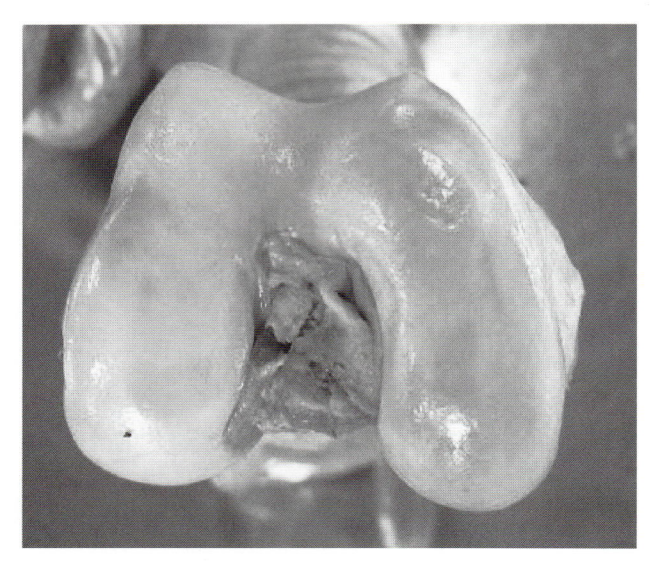

図2 健常者の膝関節顆部の構造
健常者の場合，膝関節顆部の構造は内顆後方顆部のほうが大きい。

凹（sulcus）を有しており，顆間のsulcusとACLとPCLの付着部など特徴的な構造を有することからこれらのポイントがland markなる。これらの解剖学的特徴をふまえたうえで骨軸を推察し，骨切りを行うことが重要である（図2）。

ただし個人差があり，単一の回転軸でないことを念頭に置くことも必要である。

2）大腿骨コンポーネントの回旋の確認

大腿骨コンポーネントは，膝関節の回転中心から外旋設置が必要とされている。大腿骨コンポーネントを外旋位に設置するのはjoint lineが脛骨の機能軸に対し3°内方傾斜しているので，近位脛骨をその機能軸に90°に骨切りすると脛骨軸に対し外旋位となる。このことと膝関節の回転中心が外旋していることと合わせ，大腿骨コンポーネントは外旋位に設置することが必須である（図3）。

大腿骨コンポーネントの回旋アライメントの決定は，後顆軸〔posterior condylar axis（PCA）〕，大腿骨前後軸〔anteroposterior axis（A-P軸）〕，上顆岬〔trans-epicondylar axis（TEA）〕，脛骨軸（tibial shaft axis）などが用いられている。これらの参照軸は，あくまでも正常大腿骨顆部を参考としていることから関節展開後，まずはじめに行うことは骨棘切除である。内外，前方の骨棘切除を行い，内顆の形状確認と前方骨皮質の確認を行うことが必要であり，さらに顆間の骨棘切除，いわゆるnotch plastyを行い，PCLの付着部を十分に露出させる。この操作により欠損部を残しほぼ全体像が確認可能となり，重要な基本的操作といえる（図4）。

3）骨切りに必要な基本

人工関節の骨切りは，人工膝関節の成績を決定する最も重要な手術手技である。これらの点を考慮して骨切り術を行わなければならない。大腿骨の骨切りが必要とされる部位は，大腿骨遠位部・前方顆部・後方顆部である。基本的には用いるインプラントの形状に合わせ骨切りを行うが，手術適応となる大腿骨顆部の形状は，正常膝関節の異なることから骨切りが重要となる。

先に述べたように，骨棘切除を行うことにより靱帯バランスが改善される。重度の変形例では，この時点で異常運動が改善されることから膝関節全体のバランスが変

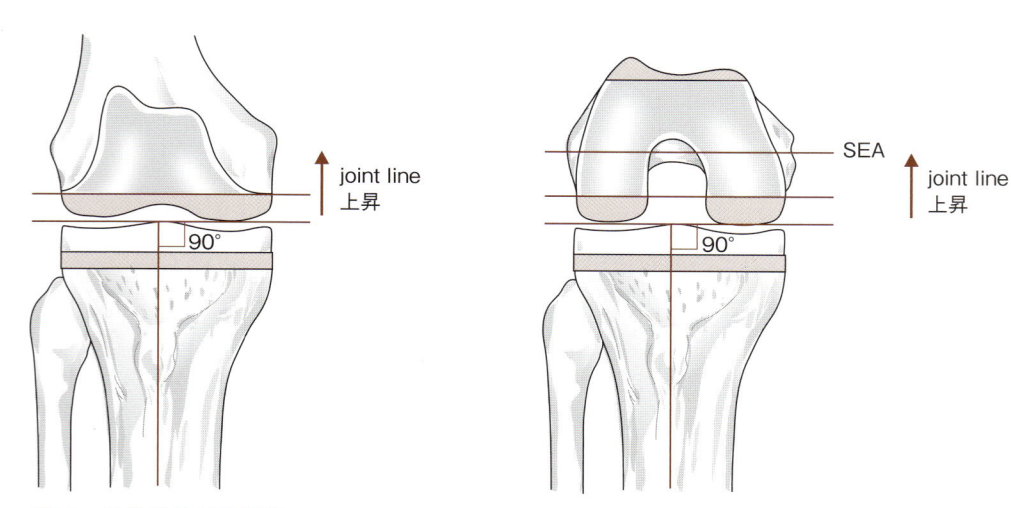

図3 近位脛骨の骨切り
脛骨軸に90°に骨切りすることから，大腿骨内側顆部の骨切り量の増加が必須である。

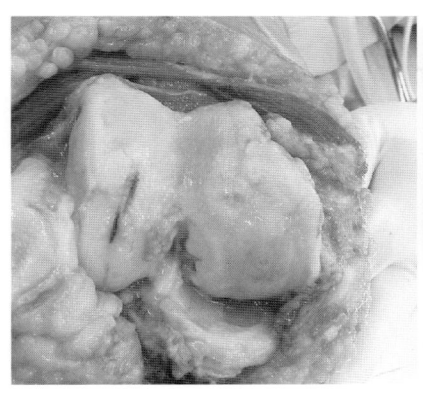

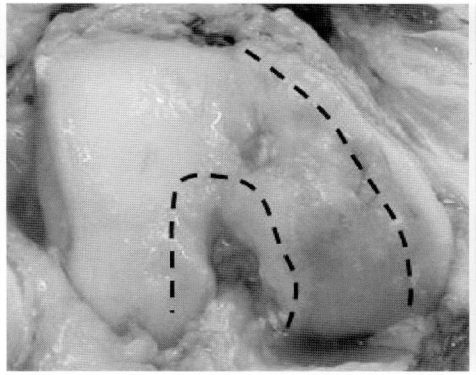

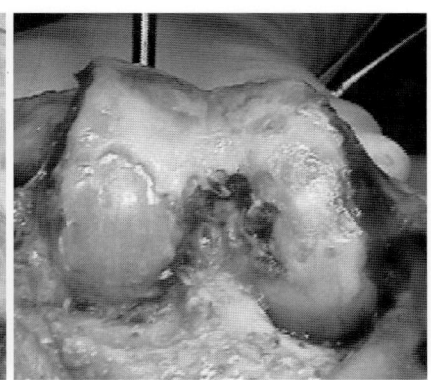

図4 骨棘の切除とランドマークの確認
骨棘の形成があり本来の構造と異なることから，はじめに骨棘の切除を行い land mark の確認を行う．

化していることを認識して骨切りを行うことが必要となる．

　大腿骨顆部の形状は，靱帯の付着部は解剖学的に各症例によって規定されている．また本来もつ靱帯の付着部と靱帯長があり，この靱帯バランスの中で骨切りを行うことになる．骨切りには従来からさまざまな方法が用いられているが，一般的な骨切り方法として大腿骨から骨切除を始める independent cut 法と脛骨から始める dependent cut 法があり，いずれの方法でもよいとされる．

　骨切りのポイントは大腿骨の骨切りにある．適正なアライメントとは，荷重軸に直角にインプラントを設置することであり，大腿骨軸に対し一般的に 6°外反位に設置することで，日本人の場合ほとんど荷重軸の再建が可能である（図5）．

　しかし正面像での設置位置の決定とともに重要なことは，大腿骨顆部の回旋中心を考慮することであり，回転中心を決定するには内外顆部の靱帯付着部を確認する必要がある．内側顆部の MCL 付着部は，点でなく広く付着しているため，中央の sulcus を回転中心と仮定すれば外顆は容易に確認できる．この内外顆を結ぶ線を surgical epicondylar axis といい，常に骨切りの中心であることを確認する．このほか大腿骨の骨切りの land mark は，後方顆部を結んだ線を得るために大腿骨遠位部・脛骨近位部で下肢機能軸に垂直にインプラントが設置されること，また大腿骨前方顆部・後方顆部では適切な回旋軸に平行にインプラントが設置されること，さらにインプラントと骨切り面が正確に適合することが重要である．骨切りにおいてはその順序，髄内ロッドガイドまたは髄外ロッドガイドの選択，バランサー使用の有無またはその機種などさまざまな問題がある．

　骨切りガイドの設置から始まり，この時点が最終骨切りまで考慮する必要があるため最も重要である．大腿骨

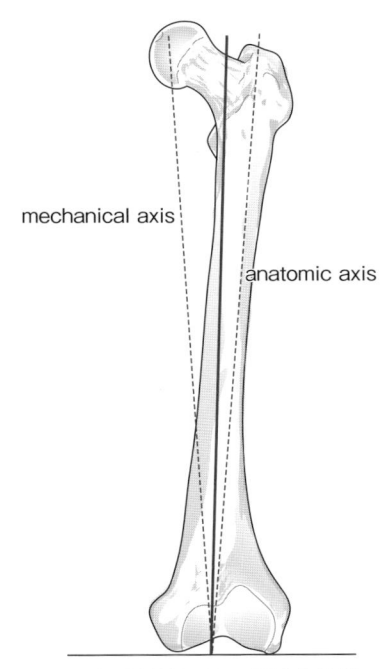

図5 大腿骨骨切りに必要な骨軸

側ではガイド刺入部位が外反角，前後傾斜角を決定することを認識することが必要である（図6）．

4）大腿骨遠位部の骨切り

　大腿骨遠位部の骨切りは伸展ギャップに影響を与え，過剰な骨切りは結果として joint line を上昇させ屈曲障害が生じ，逆に過小な骨切りは joint line を下降させ膝屈曲時の不安定性を生じさせてしまう．このため，骨切り量はインプラントの厚さと同等にしてできるだけ joint line を保つように心がけることが重要である．骨切りを開始する前に全体像を観察するため，必ず大腿骨顆部周囲の骨棘を取り除く．また，靱帯バランスの観点からも PCL，MCL 付着部周囲の骨棘もできるだけ切除する．さらに大腿骨遠位部に残存している関節軟骨も同

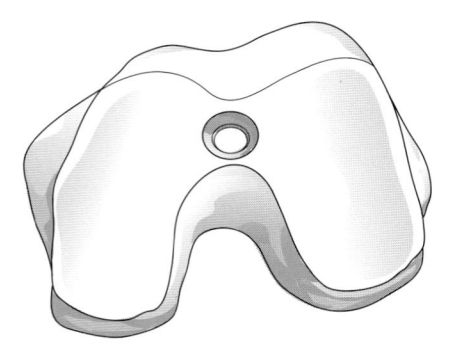

図6 適切な大腿骨ガイド刺入部位

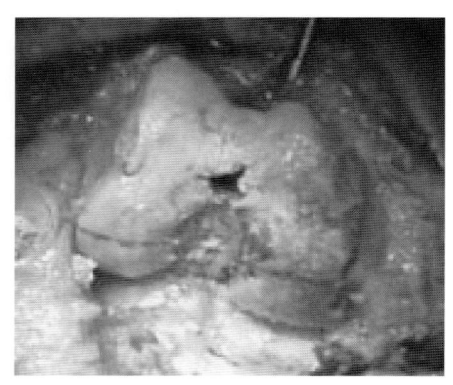

図7 大腿骨コンポーネントの骨切り
解剖学的特徴から最も参照しやすいのは，trans-epicondylar axis (TEA)と後顆軸 posterior condylar axis(PCA)である。

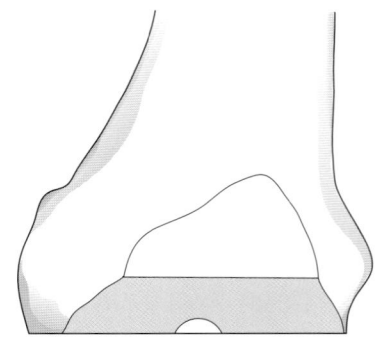

図8 骨切り後にみられるグランドピアノの形状

時に切除しておくと作図で予想した内顆，外顆の骨切り量の判定に有用である。

次に作図で予想した刺入点から選択した髄内ロッドガイドを冠状面，矢状面において方向を考慮しながら挿入する。実際の骨切りの前にスタイラスを用いて予想した内顆，外顆の骨切り量が適切か否かを再確認する。

5）大腿骨前方顆部と後方顆部の骨切り

大腿骨前方顆部と後方顆部の骨切りは屈曲ギャップに影響を与え，適正な膝回旋アライメントの獲得，膝蓋骨の適切な tracking に重要である。その骨切り量は大腿骨コンポーネントのサイズとその回旋角度の程度により決定される。大腿骨コンポーネントの回旋角度の決定には以下の参照軸が知られている。繰り返しになるが，大腿骨コンポーネントの骨切りには，後顆軸〔posterior condylar axis (PCA)〕，大腿骨前後軸〔antero-posterior axis(A-P軸)〕，上顆軸〔trans-epicondylar axis(TEA)〕，脛骨軸(tibial shaft axis)を参照に行うことがよい(図7)。

骨切りを行うにあたり，参照となる骨軸の中でも最近では surgical trans-epicondylar axis を基準軸にすることがよいとされている。しかし，現実的には総合的判断が求められ，antero-posterior axis や posterior condy-lar axis および大腿骨顆部前方皮質骨の形状などから判断することが最もよい結果をもたらす。実際の骨切りでは前方骨皮質に notch を作らないように行い，後方顆部にある骨棘が必須である。適切な骨切りがなされると前方骨切り後にはいわゆるグランドピアノの形状が確認される。この形状が確認されたときには適切な外旋が得られているものと考えてよい，参照となる術中所見である(図8)。

6）インプラントの設置

骨切り軟部組織バランスの再獲得が行われたならば，最終的な大腿骨コンポーネントの設置が行われる。この時点で大腿骨コンポーネントの設置は，脛骨コンポーネント設置と常にリンクしていることを念頭に置くことが必要である。

インプラントの固定法は骨セメント固定が一般的であるが，セメントレス固定も若年者には行われる。術後，力学的ストレスが常にかかることから骨との適切な固定が重要であり，いかにセメントを用いるかにより長期成績を安定させる重要な手技である。

骨セメント〔polymethyl-methacrylate(PMMA)〕とは，粉末ポリマーと液体モノマーとから構成されており，これらを混合することで化学的重合が生じ，硬化により骨との固着が生じる。骨セメント(PMMA)は，1960年代に用いられた基本的組成に大きな変化もなく今日まで臨床的に使用されている。PMMA モノマーは，血液循環への移行が生じると循環器系の抑制をもたらし，血圧低下をもたらすといった生体循環器系に大きな影響を及ぼすことが知られている。今日でも循環不全あるいは血栓塞栓症にて死亡例が報告されている。長期的には，骨セメントの破損などの組織刺激性などの問題があるが，重篤な合併症の報告はみられていない。

骨とインプラント間に確実な固着を得るためには，海綿骨内へ1～2mm 程度均等に骨セメントを圧入するの

が最もよいとされている。このためには，大腿骨コンポーネントと脛骨コンポーネントおよび膝蓋骨コンポーネントに均等に骨セメントを塗布し，切骨面へ骨セメントを均等に圧入し，その後インプラントを打ち込む方法が最もよい。その後，下肢を挙上し下肢を末梢へ牽引を掛けながら完全伸展させると骨セメントはゆっくりと海綿骨に圧入される。骨セメントは，重合過程で最も扱いやすい時間帯がある(handling time)。インプラント挿入後，周囲へ余分な骨セメントがみられるのでメスなどを用い，十分に取り除くことが重要である。骨セメントの重合発熱と硬化が終了した後，ノミを用い余分な骨セメントを取り除く。この時点で顆部後方に骨セメントを残さないようにする。骨セメント固定の利点としては初期固定のよさ，骨髄からの出血を抑制する作用であり，問題点は，短期的には余分な骨セメント粉や破片などによる組織の易刺激性，易感染性，長期的には，骨セメントの劣化と易感染性および骨融解などがある。

人工関節機種は骨セメント固定が基本的となっており，欧米では基本的に骨セメント固定を前提として認可されている。その理由は，長期にわたる優れた過去の報告に基づいている。これはあくまでも骨セメントが確実にインプラントと骨の全面での固着が得られているという前提であることを認識する必要がある。骨セメントの固定量を検討した報告では，骨とインプラントともに骨セメントを十分に塗布し，固着させる必要があると述べている。特にMISなどでは十分に固着されない可能性が高いことに注意する必要がある。

4 まとめ

人工膝関節置換術においてindependent cut法を用いる手術方法での大腿骨コンポーネントの設置は重要である。大腿骨インプラントの設置は膝関節の正常な動きをもたらし，結果として優れた成績をもたらすものと考える。

参考文献

1) Hungerford DS, et al : Total joint arthroplasty of the knee. Clin Orthop Relat Res 192 : 23-33, 1985
2) Berger RA, et al : Determining the rotational alignment of the femoral component in total knee arthroplasty using the epicondylar axis. Clin Orthop Relat Res 286 : 40-47, 1993
3) Arima J, et al : Femoral rotational alignment, based on the anteroposterior axis, in total knee arthroplasty in a valgus knee. J Bone Joint Surg[Am]77 : 1331-1334, 1995
4) Stiehl JB, et al : Femoral rotational alignment using the tibial shaft axis in total knee arthroplasty. Clin Orthop Relat Res 331 : 47-55, 1996
5) Bäthis H : Radiological results of image-based and non-image-based computer-assisted total knee arthroplasty. Int Orthop 28 : 366-369, 2004
6) Berger RA, et al : Determining the rotational alignment of the femoral component in total knee arthroplasty using the epicondylar axis. Clin Orthop Relat Res 286 : 40-47, 1993
7) Stiehl JB, et al : Femoral rotational alignment using the tibial shaft axis in total knee arthroplasty. Clin Orthop Relat Res 331 : 47-55, 1996
8) 中村 卓司，勝呂 徹：TKAにおけるコンピューターナビゲーションシステムの精度評価. 骨・関節・靱帯，16 : 1453-1460, 2003
9) Hvid I : Total condylar knee arthroplasty. Prosthetic component positioning and radiolucent lines. Acta Orthop 55 : 160-165, 1984

3 Soft tissue balancing と Bone cut

5. 大腿骨コンポーネントの設置②

■格谷義徳

1 理論的背景と特徴

　大腿骨コンポーネントの設置に際しては，大腿骨遠位端の骨切り（前額面アライメントに影響する）と大腿骨後顆部の骨切り（回旋アライメントに影響する）を区別して考える必要がある[1]。大腿骨遠位端と脛骨近位端の骨切り面が伸展ギャップを形成し，大腿骨後顆部と脛骨近位端の骨切り面が屈曲ギャップを形成する。この伸展および屈曲ギャップを長方形にかつ等しくすることが，TKAにおいて最も基本的な原則となる。

　ギャップの調整に関してはまず，①脛骨近位端の骨切りは伸展ギャップと屈曲ギャップの両者に影響する，②大腿骨遠位端の骨切りは伸展ギャップのみに影響する，③大腿骨後顆部の骨切りは屈曲ギャップのみに影響する，という3原則を理解することが重要である。つまり伸展・屈曲ギャップの不一致に対しては脛骨側の調整では対応できず，大腿骨側の骨切り位置（コンポーネント設置位置）での調整が必要であるという点が特に重要である（表1）。

　次に重要なのは伸展ギャップを形成する大腿骨遠位端の骨切りは術中操作の影響をほとんど受けないという点である。大腿骨遠位端の骨切り量は屈曲拘縮の程度や軟部組織解離により若干上下するが，骨切り角度は荷重軸（Mikulicz line）が膝関節中心を通るように設定するため術前に正確に決定可能である。具体的には脛骨近位を骨軸に垂直に骨切りし，大腿骨遠位端を大腿骨の機能軸と解剖軸のなす角度で骨切りすればよい（図1）。これと対照的なのが屈曲ギャップを形成する大腿骨後顆部の骨切りであり，その角度が屈曲ギャップの形を，その前後位置が屈曲ギャップの大きさを決定する（図2）。この後顆部の骨切りは軟部組織解離やPCLの処理に影響を受けるため，術中の確認，調整が必須である。この際に解剖学的指標を基準としてまず骨切りを行った後に軟部組織

表1　ギャップの調整

	伸展ギャップ緊張大	伸展ギャップ緊張適正	伸展ギャップ緊張小
屈曲ギャップ緊張大	・脛骨骨切り追加 ・薄いPE	・小さい大腿骨コンポーネント ・大腿骨遠位補填＋薄いPE ・（PCLの解離，切離）	・脚注5参照
屈曲ギャップ緊張適正	・大腿骨遠位骨切り追加 ・後方関節包の解離	・OK	・大腿骨遠位補填
屈曲ギャップ緊張小	・脚注4参照	・大きな大腿骨コンポーネント ・大腿骨遠位骨切り追加＋厚いPE	・厚いPE ・（脛骨セメントマントル）

PE；ポリエチレンインサート。
1. スペーサーやトライアルを入れたときのギャップの緊張度で区分しており，ギャップ自体の大小ではないことに注意。
2. 括弧内は必ずしも通説ではないが，場合に応じて用いられてよいと考えられる対処法を示す。
3. 大腿骨遠位の骨切りや補填（augmentation）はJoint lineの上下を伴うことに注意。
4. 屈曲ギャップに合わせた厚いスペーサーを使用すれば，屈曲ギャップ緊張適正―伸展ギャップ緊張大の状態になり，伸展ギャップに合わせた薄いスペーサーを使用すれば，屈曲ギャップ緊張小―伸展ギャップ緊張適正の状態になる。
5. 屈曲ギャップに合わせた薄いスペーサーを使用すれば，屈曲ギャップ緊張適正―伸展ギャップ緊張小の状態になり，伸展ギャップに合わせた厚いスペーサーを使用すれば，屈曲ギャップ緊張大―伸展ギャップ緊張適正の状態になる。

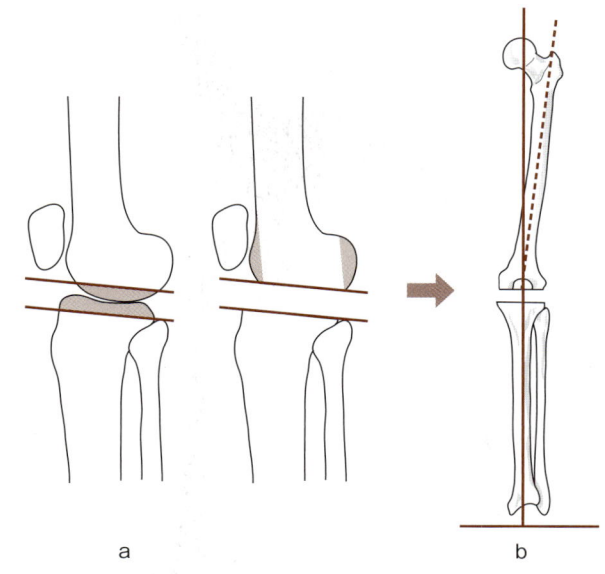

図1 伸展ギャップを形成する骨切り
大腿骨遠位部と脛骨近位部の骨切りが伸展ギャップを形成する(a)。この2つの骨切りは，荷重軸(Mikulicz line)が膝関節中心を通るように決定される(b)。具体的には脛骨近位を骨軸に垂直に骨切りし，大腿骨遠位端を大腿骨の機能軸と解剖軸のなす角度で骨切りすれば荷重軸は膝関節中心を通る。

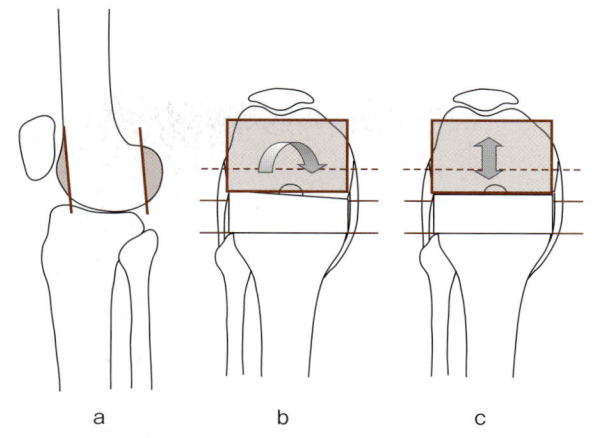

図2 屈曲ギャップを形成する骨切り
大腿骨後顆部と脛骨近位部の骨切りが屈曲ギャップを形成する(a)。大腿骨後顆部骨切りの角度が屈曲ギャップの形に(b)，その前後位置が屈曲ギャップの大きさを決定する(c)。

バランスをとる方法(independent cut)と伸展位での軟部組織バランスを整えた後，脛骨近位端の骨切り面を基準として屈曲ギャップが長方形となるように大腿骨後顆部の骨切りを決定する方法(dependent cut)がある。Independent, dependent手技の得失には論議があるが，前者では，回旋や前後位置が軟部組織の緊張と無関係に決定されるため軟部組織解離への依存度が大きく，術者の熟練度や変形程度により結果が左右されやすいことが危惧される。Dependent法では，軟部組織の緊張度に応じて骨切り位置を変化させるので，ギャップを定量的に一致させるにはこちらが手技的に容易であると言えよう。因みにこのdependent, independentという用語は本邦ではしばしば用いられるが，最近の国際学会や英語論文ではほとんど使用されない。伸展ギャップに関係する骨切りは，基本的にはindependentであり，屈曲ギャップに関しては，両者を組み合わせて確認しながら行われるため分類に実際上の意味がないためであろう。また大腿骨側が先か，脛骨側が先かという骨切りの順序の問題も，大腿骨遠位端だけを先に骨切りしても後顆部を骨切りしなければ，伸展ギャップを作成するという観点からは変わりはなく，本質的な意味のない論議であろう。

上記のようにわれわれの行っている大腿骨コンポーネントの設置法は"軟部組織解離の影響が小さい大腿骨遠位端を最初に骨切りして伸展ギャップを作成，調整し，その後バランスの取れた軟部組織スリーブをガイドとして，屈曲ギャップが長方形かつ伸展ギャップと同大になるように大腿骨後顆部の骨切り位置を決定する手法"と総括され，理論的であるばかりでなく手技的にも容易であると考えている。

2 実際の手術手技

1) 伸展ギャップの作成(大腿骨遠位端の骨切り)

最初に大腿骨遠位端および脛骨近位端を骨切りし，伸展ギャップを作成する。具体的にはまず脛骨近位端を前額面で骨軸に垂直に骨切りする。後方傾斜はそれぞれの患者のもつ関節面の後方傾斜を参考に決定するが，機種により角度設定されていればその角度で行う。次に大腿骨遠位端を術前大腿骨全長X線像に基づいて，大腿骨機能軸と解剖軸のなす角度で骨切りする(通常5～7°)。骨切除量は原則として健常関節面からインプラントの厚み分だけ切除するように調整するが，屈曲拘縮が強い(約20°以上)例では，あらかじめ2～3 mm程度多く切除して伸展ギャップを確保してもよい[2]。

手術のコツ①：後方傾斜が大きいと屈曲拘縮が残存しやすく，また最大伸展時に大腿骨-脛骨インプラント間の相対的過伸展が起こることに注意が必要である。われわれは通常3°後方傾斜をつけて骨切りしている。

②：次のステップの屈曲ギャップ作成時や脛骨，大腿骨の後内側の骨棘除去により伸展ギャップは徐々に広がる傾向があり，内反変形も徐々に矯正されるので[3]，この段階での軟部組織解離は慎重に進め，過剰な解離を避けることが重要である。また脛骨や大

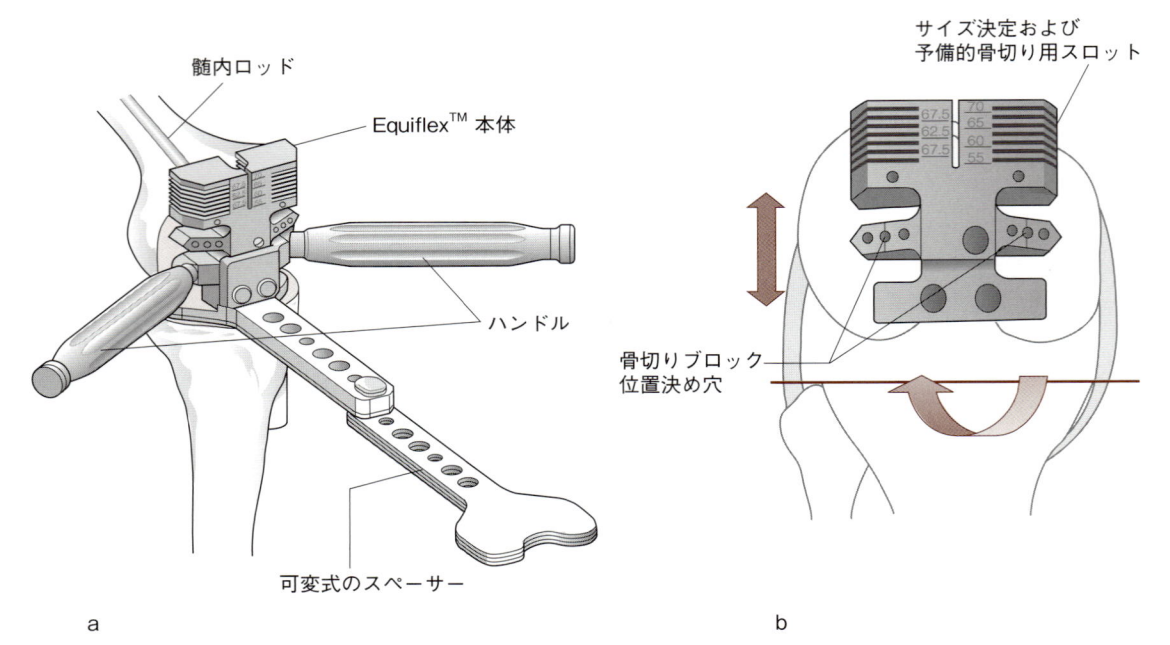

図3 Equiflex™

Equiflex™は基本的には髄内ロッドに大腿骨の骨切りブロック位置決めガイドを組み合わせものであり，それにハンドルと可変式のスペーサーを組み合わせて使用する．髄内ロッドを大腿骨髄腔に挿入し，ブロック下面に伸展ギャップと同じ厚みのスペーサーを挿入する（**a**）．Equiflex™本体は髄内ロッドに対して回旋及び前後位置が可変となっており，前方にサイズ決定及び予備的骨切り用のスロットを有する（**b**）．

腿骨顆部後方の骨棘を可能な限り切除しておけば，今後の操作による伸展ギャップの変化を最小限にすることができる．

2）屈曲ギャップの作成（大腿骨後顆部の骨切り）

屈曲ギャップが伸展ギャップに等しく，かつ長方形となるように大腿骨後顆部骨切りの前後，回旋位置を決定する．以前よりRanawat blockがこの目的で使用されてきたが，本稿ではこのRanawat blockを改良した器具（Equiflex™）を用いた方法を解説する．Equiflex™は，髄内ロッドに位置調整可能な大腿骨の骨切りブロック位置決めガイドを組み合わせたものであり，前方のスリットを通してサイズ決定や仮の骨切りができるように工夫してある（図3）．以下に具体的な手術方法を述べる．

① 90°屈曲位にてEquiflex™の髄内ロッドを大腿骨髄腔に挿入する．可変式の屈曲用のスペーサーブロックの厚みを伸展ギャップと同じになるように調整し，Equiflex™本体の後方と脛骨骨切り面の間に挿入する（図3）．

② ドライバーを用いて適度なテンションがかかるまでEquiflex™ブロックを後方に下げる（図4）．この操作により伸展位で調整された軟部組織スリーブをガイドとして屈曲ギャップが長方形かつ伸展ギャップと等しくなるように骨切り位置が決定される．ハンドルを内外旋するように振って緊張度の確認を行うが（図5），脛骨骨切り面とスペーサーの間がハンドルの内外旋に相応して2～3 mm開大する程度であれば，適度な緊張度が得られていると判断する．

③ Equiflex™から得られた回旋アライメントおよび前後位置を解剖学的指標（大腿骨上顆軸，後顆軸，Whiteside line，後顆の骨切り量など）と比較して確認を行う．

④ 多くの症例でEquiflex™の示す大腿骨の回旋アライメントは，後顆軸から3～6°程度外旋位で大腿骨上顆軸にほぼ平行となる．また後顆の骨切除量は内側ではほぼインプラントと同じ厚み（約9 mm）程度になるのが平均的である．この位置からEquiflex™が示す位置が大きく違うようであればまず伸展位でのバランスを再確認する．理論的には内側軟部組織解離が不十分な場合はEquiflex™ブロックが過外旋し，内側軟部組織解離が過剰であればEquiflex™ブロックは内旋傾向となる．伸展位でのバランス調整が不十分であれば軟部組織解離を追加し，骨棘の残存がないか再確認のうえもう一度Equiflex™を使用する．それでも解剖学的指標とEquiflex™の示す回旋位置が大きく違うようであれば下記の判断基準に従う．まずEquiflex™ブロックが過外旋する場合は，上顆軸より3°程度の過外旋であれば臨床的には問題ないので[4]

3-5. 大腿骨コンポーネントの設置②

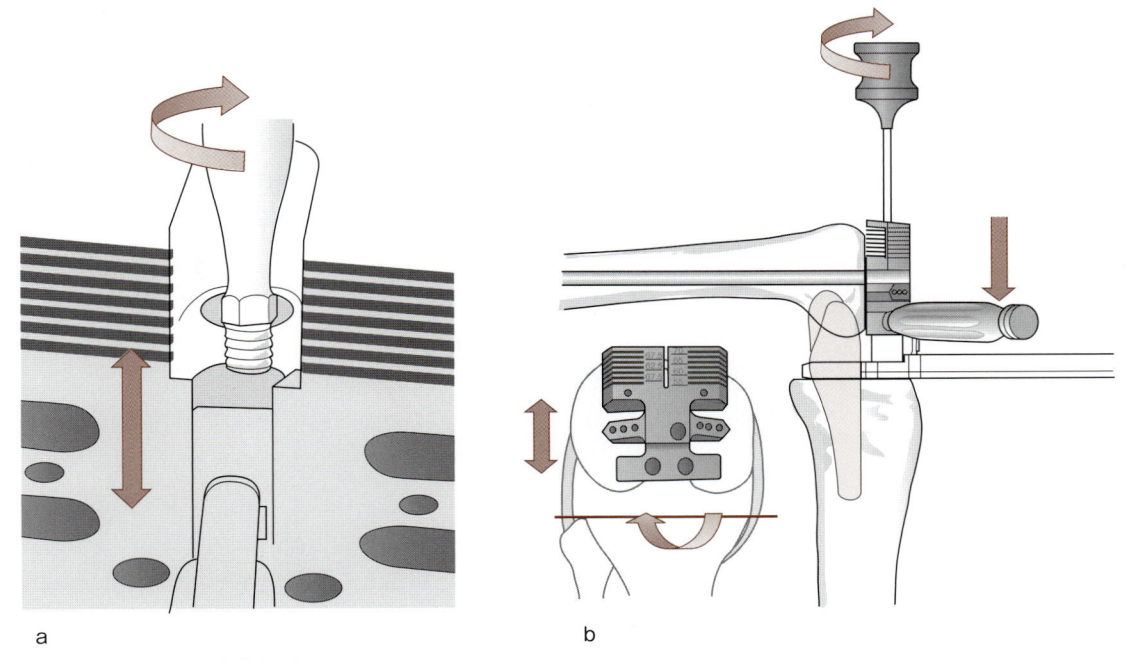

図4　Equiflex™の機構と原理
Equiflex™本体に組み込まれたねじ機構で骨切りガイドの前後位置を調整する(a)。骨切りブロックを後方移動させると、軟部組織の緊張度をガイドにして屈曲ギャップが伸展ギャップと等しくかつ長方形になるようにEquiflex™本体の回旋および前後位置が決定される(b)。

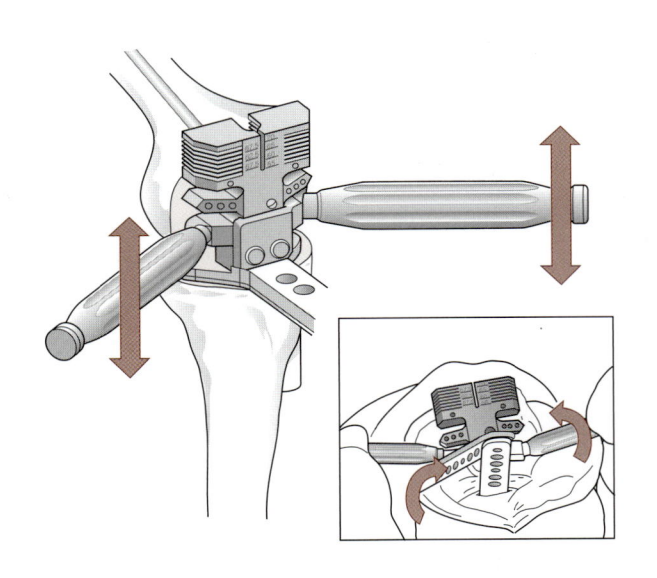

図5　適度な屈曲ギャップ緊張度の確認法
ハンドルの内外旋に相応してスペーサー顆部と脛骨骨切り面間が2～3mm開大すれば適度な緊張度であると判断する。

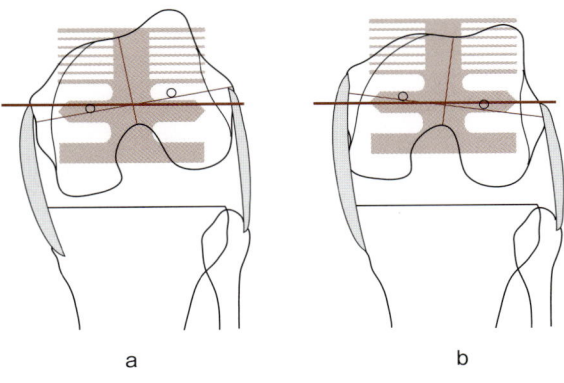

図6　回旋位異常の対処法
a：軽度の過外旋位設置であれば、Equiflex™が示す骨切り位置を優先させる。
b：内旋設置になる場合にはEquiflex™が示す骨切り位置を採用せず、解剖学的指標を優先させる。

Equiflex™の位置を優先させる（図6a）。逆にEquiflex™ブロックが内旋位の場合はこの位置で設置すると膝蓋骨トラッキングに悪影響を及ぼす懸念があり、上顆軸に平行に設置する（図6b）。

手術のコツ：屈曲位での適切な緊張度に関しては論議があり、定量的なデータは存在しない。よって微調整は術者の判断に委ねられることになるが常に解剖学的な指標を参照し、それと大幅に異なる場合は再度伸展位での軟部組織バランスの確認を行うことが重要である。またEquiflex™の示す位置はあくまでもギャップからみた適正な骨切り位置であることを常に念頭に置くべきである。実際上は解剖学的指標からかけ離れた位置に設置はできないため、両者（Equiflex™の示す位置と解剖学的指標が示す位置）の中間位置での設置も考慮しながら最終調整する。

⑤適切な緊張度と回旋アライメントが得られたと判断されれば、適合した骨切りブロックを選択する。骨切り

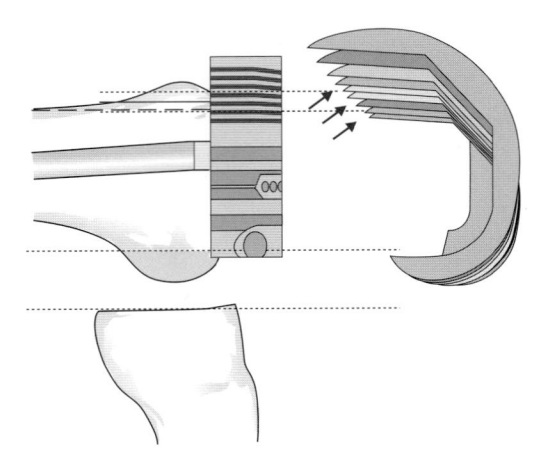

図7　適合サイズの決定法
どのサイズの骨切除が大腿骨前面に適合し，かつ notch を作らないかを判断し適合サイズを決定する。

ブロックのサイズが上がると，後方の骨切り量は一定で前方の骨切りが移動するのでノッチ形成せず，かつ大腿骨前面皮質にできるだけ適合したサイズを選択する（図7）。

手術のコツ：この手技を anterior reference 法と posterior reference 法の観点から分類すれば，屈曲ギャップを指標とした（脛骨骨切り面と言ってもよい）posterior reference 法であると言える。通常の posterior reference 法は，大腿骨後顆を指標としてインプラントの厚みだけ骨切りしようとする手技であるのに対して，本法では屈曲ギャップを指標とするため大腿骨後顆部の骨切り位置も変化することになる。

⑥ Equiflex™ によって決定したサイズの骨切りブロックを用いて大腿骨前面，後方顆部，シャンファー部の順で骨切除を行う。

手術のコツ：Equiflex™ ブロックの適合サイズの1-2サイズ大きいサイズのスロットを通して仮の骨切りを行えば，notch 形成の危険性が低減される。また，実際の骨切り時にもまず1つサイズの大きい大腿骨骨切りブロックから使用すれば前方 notch を作るリスクをさらに低減できる。

3　考察

解剖学的指標に基づいて大腿骨コンポーネントの位置（前後位置，回旋アライメント）を決定するのがいわゆる independent cut 法であるが，その際には屈曲ギャップの形状や大きさは考慮されない。よって independent cut 法では，屈曲ギャップの調整は骨切り後の軟部組織解離に依存していると言える。しかし，軟部組織解離操作は通常屈曲および伸展ギャップ両者に影響するため，両者の解離が大きい場合は正確な調整は手技的に困難となる。さらに解剖学的指標が同定困難な場合があること（内側上顆の sulcus）や解剖学的指標に関節炎変化が起こること（大腿骨後顆）により参照点の決定にも問題がある。

今回紹介した術式は，屈曲ギャップの大きさ，形状を指標として大腿骨コンポーネントの位置を決定するものである。その際伸展位でバランス調整された軟部組織スリーブをガイドとするため，まず伸展位でのバランス調整のみに留意すればよくシンプルである。また時に同定の困難な解剖学的指標に依存しなくてもよいことも大きな利点といえよう。伸展ギャップを先に作成するのは，joint line の上昇を最小限にするためである。すなわち屈曲ギャップを先に作成すると，PCL 切除で増大した屈曲ギャップ[5]に合わせて大腿骨近位端を切除することになり，joint line が上昇する危険性が高い。本手技は一般には PCL 切離型に用いられてきており，PCL 切離により屈曲ギャップが増大されるため，大腿骨後顆の切除量が少なくなり，本来の解剖学的な前後径サイズより大きいコンポーネントが選択される場合が多い。換言すると，PCL 切離型で independent cut 法により後顆からインプラントの厚みだけ骨切除すると，屈曲ギャップが大きくなり，不安定性を生じる危険性があるということになる。本法は，PCL 切離型で屈曲位での安定性を回復するばかりでなく，posterior condylar offset を確保することによる可動域確保の観点からも特に有用である。以上の点を総合すると，今回紹介した方法は理論的かつ容易であり，経験の少ない術者を含めて広く推奨できる方法であると考えている。

参考文献

1) 近藤誠, 北川洋, 山崎裕行, 他：人工膝関節置換術における大腿骨骨切り順序の重要性. 膝 27：77-82, 2003
2) 松井嘉男, 他：屈曲拘縮に対する TKA. 関節外科 23：76-83, 2004
3) Sugama R：Preparation of the flexion gap affects the extension gap in total knee arthroplasty. J Arthroplasty 20：602-607, 2005
4) 藤井唯誌, 他：大腿骨コンポーネント過外旋設置による術後成績への影響. 日本関節病学会雑誌, 印刷中
5) Kadoya Y：Effects of posterior cruciate ligament sacrifice on tibiofemoral joint gap. Clin Orthop Relat Res 391：210-217, 2001

4 脛骨コンポーネント

論点の整理
脛骨コンポーネントの回旋設置とmobile bearing kneeの有用性

■ 星野明穂

1 脛骨コンポーネントの回旋設置

1)はじめに

筆者が初めて脛骨コンポーネントの回旋アライメントの重要性を思い知ったのは1980年代のMG（Miller-Galante, Zimmer）Ⅰ型の使用経験であった。このデザインは脛骨インサートが平坦で大腿骨とインサートの回旋適合性は低かった。そのため脛骨コンポーネントを内旋位設置して荷重した場合，脛骨は外旋し膝蓋骨は脱臼するか（図1），そのmalrotationのまま大腿骨コンポーネントが荷重するとインサートが早期摩耗した（図2）。その当時脛骨コンポーネントの回旋指標となる確立されたland markは存在しなかった。

2)古典的指標

大腿骨コンポーネントの回旋アライメントについては，surgical epicondylar axisとclinical epicondylar axisの差が3°程度などと詳細な指標の研究が積み重ねられている一方，脛骨コンポーネントの回旋位アライメントについては研究が少なく成書にも記載が少ない。

Insallの著名な教科書"Surgery of the Knee"の初版（1984）[1]では，わずか半ページの記載で「脛骨コンポーネントは脛骨粗面へ向けよ」とあり，第2版（1993）[2]では1ページ半に増えたが，脛骨粗面のやや内側に設置と記されているのみである。Krackowの教科書（1990）[3]でも脛骨コンポーネントの回旋位アライメントには自信がなく，脛骨後方骨皮質，脛骨粗面，足関節内外顆軸などを"総合的にみて"判断する，あるいは大腿骨コンポーネントに適合するような設置，と記載しているが"要は経験的に"としており自信がない。Randの教科書（1993）[4]では上述したland markのうち脛骨粗面内側縁の指標をすすめている。2005年に出版された新しい教科書[5]ですら，脛骨コンポーネントの回旋位決定にこれらのland markをあげているものの"どれも信頼性が低い"とお手上げ状態である。

このように過去においては脛骨コンポーネントの回旋

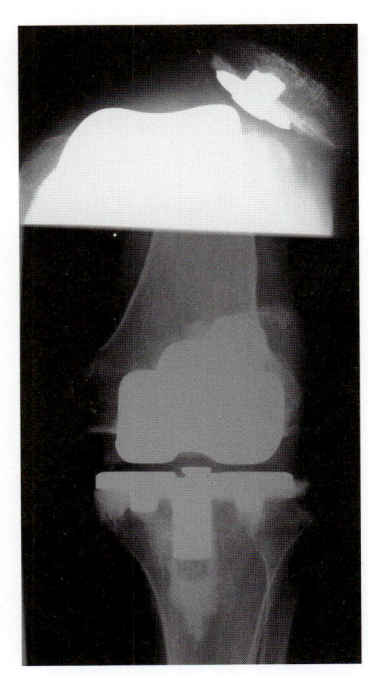

図1 脛骨コンポーネント内旋位設置
荷重時脛骨は外旋し大腿骨コンポーネントとインサートの適合は正常となるが膝蓋骨は脱臼する。

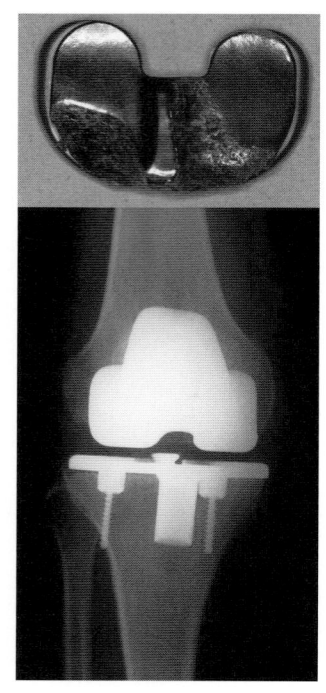

図2 ポリエチレンの摩耗
同じく脛骨コンポーネント内旋位設置だが荷重時脛骨が外旋しないと，膝蓋骨は脱臼しないが大腿骨コンポーネントとインサートは非適合のままで早期ポリエチレン摩耗する。

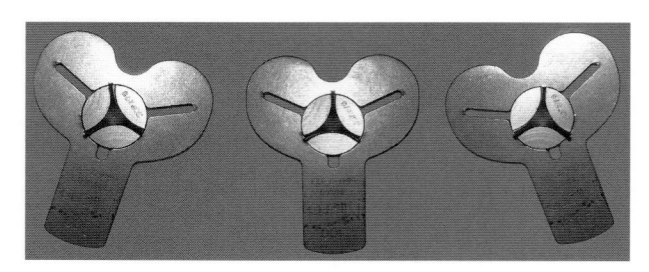

図3 試作した self aligning base plate を裏面からみる
中央の3本爪スパイクを脛骨切除面に打ち込み，base plate は大腿骨コンポーネントに合わせて回転する。

位アライメントについての研究は少なく，いわば「放っておかれた」課題であった。

これまでの古典的な land mark とされた指標は；
1) posterior cortical line：骨棘などあると辺縁は不正確であり，約10°傾斜したこのラインに平行にコンポーネントを設置すれば内旋位となる。
2) midtransverse axis：脛骨切除面の横軸であるが定義が不明瞭。
3) intermalleolar axis：足関節内外顆を結ぶ軸であるが10〜30°外旋しており個体差が大きい。
4) 脛骨粗面：どの部位を指標とするかはまちまち。
5) 2nd metatarsus axis：第2足趾と足関節中心を結ぶ軸であるが足部変形があれば使えない。
6) 大腿骨コンポーネント指標：すでに設置した大腿骨コンポーネントに合わせて脛骨コンポーネントを設置するもの。大腿骨コンポーネントの設置位置が正しく，軟部組織バランスがとれていることが前提であり，これらが不正確なら意味はない。

3) その後の研究

Insall の教科書 (第2版) 以降，回旋位アライメントの指標は脛骨粗面の内側 1/3 に tibial tray の中心を向けるという指標が一般的になったようだが，なぜ内側 1/3 なのかという根拠は明らかでないし，後方の指標も明確でない。Uehara ら[6]は，内側 1/3 の指標ではコンポーネントの60%は過外旋設置になるとしている。

Dalury[7]は，脛骨粗面の内側縁から内側 1 mm の部位と内外顆間隆起の中央を結ぶ midsulcus line を提唱し，大腿骨コンポーネントとの位置関係から検証すると脛骨結節の内側 1/3 を指標とするよりはるかに正確としているが，リウマチや高度変形例では内外顆間隆起の中央を同定するのは難しい。

また，筆者は 1994 年に脛骨ベースプレートが脛骨切除面上で自由に回旋するトライアルモデル (図3) を試作し，大腿骨コンポーネントとともに屈伸させて至適脛骨回旋位置を推定する実験 (self aligning technique) を行ったが，結果は再現性に乏しかった。当時は軟部組織バランスの獲得を術者の徒手感覚に頼っていた時代であったのでバランスは不正確であり，症例によって脛骨ベースプレートの適合位置はまちまちであった。Ikeuchi ら[8]もこの方法には否定的である。

4) CT の登場

CT スキャンを用いた研究から大腿骨コンポーネントの回旋アライメントは trans epicondylar axis にとるべきというコンセンサスがほぼ得られたと思われる。大腿骨と脛骨という2つの相対関係で初めて一方の信頼しうる回旋軸が確立されたわけである。その CT 上の transepicondylar axis を脛骨切除面に投影すれば脛骨コンポーネントの正しい回旋軸が示される。その回旋軸が脛骨上のどの land mark に対応するかの精度検定を行えばやっと信頼しうる脛骨コンポーネントの回旋アライメントが決定できるわけである。この手法を用いたのが Akagi ら[9]の方法で，次項に詳しく述べられている。

5) おわりに

「放っておかれた」課題であった脛骨コンポーネントの回旋アライメントも大腿骨コンポーネントの回旋アラ

イメントの確立によってようやく信頼しうる精度検定の緒に就いてきたようである。

2 Mobile bearing knee

1) はじめに

Mobile bearing 人工膝関節（以下，mobile と略す）の有用性の論争は最近では下火であるが，"Mobile bearing knee replacement：Are we going forwards, backwards, or sideways" というシンポジウムが開催された 2000 年の AAOS 前後は，fever が頂点に達していた頃であった。Mobile は有用か否か，以下に論争の背景と争点を整理してみる。

2) 歴史

Mobile のアイデアは決して新しいものではない。世界初の mobile は，30 年も前に発表された単顆置換型の Oxford 型（Biomet）[10]である。しかしながら，このデザインの当初の目的は，摩耗の軽減よりも前・後十字靱帯を温存する生理的運動の再現を設計目標とされたものであった。

次に出現した LCS（low contact stress）型（Depuy）[11]は明らかに低摩耗を目標としたもので，脛骨ベースプレート上を内外側インサートが別々に可動する meniscal bearing 型と一体型インサートで回旋可動性のみの rotating platform 型の 2 種があり，それぞれがセメント・セメントレス固定の選択が可能であった。

この 2 機種の発売以降，アメリカ FDA は mobile を人工関節認可のクラス III device，すなわち premarket approval application（PMA）が必要な機器に分類したため，長らく新しい mobile はアメリカ市場に現れることがなかった。そのため，mobile の優秀性を実証するための長期成績は，事実上この 2 つの機種しかない。

Oxford 型は 1982 年までは内外顆に使用されたが，前十字靱帯機能不全例ではインサートの脱転など成績も悪く，以降は単顆置換として使用されている。Murray ら開発者グループ[12]は，10 年の survival rate 94％を，Price ら[13]は，15 年の survival rate 95％を報告している。一方で，スウェーデンの National Registry による多施設調査[14]では，6 年以上経過した Oxford 型は Marmor 型の 2 倍の合併症を報告し，その使用に注意をよびかけている。この機種では厳格な適応と手術手技の習得によって成績のばらつきが大きいようである。

LCS 型には内外側インサートが別々に可動する meniscal bearing 型と一体型インサートで回旋可動性のみの rotating platform 型の 2 種と単顆置換型がラインアップされ，さらにそれぞれがセメント・セメントレス固定の選択が可能なため一口に LCS 型の成績と言っても各報告により使用機種・条件が異なっており単純には比較できない。

LCS 型の長期成績もやはり開発者からの報告が最も長期である。Buechel ら親子は，セメントレスの meniscal bearing 型で 10 年の survival rate 97.4％，16 年で 83％，rotating platform 型ではセメントレスは 18 年で 98.3％，セメント固定では 20 年で 97.7％という良好な長期成績を発表している[15, 16]。

開発者以外では，Sorrells ら[17]はセメントレスの rotating platform 型を使用し 12 年で 98.5％，Jordan ら[18]はセメントレスの meniscal bearing 型で 8 年の survival rate 94.6％をそれぞれ報告している。

これらのうち最良の成績が開発者からの報告であるというバイアスもあり，セメント固定 fixed bearing の成績を凌駕するものではない。

3) 現状

政府による認可のハードルが低いヨーロッパや日本では，現在さまざまな mobile が発売されている。2007 年にわが国で使用された mobile は，約 9,500 関節であり，主な機種とシェアは LCS（J&J/Depuy）/59％，Nexgen LPS Flex（Zimmer）/24％，Oxford および Vanguard RP High-Flex knee（Biomet）/11％などであった。

Mobile の詳細やメリット・デメリットは次項で詳述されるが，なぜわれわれは mobile に惹かれるのであろうか？ 1 つには mobile が他のデザインではなし得ぬ生理的回旋運動を許容しうるという利点であろう。Mobile デザインを分類すると脛骨ベースプレート上を内外側インサートが別々に可動する meniscal bearing 型と一体型インサートが可動する platform 型の 2 種に大別される。さらにインサートの可動方向によって（a）前後運動だけ，（b）回旋運動だけ，（c）前後運動と回旋運動の両方が可能，さらにこれらが（d）非対称に運動する，（e）規制を受けずにフリーで可動する，などに分類が可能である。現在のトレンドとしては，インサートは platform 型で可能な運動は回旋運動だけ，あるいは前後運動と回旋運動の両方が左右対称に可能なものが主流である。

しかしながら，これらのインサートが設計仕様どおりに可動するかどうかは疑問である。Stiehl ら[19]も透視下の研究で大腿骨が前方へ動く paradoxical motion は，

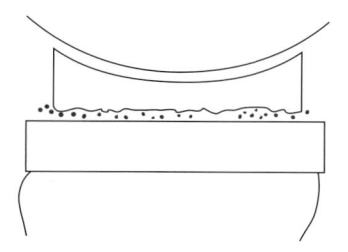

図4　異物の迷入による third body wear

mobile でも起こることを報告している。

　もう1つの魅力は摩耗の低減である。このデザインは理論的には低摩耗が可能で，Oxford 型の retrieval study[20] では驚異的な低摩耗を報告している。しかしこれ以外には長期報告例でも fixed bearing デザインを上回る低摩耗の報告はなく，はたして mobile は想定したとおりの低摩耗を達成でき得るか，いまだ確信はもてない。「可動部分が2か所になれば摩耗の発生も増えるのではないか」という素朴な疑問がある。最も危惧されるのは，インサート undersurface の異物（骨片やセメント片）迷入による third body wear の発生である（図4）。

　さらに摩耗様式の変化も危惧される。人工膝関節でみられる delamination wear は摺動面より1〜2 mm 下の最も応力集中が高いところに生じた微小な crack が徐々に伝播していき，大きな flake となって剝脱するような摩耗である。一方，人工股関節では関節摺動面表層から少しずつ削り取られていくような摩耗（abrasion wear）であり，人工膝関節では摩耗の末期に至るまでは人工股関節のような osteolysis の発生が比較的少なく，摩耗の臨床像はやや異なっている。

　Bellら[21] によると，knee simulator による摩耗試験では mobile の摩耗粉は人工股関節のように微細で，PS デザインと較べると摩耗総量はかえって多かったとしている。これは人工膝関節の摩耗様式が人工股関節の摩耗に似てくることであり，人工股関節の摩耗による osteolysis の早期発生を考えると喜ばしいことではない。

4）おわりに

　Mobile は未知の要素が多く外科医にとって challenging なアイデアである。Challenge のないところに進歩はない。しかしながら，現時点では，mobile の優越性を示すエビデンスはないことを十分に念頭において手術にあたるべきであろう。Fixed デザインよりも低摩耗であることを証明するためには20年近い follow-up を要するのだから。

参考文献

1) Insall JN : Surgery of the knee. Churchill Livingstone, New York, pp630-631, 1984
2) Insall JN : Surgery of the knee. 2nd Ed, Churchill Livingstone, New York, pp765-767, 1993
3) Krackow KA : The technique of total knee arthroplasty. The C.V.Mosby Company, St. Louis, pp134-136, 1990
4) Rand JA : Total knee arthroplasty. Raven Press, New York, pp136-138, 1993
5) Rauh MA, et al : Optimizing alignment. In : Total knee arthroplasty. A guide to get better performance（Bellemans J, et al）, Springer, Berlin, pp165-169, 2005
6) Uehara K, Kadoya Y, Kobayashi A, et al : Bone anatomy and rotational alignment in total knee arthroplasty. Clin Orthop Relat Res 402 : 196-201, 2002
7) Dalury DF : Observations of the proximal tibia in total knee arthroplasty. Clin Orthop Relat Res 389 : 150-155, 2001
8) Ikeuchi M, Yamanaka N, Okanoue Y, et al : Determining the rotational alignment of the tibial component at total knee replacement. A comparison of two techniques. J Bone Joint Surg Br 89 : 45-49, 2007
9) Akagi M, Mori S, Nishimura S, et al : Variability of extraarticular tibial rotation references for total knee arthroplasty. Clin Orthop Relat Res 436 : 172-176, 2005
10) Goodfellow J, O'Connor J : The mechanics of the knee and prosthesis design. J Bone Joint Surg Br 60 : 358-369, 1978
11) Buechel FF, Pappas MJ : Long-term survivorship analysis of cruciate sparing versus cruciate sacrificing knee prostheses using meniscal bearings. Clin Orthop Relat Res 260 : 162-169, 1990
12) Murray DW, Goodfellow JW, O'Connor JJ : The Oxford medial unicompartmental arthroplasty : a ten year survival study. J Bone Joint Surg Br 80 : 983-989, 1998
13) Price AJ, Waite JC, Svard U : Long-term clinical results of the medial Oxford unicompartmental knee arthroplasty. Clin Orthop Relat Res 435 : 171-180, 2005
14) Lewold S, Goodman S, Knutson K, et al : Oxford meniscal bearing knee versus the Marmor knee in unicompartmental arthroplasty for arthrosis. A Swedish multicenter survival study. J Arthroplasty 10 : 722-731, 1995
15) Buechel FF Sr, Buechel FF Jr, Pappas MJ, et al : Twenty-year evaluation of meniscal bearing and rotating platform knee replacements. Clin Orthop Relat Res 388 : 41-50, 2001
16) Buechel FF Sr : Long-term followup after mobile-bearing total knee replacement. Clin Orthop Relat Res 404 : 40-50, 2002
17) Sorrells RB, Voorhorst PE, Murphy JA, et al : Uncemented rotating-platform total knee replacement: a five to twelve follow-up study. J Bone Joint Surg Am 86 : 2156-2162, 2004
18) Jordan LR, Olivo JL, Voorhorst PE : Survivorship analysis of cementless meniscal bearing total knee arthroplasty. Clin Orthop Relat Res 338 : 119-123, 1997
19) Stiehl JB, Komistek RD, Dennis DA, et al : Fluoroscopic analysis of kinematics after posterior-cruciate-retaining knee arthroplasty. J Bone Joint Surg Br 77 : 884-889, 1995
20) Psychoyios V, Crawford RW, O'Connor JJ, et al : Wear of congruent meniscal bearings in unicompartmental knee arthroplasty: a retrieval study of 16 specimens. J Bone Joint Surg Br 80 : 976-982, 1998
21) Bell CJ, et al : Difference in wear between fixed bearing and mobile bearing knees. Trans Orthop Res Soc 24 : 962, 1999

4 脛骨コンポーネント

1. 脛骨コンポーネントの設置①

■赤木將男

1 筆者の脛骨コンポーネント設置法の特徴

1) CT DICOM data を用いたシミュレーションソフトを用いて精密な術前計画を行っている。
2) 髄外アライメントガイドを用いているが，脛骨骨軸（tibia shaft axis）に垂直な骨切りを行っている。第二の参照軸として脛骨機能軸を用いている。
3) 回旋アライメントの決定にはわれわれが提唱する機能的脛骨 AP 軸を用いている。

2 術前計画

脛骨コンポーネントの設置については，正面，側面，軸位でのアライメントを考える必要がある。正面アライメントに関して，われわれは脛骨骨軸（tibia shaft axis）に垂直に骨切りを行っている。これは，正常膝において脛骨骨軸と機能軸（脛骨平原中央と足関節中央を結ぶ線）は一致し，また，屈曲可動域 0〜90°の範囲で脛骨骨軸が上顆軸に直行して回旋するとする研究結果による[1,2]。脛骨骨切りに髄外システムを用いる術者は，術後脛骨機能軸（コンポーネント設置面中央と足関節中央を結ぶ線）に垂直に骨切りを行うものが多い[3]。特に脛骨内弯が強い症例では，脛骨骨軸に垂直に骨切りを行うとコンポーネントが骨軸に対して内側設置され，機能軸に対してコンポーネントが過外反に設置される場合があるためである[4]。われわれは髄外ガイドを用いているが，基本的に脛骨骨軸に垂直に骨切りを行っている。脛骨内弯の強い症例ではやや小さい脛骨コンポーネントをできる限り外方に設置し，脛骨内側顆を部分切除し対応している。こ

れでも骨軸と機能軸の近接が得られない場合は，骨軸に対し 3°内反を限度として術前計画を行い機能軸への近接を得る。側面アライメントに関しては，われわれは脛骨後面に対して後傾角を 5°つけて骨切りを行っている。機種によってはステムの軸に対してトレイが後傾しているものがあり，この場合には骨切りガイドにより骨軸に対しての後傾角は決定される。また，ポリエチレンインサート摺動面が後傾をもつ機種も多く，過度な後傾骨切りは避けるべきである。回旋アライメントに関しては，われわれは機能的 A-P 軸として PCL 脛骨付着部中央と膝蓋腱脛骨付着部内縁を結ぶラインを提唱しており[5,6]，この軸に平行に設置している[7]。大腿骨コンポーネントの回旋アライメントを上顆軸に平行に，また，脛骨コンポーネントの回旋アライメントを AP 軸に平行に設置することにより，外側支帯解離を必要とする症例は著しく減少した。

われわれは，CT DICOM data を用いた術前シミュレーションソフトウェア（3D テンプレート，JMM）を用いて術前計画を行っている[8〜10]。本ソフトウェアでは，CT data より 3 次元下肢モデルを構築，コンポーネントの 3 次元モデル断面をフィットすることにより，正面・側面・回旋アライメント，コンポーネントサイズ，設置位置の術前計画が可能で，シミュレーション後の正面・側面下肢機能軸を知ることができる。骨切りレベルは，通常は外側脛骨関節面より 11 mm の骨切除を行う。CT では軟骨の厚みが不明のため，外側関節裂隙中央を関節面レベルとして，脛骨コンポーネント設置後の関節面の高さを再現する。内側骨欠損が大きい場合は，13 mm または 15 mm の高さで行う。骨切りレベルを下げることにより骨欠損は小さくなり，欠損部硬化骨がトレイ内側部分の中央を越えてトレイを支持できる。しかし，骨

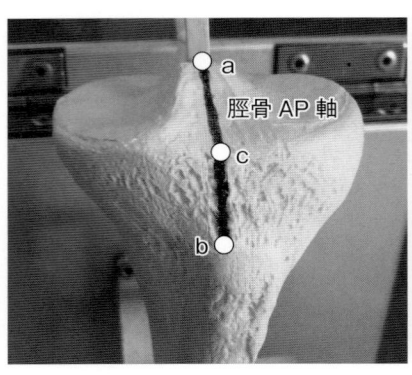

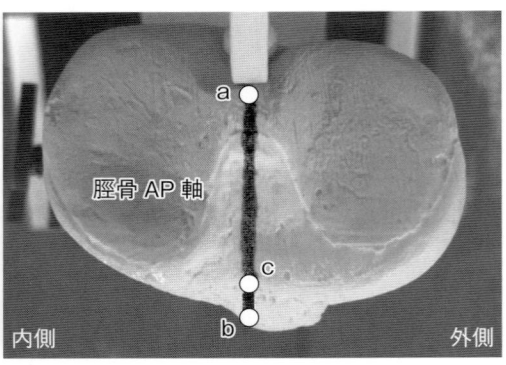

図1 AP軸の設定
a：PCL中央，b：膝蓋腱脛骨粗面付着部内縁，c：bを骨軸に沿って関節面まで挙げた点，線，a-c：脛骨AP軸。

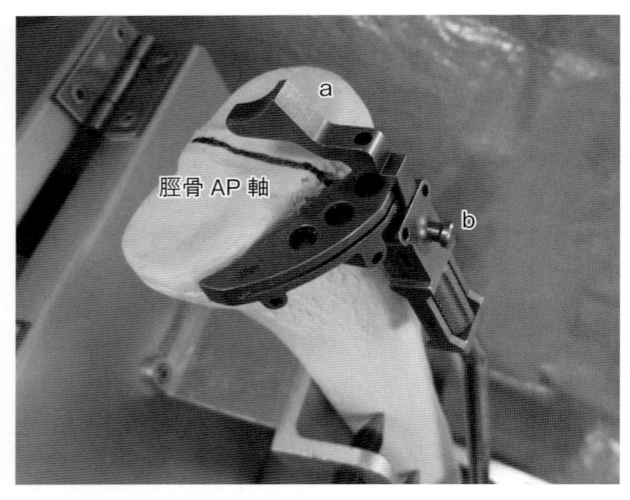

図2 髄外骨切りガイドの設置①
着脱式インジケータ(a)を脛骨AP軸に平行とし，近位ピン(b)を膝蓋腱付着部内縁近位に打ち込む。

切りレベルの低下は脛骨近位端の骨損失増大，脛骨粗面への膝蓋腱付着部の問題があり自ずと制限がある。高さ5mm以内の骨欠損にはセメント充填で対応する。より大きな欠損部には自家骨を移植する。われわれは初回TKAにおいては金属ブロックによる補填は行っていない。欠損部が大きく，骨切りレベルを下げても脛骨コンポーネントの支持性が不十分と考えられる場合は，ステムの延長を計画する。

3 手術手順

PSを使用したMIS-TKAの手技を述べる。

1) 脛骨近位部の展開および脛骨A-P軸の設定

膝伸展位で脛骨を外旋しながら脛骨近位部内側の骨膜，内側側副靱帯深層の剥離を行い，内側骨棘を後方へ向けて可及的に全切除する。骨棘を残しているとカットブロックを脛骨近位部前内側へ近接できない。膝蓋下脂肪体を膝蓋腱後面に一層残して切除する。切除量は膝蓋下脂肪体の80％程度である。また，関節切開は膝蓋腱内線より5mm内側で行い，脛骨前外方は遠位方向へは膝蓋腱付着部まで骨膜下剥離を行い，さらに外側方向へはGerdy結節部(腸脛靱帯付着部)の剥離を行う。既に大腿骨遠位部の骨切りが終了していれば，この操作は比較的容易にできる。膝90°屈曲位として，ホーマン鉤を脛骨後方へ挿入し神経血管束を保護しつつ，脛骨を前方へ押し出す。次いで，脛骨近位部後方中央部分に付着するPCL，内外側半月後角を切離する。この操作を十分に行わないと脛骨近位端骨片の除去が困難となる。また，過大な脛骨後傾による過剰な後方骨切除や過外反による過剰な外方骨切除も骨片の除去を困難にする。次いで，関節面後方においてPCL中央点をマーキングする。次に膝蓋腱の脛骨付着部内縁を脛骨骨軸に沿って関節面レベルにあげた点をマーキングする。両者を結ぶラインが脛骨A-P軸で，これを関節面にマーキングする(図1)。関節面の変形が著しくない場合，このAP軸はACL脛骨付着部中央を通過し，脛骨顆間隆起溝に一致する[11]。

2) 髄外ガイドの設置

われわれは髄内侵襲による肺血栓塞栓症のリスク低減のため，髄外ガイドを使用している。また，髄外ガイドの使用にあたっては，脛骨骨軸に垂直に近位端骨切りを行うことを基本としている。後傾のついたカットブロックを使用する際には，後傾が内外反に影響を与えないようにAP方向を正確に決める必要がある。髄外ガイド遠位部のアームで足関節部を把持し，着脱式のインジケー

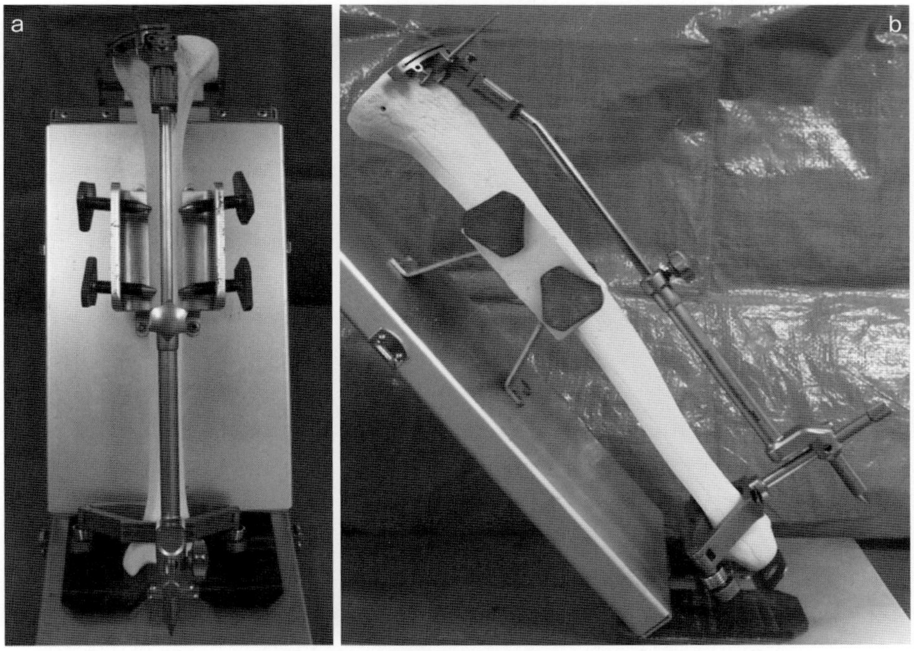

図3 髄外骨切りガイドの設置②
a：正面は脛骨骨軸にガイドロッドが平行となるよう内外反調整スライドをセットする。
b：側面は脛骨後縁にガイドロッドが平行となるよう後傾調節スライドをセットする。

ターを脛骨 A-P 軸に平行となるようガイドをセットする。近位部ピンを膝蓋腱付着部内縁に打ち込む(図2)。ガイドのロッド部分を脛骨骨幹部中 1/3 前縁より得られる脛骨骨軸に平行となるよう内外反調整スライドをセットする。側方より下肢を観察し，脛骨の後縁にガイドのロッド部分を平行となるよう後傾調整スライドをセットする(図3)。われわれは後傾 5°のカットブロックを使用しているが，後傾が大きくなり過ぎると脛骨後方関節包の付着部より遠位で骨切りがなされることがあり，脛骨近位端の切除骨の除去が困難となり，関節包を損傷してしまう。また，骨損失も多くなる。ブレードをカットブロックのスロットに挿入，術前シミュレーションで得た骨切りレベルにスロット高を調整し，2本のドリルピンでカットブロックを固定する。われわれの使用しているカットガイドの外側ドリルピンは脛骨 AP 軸に平行に打つことができ，このピンホールは骨切り後の AP 方向の決定にも用いる(図4a)。

3)脛骨近位端の骨切り

PCL 付着部後方にホーマン鉤，脛骨外側後方に弯曲の小型ホーマン鉤，MCL 深層下に L 字ホーマン鉤を置く。最もボーンソーブレードの入れやすい部分より骨切りを行い，脛骨内縁，内側後方，脛骨外側を切る。ガイドを除去し，さらに骨切りを進める。この際，助手はソーブレードが皮膚に当たらないよう筋鉤などで皮膚を保護する。特に，外側前方部分を骨切りする際には，ブレードが創縁や膝蓋腱を損傷しないよう注意する。全面が切れたと思われたら，幅 20 mm の平ノミを骨切り面に打ち込み切除骨を起こす。容易に動くようであれば，膝を伸展位とし，コッヘルやリューエルで切除骨片の内側を把持し，外旋させるように回転させながら除去する。後方外側部の剥離が困難なため，この操作が必要である。

脛骨近位端の骨片除去が終われば伸展位のままスプレッダーを内外側交互にかけ，内外側の半月切除および残った PCL，骨片の除去を行う。

4)ステムおよびキールのための骨形成

再度，PCL 付着部後方にホーマン鉤，脛骨外側後方に弯曲の小型ホーマン鉤，MCL 深層下に L 字ホーマン鉤を置き，脛骨骨切り面を前方に押し出す。先に AP 軸に平行に作成したピンホールにピンを挿入し指標とする。ステムおよびキール作成用テンプレートを骨切り面に当て，外側に設置した小型ホーマン鉤に押し当てながらテンプレートのハンドルを AP 軸のピンに平行に向ける(図4b)。テンプレートをピン固定し，ステム部分のリーミング，キールの骨形成を行う。この際，脛骨内側骨切り面の骨硬化が著しい場合に，キールの形成が全体

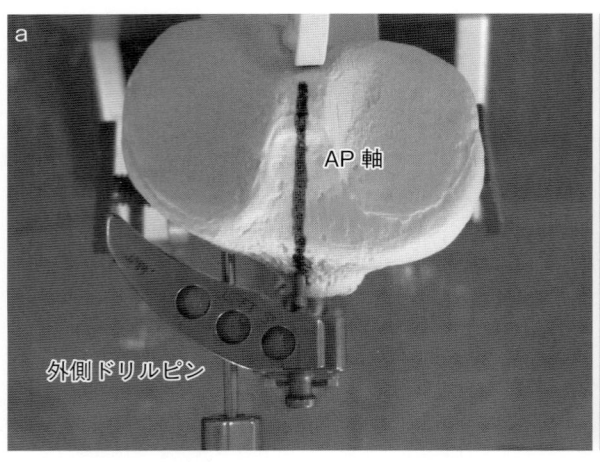

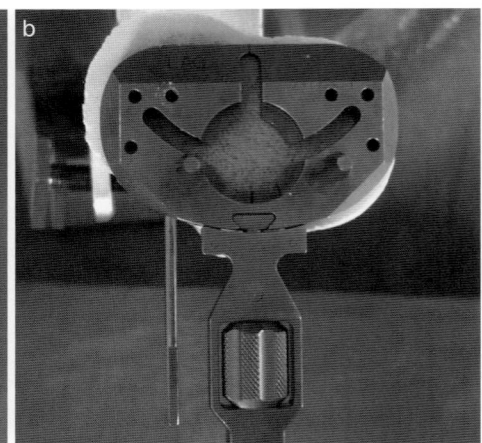

図4 カットブロックの固定ピンとAP軸
a：外側ドリルピンはAP軸に平行に刺入される。
b：このピンはテンプレートのAP方向の指標として使用される。

に外側へ振られることがあるので注意する。骨切り面の骨硬化部には3.2 mmのドリルでセメントアンカーホールを4～8個程度作成する。

5）脛骨コンポーネントのセメンティング

セメンティングの前に，骨切り面上に軟部組織の遺残がないかを再度チェックする。

われわれは，脛骨と大腿骨コンポーネントを分けてセメンティングしている（ツーセメントテクニック）。手術室室温は24℃とし，セメントは室温になじませる。セメントの撹拌は1分で終了し静置する。脛骨コンポーネントの接着面に2 mm程度の厚みで薄くセメントを塗布する。2分経過しセメントがゴム手袋に付着しなくなった段階で，脛骨骨切り面に金属製舌圧子を用いて圧入するようにセメントを塗り込む。セメント層はできるだけ薄くし，余剰のセメントが大量にコンポーネント周囲にはみ出さないように心がける。3分30秒前後でコンポーネントの挿入を開始する。膝蓋骨低位や四頭筋拘縮のある症例では，膝蓋骨や大腿骨外顆遠位端が挿入進路を妨げる場合がある。このような場合には，伸展ギャップに脛骨コンポーネントが収まる程度に挿入が進んだ段階で，一度膝を完全伸展し再度膝を屈曲すると屈曲ギャップに脛骨コンポーネントが収まり，挿入を進めることができる（フリップテクニック）。また，挿入の際に大腿骨遠位骨切り面を損傷しないようにわれわれは金属性の薄い大腿骨プロテクターを作成している。最終的な打ち込みの際には，脛骨骨幹部中1/3前縁より得られる脛骨骨軸に平行に打ち込めているか観察しながら打ち込む。屈曲位のまま内側，前方後方の余剰セメントを除去する。次いで，膝伸展位として外側の余剰セメントを神経剝離子で除去する。6～7分経過後に，大腿骨，膝蓋骨コンポーネントのセメントの撹拌を開始する。

4 手術のコツ

1）A-P軸の設定

AP軸の設定は脛骨近位端の骨切り前と後では，前のほうが容易で精度が高いと思われる。これはPCL中央が同定しやすいためである。このため骨切り前に設定したAP軸を用いて脛骨コンポーネントの回旋アライメントを決定している。これはIkeuchiらの方法と同等と考える[12]。

2）脛骨骨軸の設定

われわれは下腿のドレッシングにストッキネットではなく，手術用下肢袋（防水紙製）を用いている。さらに幅8 cm程度の糊付き紙テープを足部と下腿2か所に全周性に巻き下腿と足部形態が分かるように工夫している。下肢袋の上から，皮下の脛骨前縁を触知し約15 cmのラインをマーカーで描く。

3）脛骨アライメントガイドの設置

脛骨アライメントガイドをAP軸に平行とし脛骨粗面膝蓋腱付着部内縁（あるいはそのすぐ近位）に近位部ピンを打ち込む。そして，骨軸に平行にロッドを設置すると正常脛骨ではロッドの遠位端は足関節の中央を指す。逆に，ロッドの遠位端を足関節中央にもってくると，ロッド部分は脛骨骨軸に平行となる。内弯が強い症例では骨軸に平行とならないが，機能軸には平行になる。このよ

うに，骨軸と機能軸を用いて二重のチェックを行う．

5 考察

　脛骨コンポーネントの設置は，TKA の耐用性に大きな影響を与える．十分な計画のうえで，確立された手術手順により確実で手際のよい手術が施行されるべきである．その点で，3D テンプレートによる術前シミュレーションは極めて有用である．われわれの方法で最も基本的な問題点は，皮下に触知される脛骨骨幹部中 1/3 前縁より得られる脛骨骨軸が下腿ドレッシング上にマーカーで描かれた約 15 cm のラインであることである．このラインが本当に正しく骨軸を反映しているか，髄内ロッドで捉える骨軸と比較して誤差は大きくないのかが疑問点として残る．しかし，第二の参照軸として機能軸を用いることで，この問題点は解消されると思われる．現在の手技で 70 例以上の症例を経験したが，現在の方法を変更するほどの大きな問題を感じるには至っていない．

参考文献

1) Stiehl JB, Cherveny PM : Femoral rotational alignment using the tibial shaft axis in total knee arthroplasty. Clin Orthop Relat Res 331 : 47-55, 1996
2) Asano T, Akagi M, Nakamura T : The functional flexion-extension axis of the knee corresponds to the surgical epicondylar axis : In vivo analysis using a biplanar image-matching technique. J Arthroplasty 20 : 1060-1067, 2005
3) 松野誠夫：脛骨コンポーネントの設置．人工膝関節置換術―基礎と臨床（松野誠夫，他編），文光堂，pp246-263, 2005
4) Matsuda S, Miura H, Nagamine R, et al : Tibial shaft axis does not always serve as a correct coronal landmark in total knee arthroplasty for varus knees. J Arthroplasty 18 : 56-62, 2003
5) 赤木將男, 他：CT による膝伸展位脛骨前後（AP）軸の決定：脛骨コンポーネント回旋アライメント決定の指針．日本膝関節学会誌 27 : 213-217, 2002
6) Akagi M, Oh M, Nonaka T, et al : An Anteroposterior Axis of the Tibia for Total Knee Arthroplasty. Clin Orthop Relat Res 420 : 213-219, 2004
7) 赤木將男：脛骨コンポーネントの回旋位．人工膝関節置換術―基礎と臨床（松野誠夫，他編），文光堂，pp259-263, 2005
8) 赤木將男：手術支援ロボティックシステム；コンピュータシステムを用いた人工関節置換術前計画．臨床整形外科 37 : 1287-1295, 2002
9) 赤木將男：三次元テンプレートを用いた TKA 術前計画と手術手技．第 34 回人工関節学会プログラム・抄録集，S128, 2004
10) 赤木將男：最小侵襲人工膝関節：3D テンプレートの応用：OS Now Instruction―人工膝関節置換術　適切なアライメントとバランスの獲得をめざして（岩本幸英，編），メジカルビュー社，pp115-124, 2008
11) Dalury DF : Observations of the proximal tibia in total knee arthroplasty. Clin Orthop Relat Res 389 : 150-155, 2001
12) Ikeuchi M, Yamanaka N, Okanoue Y, et al : Determining the rotational alignment of the tibial component at total knee replacement ; a comparison of two techniques. J Bone Joint Surg Br 89 : 45-49, 2007

4 脛骨コンポーネント

2. 脛骨コンポーネントの設置②

■池内昌彦

　人工膝関節置換術(TKA)において，正確な下肢アライメントを獲得することは最重要項目の1つである。一般にTKAアライメントは，X線像で容易に計測可能な冠状面と矢状面で評価されることが多く，横断面(回旋位)に関しては評価されることが少ない。しかし，回旋アライメントの異常は，ポリエチレンの早期磨耗[1]，膝蓋大腿関節の障害[2]，膝前面の痛み[3]などを引き起こすため，十分な注意を払われなければならない。大腿骨コンポーネントの回旋アライメントは，大腿骨遠位部の骨切りの時点で決定されるが，脛骨コンポーネントは，脛骨近位部の骨切り後も自由な回旋位に設置できる。また，大腿骨側は，posterior condylar axis[4]，Whiteside line[5]，transepicondylar axis[6]などの有用な回旋参照軸が確立されている一方で，脛骨側の検討は少なく，その決定方法あるいは参照点に関してコンセンサスを得るには至っていない。脛骨コンポーネントの回旋位決定方法は，現在大きく分けて2通りの方法があり，脛骨粗面を代表とする解剖学的指標を利用する方法(解剖学的回旋位)か，トライアルコンポーネントで仮整復して屈伸させ，自然と落ち着く回旋位を利用するROMテクニック(機能的回旋位)が用いられている。英国の膝関節外科医対象のアンケート調査によると，使用頻度は，①脛骨粗面を指標にする，②2つ以上の解剖学的指標を参照する，③ROMテクニックの順に多かった[7]。筆者は，脛骨近位部の骨切り前に，解剖学的指標を前後2点とって脛骨前後軸を決定し，この前後軸に沿って回旋ガイドワイヤを挿入している。この回旋ガイドワイヤは，脛骨コンポーネント設置の際の回旋アライメントの指標としてだけでなく，脛骨近位部の骨切り時にも参考にしている。本法の特徴，手技の実際，コツとpitfallについて述べる。

1 特徴

　脛骨近位部の骨切りは，脛骨機能軸に対して冠状面で直交し，矢状面で後方傾斜をつける。後方傾斜をつけた骨切りを行う場合，骨切りガイドの回旋位が内外反に影響するので注意を要する。骨切りガイドが外旋位に設置されると，脛骨近位部は内反に，内旋位では外反に骨切りされる。このエラーを予防するには，骨切り時に脛骨近位部の前後軸を正確に把握しておく必要がある。筆者は，骨切り前にエイマーを使って脛骨前後軸の方向を示すための回旋ガイドワイヤを脛骨近位部に挿入している(図1)。脛骨前後軸は，Akagiら[8]が提唱するPCL中央と膝蓋腱の脛骨付着部内縁を結ぶ直線を採用している。この脛骨前後軸は，正常膝の分析結果に基づくものであるが，手術症例においても大腿脛骨関節間の回旋ミスマッチは少なく[9]，実用的な軸と考えている。回旋ガイドワイヤの方向を参考に，骨切りガイドの回旋位を決め骨切りを行う。骨切り後は，骨被覆率が最大になるようなサイズの脛骨コンポーネントを選択し，回旋ガイドワイヤが示す脛骨前後軸の方向にコンポーネントを設置する。

　TKAは，各種の軸に対して正確なコンポーネントの設置を要求される手術である。本法は，脛骨の前後軸に1本の回旋ガイドワイヤを挿入するだけの簡便な手技であるが，大きな骨棘で脛骨の前後方向がわかりにくいような変形膝の場合や，術者の経験が浅くエラーを生じやすい場合などは特に有用な方法である。また，術野が見えにくく設置異常をきたしやすい小侵襲手技においては，より有用性が増すと考えている。

　本法の欠点としては，ROMテクニックと異なり，大

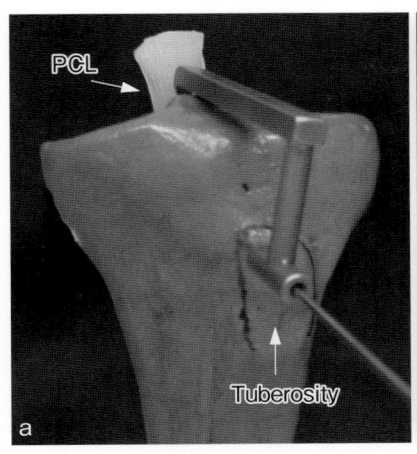

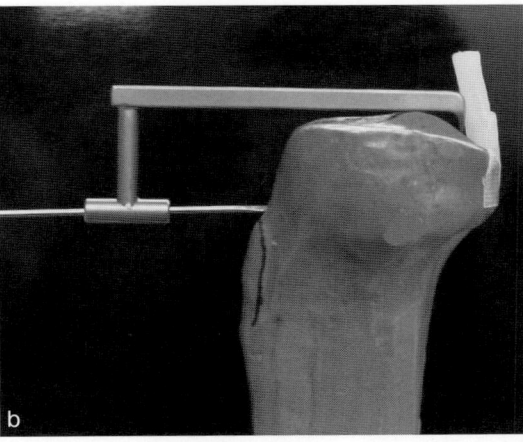

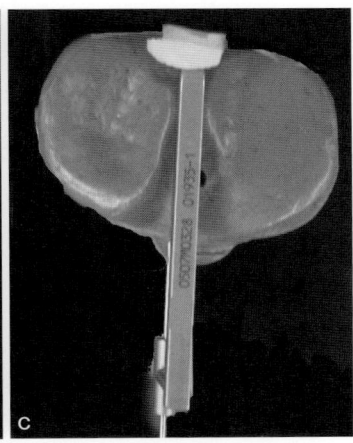

図1　回旋ガイドワイヤの刺入方法
模擬骨にエイマーを用いて1.8 mmキルシュナーワイヤを刺入している。
a：前方参照点は膝蓋腱の脛骨付着部内縁，後方はPCL中央，b：側面像，c：関節面を上からみた像。

腿骨コンポーネントの回旋位と独立した脛骨側単独の回旋位決定方法である点である．本法で採用した脛骨の前後軸は，正常膝の伸展位での大腿骨前後軸に一致したものである[8]．大腿骨コンポーネントが適切な回旋位に設置されていれば，正常膝の大腿脛骨関節の回旋アライメントを獲得できるという利点を有する．一方で，大腿骨コンポーネントの回旋位が不良な場合は，大腿脛骨関節間の回旋ミスマッチがROMテクニックを使った場合よりも大きくなる可能性があり注意を要する．

2　手技の実際

1）脛骨近位部の展開（図2a）

前後の参照点がわかるように展開する．後方レトラクターで脛骨近位部を前方へ引き出すとPCL付着部が明らかとなる．前方は膝蓋腱の付着部が剥離しないように注意しながら，膝蓋腱の脛骨付着部内縁を展開する．

2）回旋ガイドワイヤの刺入（図2b）

脛骨近位部の骨切り前に行う．膝蓋腱の脛骨付着部内縁（前方参照点）を刺入点として，関節面付着部におけるPCL中央（後方参照点）をめがけて1.8 mm径のキルシュナーワイヤ（回旋ガイドワイヤ）を挿入する．しかし，前方参照点は関節面から約2 cm遠位で，後方参照点は関節面上であり，これら2点の参照点は異なる平面に位置するため正確に挿入するのは案外難しい．筆者は，特製のエイマーを使用している（図1）．挿入後，キルシュナーワイヤは前方の骨表面から約2 cm突出させるように切る．この回旋ガイドワイヤは脛骨コンポーネントを設置する際の指標にもなるので，骨切り後も残しておく．

3）脛骨近位部の骨切り

髄外jigを使い，脛骨機能軸に対して冠状面で直交し，矢状面で約7°後方傾斜をつけて骨切りする．骨切りガイドの回旋方向は，回旋ガイドワイヤを指標に決定する．髄内jigはガイドワイヤと干渉するため使えない．骨切り面には，回旋ガイドワイヤの延長線を電気メスで線引きしておく（図2c，d）．

4）脛骨コンポーネントのサイジング

術前の作図を参考に，顆部形状の変化が少ない外側顆の前後幅に合わせて適切なサイズの脛骨コンポーネントのトライアルを選択する．トライアルが骨切り面の皮質骨に乗るように，かつ回旋が脛骨前後軸を示すガイドワイヤの方向を向くように設置する（図2e）．脛骨近位部内側に大きな骨棘がある場合にはトライアルからはみ出た骨を切除する．

5）仮整復

軟部組織バランスをとり，大腿骨遠位部の骨切りを終えた後に，仮整復を行う．脛骨側の仕上げ作業（ステムホールやペグホールの作製）の前に行う．膝蓋骨トラッキング，ROM，軟部組織バランスなどを確認する．

6）脛骨コンポーネントの設置（図2f）

以上の操作後に，回旋ガイドワイヤを抜去して脛骨側の仕上げ作業を行い，脛骨コンポーネントを設置する．
参考までに，大腿骨側の回旋アライメントは，trans-

図2 手技の実際
a：脛骨近位部の展開，b：エイマーを通して回旋ガイドワイヤを刺入，c, d：骨切り面に前後軸を線引き，e：サイズ・位置決め，f：コンポーネント設置。

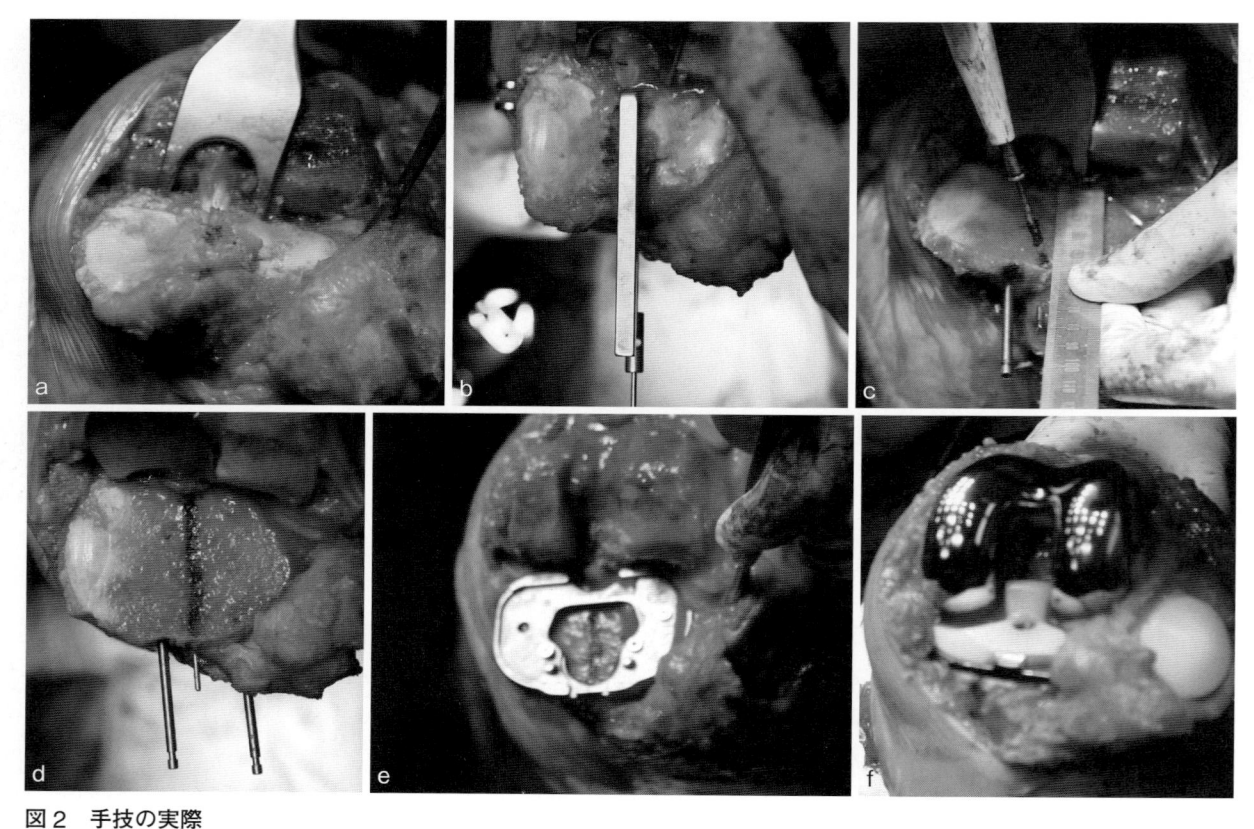

epicondylar axis に沿った設置を目標にしている。transepicondylar axis は，術中に正確に線引きできないことも多い。筆者は，術前に CT 撮影をして正確な transepicondylar axis を同定し，posterior condylar axis との角度の差（condylar twist angle）を計測している。実際の手術では，術前 CT で計測した condylar twist angle を参考にして，posterior condylar axis から 0°，3°，5° いずれかの外旋位を選択し，大腿骨遠位部の骨切り面に線引きする。この線が，術中に線引きした transepicondylar axis に近似し，かつ Whiteside line に直行することを確認し，最終的に回旋位を決めている。

3 コツと pitfall

本法を行う場合，前後の参照点を術野で正確に同定する必要がある。後方参照点（PCL 中央）は，レトラクターで脛骨を前方に引き出すとわかりやすい。前方参照点（膝蓋腱の脛骨付着部内縁）は慣れないと内側に設定しがちになる。脛骨内外側顆間隆起間の溝の方向（midsulcus line）[10] を参考に，脛骨粗面の幅を意識しながら前方参照点を同定する。筆者は，膝蓋腱を脛骨付着部内縁からわずかに剝離して正確な前方参照点を同定し，脛骨コンポーネントの内旋設置を予防している。

一般的な TKA アプローチでは，脛骨近位部の展開は内側に偏るので，骨切りガイドが内旋位に設置されやすい。小侵襲手技ではその傾向はより強くなる。内旋位に設置された骨切りガイドで後方傾斜をつけた骨切りをすると，理論上，脛骨近位部は外反になる。しかし実際には，脛骨近位部の骨切りエラーは内反方向に偏りやすく，特に内反変形膝を経験の浅い術者が骨切りする際に内反位の骨切りを生じやすい[11]。また，小侵襲手技でも同様に脛骨近位部の骨切りに際しては内反エラーが生じやすいことが報告されている[12]。骨切りガイドの回旋位が骨切りの内外反に影響することを認識する必要性はあるが，ガイドの内外反方向の設置のほうがより直接的な影響をもち重要である。

4 考察

　解剖学的指標を利用する場合，参照点の取り方によって幾通りも前後軸が存在することになる（図3）。前方の解剖学的指標は，脛骨粗面，膝蓋腱が代表的である。後方の解剖学的指標は，後十字靱帯，後顆間区，骨切り面の中央[2]などがあげられる。前後の参照点を結ぶ方法以外にも posterior condylar axis[13]（顆間隆起中央の内外側顆部の最後方点を結ぶ線），transcondylar axis[13]（内外側顆部の中央を結ぶ線），midsulcus line[10]（内外側顆間隆起間の溝の方向）などがある。この中で，TKAが適応となるような高度な関節症性変化があっても，参考にできる軸を選択するべきである。また，軸は2点で決定されるが，この2点の距離が短ければ，点のとりかたが数mmずれただけで角度誤差は大きくなる。したがって軸を決定する際は，できるだけ長い距離にある2点を選択するほうがよい。Akagiら[8]が提唱したPCL中央と膝蓋腱の脛骨付着部内縁を結ぶ前後軸は，これらの要件を満たしており有用な軸である。

　一般に，脛骨粗面内側1/3の点が前方参照点とされていることが多い。この参照点は理論的根拠に乏しく，近年の報告では大腿骨に対してやや外旋位になるとする報告が散見される[8,10,14,15]。大腿脛骨関節間の回旋ミスマッチがない脛骨側前方参照点は，脛骨粗面1/3の点よりも内縁に近いようである[8~10]。ただし，前述のように，膝蓋腱付着部内側縁を正しく把握するには少し慣れが必要で，誤って内側の点をとりやすい。脛骨コンポーネントの内旋位設置を予防する意味においては，安全域をとって脛骨粗面内側1/3を前方参照点の目安にするという考え方も成り立つ。

　ROMテクニックは，膝蓋骨トラッキングや大腿脛骨間の関節運動をみながら脛骨コンポーネントの回旋位を決める方法で，機能的な脛骨前後軸を同定できるという理論上の利点を有する。しかし，ROMテクニックで脛骨前後軸を決定する方法は，さまざまな原因でエラーを発生しやすい[9]。最大の問題点は，通常のROMテクニックでは前方の参照点しか明らかにならないことである。後方参照点は，大腿骨前後軸とリンクさせた特殊なトライアルシステム[16,17]を使用しない限り不明であり，自分で設定する必要がある。後方参照点は解剖学的指標に頼るしかなく，骨切り面の中央部，骨切り面上でのPCL中央部などが利用できる。また，posterior condylar axis, transcondylar axis を使って回旋方向を決めて，前方はROMテクニックで得られた点に一致させる方法

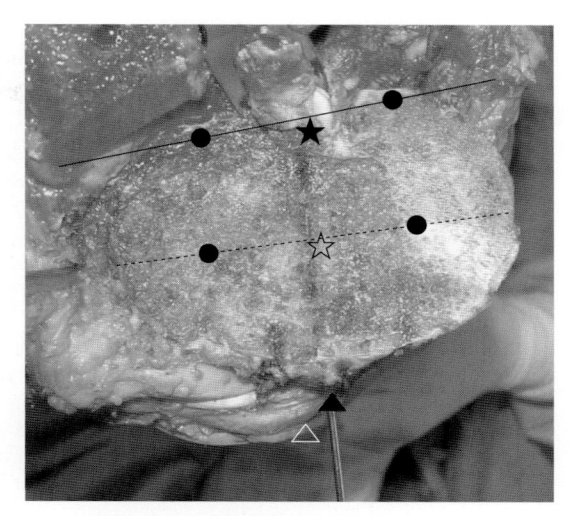

図3　脛骨近位部の解剖学的参照点
▲：膝蓋腱の脛骨付着部内縁，△：脛骨粗面，☆：骨切り面楕円の中央，★：PCL中央，実線：Posterior condylar axis，点線：Transcondylar axis。

も利用できる。これらの中で，解剖学的脛骨前後軸と大きく異ならずかつエラーを生じにくいのは，骨切り面上でのPCL中央部を後方参照点として採用した場合である[9]。それでもなお，解剖学的脛骨前後軸に対して内旋位設置になりやすく注意を要する。

　左右非対称性の脛骨コンポーネントを使用して骨の被覆率を優先する方法で，脛骨コンポーネントの回旋位が決められることがある[18]。この方法は，変形の少ない関節において有用かもしれないが，変形が強い場合は，骨棘により前後軸が大幅に変化し回旋異常の原因になると考えられる。TKAでは膝蓋骨トラッキング，大腿脛骨間の関節運動，骨被覆率などを同時に最適化しなければならない。経験の浅い術者が，骨被覆率を最優先すると思わぬ回旋異常を作ってしまうので注意を要する。熟練者は，ROMテクニックあるいは骨被覆率を優先する方法を使っていたとしても，常に解剖学的脛骨前後軸を意識しながら脛骨コンポーネントを設置していると思われる。

　本稿で紹介した脛骨コンポーネントの回旋位決定方法は，大腿骨コンポーネントが正確な回旋位に設置され，かつ軟部組織バランスがとれていることを前提に，正常膝に近い回旋アライメントの獲得を目標にした方法である。関節形状や関節運動の個人差，術中の参照点の選定エラー，軟部組織のアンバランスなどを考慮すると，必ずしも各個人の関節に最も適した回旋アライメントを示すものではない可能性がある。しかし，現在一般に行われている脛骨コンポーネントの回旋位決定方法と比べると，ばらつきが少なく大きなエラーを生じないのが特徴

で，簡便で有用な方法と考えている。

参考文献

1) Wasielewski RC, Galante JO, Leighty RM, et al : Wear patterns on retrieved polyethylene tibial inserts and their relationship to technical considerations during total knee arthroplasty. Clin Orthop Relat Res 299 : 31-43, 1994
2) Berger RA, Crossett LS, Jacobs JJ, et al : Malrotation causing patellofemoral complications after total knee arthroplasty. Clin Orthop Relat Res 356 : 144-153, 1998
3) Barrack RL, Schrader T, Bertot AJ, et al : Component rotation and anterior knee pain after total knee arthroplasty. Clin Orthop Relat Res 392 : 46-55, 2001
4) Hungerford DS, Krackow KA : Total joint arthroplasty of the knee. Clin Orthop Relat Res 192 : 23-33, 1985
5) Whiteside LA, Arima J : The anteroposterior axis for femoral rotational alignment in valgus total knee arthroplasty. Clin Orthop Relat Res 321 : 168-172, 1995
6) Stiehl JB, Abbott BD : Morphology of the transepicondylar axis and its application in primary and revision total knee arthroplasty. J Arthroplasty 10 : 785-789, 1995
7) Chowdhury EA, Porter ML : How is the tibial tray aligned to the femoral prosthesis in a total knee arthroplasty? A survey of opinion from BASK? Knee 12 : 79-80, 2005
8) Akagi M, Oh M, Nonaka T, et al : An anteroposterior axis of the tibia for total knee arthroplasty. Clin Orthop Relat Res 420 : 213-219, 2004
9) Ikeuchi M, Yamanaka N, Okanoue Y, et al : Determining the rotational alignment of the tibial component at total knee replacement : a comparison of two techniques. J Bone Joint Surg Br 89 : 45-49, 2007
10) Dalury DF : Observations of the proximal tibia in total knee arthroplasty. Clin Orthop Relat Res 389 : 150-155, 2001
11) Bankes MJ, Back DL, Cannon SR, et al : The effect of component malalignment on the clinical and radiological outcome of the Kinemax total knee replacement. Knee 10 : 55-60, 2003
12) Dalury DF, Dennis DA : Mini-incision total knee arthroplasty can increase risk of component malalignment. Clin Orthop Relat Res 440 : 77-81, 2005
13) Eckhoff DG, Metzger RG, Vandewalle MV : Malrotation associated with implant alignment technique in total knee arthroplasty. Clin Orthop Relat Res 321 : 28-31, 1995
14) Nagamine R, Miyanishi K, Miura H, et al : Medial torsion of the tibia in Japanese patients with osteoarthritis of the knee. Clin Orthop Relat Res 408 : 218-224, 2003
15) Uehara K, Kadoya Y, Kobayashi A, et al : Bone anatomy and rotational alignment in total knee arthroplasty. Clin Orthop Relat Res 402 : 196-201, 2002
16) Minns RJ : A simple guide for rotational alignment of the tibial component in knee arthroplasty. Acta Orthop Scand 62 : 266-267, 1991
17) Yamada K, Imaizumi T, Takada N : Linkage guide for rotational alignment during total knee arthroplasty. J Orthop Sci 8 : 643-647, 2003
18) Incavo SJ, Ronchetti PJ, Howe JG, et al : Tibial plateau coverage in total knee arthroplasty. Clin Orthop Relat Res 299 : 81-85, 1994

4 脛骨コンポーネント

3. 機種選択 fixed PE

■長嶺隆二

1 はじめに

脛骨インサート(PE)の機種選択に関しては，後十字靱帯温存型(CR)システムと後十字靱帯代償型(PS)システムにおいて共通の問題点と，別々に検討する問題点がある。両システムの共通の問題として，大腿脛骨関節面におけるPE摩耗があげられる。初期の固定型PEのデザインのコンセプトは，大腿脛骨関節摺動面の適合性を高くして接触面積を広くすることが主眼とされていた。したがって，逆に拘束性が高く回旋許容性が低いシステムが多かった。拘束性が高いため脛骨コンポーネントと骨との間の剪断力も上昇する可能性がある。摺動面の適合性を高く維持したままPEの接触圧を減少する目的でmobile PEが開発されてきた。Mobileであるため脛骨コンポーネントと骨との間の剪断力も減少し，looseningの危険性も低下する。

一方，PSシステムではPE摩耗がpost-cam機構でも問題となる。多くの機種でpostは角張った形状をもっており，大腿骨コンポーネントのcamとの拘束性が高く接触圧が上昇する可能性が高い。Mobile PEはpostとcamでの接触圧は理論的にはあまり上昇しない。一方で，回旋許容性を高めるために丸い形状のpostをもつfixed PEも開発されてきた(図1)。これまでのfixed PEとmobile PEの比較研究では，角張ったpostをもつfixed PEしか報告されていない。

本項では，まず，CRシステムにおけるfixed PEの検討を行った。次にPSシステムにおけるmobile PEと，角張った形状のpostをもつfixed PEおよび丸い形状のpostを持つfixed PEに関して比較検討を行った。

2 CRシステムにおけるfixed PEとmobile PEの比較

通常の形状のPEの場合，これまでの報告では従来型fixed PEとmobile PEで臨床成績の明らかな差はなく，特に屈曲角度でも差を認めていない[1~3]。大腿脛骨関節面の摺動面の適合性が高いデザインや，逆に適合性が低いflat on flatなどのデザインを変遷し，fixed PEでもそのデザインの改良がなされ，また，PE自体の耐久性も向上しているため，fixed PEとmobile PEの優劣をつけることは困難である。手術手技に関してもPSシス

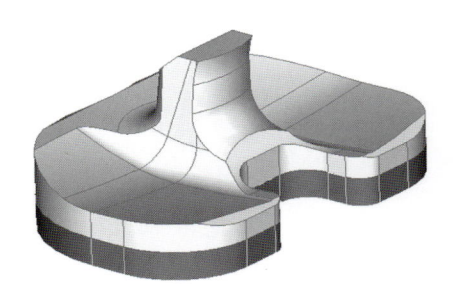

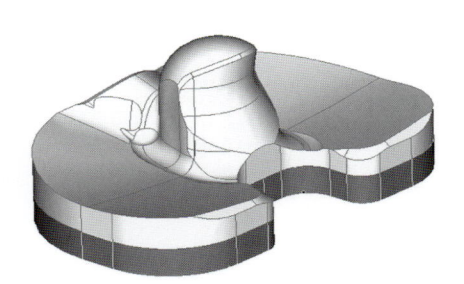

図1 角張ったpostをもつfixed PE(Scorpio superflex)と丸いpostをもつfixed PE(NRG)

伸展位　　　　　　　屈曲90°　　　　　　屈曲150°

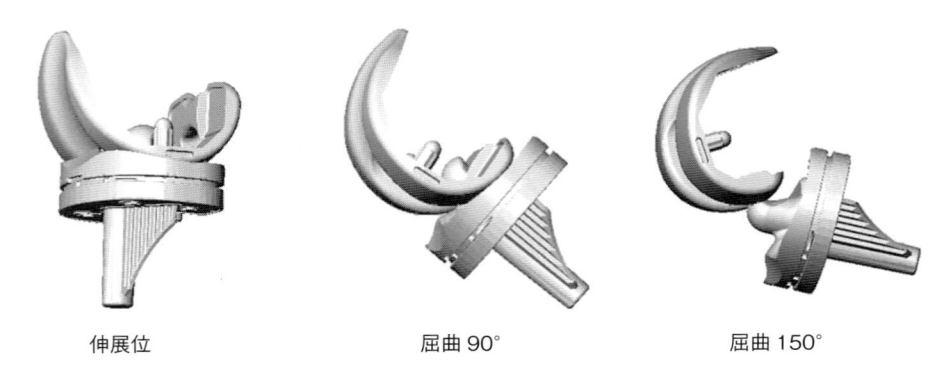

図2　Fixed PE を用いた pattern matching 法による解析。深屈曲位での post と cam の亜脱臼状態を示す

テム程の大きな問題は生じないと考えられる。今後，長期臨床成績の結果が待たれる。

3　PS システムにおける従来型 fixed PE と mobile PE の臨床研究の結果

PS システムにおいても，従来型 fixed PE と mobile PE で臨床成績の明らかな差は認めていない[4~8]。radiolucent line も mobile で多いとの報告もあり[4,6]，mobile PE ではそのコンセプトが必ずしも実際の臨床成績には反映されていない。これまでの報告で注意が必要な点は海外での報告では最大屈曲角度が130°未満であり，深屈曲に関する報告が少ない点である。国内の報告でも深屈曲位も含めて両者の比較を直接した報告は少ないが，全体の傾向としては両者間で臨床成績に明らかな差は認めていない。今後，長期成績に関しては経過を見守る必要があるが，現時点では fixed PE と mobile PE の比較では，手術の難易度を含めた構造上の安全性と耐久性が争点となる。

4　PS システムにおける fixed PE と mobile PE の欠点とその対応策

PE の亜脱臼や脱臼は PS システムにおける問題点のひとつである。fixed PE 症例において fluoroscopy で得た像を pattern matching 法にて構築した(図2)。本症例の場合，膝伸展位や屈曲90°程度までは異常を認めないが，深屈曲位では post と cam が亜脱臼状態となる。大腿骨コンポーネントのサイズが小さいことと後方の骨棘を切除していなかったことが亜脱臼の原因であったが，大腿骨コンポーネントが深屈曲位で PE から浮き上がる現象は決して稀な現象ではない[9]。大腿脛骨関節の亜脱臼・脱臼の危険性に加え，mobile PE ではさらに PE の不安定性が問題となる可能性がある[6,10,11]。通常，X 線像は膝伸展位や軽度屈曲位でのみ撮影される。最大屈曲位での側面像は撮影される場合もあるが，X 線像だけでは PE の状態の詳細な解析は困難である[10]。

Mobile PE を安定させるためには，fixed PE と同様に伸展位と屈曲位において同一の長方形のギャップを作成し，適切な厚みのインサートを挿入することが必要となる。PCL 切離後に屈曲関節裂隙が増大することは多くの報告で明らかであり[12,13]，いわゆる gap control technique がより安全であると考えられる[9,10,14]。しかし，大腿脛骨関節面を開大させた状態においては，膝屈曲90°のギャップが長方形に設定されても屈曲120°でのギャップは外側が広い台形になることが報告されており[15]，今後も深屈曲位での解析が必要である。

他の問題点として，mobile PE は，その構造上，ある一定以上の厚みが必要となる。Fixed PE では8mm のインサートが使用可能であるが，mobile PE では8mm のインサートは存在しない。小柄な症例では問題となる可能性がある。

5　PS システムにおける角張った post をもつ fixed PE の欠点とその対応策

従来型の角張った post では，その角張った部分での接触圧上昇が問題となる(図3,4)。脛骨は大腿骨に対して伸展位から屈曲位にかけて徐々に内旋する。post と cam は膝伸展位で回旋中間位に設置しても，膝屈曲位では脛骨が内旋するため post と cam の適合性が低くなる。動的有限要素法を用いて膝屈曲120°において大腿骨コンポーネントを10°回旋させた場合の post にかかる接触応力を解析した結果を示し(図3)，膝伸展位から屈曲135°まで膝を屈曲させた際，大腿骨コンポーネントを5°，10°，15°回旋させた場合の post にかかる接触

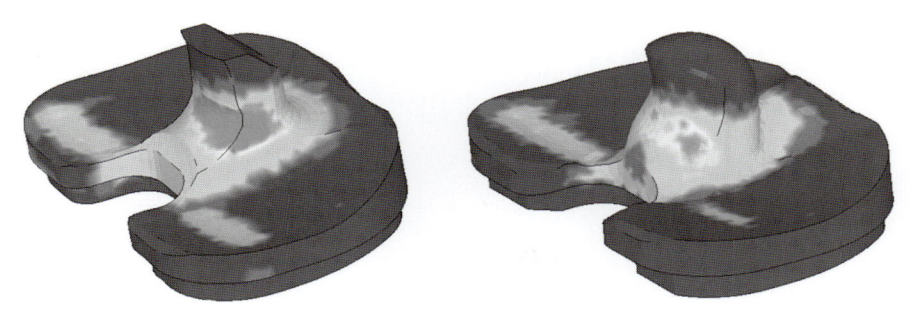

図3 有限要素法解析による膝屈曲120°におけるpostへかかる接触圧（superflexとNRGの比較）

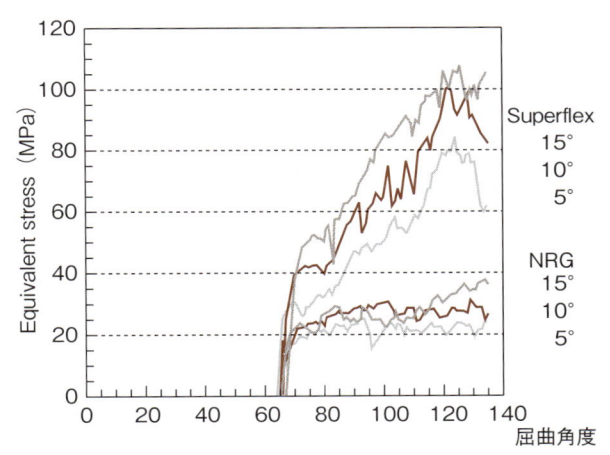

図4 動的有限要素法解析による大腿骨コンポーネントの回旋がpostの接触圧へ与える影響（superflexとNRGの比較）

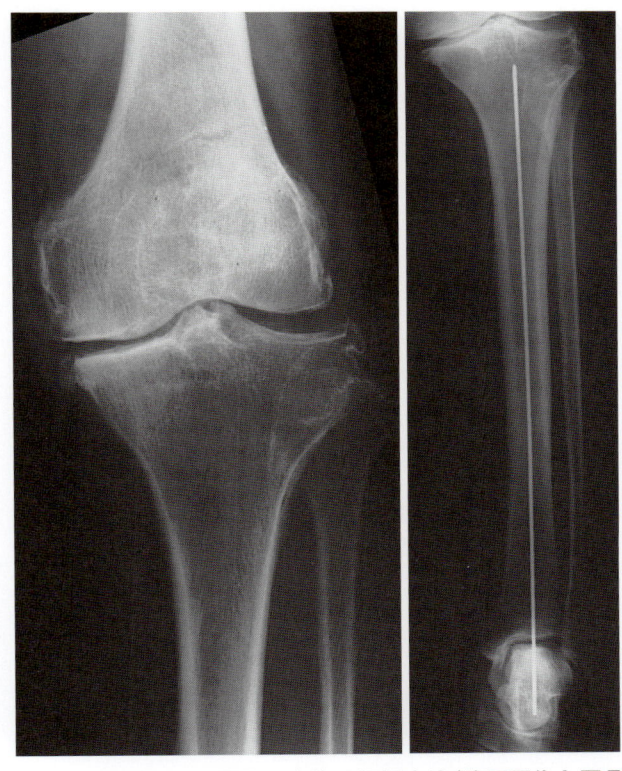

図5 X線像による脛骨の内捻の把握方法（膝正面像と脛骨正面像の相違）

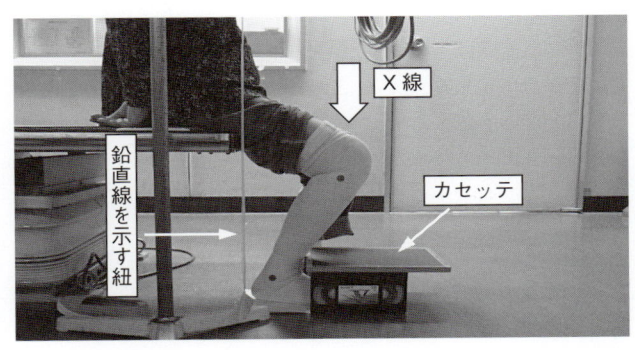

図6 膝屈曲位における大腿骨コンポーネントと脛骨コンポーネントの回旋不適合性を計測するX線撮影法

応力を示した（図4）[16]。角張ったpostでは大腿骨コンポーネントが回旋した場合に，その回旋の程度に応じて接触圧の上昇を認める。本現象はPE摩耗や破損の原因となり，角張ったpostをもつfixed PEでは，その長期的な臨床成績が低下する可能性がある[17,18]。

また，特に日本人の脛骨の形状に伴う問題も存在する。日本人は脛骨が遠位にて内捻している場合が多い[19]。脛骨の内捻はCTを撮影すれば，その程度の評価が可能であるが，X線像での評価もある程度可能である。典型的症例の膝正面像と足関節を正面に向けた下腿正面像（図5）では，膝正面像での脛骨に対する腓骨の位置と比較し下腿正面像では腓骨が脛骨寄りに偏位している。この状態は脛骨遠位が内捻していることを示している。このような症例では，脛骨コンポーネントの回旋中間位を脛骨粗面内側1/3に設定すると，角張ったfixed PEで回旋許容性が低いシステムでは，足部が著明に内旋，歩行障害が発生する可能性がある[19]。足部と人工膝における回旋不適合性を補正するためにはmobile PEが適している。膝屈曲に伴うpostとcamの接触圧上昇は，患者においては膝の動きが滑らかではなくなること

足部外旋　　　　　　　　足部中間位　　　　　　　　足部内旋

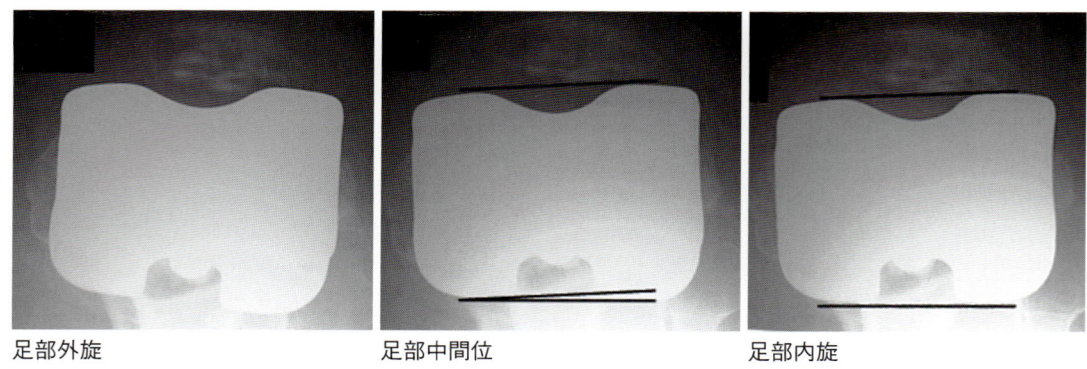

図7　大腿骨コンポーネントと脛骨コンポーネントの脛骨回旋による適合性の評価

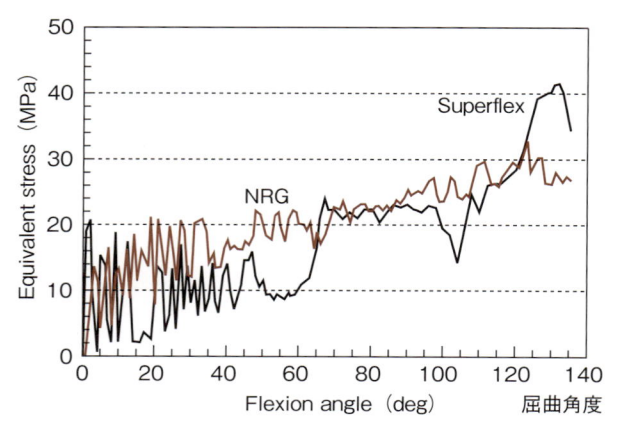

図8　動的有限要素法解析によるfixed PE関節面における接触圧の結果（SuperflexとNRGの比較）

を意味しており，屈曲動作の容易さや最大屈曲角度にも影響を与える可能性がある．実際，患者の主観では角張ったfixed PEよりmobile PEがよかったとの報告もある[5]．

角張ったfixed PEを用いた膝での屈曲位における回旋不適合性を確認するには，膝屈曲位における撮影像が有用である（図6）．本撮影法により，膝屈曲位において大腿骨・脛骨コンポーネントの適合性が最も高くなる足部の回旋角度を確認することが可能である．足部が回旋中間位，内旋位，外旋位の撮影像を示すが（図7），外旋位で最も適合性が悪く内旋位で最も適合性がよい．

6　PSシステムにおける丸い形状のpostをもつfixed PEの利点

ストライカー社製のScorpio superflexシステムの角張ったpostと，その改良型であるNRG（Non Restricted Geometry）システムの丸い形状のpostを示す（図1）．本システムは，角張ったpostの接触圧を低くする目的で開発された．現在，丸い形状のpostをもつシステムは本システムしかないが，postとcamの接触圧はNRGシステムで著明に減少する（図3,4）．15°の回旋不適合があってもpostの接触圧は低い状態を維持している[16]．同じくsuperflexとNRGの脛骨インサート摺動面における接触圧を示すが（図8），NRGでは大腿骨コンポーネントの後方顆を短縮したため，スムーズなrollbackが可能であり，深屈曲位での接触圧も減少している．これらの結果より，fixed PEでも，postの形状を丸くすることにより，大腿脛骨関節面およびpost-cam機構において，接触圧を減少させることが可能である．今後の臨床成績の報告が待たれる．

7　特殊な形状をもつシステム

特殊なコンセプトと形状をもつシステムでは，そのデザインの理論上，fixed PEが使用される場合がある（図9）．Wright社のAdvance systemは，fixed PEの内側が球状の深いくぼみをもつ．その形状により，PCLは温存しても切離しても大腿脛骨関節面の適合性は非常に高い．一方，JMM社のBi-Surface Total Knee Systemは，ball and socket jointをもつ．術者のコンセプトにより，これらのシステムが選択される場合はfixed PEのみの使用となる．

8　おわりに

CRシステムの場合，現時点ではfixed PEとmobile PEでの優劣をつけることは困難である．

PSシステムの場合，gap control techniqueにて屈曲位でのstabilityを獲得することがfixedおよびmobile

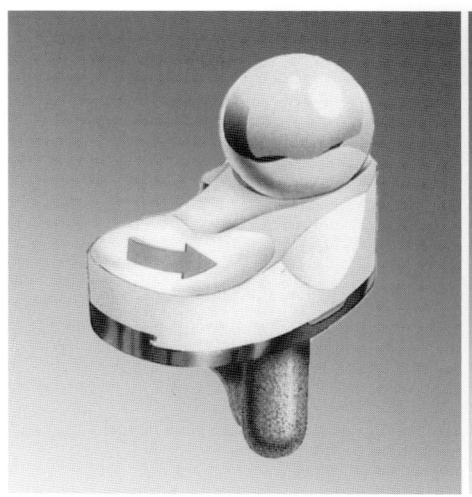

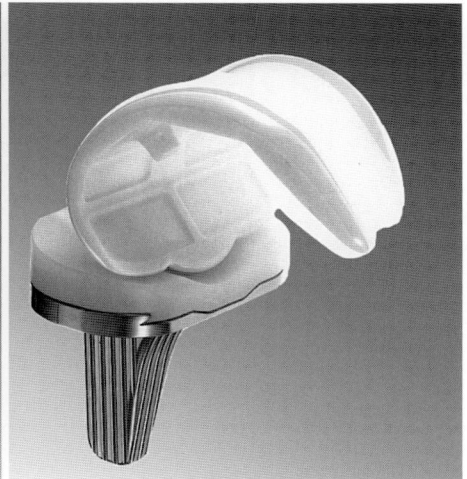

図9　独特な形状をもつ fixed PE

で重要であるが，post が丸いシステムは mobile の長所をもつ fixed PE である。

❖ 参考文献

1) Kim YH, Kim DY, Kim JS : Simultaneous mobile-and fixed-bearing total knee replacement in the same patients. A prospective comparison of mid-term outcomes using a similar design of prosthesis. J Bone Joint Surg Br 89 : 904-910, 2007
2) Geiger F, Mau H, Krüger M, et al : Comparison of a new mobile-bearing total knee prosthesis with a fixed-bearing prosthesis ; a matched pair analysis. Arch Orthop Trauma Surg 128 : 285-291, 2008
3) Watanabe T, Tomita T, Fujii M, et al : Comparison between mobile-bearing and fixed-bearing knees in bilateral total knee replacements. Int Orthop 29 : 179-181, 2005
4) 永山芳大, 他：Nexgen LPS Flex Mobile 型人工膝関節の短中期成績. 中部整災誌 50 : 315-316, 2007
5) 甘利留衣, 他：Mobile-bearing と fixed-bearing type TKA どちらが良いか？ 中部整災誌 51 : 113-114, 2008
6) Bhan S, Malhotra R, Kiran EK, et al : A comparison of fixed-bearing and mobile-bearing total knee arthroplasty at a minimum follow-up of 4.5 years. J Bone Joint Surg Am 87 : 2290-2296, 2005
7) Kim YH, Yoon SH, Kim JS, et al : The long-term results of simultaneous fixed-bearing and mobile-bearing total knee replacements performed in the same patient. J Bone Joint Surg Br 89 : 1317-1323, 2007
8) 史賢林, 他：Nexgen LPS Flex 人工膝関節における mobile 型と fixed 型の比較—大腿骨コンポーネントの rollback と脛骨の内旋について. 関節外科 24 : 60-65, 2005
9) 金粕浩一, 他：深屈曲と TKA 動態解析. 整・災外 47 : 161-169, 2004
10) 小堀眞：LCS 人工膝関節の使用経験. 関節外科 24 : 33-38, 2005
11) 小堀眞：LCS 人工膝関節の短中期臨床成績と X 線透視下運動解析. 人工膝関節置換術-基礎と臨床 (松野誠夫, 他編), 文光堂, pp341-348, 2005
12) 泊一秀：深屈曲を獲得するための手術手技. 整・災外 47 : 137-144, 2004
13) Kadoya Y, Kobayashi A, Komatsu T, et al : Effects of posterior cruciate ligament resection on tibiofemoral joint gap. Clin Orthop Relat Res 391 : 210-217, 2001
14) 城戸秀彦, 他：Nexgen LPS Flex mobile の使用経験. 関節外科 24 : 52-59, 2005
15) Nagamine R, Kondo K, Nomura H, et al : Shape of the joint gap for 90 degrees and 120 degrees knee flexion after total knee arthroplasty. J Orthop Sci 13 : 354-358, 2008
16) 東藤貢, 他：人工膝関節の UHMWPE インサートの応力状態に及ぼす屈曲と回旋の影響. 日本臨床バイオメカニクス学会誌 27 : 239-246, 2006
17) Puloski SK, McCalden RW, MacDonald SJ, et al : Tibial post wear in posterior stabilized total knee arthroplasty. An unrecognized source of polyethylene debris. J Bone Joint Surg Am 83 : 390-397, 2001
18) Mestha P, Shenava Y, D'Arcy JC, et al : Fracture of the polyethylene tibial post in posterior stabilized (Insall Burstein II) total knee arthroplasty. J Arthroplasty 15 : 814-815, 2000
19) Nagamine R, Miyanishi K, Miura H, et al : Medial torsion of the tibia in Japanese patients with osteoarthritis of the knee. Clin Orthop Relat Res 408 : 218-224, 2003

4 脛骨コンポーネント

4. 機種選択　mobile PE

■小堀　眞

1　Mobile PE の特徴

　人工膝関節が導入されてから35年以上経過し，関節痛に悩む多くの患者の福音となっているが，現時点で，2つの問題点が残されている．1つは術後可動域制限であり，わが国の畳を基本とした生活様式では大きな障害となっていること．もう1つは耐久性である．高齢化社会の到来により，長期にわたる使用に耐える人工関節が要求されている．

　Mobile Bearing TKA は，大腿骨と脛骨との間に可動性のあるベアリングインサートを挿入することにより，大腿脛骨関節面に高度な適合性をもたせ，応力を分散させ，ベアリングの磨耗，破損を防ぐと同時に，脛骨トレーと骨との間の剪断力を最小とし，緩みを防ぐようにデザインされている[2]．すなわち，mobile bearing の利点は，①大腿脛骨関節面の適合性がよく，摩耗，破損が少ない．②脛骨コンポーネントと骨との間の剪断力が少なく，loosening をきたすことが少ない，の2点である．これにより，耐久性の獲得が期待される．

　また，可動域に関して深屈曲が求められるわが国では，mobile PE による回旋の許容により，可動域の拡大が期待されている[6,7]．筆者の経験では，屈曲が100°以下の例は激減し，術後平均屈曲は120°となり，自転車などADLの改善がみられたが，正座までの深屈曲は獲得されていない．

　当院での人工膝患者1,260例の約1/3は農業に従事し，最長12年のフォローアップでは，十分な耐久性が得られている．わが国の農業は，いまや高齢者によって支えられているといっても過言ではない．農業などの過酷な条件下での長期耐久性も，これからの人工膝関節には必要な条件となろう．

2　LCS 手術の実際－コツと pitfall

1）適応と禁忌
①手術適応
　高度の変形性膝関節症，関節リウマチ，外傷性膝関節症，特発性骨壊死などで，保存療法によっても膝関節障害が改善されず，膝痛が強く，歩行障害の著しい例が対象となる．

②禁忌
　活動性の感染性膝関節炎，敗血症，高度の免疫不全症などは適応がない．

2）手術手技
　LCS 手術はまず最初に軟部組織バランスをとり，バランスがとれたところで，はじめて骨切りを行う．

　骨切りは脛骨から行う．正しい脛骨骨切りを基準にして大腿骨骨切りをしていく dependent cut であるため，軟部組織バランスの獲得と，正しい脛骨近位骨切りに手術の成否がかかっている．

　内側型変形性膝関節症に対する mobile bearing 式LCS 人工膝関節置換術の手術手技を具体的に述べる．
①手術体位
　駆血帯を装着し，仰臥位，膝関節90°屈曲位で手術を行う．支胸器，足底枕で肢位を保持する．
②展開
　脛骨粗面内側から膝蓋骨内縁より1cm正中寄りを通り，膝蓋骨上端より5cm近位までの約12cmの正中皮切で進入する．膝蓋靱帯内側に沿い，膝蓋骨近位から内

側広筋を線維方向に割いて進入する(midvastus法)。

③**軟部組織の解離**

内側解離は段階的に行う。まず，近位脛骨より15 mm付近まで骨膜下に剝離し，骨棘を切除する。内側側副靱帯を持ち上げている骨棘を，脛骨，大腿骨内側で除去する。つぎに前，後十字靱帯を切離したのち，内側関節裂隙にスプレッダーをかけ，90°屈曲位と完全伸展位で下肢アライメントをチェックする。通常，この時点で良好なアライメントが得られるが，内側の解離が不十分な場合，さらに骨膜下に内側，後内側の解離を追加する。伸展制限のある場合は，半膜様筋腱も停止部で剝離する。下肢の軟部組織のバランスがとれた時点で脛骨の骨切りを行う。

④**脛骨近位骨切り**

脛骨骨切りには髄外ガイドを用いる。ガイドは遠位は足関節中央，近位は顆間隆起やや外側よりにおき，軸は脛骨骨軸に平行，正面で脛骨粗面内1/3を通り，第2趾中足骨方向を向くよう設置する。骨切りで得られた脛骨近位部切除骨が，術前の作図で得られたものと同じであれば，正しい骨切りがなされたものと考えてよい。骨切り面は通常後方傾斜7°で行う。以下の骨切りは，すべて脛骨骨切り面を基準に行うため，脛骨骨切りは最も重要な操作である。

⑤**大腿骨前後面骨切り**

大腿骨のサイジングをテンプレートで行い，サイズを決定する。大腿骨前後面骨切りガイドを大腿骨内外顆にあわせ仮固定する。髄内ガイドを挿入したのち，仮固定を除去，膝関節90°屈曲位で，骨切りガイドポジショナーを用いて長方形の屈曲位ギャップを得る。このときのスペーサーブロックの厚さと同じ厚さで大腿骨遠位骨切除を行う。

大腿骨前後面の骨切りの際のpitfallは，内側解離が不十分で，内側組織が短縮したままの場合に起こる。このとき大腿骨コンポーネントは外旋し，外側にノッチングが起こってしまう。これを防ぐためには，十分な内側解離を行うか，術中でのさらなる内側の解離を見越して，epicondylar lineを参考にジグの外旋を減らしておくことが必要である。

⑥**大腿骨遠位骨切除**

大腿骨髄内ガイドに大腿骨遠位骨切りブロックを装着し，屈曲位と同じ厚さの骨切りを行う。これにより，屈曲位ギャップと伸展位ギャップは等しく，長方形となる。大腿骨遠位の骨切りは，同様に脛骨近位骨切り面を基準にして行うが，この際，屈曲位ギャップと伸展位ギャップを等しく，長方形になるようにとることが重要である。

⑦**大腿骨最終骨切除**

フィニッシングガイドを大腿骨遠位中央部に設置し，chamfer，grooveの骨切除を行う。この際，大腿骨内外顆後方の骨棘切除を行い，必要に応じて後方関節包の解離も行う。大腿骨後上方の骨棘の除去は，深屈曲位でのインピンジを防ぐため，大切な操作である。

⑧**脛骨コンポーネントの設置**

脛骨テンプレートは，内外側両皮質をカバーする最大幅の物を選ぶ。Mobile bearingでは脛骨コンポーネントの回旋は自動的に補正されるので，骨切り部を多く被覆できるよう心がける。ペグホールに自家骨を充填しておくと良好な初期固定が得られる。脛骨コンポーネントの設置は，脛骨骨切り部の内外側中央部を中心に設置し，骨切り面を最もよくカバーする被覆率が最大のものを使用する。この際，コンポーネントの回旋は，前後軸が脛骨粗面の内1/3を通り，第2中足骨に向かう方向とする。固定型PEの場合と異なり，mobile PEの場合には，回旋の誤差は可動性ベアリングにより，自動修正されるので，あまり気にしないでよい。

トライアルを設置し，伸展位，90°屈曲位でのバランスを確認する。膝蓋骨は通常骨棘を切除するのみで置換しない。

コンポーネントの固定はセメントレスで行う。骨粗鬆が高度な例のみに骨セメントを使用している。脛骨トレーを挿入し，軸が脛骨粗面の内1/3を通り，第2中足骨の方向に向いていることを確認する。

⑨**膝蓋骨骨切除**

通常膝蓋骨は骨棘の除去のみを行い，置換しない。骨変形が強く，脛骨コンポーネントの膝蓋骨グルーブに合わないものに対しては，オールポリエチレンパテラを骨セメントを用いて固定する。内側組織を仮縫合し膝蓋骨のトラッキングを確認，必要に応じて関節包内側より外側膝蓋大腿靱帯の切離を行う。関節外からの広範な外側解離が必要な例は稀である。

⑩**試整復**

脛骨トレーにトライアルインサートを挿入し，90°屈曲位で大腿骨トライアルを挿入，膝蓋骨を整復する。内側軟部組織を仮固定したのち，屈曲，伸展させ，下肢アライメントや可動域，靱帯バランスをチェックする。インサートの厚みは，術中麻酔下で，完全伸展可能な厚さとする。

⑪**各コンポーネントの設置**

脛骨コンポーネント，脛骨インサート，大腿骨コンポーネントを設置する。脛骨および大腿骨コンポーネン

トは通常セメントレスで行う。膝蓋骨置換は通常行わない。試整復後，仮縫合の上パテラトラッキングを確認し，必要に応じ外側解離を行う。

⑫創閉鎖
関節内に持続ドレーンを留置したのち，膝最大屈曲位で縫合を行う。ドレーンは術後セルセーバーに接続し，洗浄赤血球液を返血することにより，ほとんどの例で同種血輸血は不要となる。

3 考察

1）適応の範囲
Mobile bearing knee の場合，高度変形膝には適していないといわれてきた。しかし，これは正しくない。筆者の経験では，ほとんどの高度変形膝に対して可能である。例外は内側側副靱帯損傷膝であり，この場合に限りrotating hinge type を使用している。

高度変形膝に対しては，十分な軟部組織の解離を行い，バランスが取れた後骨切りを行う。

2）推奨の理由
Mobile bearing の利点として，ベアリングの磨耗，破損が少なく，脛骨トレーと骨との間の剪断力を最小とし，緩みを防ぐといわれている。その結果，人工関節の耐久性が高く，また，スポーツや農業などの激しい使用にも耐えられる可能性がある。聖隷三方原病院では，筆者らの農業従事者を中心とした10年以上の長期成績でも，再手術例は1.5％と低い。しかも部品破損の場合，部品交換のみの小手術で対応できることがほとんどである。きちんとフォローをしたうえで必要に応じて部品交換で対応すれば，農業などの酷使にも耐え，人工膝としての長期生存は期待できる。

可動域に関しては，正座が目指せるほどの深屈曲は期待されない。しかし，術後可動域の分布を fixed PE と比較すると，屈曲90°以下が非常に少なくなる。言い換えれば，術後膝が曲がらなくなったという例が激減している。このことは，術後容易に曲がるため，リハビリが楽となり，患者の評判が非常によいことにつながる。

3）臨床成績
1995年5月から2007年4月までの12年間に，筆者の執刀もしくは指導のもとに行ったLCS1,260例 1,743膝（男性353膝 女性1,390膝）を対象とした。平均年齢73.0歳，OA1,561膝，RA172膝，TA3膝，Revision 6膝であった。

使用した人工膝関節は，術中のPCLの所見により，PCL温存例にはメニスカル ベアリング 288膝，PCL切除例にはユニバーサル ローテーティング プラットフォーム 1,367膝を主に使用してきた。しかし，2001年，開発者Buechelらの20年の長期成績[3]で，メニスカルベアリングの破損例が術後18年以降増えてきていることを知り，現在はほぼ全例をユニバーサルローテーティングプラットフォームで行っている。ほかにユニバーサルAP-グライド8膝と，ローテーティングプラットフォーム77膝，Revision 6膝を使用している。膝蓋骨は置換143膝，非置換1,600膝で，最近では，ほとんど置換していない。必要に応じ外側解離を行っている。

セメント固定は骨粗鬆症の高度な例に行い，脛骨223膝，大腿骨128膝，膝蓋骨88膝に行い，セメントレスは1,337膝であった。

手術時間は平均1時間9分。出血量は少量。全例，術後自己血回収装置を使用し，輸血回避率は97％であった。

術後はクリニカルパスを用い，平均術後3週で一本杖歩行にて退院が可能となる。術後のADLは，まったく制限をしていない。農業も許可している。術後は6か月ごとの受診を強くすすめている。また専任のスタッフをおいて，受診状況をたえずチェックし，電話，手紙，アンケートなど，フォローしている。その結果，フォローアップ率は97％となっている。

評価は可動域，JOAスコアを用い，術前および術後6か月，1～10年の可動域と，評価点数の推移，Xp所見および術中術後合併症を検討した。

4）結果
LCS 1,260例1,743膝中，死亡は83例116膝，フォローアップ率97％であった。

可動域では，術後1年の時点では屈曲は各タイプがほぼ同様で120°程度と，術前と同等になる。伸展制限も，術後6か月でほぼなくなる（図1）。

JOAスコアは，OA術前48.8点が術後6か月で79.4点，1年で83点，2年以降86点と改善した。これらは10年まで維持されている（図2a）。

RAは術前48.8点が術後6か月で79.4点，1年で86点，2年以降80点内外と改善した（図2b）。疼痛，水腫の改善が著明であった。リウマチの経過とともに，少しずつ低下している。

X線評価は術直後および5年以後に計測した。1mm

以下のradiolucent lineは，術直後からかなりの症例にみられたが，進行したものはない．

5）合併症

再手術は，1,743手術中19手術，1.1％に行った．大腿脛骨関節で9例，膝蓋骨で5例．

まず大腿脛骨関節では，最も危惧されたメニスカルベアリングの脱転は，1例も認めなかった．メニスカルベアリングの破損が2例．ベアリングの交換のみで治療した．ほかに原因不明の大腿骨壊死によるloosening 1例．ローテーティングプラットフォーム（78膝）の2例にインサートの脱転を認め，より厚いインサートと交換．内1例は意図的に屈曲位ギャップを広くした例であった．

ユニバーサルAP-グライド（8膝）の1例に脛骨プレートの沈下．リビジョン用コンポーネントで順調に経過している．ほかにAPグライドのベアリングの破損が2例みられた．回旋し，後方へ亜脱臼した状態で荷重し，破損したものと考えられる．

片麻痺1例の麻痺側内外側に緩みが生じ，より厚いインサートに入れ替えている．

膝蓋骨では，再手術例5例．1例にパテラコンポーネントの転位をきたし，セメントを用いて再固定．2例にポリエチレンインサートの破損をきたし，オールポリのパテラコンポーネントに交換．1例にメタルバックパテラによるメタローシスをきたし，オールポリのパテラで再置換．パテラが回旋した位置でロックされ，メタローシスをきたしたものであった．

膝蓋骨置換をしなければ，これらのトラブルのほとんどが回避できたと思われる．また，膝蓋骨を置換しなかったため再手術になった例はない．現在はほとんど膝蓋骨は置換していない．

感染は4例で，いずれも持続洗浄で，コンポーネント

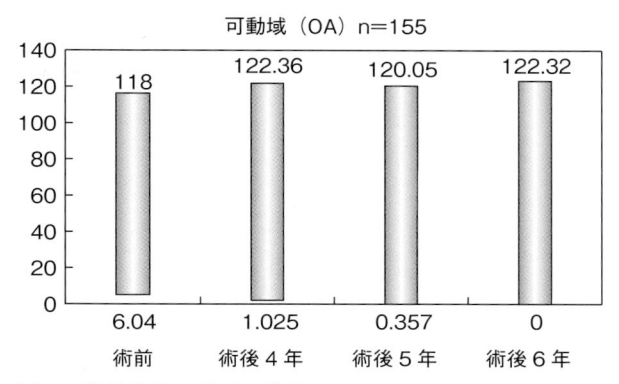

図1　術前術後可動域の推移

を抜去することなく沈静化している．

再手術例は，1,746膝中19膝，1.1％と少ないが，すべての部品を交換したのは2例のみであり，ほかは部品交換のみの小手術であった．また，膝蓋骨のトラブルを5例経験したが，これは膝蓋骨を置換しないことにより，防ぐことができる．手術から再手術までの期間を調べてみると，最初の1年半あたりまでにテクニカルエラー，5年を過ぎてからベアリングの破損が起きてくることがわかる（図3）．LCSの場合，ベアリングが破損すると急に症状が出ることが多く，そのときに早く対処すれば部品交換のみで解決できる．これもLCSの利点の1つと考えている．

6）手術の難易度

Mobile bearingの手術は，"腕の差が出る"といわれてきた．FDAにおけるLCS多施設臨床試験において，いくつかの成績不良施設があったことが知られている[1]．しかし，Buechelらによると，これらの施設では，手術手技において問題があったことが明らかになっている[3]．すなわちいい加減な手術をすれば成績が悪くなる可能性がある．Mobile bearingでは，軟部組織のバラン

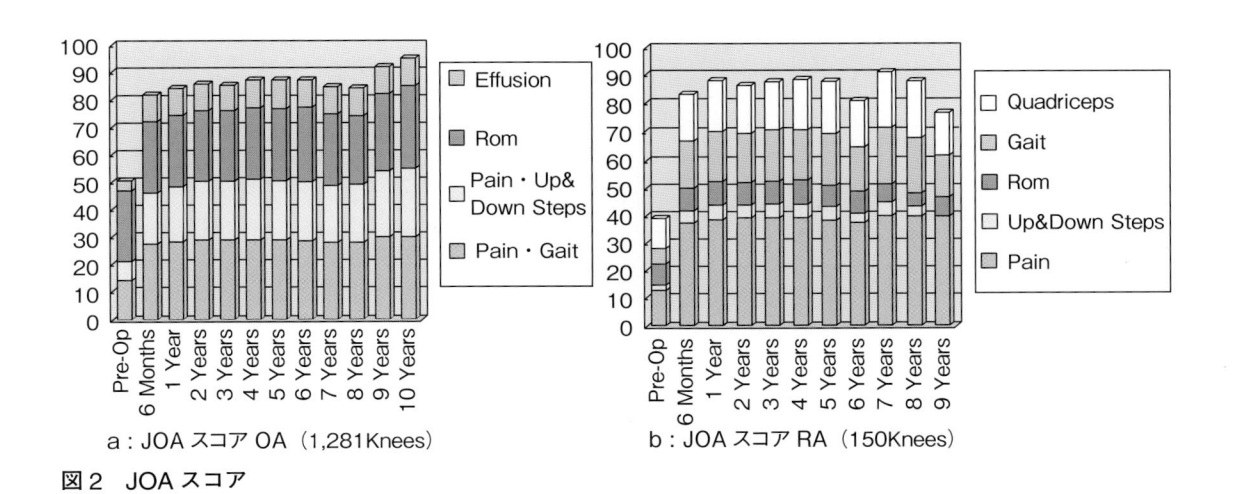

a：JOAスコア OA（1,281Knees）

b：JOAスコア RA（150Knees）

図2　JOAスコア

図3 手術から再手術までの期間

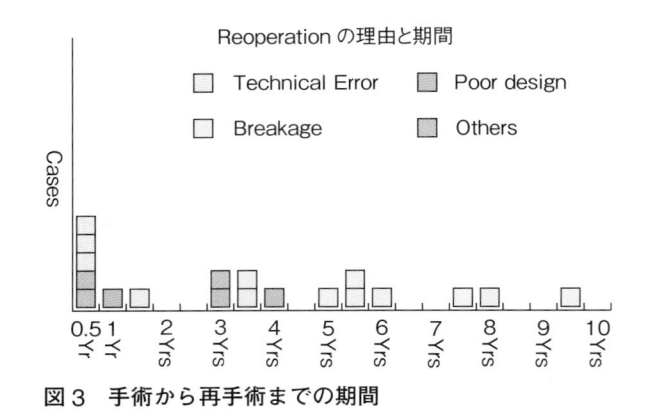

スが必須であり，いい加減だとポリエチレンの脱臼が起こる。きちんとした手術手技を会得し，術後トラブルを防ぐため，筆者らは1997年からラーニングセンターを設置し，手術手技の研鑽に努めている。

7) 費用の問題

患者にとって大きな問題は入院期間である。人工膝術後のリハビリにおいて，最も障害となってきたのは術後可動域の獲得であった。いままで使用してきたfixed PEの場合，術後可動域が90°を超えるのが退院許可の条件であった。つまり，術後ROM練習で，90°の山を超えれば，あとは120°程度の屈曲が容易に得られることが多かった。そこで，屈曲90°を超えられない患者に対して，入院でリハビリを続けるよう指導してきた。こ

れに比べ，mobile PEでは，90°の山がなく，スムーズに1週間程度で100°以上の術後屈曲角度が獲得できる。したがって，後は自宅での屈曲練習と，歩行練習で，外来フォローが可能となる。現在，クリニカルパスの入院期間は2週間と設定している。

また，膝蓋骨部品を使用しないこと，骨セメントを使用しないことなども費用の点では有利である。

4 まとめ

現在，人工関節に要求される無痛性，安定性はほぼ満足すべき評価が得られているが，術後可動域に関しては，依然として日本式の生活様式では不便であり，その向上が望まれている。また，農村人口の高齢化に伴い，人工関節手術後にも農業を続ける希望をもつ患者も多く，過酷な条件下での長期耐久性が求められている。

可動域は，人工膝関節のデザイン，軟部組織のバランス，術前の可動域，術後リハビリなど，さまざまな要因に影響される。筆者の使用してきた固定型bearingであるGenesisの手術後の膝の曲がりをみると，100°つまり屈曲が直角のあたりに1つの山があり，つぎに130°あたりにもう1つの山がある二峰性をしめす（**図4a**）。Mobile bearing LCSでは，120°，130°に山がある（**図4b**）。つまり，mobile bearingを使うようになってから，曲がりの悪い例が少なくなってきたことが，平均屈曲角度の

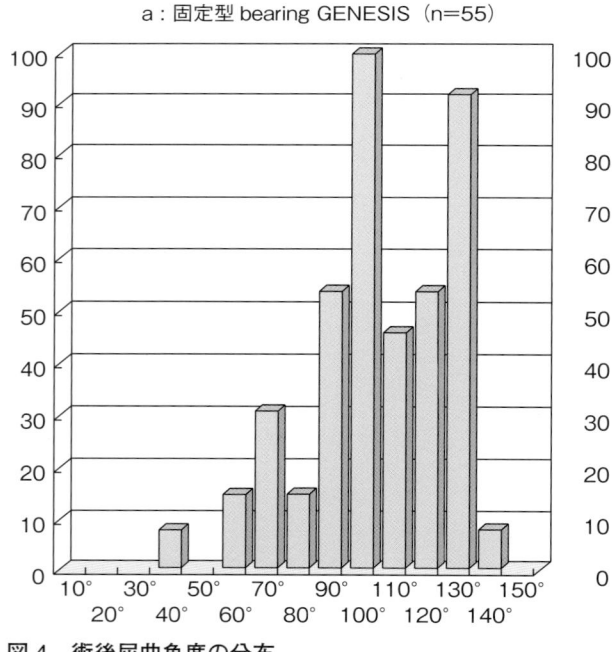

図4 術後屈曲角度の分布

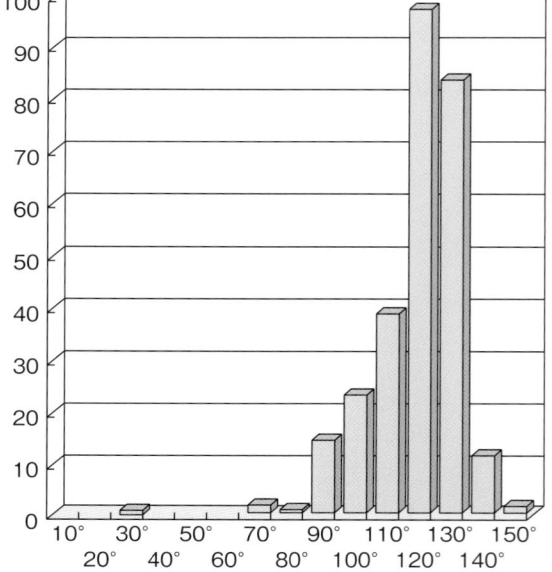

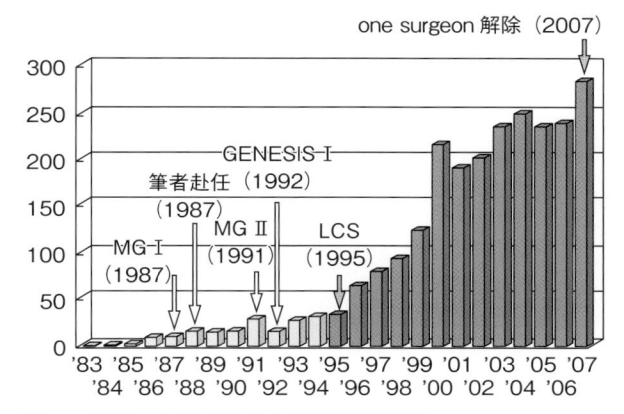

図5 聖隷三方原病院人工膝関節手術数

改善につながったといえる。

　LCS人工膝関節は，患者に非常に好評な人工関節である。最も評判がよいのは"リハビリがやりやすい"との評価である。当院では，術後の屈曲練習は主に自動運動を中心とし，強制的に曲げさせることはやっていないが，無理なく120°くらいまで曲がっていくとの意見が多く聞かれた。LCSが患者に好評なことは，当院での人工膝手術件数にも表れている。1997年LCSの導入後，それまで年間30～40例だった手術件数は急速に増え，250例を超えるに至っている(図5)。Mobile PEであるLCS人工膝関節は，医療者のみならず，患者の評価も高く，満足しうる人工膝関節と思われる。

参考文献

1) Bart JM : Dislocation/subluxation of meniscal bearing elements after New Jersey Low Contact Stress total knee arthroplasty. Clin Orthop Relat Res 254 : 211-215, 1990
2) Buechel FF, Pappas MJ : The New Jersey Low Contact Stress knee replacement system ; biomechanical rationale and review of the first 123 cemented cases. Arch Orthop Trauma Surg 105 : 197-204, 1986
3) Buechel FF, Buechel FF Jr, Pappas MJ, et al : Twenty-year Evaluation of Meniscal Bearing and Rotating Platform Knee Replacements. Clin Orthop Relat Res 388 : 41-50, 2001
4) 小堀眞：Mobile-bearing knee，新しい人工関節置換術と再置換術．新OS NOW. No.6(高岡邦夫，編)，メヂカルビュー社，pp71-79, 2000
5) 小堀眞，神里晋，吉田正弘，他：モービルベアリング式人工膝関節(LCS)の短期成績と問題点．日本人工関節学会誌30：147-148, 2000
6) 小堀眞：LCS人工膝関節の短中期成績とX線透視下運動解析．人工膝関節置換術－基礎と臨床(松野誠夫，他編)，pp341-348, 文光堂, 2005
7) 八木知徳：Universal type LCSの手術手技．人工膝関節置換術－基礎と臨床(松野誠夫，他編)，文光堂, pp334-340, 2005
8) 星野明穂：人工膝関節のデザイン．人工膝関節置換術－基礎と臨床(松野誠夫，他編)，文光堂, pp82-84, 2005

5 髄内ガイドと髄外ガイド

論点の整理

■王寺享弘

1 はじめに

　人工膝関節置換術を成功させるためには，正確な骨切り，適切な軟部組織バランス，良好なアライメントを獲得することが重要であり，さらにコンポーネントを正しく設置しなければならない。この中で骨切りを術前の計画通りに行うことは手術の第一歩であり，そのためには骨切りガイドの精度や使用法が大切である。骨切りは前額面での内外反，矢状面での伸展・屈曲，水平面での回旋アライメントの3つの軸面で考える必要があるが，ここでは大腿骨遠位部と脛骨近位部の前額面と矢状面での骨切りガイドについて述べる。

2 大腿骨遠位部の骨切り

　髄内ガイドシステムと髄外ガイドシステムがあり，両者を併用して精度を向上させようとする方法もある[1]。

1) 術前計画

　理想とする人工膝関節置換術（TKA）後の下肢アライメントは，下肢機能軸（股関節中心と足関節中心を結んだ線）に人工関節の関節面が垂直となり，機能軸が人工関節のほぼ中央を通過することである。このためには大腿骨側では大腿骨機能軸（大腿骨骨頭中心から顆間窩中心に引いた線）に垂直に大腿骨遠位の骨切りをしなければならない（図1）。そこで術前作図として股関節内外旋中間位（通常は膝蓋骨正面）で撮影した大腿骨全長より大腿骨解剖軸と機能軸を求める（図2）。大腿骨解剖軸とは大腿骨骨幹部中央2か所で骨髄から骨髄までの線分の中点を求め，これらの2中点を結び延長したものとする。

　ただし下肢が外旋していると，大腿骨弯曲が増強され，逆に内旋すると減少する。特に全下肢のX線を立位で撮影すると，内外旋中間位での正確な撮影は難しい。また高度変形膝では下肢が外旋傾向にあるために，正確な正面像のためには，腹臥位で大腿骨前面にフィルムを置き股関節中間位で撮影する必要がある。さらに屈

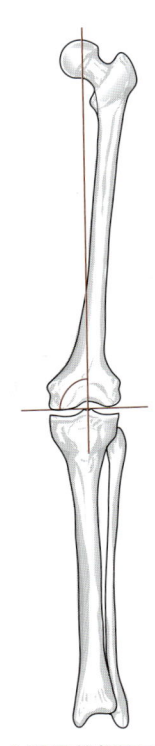

図1　大腿骨前額面の機能軸

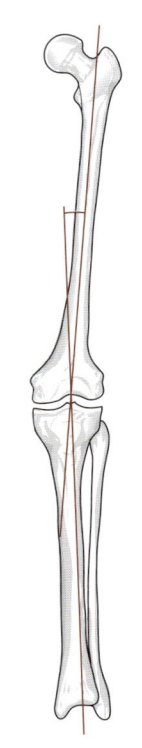

図2　大腿骨の機能軸と解剖軸
股関節内外旋中間位で撮影した大腿骨全長より大腿骨解剖軸と機能軸を求める。

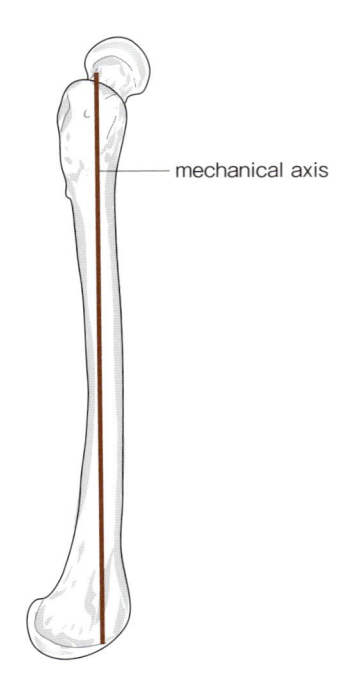

図3　大腿骨矢状面の機能軸
[Novotny J, et al : Geometric analysis of potential error in using femoral intramedullary guides in total knee arthroplasty. J Arthroplasty 16 : 641-647, 2001（文献2）より引用]

曲拘縮があると内反変形が増強されて撮影されやすく，同様に腹臥位で撮影するとよい。

　矢状面の評価も必要であるが，機能軸に関する明らかな定義はまだ決められていない．機能軸は大腿骨前方骨皮質に平行で大腿骨狭部の中点を通過するものとしているものや（図3）[2]，大腿骨骨頭中心から大腿骨後顆部の中心を結ぶ線とする報告もある．しかし，作図上で機能軸に対して垂直に骨切りをすると，ガイドが大腿骨顆部に対して伸展位になり，大腿骨前方骨皮質に notch をつくる危険性があり微調整が必要である．

2）髄内ガイドと髄外ガイドの使用頻度

　一般的には髄内ガイドのほうが手技が容易で，より正確であることより多く用いられている．その理由として，髄外ガイドでは大腿骨解剖軸を決定するための landmark（大腿骨骨頭，大腿骨骨幹部など）は大腿骨の筋肉群，肥満さらに surgical drape などで触知が難しいからである．

　Phillipsら[3]の調査では85.9％が髄内ガイドを使用し，髄外ガイドは8.1％であり，残り5.8％は両方を使用か併用していると報告している．

3）髄内ガイドシステム

　大腿骨遠位部を大腿骨の機能軸に垂直にカットするために，ガイドを大腿骨骨髄内に解剖軸に沿って挿入し，術前下肢中間位で撮影したX線像から解剖軸と機能軸のなす角度（通常6～7°の外反）でもって骨切りを行う．正確に骨切りをするためにはガイドが骨髄内の中央に位置する必要があり，このためにはガイドの長さと大きさ，刺入部位，刺入方向，刺入孔の大きさなどが大切である．また前額面だけではなく，矢状面で正確に髄腔内の中央に挿入することも大切であり，術中は大腿骨前方と後方の骨皮質が参考となる．

　ガイドの長さは，大腿骨髄腔狭部まで届くためには通常 400 mm が必要とされており，径は 8 mm が使用されている．しかし，人工股関節置換術で long stem を使用されている例や，大腿骨の前額面での彎曲や矢状面での前彎変形が強い例では，髄腔狭部まで挿入することは困難である．また，骨粗鬆症で髄腔径が広い例では，挿入が不正確になりやすい．

　刺入部位は術前の大腿骨前後X線の解剖軸と側面X線像から挿入する部位を予想するが，多くの報告から大腿骨顆間から内側寄りが勧められている．すなわち大腿骨の内側顆と外側顆は大きさが異なり，解剖軸の延長は顆間窩中心のやや内側に位置し，大腿骨膝蓋滑車軸は大腿骨両顆部の中心より外側に位置している．症例により大腿骨の形状から刺入部位は異なっており，Laskin[4]は顆間窩中央より 5 mm 内側を勧めている（図4）．術中の

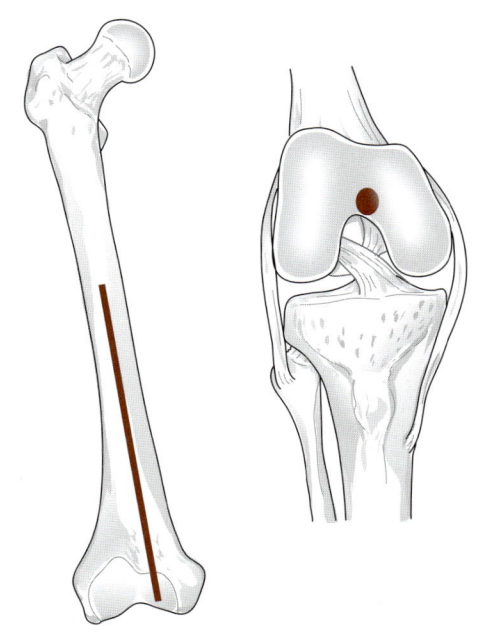

図4 大腿骨髄外ガイドの刺入部位
大腿骨前後X線の解剖軸と，側面X線像から挿入する部位を予想するが，一般的には顆間窩中央より内側が勧められている。内側過ぎると内反に，外側だと外反に骨切りされやすい。
〔Laskin RS：Instrumentation pitfalls. J Arthroplasty 18：18-22, 2002（文献4）より引用〕

landmarkを参照にした報告では，後十字靱帯起始部の直上か10mm上方がよいとされている。刺入部位が内側過ぎると内反に，外側だと外反に骨切りされやすく，矢状面でも上方過ぎると伸展位に，下方だと屈曲位に骨切りされる傾向となる。

刺入方向も大切であり，大腿骨顆上部の骨皮質を参考としながら，前額面と側面から刺入方向を確認しながらガイドを進めていく。

髄内ガイドの副作用として感染率が上がることや，脂肪塞栓が指摘されている。脂肪塞栓の予防としてドリル径は8mmで掘った後に刺入口を12mmにoverdrillするものもあるが，そのかわりガイドの中心性に支障がでる可能性がある。またドリルの形状により骨髄内圧や肺機能に影響が異なり，Riesら[5]は円筒形のround rodよりも溝をつけたfluted rodのほうが骨髄内圧の上昇が少ないとしている。

4）髄外ガイドシステム

髄内ガイドのもつ欠点を補うために，髄外ガイドシステムが利用される。このシステムでは大腿骨解剖軸を体表面から決定する。大腿骨骨頭の中心を術中にチェックする方法として，術直前にX線透視下に骨頭中心を確認して心電図電極をマーカーとして前面の皮膚上に貼り付け，術中にその電極を触知しガイドを解剖軸に一致さ せる。しかし，肥満例では皮膚のたるみなどで電極マーカーが動く可能性があり，テープで下腹部の緊張を保つなどの工夫が必要である。

一方，髄内ガイドシステムは骨髄腔の拡大している例，高度の肥満例，外傷にて関節外の変形がある例，さらに大腿骨の外弯や前弯が強い例などでは，正確にガイドを挿入することは難しく，髄内ガイドシステムの限界である。これに対して髄内ガイドと髄外ガイドを併用すると，両者の利点が生かされ，精度の向上が期待できる。白石ら[6]は髄内ガイドに髄外ガイドを併用した26膝と，髄内ガイドのみを使用した36膝を比べ，併用群のほうがより正確であったと報告している。

5）髄内ガイドと髄外ガイドの成績比較

Engh GAら[7]は髄内ガイドと髄外ガイド使用例とを比較し，満足な結果を髄内ガイド87.5％，髄外ガイド68.8％に認めたと報告している。Cateら[8]は脛骨骨切りは髄外ガイドを使用し，大腿骨骨切りを髄内ガイド使用125膝と髄外ガイド使用75膝の術後X線を検討し，平均値では有意差はなかったとしている。しかし，大腿骨遠位骨切り角度の許容できる範囲（94〜100°）のoutliersでみると，髄外ガイドは28％で，髄内ガイド14.4％であり髄内ガイドのほうが優れていたと述べている。

3 脛骨近位部骨切り

脛骨近位部の骨切りは屈曲ギャップおよび伸展ギャップに影響するために，正確に脛骨機能軸に垂直に骨切りしなければならない。また，dependent cut法にて手術する場合には，大腿骨のrotational alignmentの決定にも重要である[9]。

1）術前計画

理想的な下肢アライメントには前額面において脛骨側では，脛骨機能軸（脛骨関節面中心から足関節中心を結ぶ線）に垂直に骨切りをしなければならない。脛骨では大腿骨と異なり，解剖軸（近位脛骨部の中点と骨幹部の中点を結んだ線）と機能軸がほぼ同一であり，大きくは違わないので解剖軸を指標として作図してもよい。しかし内反膝では脛骨は通常軽度外弯しており，解剖軸は機能軸と平行でなくなり，解剖軸に垂直に骨切りすると，術後の脛骨コンポーネントは脛骨機能軸に対して正確に設置されない（図5）。さらに正確には脛骨骨切り面の中心と足関節中心が術後の下肢機能軸であることを考える

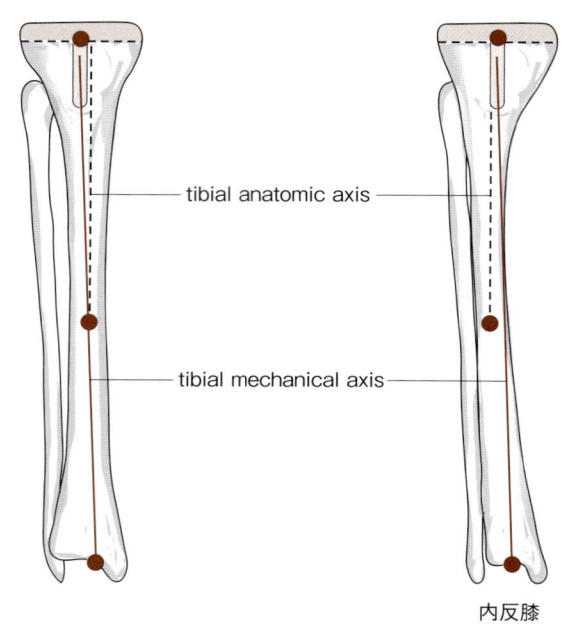

図5 脛骨機能軸
脛骨は解剖軸と機能軸がほぼ同一であり解剖軸を指標として作図する。しかし内反膝では脛骨は軽度外弯し解剖軸は機能軸と平行でないため，解剖軸に垂直に骨切りすると，脛骨機能軸に対して垂直ではないことがある。
〔Teter KE, et al : Accuracy of intramedullary versus extramedullary tibial alignment cutting systems in total knee arthroplasty. Clin Orthop Relat Res 321 : 106-110, 1995（文献15）より引用〕

と，骨切りレベルでの中心を術前に作図して，機能軸に垂直に骨切りするほうが正確である。Matsudaら[10]は脛骨骨軸（解剖軸と同一），関節面中心から足関節中心に引いた軸，骨切り面中心から足関節中心に引いた軸に垂直に骨切りした3群の各々30例ずつの内反膝の術後X線を調べ，骨切り面中心から足関節中心を結ぶ軸が機能軸として最適であると報告している。また，脛骨骨軸を参照とした場合には外反位に骨切りされる傾向があると述べている。

矢状面では腓骨にガイドを平行に置くとの報告もあるが，正確には骨切り面側面の中心から足関節側面の中心を結んだ機能軸に平行にガイドを設置すべきである。由野ら[11]は腓骨を参照とした髄外ガイドの使用経験から，矢状面での正確性が髄内ガイドよりも劣っていたと報告している。しかし脛骨後傾角の問題もあり，使用するガイドによりガイドの設置位置を決めるべきと思われる。

2）髄外ガイドと髄内ガイドの使用頻度

脛骨は前額面で骨幹部は通常軽度S状の形態をしていることから，髄内ガイドを遠位部まで十分に挿入することは困難であり，正確に骨切りができないことがある。また骨髄内をドリリングすることによる出血の増大や骨髄内組織の損傷，さらに脂肪塞栓などの合併症から髄外ガイドのほうが多く用いられている。

Phillipsら[3]の調査では，75.6％が髄外ガイドを使用し，髄内ガイドは20.3％であり，残り3.9％は両方を使用かあるいは使用していないと報告している。

3）髄外ガイドシステム

簡便性と正確性から髄外ガイドシステムの使用が一般的である。

脛骨粗面が脛骨近位部の参照点とされるが，通常は関節面や骨切り面の中心は脛骨粗面内側1/3付近であり，髄外ガイドの設置部位とされている。また前額面の骨切りだけではなく，脛骨コンポーネント設置の回旋位置も考慮する必要があり，Akagi[12]はTKA術後のCTスキャンによる検索から脛骨AP軸を後十字靱帯脛骨付着部から膝蓋腱脛骨付着部内縁を結ぶ線としている。

このように脛骨粗面中心からやや内側にガイドを設置すべきであり，粗面部中央に置くとガイドがやや外反と

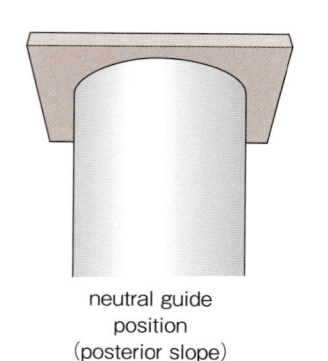

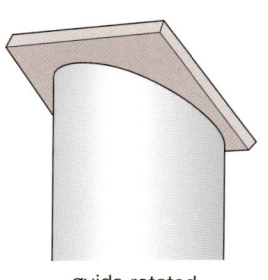

図6 脛骨骨切りの方向
骨切りは脛骨コンポーネントの設置方向に沿って行うべきであり，内側より骨切りを行うと外反に骨切りされやすく，外側より行うと内反になる。
〔Vail TP : Surgical techniques and instrumentation in total knee arthroplasty. In : Surgery of the Knee（Insall & Scott），Churchill Livingstone, Philadelphia, pp 1455-1521, 2006（文献13）より引用〕

なり，骨切りは外反となる恐れがある．また逆にガイドにcutting blockを装着する際に，脛骨近位部の膝蓋腱などの軟部組織が邪魔になり，内反位に設置されやすいので注意する．さらに骨切りの方向は脛骨コンポーネントの設置方向に沿って行うべきであり，内側より骨切りを行うと外反に骨切りされやすく，外側より行うと内反になる危険性がある（図6）[13]．

遠位部では足関節の中心，すなわち距骨中心を触診で決めることは被覆する軟部組織や関節リウマチでの関節変形などから困難なことが多い．内果と外果の中心から3～5 mmほど内側よりが足関節の中心とされるが（図7），第2趾を指標にしてもよい．つまり内外果の中点を中心とすると，内反位にガイドが設置され内反位に骨切りされてしまう．

葛城ら[14]は髄外ガイドシステムがもつ問題点を解決したガイドを考案して報告している．特に脛骨遠位部でのガイドを針の付いた把持器で強固に固定し，術前の作図より求めた足関節中心を，術中に測定した内外果の幅から百分率で求めてガイドの中心を置くようにできる．また矢状面でも術前の脛骨全長の側面像より脛骨粗面頂点から脛骨機能軸に遠位に平行に線を引き，この線と脛骨骨幹部での骨皮質からの距離を計算して，機能軸に平行に骨切りできるように工夫している．

4）髄内ガイドシステム

髄内ガイドの使用には，脛骨解剖軸と機能軸が同じであることが前提であるが，実際には脛骨には軽度の弯曲がみられ，解剖軸と機能軸に差がある．たとえば前額面で軽度の外方凸の弯曲があれば，機能軸に対して髄内ガイドはやや外反位となる．逆に内方凸の弯曲があると，関節面中心からガイドを挿入するとガイドが骨皮質にぶつかり，このため内側寄りに刺入口を作製すると，ガイドが内反位となり骨切りが内反となる（図8）．

膝関節を120°以上屈曲して，前額面では術前求めた機能軸に，側面では関節面の中央より前方に刺入口を作製して，できるだけsupramalleolar levelより遠位でepiphyseal scarの部分まで挿入する（図9）．しかしガイドを遠位部まで挿入できないことも多く，このため短いガイドを使用すると機能軸に対して正確に骨切りができない．

5）髄内ガイドと髄外ガイドの成績比較

Teterら[15]は319膝（髄外ガイド140，髄内ガイド179）の術後X線を計測し，機能軸に90±4°で骨切りされていたのは，髄外ガイドが92%であり髄内ガイド

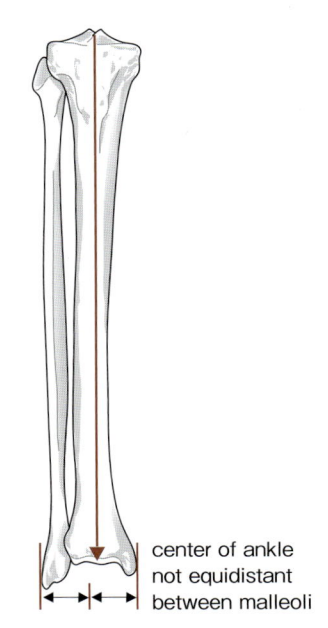

図7　脛骨遠位部の中心
足関節の中心（距骨中心）は内果と外果の中心から3～5 mmほど内側よりとされている．
〔Vail TP : Surgical techniques and instrumentation in total knee arthroplasty. In : Surgery of the Knee（Insall, Scott），Churchill Livingstone, Philadelphia, pp 1455-1521, 2006（文献13）より引用〕

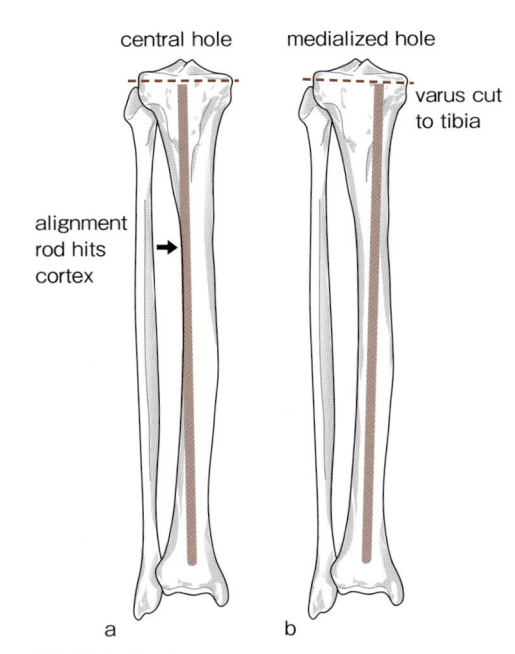

図8　脛骨髄内ガイド
脛骨には軽度の弯曲がみられ，解剖軸と機能軸に差がある．内方凸の弯曲では関節面中心から挿入するとガイドが骨皮質にぶつかり，内側寄りを刺入口とするとガイドが内反位となり骨切りが内反となる．
〔Vail TP : Surgical techniques and instrumentation in total knee arthroplasty. In : Surgery of the Knee（Insall, Scott），Churchill Livingstone, Philadelphia, pp 1455-1521, 2006（文献13）より引用〕

a　　　　　　　　　　　b　　　　　　　　　　　c
　　　髄外ガイド　　　　　　　　　　　　　　　髄内ガイド

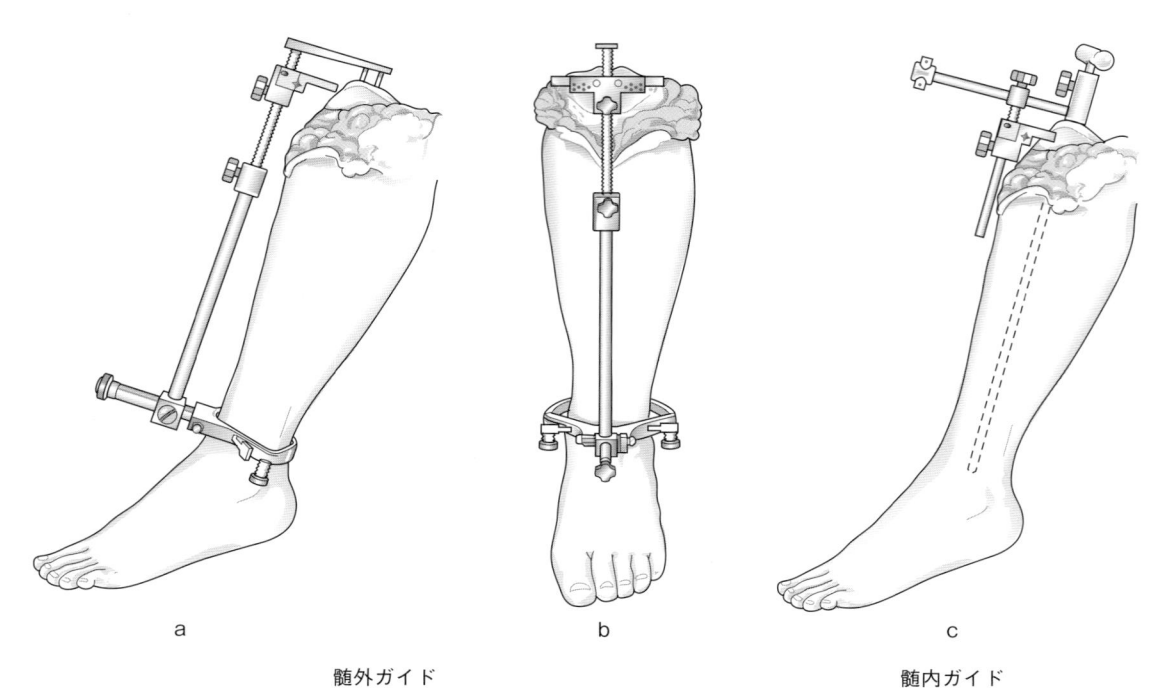

図9　脛骨髄外ガイドと髄内ガイド
髄内ガイドでは膝関節を120°以上屈曲して，前額面では術前求めた機能軸に，側面では関節面の中央より前方に刺入口を作製して，epiphyseal scarの部分まで挿入する．
〔Ishii Y, et al：Extramedullary versus intramedullary alignment guides in total knee arthroplasty. Clin Orthop Relat Res 318：167-175, 1995（文献17）より引用〕

が94％と両群に有意差はなかったと報告している．しかし許容範囲を超えて骨切りされていた症例では髄内ガイド使用例に多くみられ，このような例では術前に脛骨の弯曲変形がみられ，髄内ガイドは解剖軸に沿って挿入されるため正確でなく，むしろ髄外ガイドのほうを勧めている．

一方，Reedら[16]は100膝（髄外ガイド46，髄内ガイド54）を分析し，機能軸に90±2°で骨切りされていたのは，髄外ガイドが65％であったのに対して，髄内ガイドが85％であり，髄内ガイドが優れていたと述べている．しかし弯曲変形が強い症例は除外した症例の分析である．

しかし，Ishiiら[17]は脛骨髄外ガイド50膝，髄内ガイド50膝を用いた100膝を調査し，両群にX線評価では差は認めず，それぞれのシステムの利点と問題点を考慮して選択すればよいとしている．

参考文献

1) 松野誠夫：大腿骨コンポーネントの設置．人工膝関節置換術―基礎と臨床（松野誠夫，龍順之助，勝呂徹，他編），pp264-271, 文光堂，2005
2) Novotny J, et al：Geometric analysis of potential error in using femoral intramedullary guides in total knee arthroplasty. J Arthroplasty 16：641-647, 2001
3) Phillips AM, Goddard NJ, Tomlinson JE：Current techniques in toatal knee replacement-results of a national survey. Ann R Coll Surg Engl 78：515-520, 1996
4) Laskin RS：Instrumentation pitfalls. J Arthroplasty 18：18-22, 2002
5) Ries MD, Rauscher LA, Hoskins S, et al：Intramedullary pressure and pulmonary function during total knee arthroplasty. Clin Orthop Relat Res 356：154-160, 1998
6) 白石浩一，高尾恒彰，林哲生，他：人工膝関節置換術における大腿骨遠位端の骨切り―髄内ロッドと髄外ロッド併用の有用性について．日本人工関節学会誌33：71-72, 2003
7) Engh GA, Petersen TL：Comparative experience with intramedullary and extramedullary alignment in total knee arthroplasty. J Arthroplasty 5：1-8, 1990
8) Cates HE, Ritter MA, Keating EM, et al：Intramedullary versus extramedullary femoral alignment systems in total knee replacement. Clin Orthop Relat Res 286：32-39, 1993
9) 松野誠夫：脛骨コンポーネントの設置．人工膝関節置換術―基礎と臨床（松野誠夫，龍順之助，勝呂徹，他編），pp246-258, 文光堂，2005
10) Matsuda S, et al：Tibial shaft axis dose not always serve a correct coronal landmark in total knee arthroplasty for varus knees. J Arthroplasty 18：56-62, 2003
11) 由野和則，大森豪，鈴木禎宏，他：人工膝関節置換術の脛骨コンポーネント設置における髄内ガイドと髄外ガイドの比較．日本人工関節学会誌27：105-106, 1997
12) Akagi M, Oh M, Nonaka T, et al：An anteroposterior axis of the tibial for total knee arthroplasty. Clin Orthop Relat Res 420：213-219, 2004
13) Vail TP：Surgical techniques and instrumentation in total knee arthroplasty. In：Surgery of the Knee (Insall, Scott),

Churchill Livingstone, Philadelphia, pp1455-1521, 2006
14) 葛木良成, 他：人工膝関節全置換術用新型脛骨骨切りガイドの開発. 札幌医師会医学会誌 210：115-116, 2002
15) Teter KE, Bregman D, Colwell CW Jr：Accuracy of intramedullary versus extramedullary tibial alignment cutting systems in total knee arthroplasty. Clin Orthop Relat Res 321：106-110, 1995
16) Reed MR, Bliss W, Sher JL, et al：Extramedullary or intramedullary tibial alignment guides：a randomised, prospective trial of radiological alignment. J Bone Joint Surg Br 84-B：858-860, 2002
17) Ishii Y, Ohmori G, Bechtold JE, et al：Extramedullary versus intramedullary alignment guides in total knee arthroplasty. Clin Orthop Relat Res 318：167-175, 1995

5 髄内ガイドと髄外ガイド

1. 髄内ガイド（大腿骨側）

■松田秀一

1 髄内ガイドの利点

人工膝関節置換術において，大腿骨遠位部の骨切りの際には髄内ガイドを用いることが一般的である．残念ながら，非常に正確なツールとは言いがたいが，手技的に容易であり，大きな間違いが起こりにくいため広く用いられている．

2 髄内ガイドの使用方法

1）術前計画

全下肢の機能軸（股関節中心と足関節中心を結ぶ線）が膝関節の中心を通り，かつコンポーネントに直交することを，現在のところ理想のアライメントととらえることが多い．そのアライメントを獲得するには，大腿骨，脛骨ともに，それぞれの術後機能軸に対して垂直にコンポーネントを設置しなければならない．大腿骨は全下肢のX線を用いて，大腿骨機能軸に垂直に骨切りを行うために作図を行う（図1）．作図では，髄内ロッドの刺入予定線（通常は解剖軸）と機能軸がなす角度，および外側と内側の予定切骨量を計測しておく．ここで，髄内ロッドの刺入位置を顆間部中心に置く場合と，やや内側に置く場合がある．骨幹部の解剖軸の延長は膝関節のやや内側に位置するため[1]，長い髄内ロッドを用いる場合は，内側寄りから刺入したほうがよいと思われる．ただし，内側から刺入する場合はその刺入位置と，刺入方向と機能軸との角度を術前に計測しておくべきである．手術では内側寄りに刺入するのに，作図では中心から刺入するようにして角度を求めてはならない．

内側型変形性関節症の場合は，外側の関節軟骨は保たれていることが多く，実際には関節軟骨の分（1～2mm）厚く切除することを考慮する．切骨量に関しては，大腿骨コンポーネントの厚みを指標として行うが，術前屈曲拘縮が強い場合は2～3mm厚めに骨切りを行ったほうが伸展ギャップを十分確保できる．

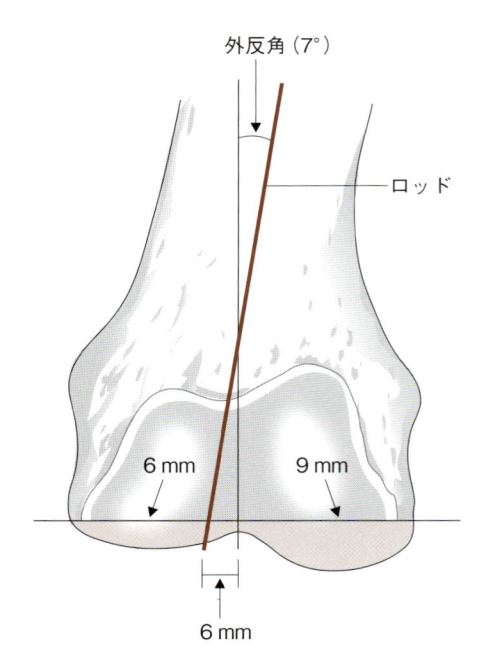

図1　大腿骨冠状面アライメントの術前計画
本症例では，骨幹部の軸の延長が関節面においては，顆間部の中心より6mm内側に位置するため，6mm内側より髄内ロッドを刺入することにした．作図でわかったことは，その位置に髄内ロッドを刺入した場合，機能軸に垂直に骨切りを行うためにはロッドに垂直な面より7°外反させて骨切りを行う必要があり，その結果，外側より9mm，内側より6mmの骨切除を要することになる，ということである．そのことを頭に入れて手術に臨む．

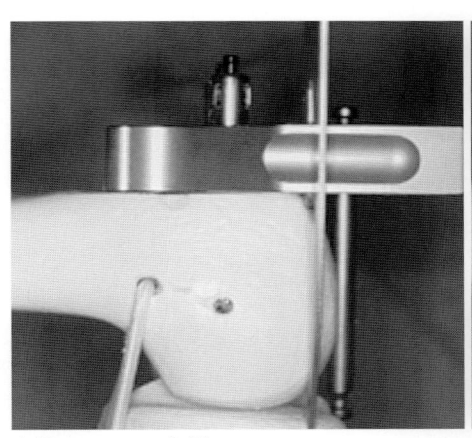

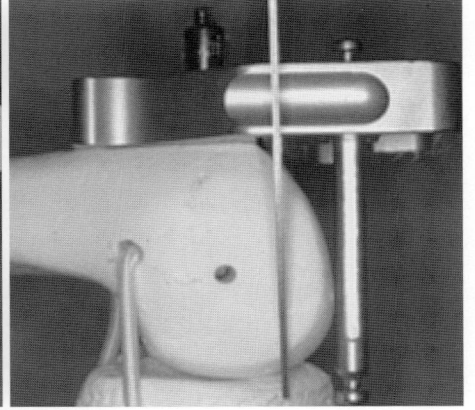

内側より6mm切除　　　　　　　　外側より9mm切除

図2　大腿骨骨切り量の確認
術前計画通り，内側より6mm，外側より9mmの骨切除を要することを確認する。

2）手術手技

皮切は膝蓋骨の上縁から脛骨粗面部に至る縦切開またはやや内側へカーブした切開を用いる。関節内を展開した後，大腿骨の骨切りを行う。まず大腿骨の前方骨皮質の高さを確認するが，脂肪層および骨膜の剝離はほとんどの場合不要である。高位の確認が困難な場合は，術後の疼痛軽減（膝蓋上嚢は痛みに過敏な部位とされている）および癒着防止のために，剝離は必要最小限にとどめておく。また，後方の顆部は明瞭に見えなくてはならないので，半月板の前角部の切離は必要である。展開が悪い場合は膝蓋下脂肪体の部分切除を行う。

術前計画した部位から髄内ロッドを刺入し，予定された外反角度に応じて遠位部の骨切りを行う。髄内ガイドの回旋方向も内外反角度に影響を与えるので，可能な限り予定の回旋アライメントに合わせて刺入する。ガイドを設置した際に，内外側の骨切りの厚みも術前計画通りかどうかを確認した後（図2），骨切りを進めていく。骨切り時にはsaw bladeが反り上がって，骨切りが不十分になることが多いため，顆間部および後方部は念入りに骨切りを行う。顆間部の骨切りが不十分だと，次のガイドの設置が不安定（不正確）になり，後方部の切除が不完全だとコンポーネントが伸展位に設置されることになる。

大腿骨の遠位の骨切りを行った後に，大腿骨のサイズを計測する。大腿骨の回旋アライメントは，術前に決定しておいた後顆ラインからの外旋角度を指標に決定する。その他，靱帯バランスを指標にする方法もある。

3　手術のコツ，注意点

ガイドのタイプにもよるが，ロッドに外反角度付きのガイドがついている場合は，ロッドを挿入していくと，内側もしくは外側の顆部がまずガイドに接触する。どちらの顆部が先にあたるかを術前計画で確認しておき，接触した時点で打ち込みをやめるようにする。さらに打ち込めば，ロッド先端の髄内での遊びによって，両方の顆部と接触するまでガイドが打ち込まれてしまう。そうなると術前計画と異なった挿入がなされることになる（図3）。

大腿骨の内外側の切骨量が術前計画と異なる場合は，ロッドの挿入方向が計画通りではないことが多い。その際は，術前計画の結果を信頼してロッドを刺入し直すか，外反角度を変えて計画通りの骨切りを目指すようにしている。

遠位部の骨切りでは，顆間部および後方部はsaw bladeが反らないように骨切りを行う。骨切り時には，MCLを損傷する危険性があるためレトラクターなどを用いて保護したうえで骨切りを行う。

4　考察

1）髄内ガイドを用いた際の冠状面アライメント

過去に大腿骨遠位部の骨切りに対する髄内ガイドと髄外ガイドの精度を比較した研究があるが，多くの研究で髄内ガイドがより正確であったと報告されている[2~4]。しかし，髄内ガイドが髄外ガイドより正確であったとい

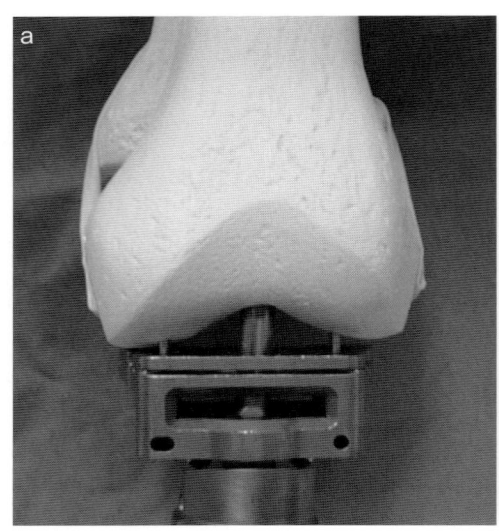

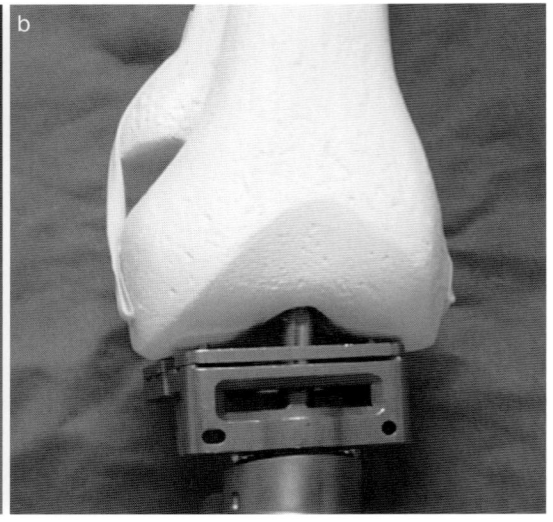

図3 髄内ガイドの挿入
ガイドは予定骨切り量の多いほうの顆部に接触した位置で打ち込みを終了する(a)。打ち込み続ければ、ガイドの外反角度は同一でもロッド先端の髄内での偏位によって両側の顆部とも接触してしまい、骨切り角度が術前計画と異なるものになる。

う、あくまでも相対的な正確性を述べているのに過ぎない。われわれの施設でも検討した結果、大腿骨の術後アライメントは脛骨のアライメントよりばらつきが大きいことがわかり(図4)、理想値から3°以内に収まっているのは7割程度であった[5]。大腿骨髄内ガイドの誤差の原因としていくつかのものを考えてみたい。

①刺入点、外反角度

顆間部中心、もしくは髄腔のラインの延長上であるやや内側寄りのいずれでも、正しい作図さえしておけばどちらでも構わないが、長めの髄内ロッドであればやや内側から刺入したほうがよい。下肢全長のX線、ロッドの長さ、および予定の刺入位置より、適切な外反角度を術前に決定しておくことが重要である。

②刺入方向

刺入方向をコントロールすることは非常に難しい。髄内に大きな径のロッドを刺入すれば精度は増すが、現実的ではない。Novotnyら[6]は、刺入方向により最大5.78°の誤差が生じうると報告している。髄外ロッドを併用して骨頭中心位置とのずれを透視などで確認する方向もあるが、骨頭中心に対して髄外ロッドはかなり前方に位置するため、X線の照射方向を正しく骨頭の直上から行わないと正確な測定は困難である。もうひとつの方法として骨切りの厚みによって確認することもできる。軟骨の厚みという不確定な要素はあるが、術前計画通りの厚みで骨切りがなされるかどうかのチェックは必ず必要である。もし骨切りの厚みが計画と異なる場合は、刺入方向が誤っていると考えたほうがよい。

③ガイドの固定

ガイドの種類にもよるが、ロッドの方向に合わせてガイドを設置する際にロッドとガイドの間に多少の遊びがある場合がある。ガイドを大腿骨に固定する場合に、ロッドの方向とずれがないように注意しながらガイドを骨に固定する(図5)。

④骨切り

大腿骨の髄内ガイドは、骨切りの際にはロッドを抜去してガイドのみを残して骨切りを行う場合が多い。Navigationを用いて手術を行い、大腿骨の遠位部を骨切りした後に骨切り面の角度を調べてみると、時にガイドの角度と大きく異なることがある。一方、脛骨の髄外ガイドはロッドを残して骨切りするために、ガイドの角度と骨切り面の角度のずれはわずかである。よって、大腿骨の場合、ガイドの固定性、骨切り面の骨硬化の度合いなどによって、当初のガイドの設置方向と異なる平面で骨切りがなされる可能性が高い。Navigationを用いない場合は骨切り面の検証は行えないが、一般的には後方部分、骨硬化のある顆部、および顆間部の骨切りが不足することが多い。一度骨切りを行った後にも再度ボーンソーをガイドに挿入して追加の骨切りを試みるほうがよい。

2) 髄内ガイドを用いた際の矢状面アライメント

現在、大腿骨コンポーネントの至適な矢状面アライメントについては一定の見解は得られていない。大腿骨側面の機能軸〔大腿骨頭中心と膝関節中心(前後径の中心等)を結ぶ線〕を目標としている論文が多いが、大腿骨

術後下肢のアライメント
術後全下肢立位正面 Xp

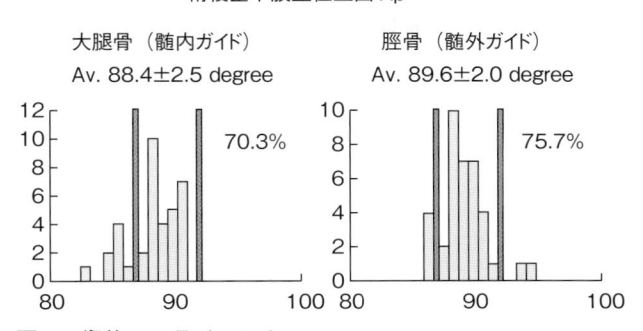

大腿骨（髄内ガイド）　　　脛骨（髄外ガイド）
Av. 88.4±2.5 degree　　Av. 89.6±2.0 degree

図4　術後のアライメント
大腿骨側のほうが，アライメントのばらつきが大きい。

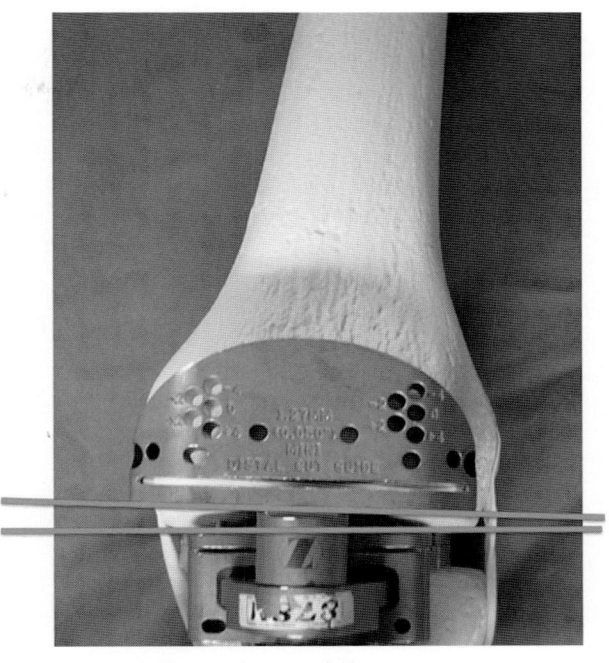

図5　ロッドと骨切りガイドの連結
ねじのゆるみなどもあると，この連結部でも骨切り誤差が生じる。図の状態では，ロッドとガイドが平行になっていない。

の前弯が強い場合は，大腿骨が遠位の解剖軸に対してコンポーネントが伸展位に挿入されることになり，大腿骨前面にノッチを形成する危険性および屈曲角度が低下する可能性がある。

　機能軸に垂直に設置する際には，術前の大腿骨側面X線で，冠状面について行うような作図が必要になるが，ほとんどの市販のガイドには屈曲／伸展角度を調整する機能はない。よって髄内ガイドを用いて機能軸に垂直に設置することは困難である。現在までの臨床報告でも，機能軸から2°以内に設置されていたのは30〜60%の症例であったとされている[7,8]。Mihalko[9]らは屍体膝を用いた実験で，刺入部を顆間部のすぐ上方から刺入すると平均で3.8°屈曲位，5mm上方で1.9°屈曲位，10mm上方で2.2°伸展位となり，刺入部の位置でアライメントが大きく異なることを報告し，伸展位にならないように後方よりからの刺入を推奨している。

　大腿骨の遠位解剖軸を基準として設置する場合は，髄内ガイドは有用と思われるが，冠状面と同様に髄内でのロッド先端の遊びはあるため，前方の骨皮質の傾きなども考慮してロッドの挿入方向を決定しなければならない。

5　髄内ガイドの合併症

　髄内をリーミングすることにより，脂肪塞栓などの危険性が高くなることが危惧される。髄内ガイドを使用しないnavigation法との比較では，髄内ガイド使用群のほうが塞栓，血栓の危険性は高いとした報告[10,11]や変わらないとした報告[12]があり，まだ一定の見解は得られていない。出血についても髄内ガイド使用により増加するとした報告[13,14]，差はみられないとした報告[15]がある。髄内ガイドを使用した場合は，少しでも出血を少なくするためにロッド開孔部に骨移植をするなどの工夫も提唱されている。

6　おわりに

　大腿骨遠位部の骨切りは目標とする骨頭中心が可視できないために，正確な骨切りは難しいのが現状であり，navigation systemの有用性が最も高いところでもある。Navigationを用いない場合は，現時点では髄内ガイドが最も有用であると考えられるが，種々の誤差を生じるポイントがあり，それらのポイントに留意しながら手術を進めていく必要があると思われる。

❖ 参考文献

1) Nagamine R, Miura H, Bravo CV, et al : Anatomic variations should be considered in total knee arthroplasty. J Orthop Sci 5 : 232-237, 2000
2) Laskin RS : Alignment in total knee arthroplasty. Orthopedics 7 : 62-72, 1984
3) Engh GA, Petersen TL : Comparative experience with intramedullary and extramedullary alignment in total knee arthroplasty. J Arthroplasty 5 : 1-8, 1990
4) Cates HE, Ritter MA, Keating EM, et al : Intramedullary versus extramedullary femoral alignment systems in total knee replacement. Clin Orthop Relat Res 286 : 32-39, 1993
5) Mizu-uchi H, Matsuda S, Miura H, et al : The evaluation of

post-operative alignment in total knee replacement using a CT-based navigation system. J Bone Joint Surg Br 90 : 1025-1031, 2008
6) Novotny J : Geometric analysis of potential error in using femoral intramedullary guides in total knee arthroplasty. J Arthroplasty 16 : 641-647, 2001
7) Sparmann M, Wolke B, Czupalla H, et al : Positioning of total knee arthroplasty with and without navigation support. A prospective, randomised study. J Bone Joint Surg Br 85 : 830-835, 2003
8) Matsumoto T, Tsumura N, Kurosaka M, et al : Clinical values in computer-assisted total knee arthroplasty. Orthopedics 29 : 1115-1120, 2006
9) Mihalko WM, Boyle J, Clark LD, et al : The variability of intramedullary alignment of the femoral component during total knee arthroplasty. J Arthroplasty 20 : 25-28, 2005
10) Church JS, Scadden JE, Gupta RR, et al : Embolic phenomena during computer-assisted and conventional total knee replacement. J Bone Joint Surg Br 89 : 481-485, 2007
11) Kalairajah Y, Cossey AJ, Verrall GM, et al : Are systemic emboli reduced in computer-assisted knee surgery? : A prospective, randomised, clinical trial. J Bone Joint Surg Br 88 : 198-202, 2006
12) Kim YH, Kim JS, Hong KS, et al : Prevalence of fat embolism after total knee arthroplasty performed with or without computer navigation. J Bone Joint Surg Am 90 : 123-128, 2008
13) Kalairajah Y, Simpson D, Cossey AJ, et al : Blood loss after total knee replacement : effects of computer-assisted surgery. J Bone Joint Surg Br 87 : 1480-1482, 2005
14) Kandel L, Vasili C, Kirsh G : Extramedullary femoral alignment instrumentation reduces blood loss after uncemented total knee arthroplasty. J Knee Surg 19 : 256-258, 2006
15) Maestro A, Harwin SF, Sandoval MG, et al : Influence of intramedullary versus extramedullary alignment guides on final total knee arthroplasty component position : a radiographic analysis. J Arthroplasty 13 : 552-558, 1998

5 髄内ガイドと髄外ガイド

2. 髄外ガイド（大腿骨側）

■金粕浩一

1 はじめに

　人工膝関節全置換術（TKA）後に長期間安定した良好な治療成績を得るためには，術中の良好な下肢アライメント獲得が必須条件である。良好な下肢アライメント獲得のためには，主として大腿骨と下腿骨コンポーネントを3次元的な至適位置に設置することが必要である。

　すなわち正面像（前額面）では機能軸に垂直な骨切り面を作成すること，側面像（矢状面）では正面像ほどの正確性は要求されないが，少なくとも過伸展位とならないように骨切りする。回旋位（横断面）の骨切りは靱帯バランスと骨の被覆性および膝蓋骨トラッキングに関係する。

　大腿骨遠位端部と脛骨近位端部の骨切りに際して従来髄内ガイドシステムが使用されてきた。しかし，髄内ガイド使用例での静脈血栓塞栓症（VTE）あるいは肺塞栓症（PE）の報告[1]以降，脛骨側の骨切りに関しては髄外ガイドシステムの使用頻度が多くなってきているが，大腿骨側で骨切り精度に関して髄内ガイドシステムと同等の結果を得た髄外ガイドシステムの報告は少ない[2]。

　筆者らは過去に両側TKA後の致死性PEを経験して以降，カスタムメードの髄外ガイドシステムを開発し改良を重ねてきた[3]。5年前からはSimple Guide System（Sガイド）と名付けた大腿骨側の髄外ガイドシステムを用いて，高い骨切り精度により良好な術後のアライメントを得ている[4]。

　今回，Sガイドの概要と使用に際しての留意点を述べ，なぜ過去の髄外ガイドシステムにおいて精度が劣っていたかについて考察する。

2 Sガイドシステムの特徴

　特徴は大きく2つある。第一には，大腿骨頭中心部（femoral head center；FHC）を透視で同定したのちに皮膚上に貼った心電図の電極がHip Markerとして，術中にFHCを何回確認した際にでも安定した解剖学的指標となること。第二には，単純な構造でありながら正確な骨切り結果が得られることであり，本システムの大きな利点と言える。

　欠点として筆者は感じていないが，術前に透視を用いてFHCを同定する作業が煩雑との声も聞く。また手術すべてに通じることであるが，本システム使用上における大腿骨遠位端骨切り基本軸（面）の作成に関して理論的に理解しないと正確性を増すことはできないであろう。

3 Sガイドの構成

　Biomet社製Vanguard Rotation Platform High-Flex PS TKA Systemの髄外オプションであるSガイドは，呼び名のとおり骨切りブレード部分とステム部分の2つで構成され，非常に単純な構造である（図1a，b，c）。骨切りブレード部分はブレードが左右に動くmicroplasty仕様のためコンパクトで，グランドピアノ型で設置時の安定性に優れ，尾側部分にマグネットを内蔵した突起を有している。ステム部分は，下半分に直径10 mmの半円柱状ステムを有し，最小侵襲TKA時にも膝伸展位で脛骨顆間隆起の存在下においてもSガイド挿入と使用を容易としており，上半分には大腿骨頭中心方向を決定するロッドを刺入する2か所の孔を有している。骨

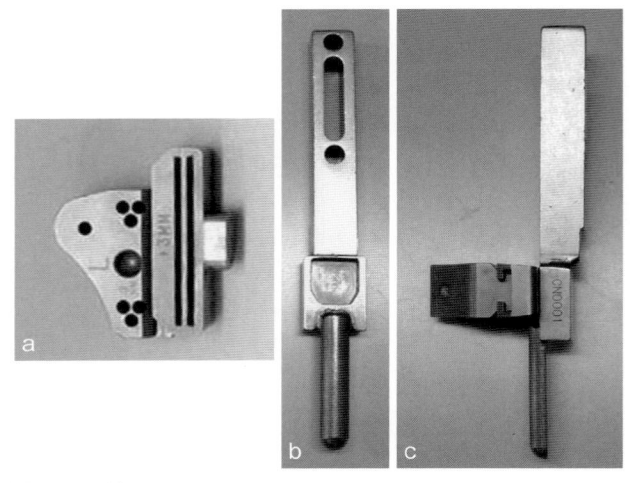

図1 Sガイド
a：Sガイドの骨切りブレード部分前後像。Microplasty構造によりボーンソー使用時にブレード部が左右に動く。固定用ピン孔を持つグランドピアノ型形状の大腿骨前面皮質骨への設置部分は内外反時の安定性がよい。尾側突起部にはマグネットが内蔵し，ステム部分と接合する。
b：Sガイドのステム部分頭尾側像。中央はブレード部分との接合部分でロッドを挿入する上方部分と，大腿骨顆間notchに接する下方部分（サテン仕上げ）を有する。
c：ブレード部分とステム部分をマグネットで接合・一体化した側面像。ステム下方部分は半円柱状で大腿骨顆間notchに接してSガイドを設置する際に，脛骨骨切り前の状態でも容易に挿入可能。ステム上方部分が矢状面と冠状面で手術台に垂直で，前額面で大腿骨頭中心方向を捉えたのち，大腿骨遠位端前面皮質骨にピン固定する。

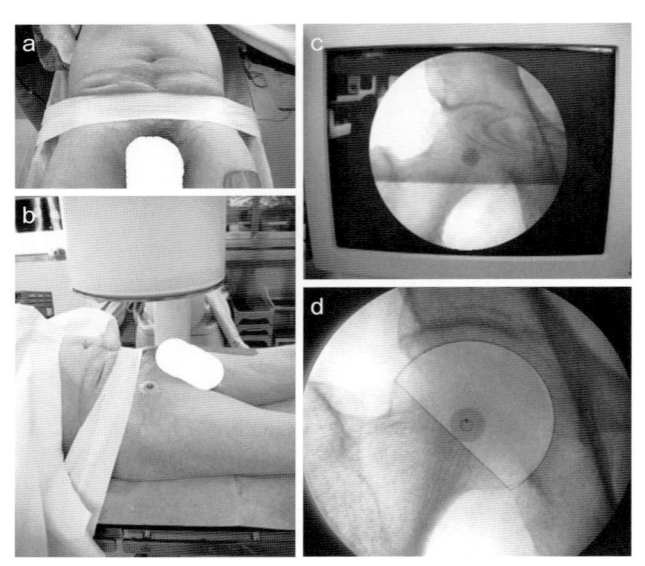

図2 骨盤絆創膏固定および大腿骨頭中心部（FHC）の同定とHip Marker設置
a：下腹部の皮膚を頭側に引っ張って鼠径部の皮膚を緊張させた状態で，両側上前腸骨棘部を通過して骨盤を絆創膏で手術台に固定する。
b：透視装置を用いてFHC直上の股関節前面皮膚に心電図電極（Hip Marker）を貼り付けて小さなドレープで被覆する。鼠径部の皮膚は術中緊張が持続するため術者が何回触ってもHip Markerはほとんど動かない。
c：透視装置のモニター画面でHip Markerの位置を確認する。
d：モニター画面を印刷後，大腿骨頭径に一致した人工骨頭用のテンプレートを用いてHip Markerがテンプレート中心（小さな黒点）と一致していることを確認する。

切りブレード部分の突起とステム部分はマグネットで接合・一体化し，半円柱状ステムを大腿骨顆間notchの最深部に接しつつ，大腿骨遠位端前方皮質骨プレカット面にピン固定することで，大腿骨頭中心部（FHC）と大腿骨顆間notchの最深部を結ぶ線（大腿骨正面機能軸）に対して垂直な大腿骨遠位端骨切りを行う役割を担う。この大腿骨遠位端前方皮質骨プレカット面の作成が重要であり，冠状横断面で大腿骨A-P軸（Whiteside line）に垂直で，側面（矢状面）からみて大腿骨遠位端前方皮質骨面に一致した骨切りの基本軸（面）となる。

4 Sガイドシステム使用方法の実際

1）鼠径部・骨盤絆創膏固定

術直前麻酔導入後に，骨盤から両側鼠径部周囲にかけて皮膚保護スプレーを噴霧し皮膚炎を防止後，下腹部を助手の手で頭側に引っ張る。すなわち鼠径部の皮膚を強く緊張させてから，幅2インチほどの絆創膏（布バン）で両側上前腸骨棘を通過するように手術台に固定する。絆創膏1本のみでは下腹部の皮膚がその上から垂れ下がってくる場合があるので2本の絆創膏で固定している。この作業により，高度の肥満患者例であっても股関節前面の皮膚が強く緊張するため，頭尾側方向・左右方向への皮膚移動が抑制される（図2a）。

2）大腿骨頭中心部（FHC）の同定とHip Marker設置

X線透視装置を用いて，正確な前後（AP）方向のX線透視によりFHCを同定する（図2b）。FHC直上で股関節前面の皮膚に心電図用電極（Hip Marker）を貼り付け，X線透視装置のモニターで確認する（図2c）。さらにモニターの静止画面を印刷し，人工骨頭用テンプレートを用いて，Hip MarkerがFHCに正確に一致していることを確認する（図2d）。その後Hip Markerが剥がれないように小さなドレープで覆っておく。ターニケット使用時にもサージカル・ドレーピング（覆布）の上から容易にHip Markerが触知可能なので，FHCの術中指標として正確性と再現性に優れている。

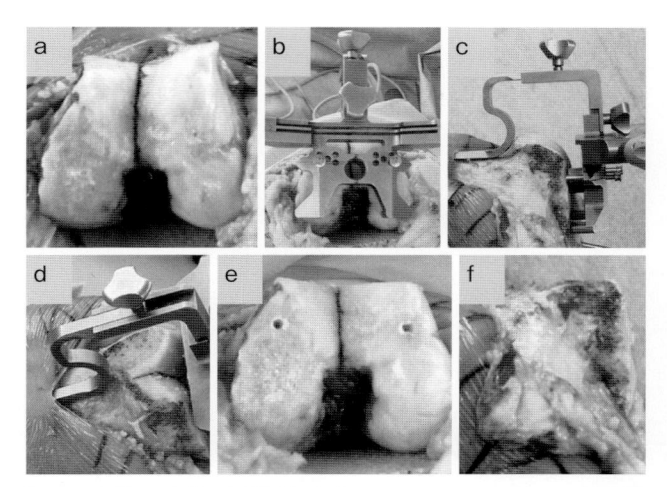

図3 大腿骨遠位両顆部前面プレカットによる骨切り基本軸（面）の決定
a：大腿骨遠位関節面の顆間 notch 部に電気メスで AP 軸を印する。
b：冠状面で AP 軸に垂直となるように IM ロケーターを大腿骨関節面にピンで一次的に固定する。
c：IM ロケーターは近位側金属部分を遠位大腿骨皮質骨前面にすべりこませることで，矢状面からみると遠位大腿骨皮質骨前面に平行で 2〜3 mm 前方に両顆部前面がプレカットされる。
d：両顆部前面をプレカットすると外顆が主として切除され，S ガイドの骨切りブレード部分を設置する土台となる。
e：IM ロケーター除去後に，両顆部前面プレカット部が冠状面で大腿骨 AP 軸に垂直なことを確認する。
f：両顆部前面プレカット部は矢状面で遠位大腿骨皮質骨前面に平行なことを確認する。この操作で前額面を除く 2 次元的な骨切り基本軸（大腿骨の回旋と遠位部の屈曲・伸展程度）が決定される。

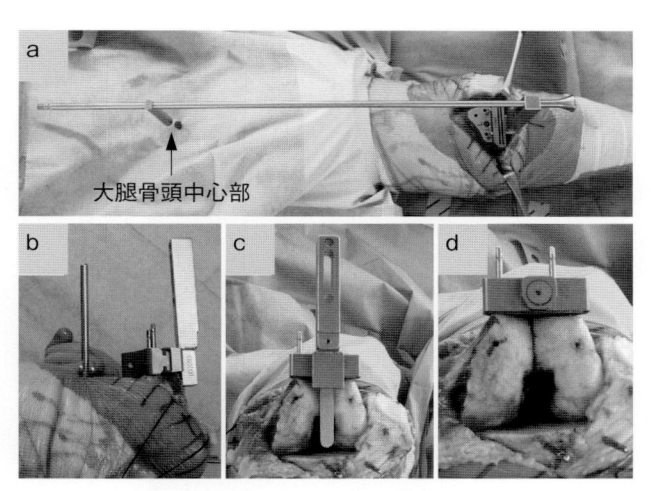

図4 Hip Marker を用いた FHC の確認と S ガイド設置
a：S ガイドのステム上方部分が手術台に対して冠状面と矢状面で垂直であれば，大腿骨遠位部の屈伸と回旋は至適位置にあるので，FHC 直上の Hip Marker（覆布上にマーカーで印してある）を指標として，ガイドロッドに挿入した振り子状の錘が Hip Marker 直上に位置するように骨切りブレード部を大腿骨にピンで固定する。前額面で大腿骨機能軸に垂直な骨切りが行われるかどうか錘と Hip Marker の位置関係を術者の指で再確認する。
b：T 字上のピンを大腿骨遠位皮質骨前面にあてて矢状面で大腿骨遠位皮質骨前面に垂直（大腿骨側面機能軸より軽度屈曲位）な骨切りを確認する。
c：冠状面で AP 軸に一致した S ガイドのステム部分が手術台と垂直となれば，大腿骨の回旋は至適位置にある。
d：S ガイドにより予測される大腿骨遠位端の骨切りレベルは常に一定して顆間 notch の最深部であるので，内外顆が磨り減った状態でも大腿骨遠位端を過剰に切除することはない。

3）大腿骨遠位両顆部前面プレカットによる骨切り基本軸（面）の決定

大腿骨遠位関節面の顆間 notch 部に電気メスで AP 軸を印する（図3a）。

大腿骨両顆部前面を，横断面では大腿骨 AP 軸に垂直で，矢状面では大腿骨前方皮質骨面に平行となるようにカットする。この際に free hand でもよいが，筆者は正確性を増すために IM ロケーターを用いている（図3b）。IM ロケーターは本来髄内ロッド刺入の目的で使用する機器であるが，近位側金属部分を遠位大腿骨皮質骨前面にすべりこませることで，矢状面からみると遠位大腿骨皮質骨前面に平行で 2〜3 mm 前方に両顆部前面がプレカットされる（図3c）。矢状面での IM ロケーターの位置を確認後，横断面で AP 軸に垂直となるように IM ロケーターを大腿骨関節面にピンで一次的に固定する。両顆部前面をプレカットすると外顆が主として切除され，S ガイドの骨切りブレード部分を設置する土台となる（図3d）。IM ロケーター除去後に，横断面で大腿骨 AP 軸に垂直で，矢状面では遠位大腿骨皮質骨前面に平行であることを確認しておく（図3e，f）。この操作で前額面を除く 2 次元的な骨切り基本軸（大腿骨の回旋と遠位部の屈曲・伸展程度）が決定される。

4）S ガイド設置と大腿骨遠位端骨切り

膝を伸展位として，前額面で大腿骨機能軸に垂直な骨切りとなるように，S ガイドのステム下方部分を顆間 notch の最深部に接触させつつステム上方部分にガイドロッドを挿入する。

S ガイドのステム上方部分が手術台に対して横断面と矢状面で垂直であれば，大腿骨遠位部の屈伸と回旋は至適位置にあるので，FHC 直上の Hip Marker（覆布上にマーカーで印してある）を指標として，ガイドロッドに挿入した振り子状の錘が Hip Marker 直上に位置するように骨切りブレード部を大腿骨にピンで固定する（助手にガイドロット先端を把持してもらってもよい）。大腿骨機能軸に垂直な骨切りが行われるかどうか錘と Hip Marker の位置関係を術者の指で再確認する（図4a）。

S ガイドにより予測される大腿骨遠位端の骨切りレベルは顆間 notch の最深部であり，前額面で大腿骨機能軸に垂直，矢状面で大腿骨遠位皮質骨前面に垂直（大腿骨側面機能軸より軽度屈曲位）となるように大腿骨遠位端を切除する（図4b，c，d）。

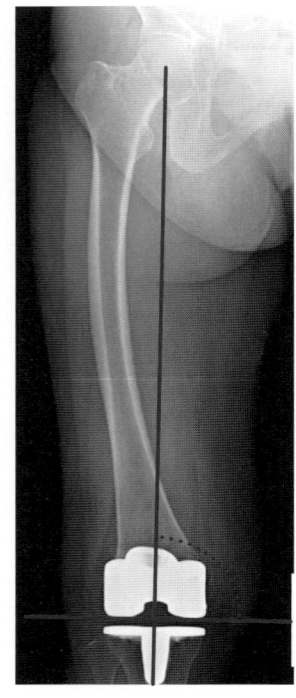

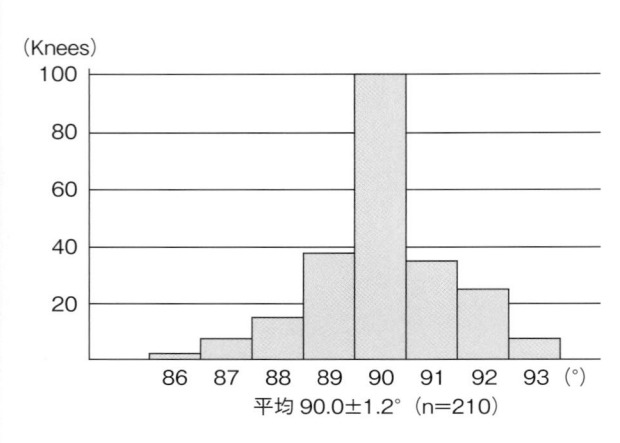

144 ■ 5. 髄内ガイドと髄外ガイド

図5 大腿骨コンポーネントの正面設置角
術後大腿骨正面機能軸(FHCと膝関節中心を結ぶ線)とコンポーネント両顆部遠位接線とのなす内側の角を正面設置角と定義した。

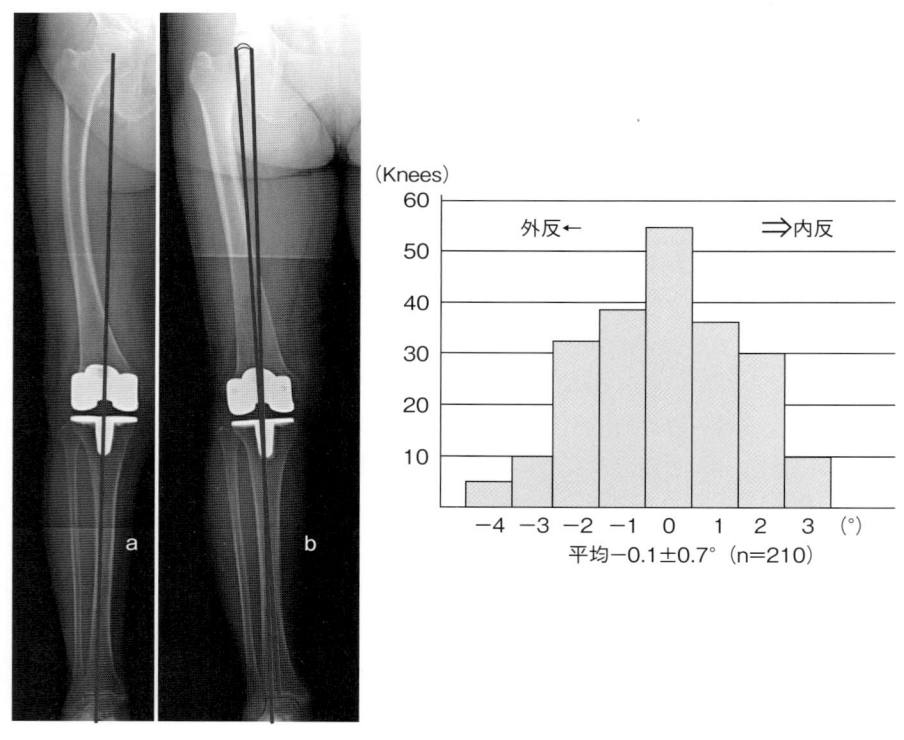

図6 下肢全体の術後 Alignment angle (Hip-Knee-Ankle angle)
Alignment angle は大腿骨正面機能軸と下腿骨正面機能軸が交差する角度で下肢の内反方向を＋と定義した。
a：理想的な術後の Alignment angle 0°例。
b：Alignment angle 1°(内反)例。

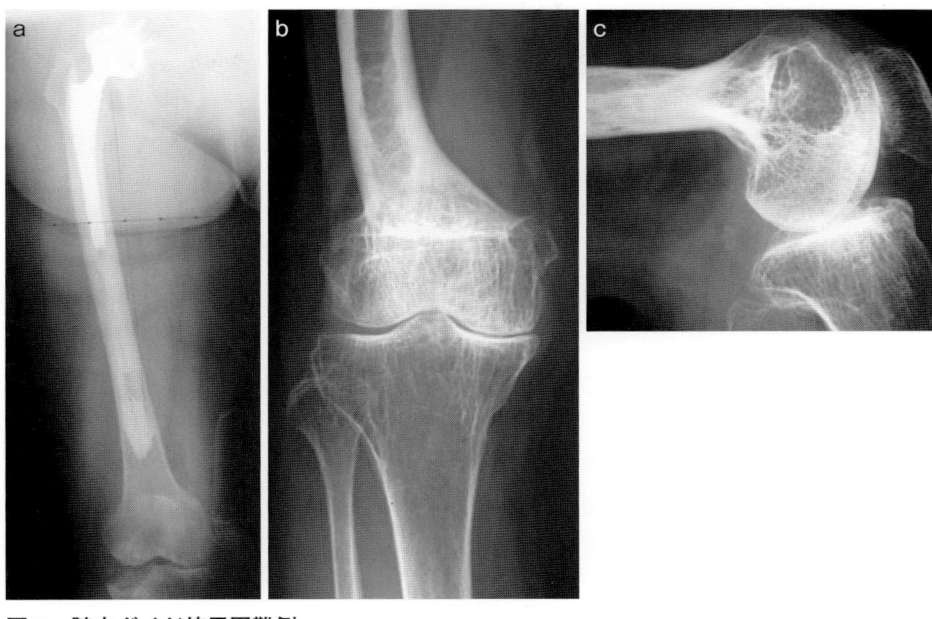

図7 髄内ガイド使用困難例
a：人工股関節置換術後の正面X線像。セメントのために髄腔が閉鎖している。
b：大腿骨骨幹端部の骨折変形治癒後正面X線像。髄腔は著明に狭小化している。
c：大腿骨骨幹端部の骨折変形治癒後側面X線像。

5 結果—機能軸に垂直な骨切りが得られたか

筆者がTKAを行い術後6か月以上経過した210膝について，正確な片脚立位下肢全長正面X線撮影を行い，大腿骨コンポーネントの正面設置角とalignment angle（Hip-Knee-Ankle angle）を調査した。

使用した機種はBiomet社製Vanguard Posterior Substituted Type TKA Systemである。

1) 大腿骨コンポーネントの正面設置角

術後大腿骨正面機能軸（FHCと膝関節中心を結ぶ線）とコンポーネント両顆部遠位接線とのなす内側の角を正面設置角と定義した。結果は，正面設置角が平均90.0°± S.D.1.2°（86〜93°），90°を示した症例は210膝中97膝（46％），内外反2°以内は203膝（96％）であった。Sガイド使用により大腿骨機能軸に対してほぼ垂直な遠位端骨切りが得られ，優れた骨切り精度を示した（図5）。

2) 下肢全体のalignment angle（Hip-Knee-Ankle angle）

Alignment angleは大腿骨正面機能軸と下腿骨正面機能軸が交差する角度で下肢の内反方向を＋と定義した。術前計画では術後のalignment angle 0°を理想としていたが，alignment angleには脛骨の骨切り角度が影響したため，結果的にalignment angleは術後平均−0.1°± S.D.0.7°（3°外反10膝，4°外反5膝，3°内反9膝），内外反3°以内が205膝（97％）とわずかな外反傾向を示すも良好な下肢アライメントが得られていた（図6）。

6 考察

TKA時の大腿骨遠位端骨切りには一般的に髄内ガイドが用いられているが，使用できない症例や不正確となる場合がある。

1) 髄外ガイドの適応

人工股関節置換術後でセメントが遠位へ漏出した場合や，極端な髄腔狭窄例および大腿骨遠位側の骨折・矯正骨切り術後などによる髄腔閉鎖例[5]など，大腿骨峡部（isthmus）まで髄内ロッドが挿入不可能な場合には，髄内ガイドシステムは使用できない（図7a, b, c）。その他，髄内ガイドの許容調整角度を超えた大腿骨外弯例や髄内ガイド使用によるコンポーネント屈曲設置が予測される高度前弯症例では髄外ガイドの使用が好ましい[6]が，髄内ロッドの太さと刺入部位の工夫により対処可能なことも多い。

2) 髄内ガイドの考え得る欠点

髄内ガイドは短いロッドを使用した場合[7]などに正確性の問題が生じる。Novotny[8] は cadaver study で，Nuno-Siebrecht[9] は数学的モデルで髄腔の広さが影響するが，エントリーポイントとロッドの直径と長さ・大腿骨の回旋などにより骨切り精度に誤差が生じると述べた。

脂肪塞栓症の影響に関して，Cailloutte[1] は髄内ガイドでの脂肪塞栓症を報告，高井ら[10] は大腿骨髄内ロッド使用により発生した脂肪塊あるいは血栓が塞栓発生の大きな原因であると述べた。一方，Parmet[11,12] は脂肪塞栓症の危険性は髄内ガイド使用よりもターニケットによる影響が大きく，ターニケット使用例が非使用例に比べて5.3倍もVTE発生の危険性を高くすると結論した。

3) 髄外ガイドの歴史的背景（大腿骨頭中心の術中確認法）

従来FHCを術中に確認するのは困難であり，股関節周囲の解剖学的指標（上前腸骨棘や大腿動脈と鼠径靭帯）をFHCの代用とする試みは不成功に終わった[13〜16]。その理由は，各個人での解剖学上の差異，肥満患者が多いために下腹部の皮膚が鼠径部に垂れ下がった状態になりやすいこと，会陰部・鼠径部の皮膚が bulky で何らかの指標を皮膚上に設置しても移動しやすいなどのために，術中FHC上の皮膚へ動かずに固定されてアライメント確認の指標となり得なかったことによる。

4) 髄内ガイドと髄外ガイドの報告例比較

Moreland knee instrumentation system を用いて，直径7.6 cmで21個の孔を持つ円盤を股関節前面に置き，術直前にX線撮影して大腿骨頭中心部に一致した穴にペグを差し込み，解剖学的FHCとして代用するTillettらの方法[17]は，25例ずつ髄内と髄外で比較して大腿骨骨切り精度±2°以内が髄外群68%（髄内群64%）で骨切り結果に有意差なしとの報告であったが，短いフィルムを使用していた。Laskin[18] は，ターニケット使用や肥満患者などでFHCが同定しにくく，術中に術者が大腿骨頭中心と判断した場所とその後のX線検査での骨頭中心とは，2〜4 cm 以内が68%，4 cm 以上の誤差が12%であったので臨床的に骨頭中心を指標とするのは正確性に欠けると述べた。また，髄内ガイドを使用した124例で4°以上の誤差は4%のみに生じていたのに対して，髄外ガイドを用いた100例中12%が4°以上の誤差を生じていたので正確性に劣ると結論づけた。Engh[19] は正確な骨切りは髄内群40例中35例（87.5%），髄外群32例中22例（68.8%）で得られ，髄外群は不正確であったと述べた。Morawa[2] は25例全てで大腿骨コンポーネントが機能軸に対して1°以内に設置されていたと髄外 Insight システムの有用性を述べたが，その後の追加症例の報告はない。

5) Sガイドシステムをすすめる理由

① 術中FHCの確認と再現性に関するHip Markerの有用性

筆者らも髄外ガイド開発初期の10年前には，透視で確認したFHC上の皮膚に心電図用の電極を直接貼り付けHip Markerとしていたが，会陰部の bulky な皮膚のために電極が水平に貼れず垂直近くとなるか，術者の指で覆布上からHip Markerを確認しようとすると皮膚のたるみのために数cm以上移動する例を経験した。そこで絆創膏固定により鼠径部の皮膚を緊張させ，術中にも皮膚の緊張状態を維持し，指でFHCを確認する際のHip Markerの移動距離を1 cm 以内とする方法を考え，5年間以上継続しているが，術中FHCの確認と再現性に優れている。

② 2次元的な大腿骨遠位端骨切り基本軸（面）作成によるエラーの防止

過去に報告された髄外ガイドシステムは，股関節の解剖学的なFHC代用部品を梃子の支点とした単純なT字形状であるか，支点を大腿骨遠位端部とした場合でも骨切り面の3次元的（前額面，矢状面，横断面）な基本軸（面）決定を考慮していなかったために，股関節軽度屈曲位や大腿骨の回旋角度変化により精度を劣化させていた。3次元的な基本軸がそれぞれ1〜2°異なっただけでも最終的な結果が大きくことなることは容易に理解できる。

Sガイドは遠位大腿骨の前額面での骨切り角を決定する前に，AP軸を用いた横断面と前方皮質骨面を用いた矢状面の2つの骨切り基本軸（面）を作成し，Sガイドのステム部分が手術台に垂直となることで大腿骨の回旋と屈曲でのミスマッチを最小限とする。股関節に外旋拘縮が存在している場合には，術前麻酔後に股関節を他動的に十分内旋させることと，術中に助手が単鋭鉤で大腿骨骨幹部遠位端に内旋力を加えることで，Sガイドのステム部分が手術台に垂直な状態となる。

術中に前額面でのアライメントを確認する際には，股関節を中間位・膝関節を伸展位として，alignment rod の先端に振り子上の錘を下げて，Hip Marker直上に錘が位置するのが最良の状態である。何回アライメントを確認してもHip Markerは動かないので再現性は良く，

210膝での骨切り結果も良好であった。最小侵襲TKAにも使用可能な髄外ガイドとしての利用価値もあり，髄内ガイドよりもFHCの確認性に優れている。

❖ 参考文献

1) Caillouette JT, Anzel SH : Fat embolism syndrome following the intramedullary alignment guide in total knee arthroplasty. Clin Orthop Relat Res 251 : 198-199, 1990
2) Morawa LG, Manley MT, Edidin AA, et al : Transesophageal echocardiographic monitored events during total knee arthroplasty. Clin Orthop Relat Res 331 : 192-128, 1996
3) 金粕浩一：膝関節外科-深屈曲を得るための手術法．新OS NOW 24 : 38-47, 2004
4) 金粕浩一：変形性膝関節症に対する人工膝関節全置換術―術中のバランス評価と治療成績．リウマチ科 39 : 487-497, 2008
5) Nelson CL, Saleh KJ, Kassim RA, et al : Total knee arthroplasty after varus osteotomy of the distal part of the femur. J Bone Joint Surg Am 85 : 1062-1065, 2003
6) Reed SC, Gollish J : The accuracy of femoral intramedullary guides in total knee arthroplasty. J Arthroplasty 12 : 677-682, 1997
7) Kort NP, van Raay JJ, Thomassen BJ : Alignment of the femoral component in a mobile-bearing unicompartmental knee arthroplasty ; a study in 10 cadaver femora. Knee 14 : 280-283, 2007
8) Novotny J, Gonzalez MH, Amirouche FM, et al : Geometric analysis of potential error in using femoral intramedullary guides in total knee arthroplasty. J Arthroplasty 16 : 641-647, 2001
9) Nuno-Siebrecht N, Tanzer M, Bobyn JD : Potential errors in axial alignment using intramedullary instrumentation for total knee arthroplasty. J Arthroplasty 15 : 228-230, 2000
10) 高井信朗，他：人工膝関節置換術における肺塞栓症発生メカニズムの検討．日整会誌 72 : S216, 1998
11) Parmet JL, Horrow JC, Pharo G, et al : The incidence of venous emboli during extramedullary guided total knee arthroplasty. Anesth Analg 81 : 757-762, 1995
12) Parmet JL, Horrow JC, Berman AT, et al : The incidence of large venous emboli during total knee arthroplasty without pneumatic tourniquet use. Anesth Analg 87 : 439-441, 1998
13) Ritter MA, Campbell ED : A model for easy location of the center of the femoral head during total knee arthroplasty. J Arthroplasty 3 : S59, 1988
14) Siegel JL, Shall LM : Femoral Instrumentation Using the anterosuperior iliac spine as a landmark in Total knee arthroplasty. J Arthroplasty 6 : 317-320, 1991
15) Horton GA, Reckling FW : Femoral pulse as a guide to the mechanical axis in total knee arthroplasty. J Arthroplasty 10 : 780-784, 1995
16) Sawant MR, Murty A, Ireland J : A clinical method for locating the femoral head centre during total knee arthroplasty. Knee 11 : 209-212, 2004
17) Tillett ED, Engh GA, Petersen TL : A comparative study of extramedullary and intramedullary alignment systems in Total Knee Arthroplasty. Clin Orthop Relat Res 230 : 176-181, 1988
18) Laskin RS : Alignment of the total knee component. Orthopedics 7 : 62-72, 1984
19) Engh GA, Petersen TL : Comparative experience with intramedullary and extramedullary alignment in Total Knee Arthroplasty. J Arthroplasty 5 : 1-8, 1990

5 髄内ガイドと髄外ガイド

3. 髄内ガイド（脛骨側）

■久保晴司　■黒田良祐　■黒坂昌弘

1 特徴

　脛骨近位の骨切りに関しては，以前，正常下肢において，脛骨機能軸に対し脛骨関節面が0〜7°内反している[1]ことを考慮に入れて，3°内反に骨切りを行う手技が推奨されたことがあったが，手術手技の誤差により過度の内反に骨切りが行われた症例では脛骨の内側に集中的なストレスがかかり，インプラントのゆるみが早期に起こることの危惧から[2]，現在は脛骨機能軸に対して垂直に骨切りを行う方法が主流となっている。以下，本稿においては脛骨機能軸に対して垂直に骨切りを行う手技を前提として記述する。

　まず，髄内ガイドを用いた脛骨近位骨切りの利点についてであるが，諸家が報告している通り[3〜6]，ガイドが脛骨の最狭部を越えて遠位まで刺入できる場合には髄外ガイドよりも正確な骨切りができることである。特に経験の少ない術者にとっては骨髄という解剖学的にsolidな指標を基準にすることにより，髄外ガイドに比べ再現性が得やすい。一方，脛骨の骨幹部に弯曲や変形が存在する例は，髄内ガイドを使用して脛骨の骨切りを行う適応はない。しかし，脛骨骨折後の変形治癒例や，ごく一部の外反変形膝などを除き，脛骨の骨幹部に変形が存在するために，髄内ロッドが脛骨遠位まで刺入できない例は非常に少ない。言い換えると，大多数の例では脛骨の骨切りに髄内ガイドの使用が可能である。

　本邦で人工膝関節全置換術（TKA）の対象となる症例の大多数を占める内反型変形性膝関節症においては，脛骨の変形は軟骨の摩耗を伴う脛骨近位内側の骨欠損と近位骨幹端部のわずかの内反であり，脛骨の骨幹部はほぼstraightである（図1）[7〜9]。脛骨骨幹部の変形，弯曲のため髄内ガイドが使用できない症例は極めて稀で，たとえ内反変形が高度でも髄内ガイドの刺入点をやや外側にすることにより髄内ガイドを脛骨遠位まで刺入することができる。手術前に下肢長尺のX線撮影を行い，下肢のアライメントを正確に評価することは，どのような手技を選択する際にも基本的な必要事項であるが，この際，脛骨近位部でわずかの内反変形が認められる例が多いことから，前額面では中枢の刺入点を，やや外側に偏位させる必要がある。Insall[10]やLaskin[11]の論文の記載にみられるような，caucasianのpopulationでの脛骨の形態の測定結果より，脛骨中枢の刺入部位を内側に移動させることで，骨幹部に平行に髄内ガイドが刺入されるという記載は，本邦の内側型OA患者の脛骨の骨切りには当てはまらない。

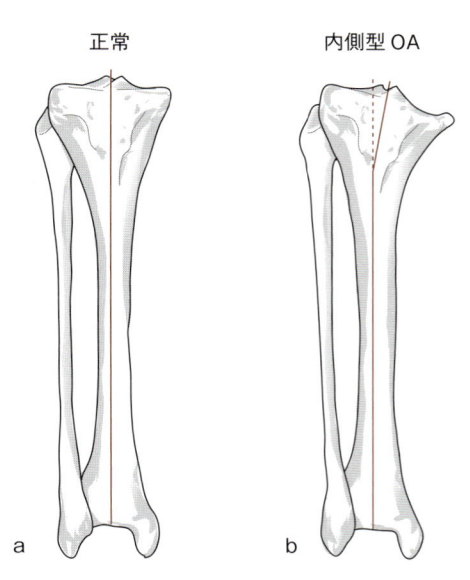

図1 aは正常の，bは典型的なOA膝の脛骨正面X線像の模式図。内反型変形性膝関節症においては脛骨の変形は軟骨の摩耗を伴う脛骨近位内側の骨欠損と近位骨幹端部のわずかの内反である。

一方，髄内ガイド法の欠点としては，高度の外反膝変形の症例や，脛骨骨幹部ないし脛骨遠位部の弯曲が強く脛骨解剖軸が脛骨機能軸と著しく異なる症例には適応がないこと，骨髄内に侵襲を加えることにより，術後，下肢静脈血栓症，脂肪塞栓，骨髄内感染の発症率が高まる可能性があることである。

2 術前計画および手術の方法

まず重要なのは術前計画である。髄内ガイドを用いる場合には，下肢長尺X線撮影などによって脛骨全長を評価し，術前に脛骨機能軸によって脛骨全長を評価し，術前に脛骨機能軸（前額面においては，膝関節，足関節それぞれの中点を，矢状面では膝関節では関節面の前3分の1，足関節中央を結ぶ直線）と脛骨解剖軸（脛骨骨幹部の異なる2つの中点を通る軸）を計測し比較する必要がある。

すでに述べた通り著しい脛骨の弯曲を示す症例などで，髄内ガイドを脛骨遠位まで刺入できない症例に対しては髄内ガイドを使用する適応はない。

髄内ガイドを使用可能な症例に対しては，脛骨の解剖軸を実際に作図し，髄内ガイドの刺入点を術前に決定しておく必要がある。X線前後像のみでなく側面像でも解剖軸の作図をしておく必要がある。典型的な内反膝変形の1例で，脛骨の解剖軸をX線正面像および側面像で描き，脛骨近位関節面との交点を作図した（図2）。多くの内反膝変形の症例の場合，髄内ガイドを脛骨骨髄の遠位まで刺入しようとすると，刺入点は脛骨近位関節面のやや外側，前方となることが多い。髄内ガイドを用いる際はこの脛骨解剖軸に対して前額面で垂直に骨切り線を設定し，脛骨の近位骨切り量を決定しておく。内反型変形性膝関節症の場合は，外側の骨切り量を最小のインプラントが入るサイズ（8〜10 mm）に骨切りする予定とする。内側の骨欠損が大きい場合でも外側の骨切り量を最大15 mmまでにとどめ，それ以上の骨切りが必要となる場合には，残存する骨欠損に対してはセメント，骨移植，インプラントによるaugmentationなどで対処する必要がある。

術前計画で重要なのが，脛骨解剖軸と術後の脛骨機能軸のずれが何度になるかを予測しておくことである。脛骨インプラントを骨切り面の中央に設置すると仮定すると，冠状面における術後の脛骨機能軸は，足関節中心と脛骨近位骨切り面の中点を結ぶ線となる（図3の赤色の直線）。脛骨近位骨切り後に内側の骨棘を切除する場合

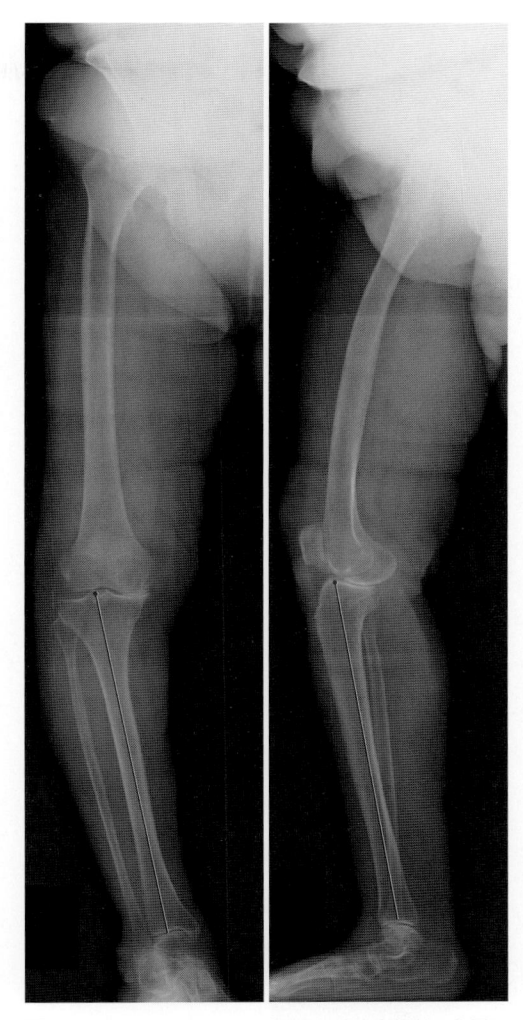

図2 脛骨骨軸と脛骨近位関節面の交点を術前に作図しておくことは必須事項である。内反膝変形では髄内ガイドの脛骨近位での刺入点は，関節面のやや外側，前方となることが多い。

は，近位骨切り面の中点を計算する際には省いておく。

おおよその目安として，脛骨解剖軸に垂直に骨切りした場合，脛骨の全長が30 cmであれば髄内ガイドの刺入点がこの術後脛骨近位骨切り面の中点から外側に5 mm偏位すると，計算上，術後の脛骨機能軸とは約1°，10 mmの偏位で約2°の外反の骨切りとなる（三角関数を用いた計算で正確な数値は各症例で計算可能である）。筆者らの施設では，髄内ガイドの刺入点が脛骨近位骨切り面の中点から15 mm以上偏位することになる症例では術前計画の時点で約3°以上の外反骨切りとなるため，術前から髄内ガイドの適応外として髄外ガイドを用いた手術を行っている。髄内ガイドの刺入点の外側への偏位は主に内反膝症例で生じ，この場合には骨切り面はわずかに外反となる。一方，髄内ガイドの刺入点の内側への偏位は外反膝症例でみられ，この際には骨切り面はわずかに内反となる。いずれの場合においても変形の矯正不

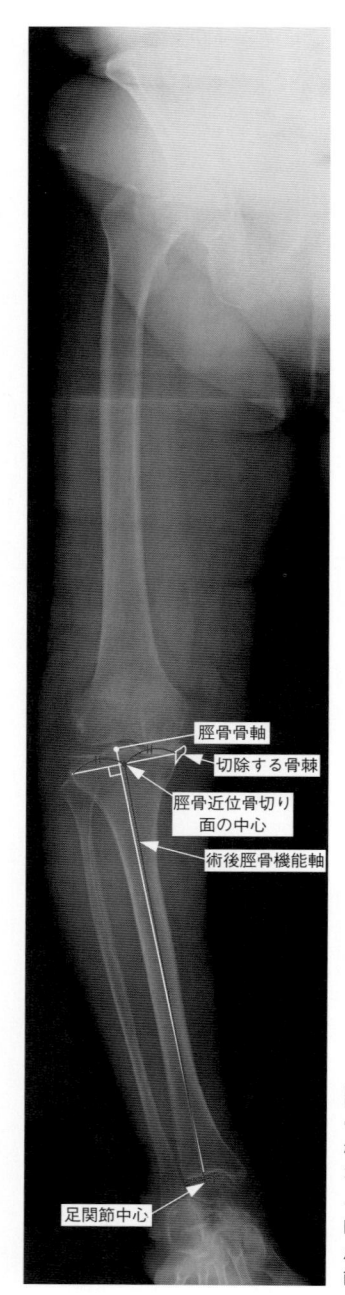

図3 髄内ガイドが挿入される脛骨骨軸（白色の線）と，術後の脛骨機能軸（赤色の線）。インプラントを脛骨骨切り面の中央に設置するとごくわずか外反位設置となるが，内反変形の術後矯正不足という観点からは安全性の高い骨切りが可能である。

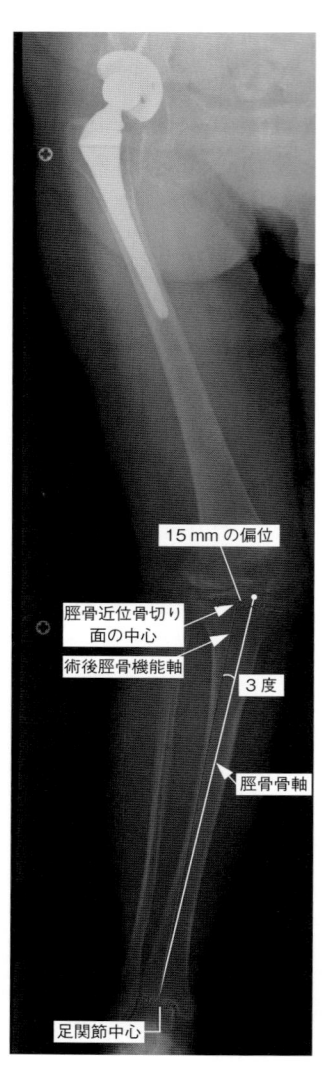

図4 脛骨骨軸と術後の脛骨機能軸が著しく異なる外反膝の1例。関節面で骨軸は約15mm内側へ偏位し，脛骨骨軸は脛骨機能軸と約3°ずれている。

足というTKA手術で最も回避されるべき基本的な誤りを起こしにくい選択となる。外反膝変形の症例で，脛骨遠位まで髄内ガイドを刺入することは可能であったが（図4），脛骨解剖軸と術後脛骨機能軸とのずれが約3°と大きいため髄外ガイドを用いて手術を行った症例を提示している。脛骨の骨幹部はこのような症例でもstraightであるため，今後は髄内ロッドを用いて骨切り面の角度を調節できるようなdeviceの開発も望まれる。

実際の手術に際しては良好な視野の確保のため，関節の展開がまず重要である。前十字靱帯（ACL）を切離し，予定骨切りラインまでは内外側とも十分に後方まで関節包を剝離し，内外側半月板も可及的に切除する。後十字靱帯（PCL）温存型のインプラントを用いる際にはPCL付着部の骨をノミを用いてbone islandとして温存しておく。

髄内ガイドの設置の際には，術前に決定した刺入点からドリリングを行う。関節リウマチや高齢者など骨粗鬆症の強い患者では誤った方向への刺入により骨皮質の穿孔を起こすことがあるので，ドリリングの際に力を入れすぎてはならない。近位関節面の計画した位置に穴が開いた後にはドリルを骨髄内へスムーズに刺入できるはずである。刺入点を誤った場合にはドリルホールの入り口のみを広げることで正しく髄内ガイドを挿入できることが多い。髄内ガイドを刺入し骨切り用のcutting blockを固定するが，その際アライメントロッドを用いて，骨切り面の内外反角度，後傾角度を確認する。後傾をつける手術器械を用いる場合には脛骨近位骨切り面の回旋角に注意する必要がある。脛骨近位の回旋設置についての詳細は他項に譲るが，一般的には脛骨粗面の内側1/3

と，PCLの中央または外側顆間隆起の内側縁を結ぶ線を前後軸とすることが多い．膝蓋腱があるために，内側からアプローチしているときはcutting blockが内旋設置となりやすい．後傾角度をつけて骨切りをする場合，cutting blockを内旋に設置すれば脛骨近位骨切り面は冠状面に対して外反に，外旋に設置すれば冠状面に対して内反に骨切りされることになるので[12]，膝蓋腱を外側へ十分牽引した状態で慎重に回旋角度を決定する．続いて脛骨近位骨切り量を決定する．骨切りに際しては，膝蓋腱をはじめ周囲の組織を損傷することのないように，十分な牽引の下に行う．硬化した部分や軟骨下骨を骨切りする際などにはbone sawの歯が上下に曲がって水平に骨切りできていないことがある．Bone sawをゆっくりとまっすぐ前進させることが重要である．

3 考察

橋村ら[7~9]は，正常膝と内側型変形性関節症の下肢長尺X線を比較した研究の中で，脛骨骨幹部での弯曲は高度内反型OA膝の症例でも約1°であることを示し，この結果はほとんどの内反型OAの症例に対しては脛骨髄腔最狭部を越えて髄内ガイドが刺入可能であることを示唆している．

また，髄内ガイドを用いるときに問題となる脛骨の解剖軸と，機能軸の差については大きな差がないとの報告が多い[1, 13]．ただ，これらの報告には手術の対象でない健常なサンプルも入っているので，単純に実際の手術症例と比較するのは問題がある．しかし，実際の手術で髄内ガイドと髄外ガイドの比較をした研究においても髄内ガイドがより正確であるとの報告が多い[3~5]．逆に，内反型OAのcadaverを用いた研究により，髄内ガイドによる脛骨近位骨切りが脛骨機能軸に対して不正確であるとしている報告もあるが[14]，この報告では髄内ガイドの刺入点を脛骨中央部としており，内反型OAの症例に対し脛骨中央から髄内ガイドを刺入すると，脛骨遠位の髄腔まで挿入することができず，正確な骨切りができないことを示している．先に述べたように内反型OAの症例においては髄内ガイドの刺入点は膝関節のやや外側となることが多く，術前計画の時点で脛骨解剖軸に確実に刺入できる点を探しておくことが重要である．松田ら[15]が脛骨骨幹部に垂直に骨切りを行うと，冠状面では脛骨機能軸に対して外反傾向になると報告しているように，冠状面で髄内ガイドの刺入点が外側に偏位すると骨切り面は軽度の外反となることは事実である．しかし，前述したように脛骨の全長と髄内ロッドの刺入位置の偏位量から骨切り面の角度変化は予測は可能である．また，矢状面においてはロッドの刺入位置が脛骨の関節面の前方よりとなることから，後傾角度は減少する．適切な後傾角となるように後傾角度のついたcutting guideを選択するために，手術前の作図を行っておく必要がある．

一方，最も注意しなければならないのは脛骨の弯曲が強い症例であり，弯曲が強く脛骨の遠位まで髄内ガイドを刺入できない場合には髄内ガイドと機能軸との間に誤差が生じる[6, 16]．特に，外反膝においては内反膝と比べて髄内ガイドを用いると術後脛骨機能軸と，脛骨解剖軸の誤差が大きくなる傾向があるとの報告もあり[17]，外反膝の症例の手術に際しては術前の十分な計画が必要である．また前述のように，筆者らは脛骨の遠位まで髄内ガイドが刺入できない例は本法の適応外としている．

他に，BMIが35を超えるような肥満患者に対しては髄内ガイドを用いることによって，髄外ガイドを用いるよりも手術時間が減少したとする報告もある[18]．肥満患者においては体表から解剖学的land markを参照することが通常よりも困難であり，可能であれば髄内ガイドを使用したほうがよりよいアライメントが得られやすいと考えられる．

いずれにせよ，ほとんどの症例では髄内ガイドを脛骨遠位まで挿入可能であり，骨切りを術前予想できる範囲で行えるという点では，骨の外部から指標をとる髄外ガイド法より，髄内ガイド法のほうが，骨切りの精度という点において優れていると考えられる．

参考文献

1) Moreland JR, Bassett LW, Hanker GJ : Radiographic analysis of the axial alignment of the lower extremity. J Bone Joint Surg Am 69 : 745-749, 1987
2) Green GV, Berend KR, Berend ME, et al : The effects of varus tibial alignment on proximal tibial surface strain in total knee arthroplasty : The posteromedial hot spot. J Arthroplasty 17 : 1033-1039, 2002
3) Brys DA, Lombardi AV Jr, Mallory TH, et al : A comparison of intramedullary and extramedullary alignment systems for tibial component placement in total knee arthroplasty. Clin Orthop Relat Res 263 : 175-179, 1991
4) Laskin RS : Intramedullary instrumentation : safer and more accurate than extramedullary instrumentation. Orthopedics 24 : 739, 2001
5) Maestro A, Harwin SF, Sandoval MG, et al : Influence of intramedullary versus extramedullary alignment guides on final total knee arthroplasty component position: a radiographic analysis. J Arthroplasty 13 : 552-558, 1998
6) Teter KE, Bregman D, Colwell CW Jr : Accuracy of intramedullary versus extramedullary tibial alignment cutting systems in total knee arthroplasty. Clin Orthop Relat Res

321 : 106-110, 1995
7) 橋村正隆, 黒坂昌弘, 廣畑和志：内側型変形性膝関節症の下肢アライメントの研究. 神戸大学医学部紀要 52：223-234, 1991
8) 橋村正隆, 黒坂昌弘, 水野耕作：下肢アライメントのX線評価. 関節外科：277-285, 1997
9) Kurosaka M, Hashimura M, Yoshiya S, et al : Radiographic Assessment of Static Lower Limb Alignment of Varus Osteoarthritic Knees. The 61st Annual American Academy of Orthopaedic Surgeons Meeting, 1994
10) Insall JN : Surgical techniques and instrumentation in total knee arthroplasty. In : Surgery of The Knee, 3rd ed, vol II (Insall JN, ed), Churchill Livingstone, New York, pp1553-1620, 2001
11) Laskin RS : Instrumentation pitfalls: you just can't go on autopilot! J Arthroplasty 18(3 Suppl 1): 18-22, 2003
12) 松野誠夫：脛骨コンポーネントの設置. 人工膝関節置換術—基礎と臨床(松野誠夫, 龍順之助, 勝呂徹, 他編), 医学書院, pp246-258, 2005
13) Oswald MH, Jakob RP, Schneider E, et al : Radiological analysis of normal axial alignment of femur and tibia in view of total knee arthroplasty. J Arthroplasty 8 : 419-426, 1993
14) Ko PS, Tio MK, Ban CM, et al : Radiologic analysis of the tibial intramedullary canal in Chinese varus knees: implications in total knee arthroplasty. J Arthroplasty 16 : 212-215, 2001
15) Matsuda S, Miura H, Nagamine R, et al : Tibial shaft axis does not always serve as a correct coronal landmark in total knee arthroplasty for varus knees. J Arthroplasty 18 : 56-62, 2003
16) Bono JV, Roger DJ, Laskin RS, et al : Tibial intramedullary alignment in total knee arthroplasty. Am J Knee Surg 8 : 7-11, discussion 11-2, 1995
17) Simmons ED Jr, Sullivan JA, Rackemann S, et al : The accuracy of tibial intramedullary alignment devices in total knee arthroplasty. J Arthroplasty 6 : 45-50, 1991
18) Lozano LM, Segur JM, Maculé F, et al : Intramedullary versus extramedullary tibial cutting guide in severely obese patients undergoing total knee replacement : a randomized study of 70 patients with body mass index＞35 kg/m^2. Obes Surg 18 : 1599-1604, 2008

5 髄内ガイドと髄外ガイド

4. 髄外ガイド（脛骨側）

■松野誠夫

人工膝関節置換術（TKA）では脛骨近位部，大腿骨遠位部および前顆部と後顆部，また膝蓋骨置換を行う場合は膝蓋骨後面の bone cut が行われる。

脛骨近位部の bone cut は屈曲ギャップと伸展ギャップに影響を与え，特に脛骨近位部の bone cut が正確に行われないことが，TKA の術後成績に最も悪い影響を与える原因の1つとなるので正確な bone cut が要求される。

Bone cut の器具として髄内ガイドと髄外ガイド，computer assisted system が用いられるが，これらの機器，器具を用いてコンポーネントの荷重面が下肢の機能軸に垂直に位置するように，いかに正確に再現するかについては多くの議論がある。

1 髄内ガイドと髄外ガイドの選択（脛骨側）

髄内ガイドと髄外ガイドのいずれが正確度が高いかについては多くの報告があり，脛骨に変形が強い症例には髄内へのガイドの挿入は難しく髄外ガイドの使用が適応とされるが，両者間の正確性についてはあまり差がないという報告が多い。

Brys[1]，Laskin[2]，Whiteside[3]，Maestro[4] らは髄内ガイドが髄外ガイドより正確で再現性があるといい，Teter[5,6] は脛骨の解剖軸（近位脛骨部の中点と脛骨骨幹部の中点を結ぶ線）と脛骨機能軸はほとんど一致して挿入されるが，脛骨に弯曲変形があるとこの両者は一致しないで機能軸は内側骨皮質を通るようになるとしている（図1）。そのため短い髄内ガイドを用いると不正確になるので，術前の長尺 X 線撮影により脛骨変形の有無を検査しておくことが大切であるとともに，脛骨変形のある例には髄外ガイド法を用いるほうがより正確であると報告している。

Bono[7] らも脛骨弯曲がない場合は問題がないが，弯曲がある場合には髄内ガイドは distal diaphyseal scar まで完全に挿入することは43％に不可能で，ガイドと機能軸との間に差を生じ，ガイドの刺入部位を内外・前後に変えることによりガイドは挿入できるようになるが，機能軸に近づけることはできないと報告しているし，Milner[8] は多くの正常膝の脛骨骨幹部は"S型"であり，このことは機能軸は骨髄腔の中央を通過しないこ

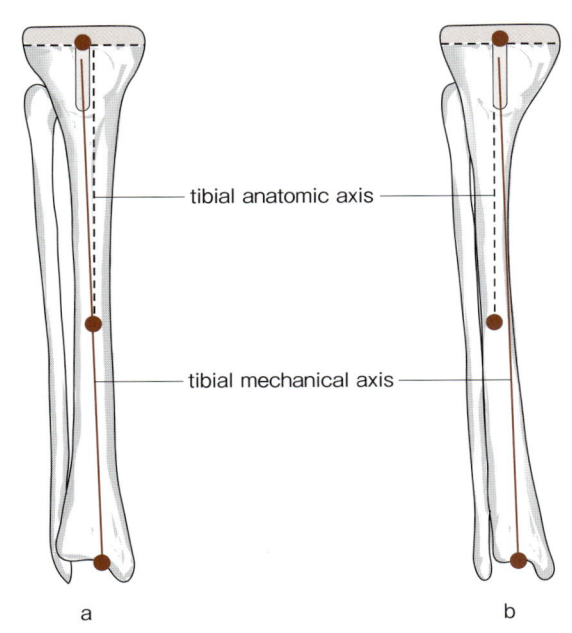

図1 脛骨弯曲による脛骨機能軸と解剖軸の相違

〔Teter KE, et al : Accuracy of intramedullary versus extramedullary tibial alignment cutting system in total knee arthroplasty. Clin Orthop Relat Res 321 : 106-110, 1995（文献5）より引用〕

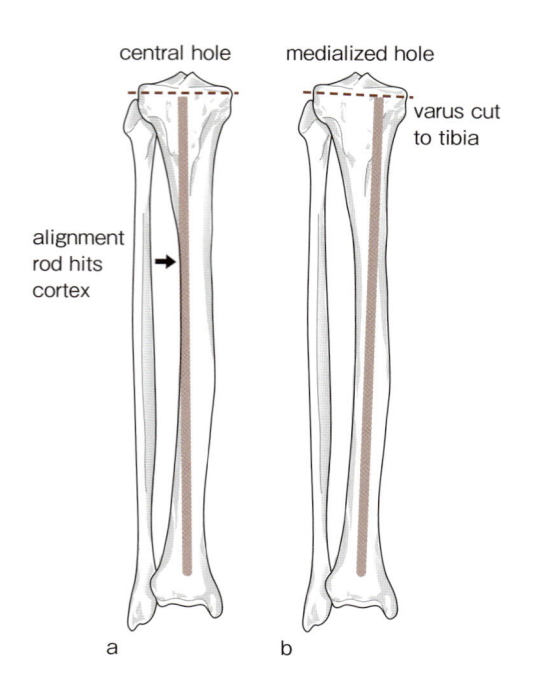

図2 脛骨の弯曲と髄内ガイドの刺入部位
〔Insall JN, et al : Surgical techniques and instrumentation in total knee arthroplasty. In : surgery of the Knee(Insall JN, et al, eds), Churchill Livingston, New York, pp1553-1620, 2001(文献9)より引用〕

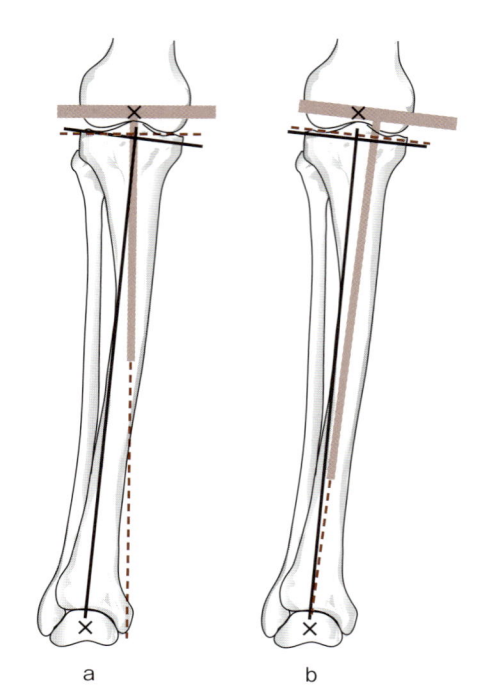

図3 脛骨の弯曲と髄内ガイド
〔Simmons ED, et al : The accuracy of tibial intramedullary alignment devices in total knee arthroplasty. J Arthroplasty 6 : 45-50, 1991(文献10)より引用〕

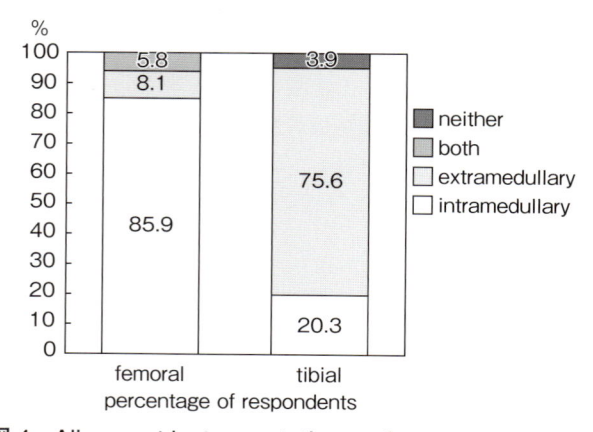

図4 Alignment instrumentation preferences
〔Phillips AM, et al : Current techniques in total knee replacement : results of national survey. Ann R Coll Surg Engl 78 : 515-520, 1996(文献16)より引用〕

とを意味すると述べている。Insall[9]らも正常膝の形態は不定で，ガイドの挿入部位を脛骨関節面の中点とするとしばしば脛骨骨皮質にあたるため，挿入部位を内側にずらしてガイドを挿入すると脛骨が内反位にbone cutされると述べている(図2)。

またSimmons[10]らも脛骨の弯曲があると髄内ガイドの挿入がしばしば困難となり，ガイドの挿入部位を変えることにより長い髄内ガイドの挿入は可能であるが，機能軸に90°にはbone cutされずに内反位にbone cutさ

れ(図3)，髄内ガイド法の正確度は内反膝では83％，外反膝では37％であるため，特に外反膝では術前の長尺X線撮影によるX線検査，さらに術中髄外ガイドによるチェックが必要であると述べている。

Dennis[11]らは髄内ガイド法，髄外ガイド法の両者を比較してその成績に差がなかったが，髄内ガイドのほうに誤差の範囲が広く(この報告にはガイドの挿入部位の深さについての記載がない)，脂肪栓塞などの合併症や脛骨変形によるガイドの髄内通過の障害などの危険があり，髄外ガイド法ではこのような髄内ガイドのもつ欠点を避けることができると述べている。Reed[12]らは髄内ガイド法に正確性を求めるとき，ガイドが遠位のtibial diaphyseal scarまで完全に挿入されることが絶対条件であり，この条件が満たされると髄外ガイドより髄内ガイドのほうが正確度が高いが，この条件が満たされないときは髄外ガイドを選択すべきであると報告している。しかしDauwe[13]らによると髄内ガイド法，髄外ガイド法による有意差はなかったとし，Maestro[4]らは脛骨の前額面のアライメントでは髄内ガイド法は髄外ガイド法より優れていたと報告している。Ishii[14]らは，髄外ガイド法は脛骨の変形があるような症例には適応があり，脂肪栓塞の危険がある髄内ガイド法より優れているが，髄外ガイド法では，ガイドの参照点となる足関節部の軟部

組織が厚かったり脛骨の回旋および変形などの影響について注意を要すると述べている。Moreland[15]は使いやすさと信頼度から髄外ガイドを好んで用いている。

British Orthopedic Association[16]からのnational surveyの調査の報告では75.6%が髄外ガイド法を，20.3%に髄内ガイド法を使用し，残りの医師は両者を使用しているか両者とも使用していない(図4)。

2 髄外ガイド法の陥りやすい欠点

1) 髄外ガイドの不正確な設置

髄外ガイドは脛骨前額面，矢状面の機能軸に一致するように設置することが求められる。髄外ガイドの遠位端の参照点は距腿関節の中点であるが，足関節部は皮膚などの軟部組織，drapeなどで被覆されているため術中直視下の同定は難しく，内外果の中点に合わせて髄外ガイドの遠位部を設置すると脛骨は内反位にbone cutされる(図5)[17]。近位部の参照点については脛骨粗面の内1/3あるいは脛骨粗面の内縁や膝蓋腱の内縁とするなど種々の議論があるが，松田[18]は内反膝においての参照点としてはtibial shaft axisは必ずしも正確でないとしてtemplate methodをすすめている。筆者は多くの報告に準じ脛骨粗面の内1/3を参照点としているが，髄外ガイドの近位部の設置の際に膝蓋腱などの軟部組織がcutting blockの外側の正確な設置の障害となるので注意を要する。脛骨骨切除面にtibial slopeをつける場合，髄外ガイドの回旋は脛骨骨切除面の内外反に関係するので注意が必要である(図6)[19]。

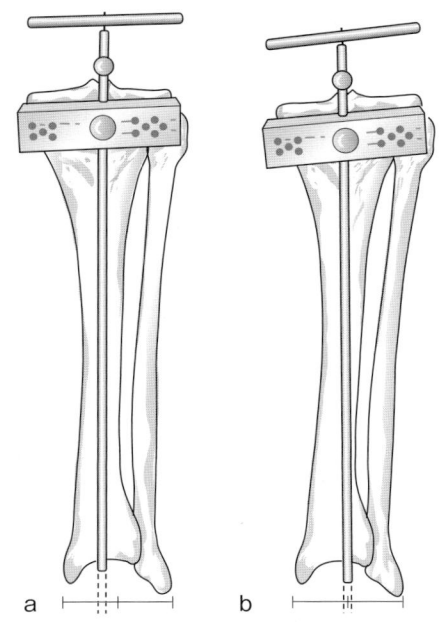

図5　髄外ガイドの遠位端の設置部位
髄外ガイドの遠位端は内外果の中点に設置すると内反位にbone cutされるので(b)，足関節の中心に設置することが重要である(a)。
〔Laskin RS : Bone resection technique in total knee replacement. In : Total Knee Replacement (Laskin RS, ed), Springer-Verlag, London, pp55-74, 1991(文献17)より引用〕

2) 髄外ガイドの不安定な保持固定

市販されている髄外ガイドは内外果間を挟むankle clampはゆるく滑動しやすいため強固な保持固定は難しい。そのため葛城[20]は術中に距腿関節の中点を正確に同定でき，内外果を強固に保持固定できる髄外ガイドを開発したがこの髄外ガイドは術前のX線計測により前額面，矢状面における脛骨機能軸に平行に正確に強固に設置できる。この髄外ガイドの使用による前額面の正確度は従来の髄外ガイドと平均値では差がなかったが分散

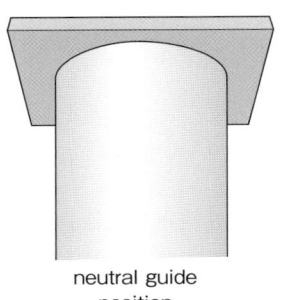

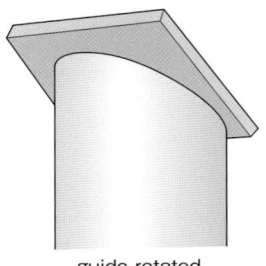

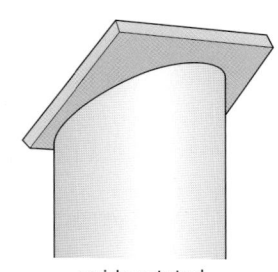

図6　髄外ガイドの回旋は脛骨骨切除面の内外反に関係する
〔Lawrence S, et al : Tibial Component Position. Surgical Techniques in Total Knee Arthroplasty (Scuderi GR. et al, eds), Springer, p248, Fig33-10, 2002より引用〕

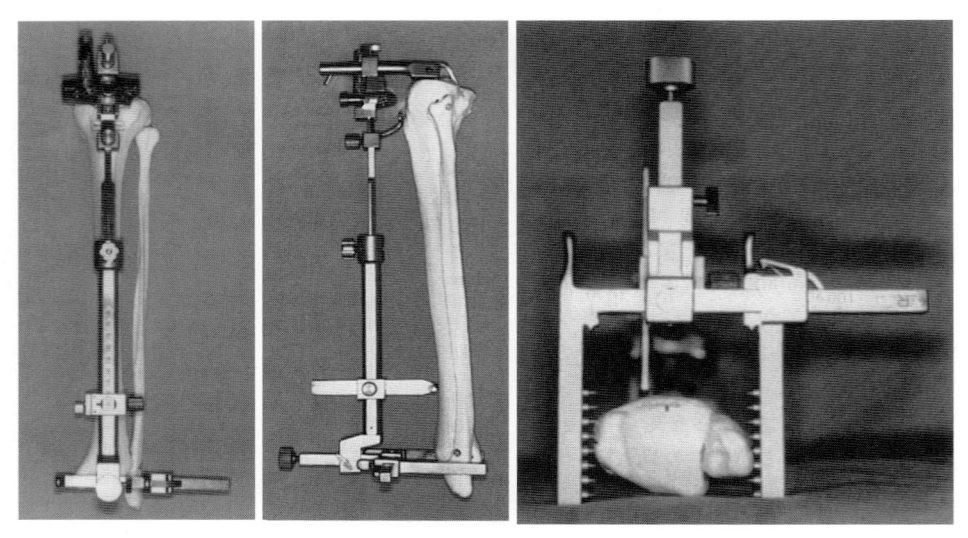

図7　(葛城式)脛骨 bone cut ガイドシステム
ガイドシステムの設置状況(内側関節面にスタイラスを乗せている)。左から正面像，側面像，足関節下方よりの軸写像。
〔葛城良成，他：人工膝関節全置換術用新型脛骨骨切りガイドの開発－矢状面における正確度の検討．札幌医師会医学雑誌 210：115-116, 2002 より引用〕

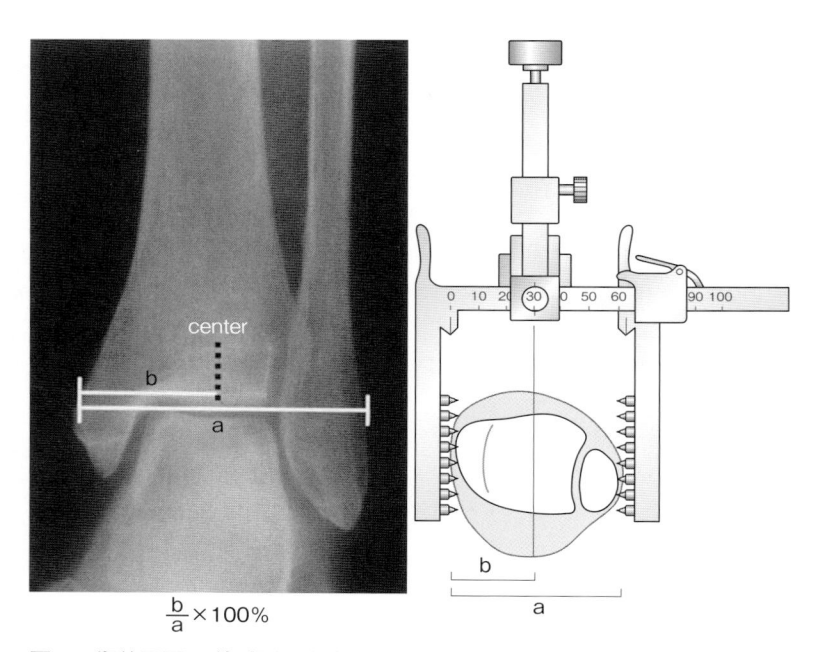

$$\frac{b}{a} \times 100\%$$

図8　術前正面X線計測と術中足関節中心の特定
〔葛城良成，他：人工膝関節全置換術用新型脛骨骨切りガイドの開発－矢状面における正確度の検討．札幌医師会医学雑誌 210：115-116, 2002 より引用〕

はより小さく，矢状面での正確度では有意差をもって正確であったと報告している。また葛城はこの髄外ガイドにより computer assisted system によらなくても現時点で要求されている正確度(2°以内)で bone cut することが可能であると述べている[21,22]。

葛城式髄外ガイド(図7)は近位を後十字靱帯付着部中点を目安に回旋位置を決定し，遠位は針のついた特性把持具で足関節内外果を両側より挟み込み，針が皮膚を貫いて直接骨性に把持する。遠位の把持具は同時に把持した内外果の幅を測定し，術前のX線計測より求めた百分率で足関節中心にガイドのロッド遠位を合わせることができるようになっている(図8)。把持する位置が近位

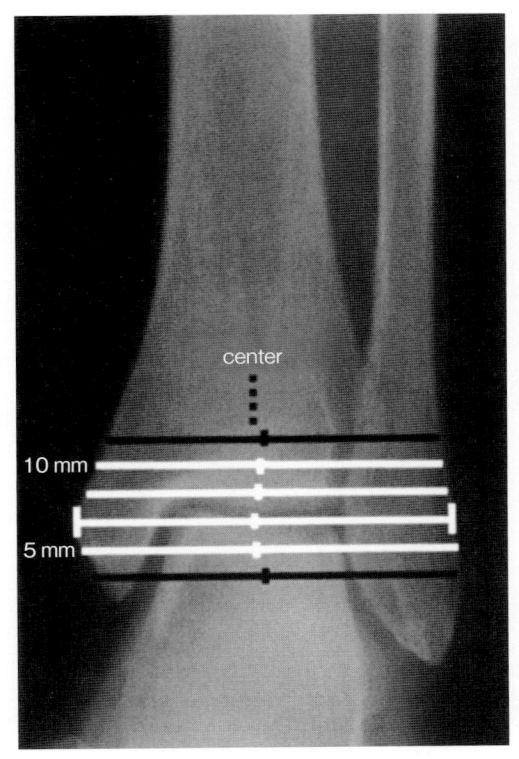

図9 術中ガイド遠位把持部のずれによる足関節中心特定への影響
内果頂点よりやや近位を把持するほうが安全である。
〔葛城良成,他:人工膝関節全置換術用新型脛骨骨切りガイドの開発—矢状面における正確度の検討.札幌医師会医学雑誌210:115-116,2002より引用〕

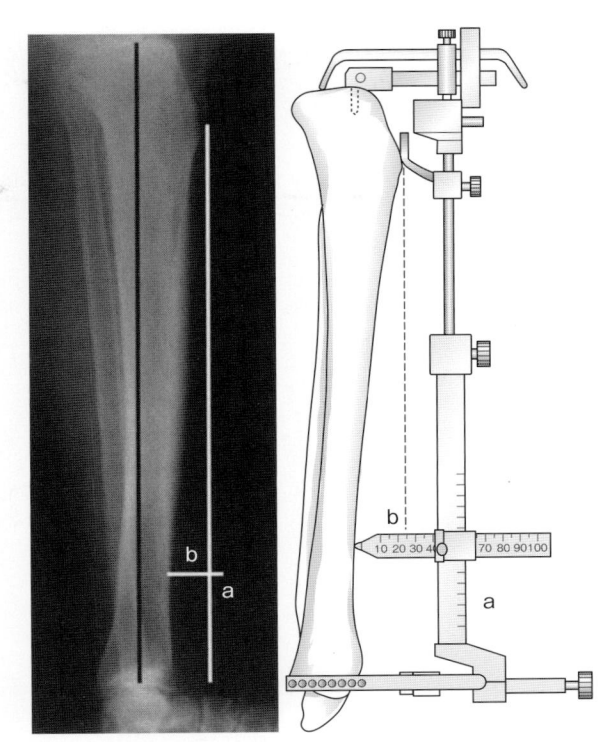

図10 術前側面X線計測と矢状面におけるガイドの設置
脛骨遠位骨幹端部での皮質骨前面との距離(b)が最大となる位置(a)をガイド上に再現することでガイドロッドを機能軸に平行に設置する。
〔葛城良成,他:人工膝関節全置換術用新型脛骨骨切りガイドの開発—矢状面における正確度の検討.札幌医師会医学雑誌210:115-116,2002より引用〕

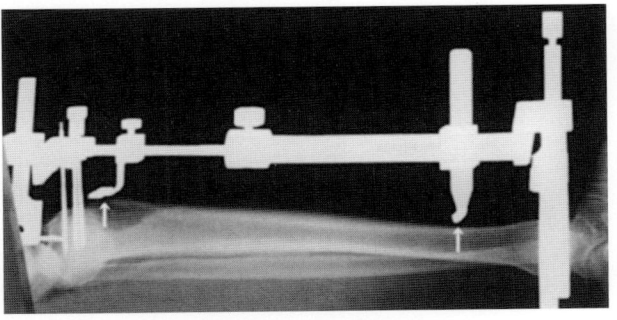

図11 術中ガイド装着時のX線側面像
〔葛城良成,他:人工膝関節全置換術用新型脛骨骨切りガイドの開発—矢状面における正確度の検討.札幌医師会医学雑誌210:115-116,2002より引用〕

および遠位にずれた場合,術前X線計測とのずれが心配されるが,足関節X線を実際に計測してみると近位10 mmおよび遠位5 mmまでのずれは足関節中心の2%以内にしか相当せず臨床上問題とはならないし(図9),遠位把持部のピンによる血管神経損傷などの問題は生じない。

矢状面では術前の脛骨全長X線側面像において脛骨粗面頂上から遠位に機能軸に平行な接線を引き,この線と脛骨遠位骨幹端部での皮質骨前面との距離をガイド上に再現することでガイドを機能軸に平行に設置できる(図10)。脛骨遠位骨幹端部前面において骨とガイドの間の軟部組織が介在するが,同部は皮下組織の非常に薄い部位であり,脛骨粗面上で介在する膝蓋腱などの厚さと相殺され,もし3 mm程度の厚さの差があったとしても約300 mmの脛骨長の場合0.7以下の誤差であり,臨床上大きな問題とはならない(図11)。ただしこのガイドはその回旋位置設定において,術前X線撮影時の前後軸と術中決定した膝関節の前後軸が近似していることを前提としていることに留意する必要がある。

3) 手技上の不正確な bone cut
(髄内ガイドを用いても同様の注意が必要)

Slotted cutting blade が slot の中で方向を変えることや(図12 a),また cutting blade が硬化した骨組織にあたったり(図12 b, c),ドリルの先端が骨皮質上を滑るためピンの刺入位置が変わり cutting block の位置が不正確になる(図12 d)[23]。

5. 髄内ガイドと髄外ガイド

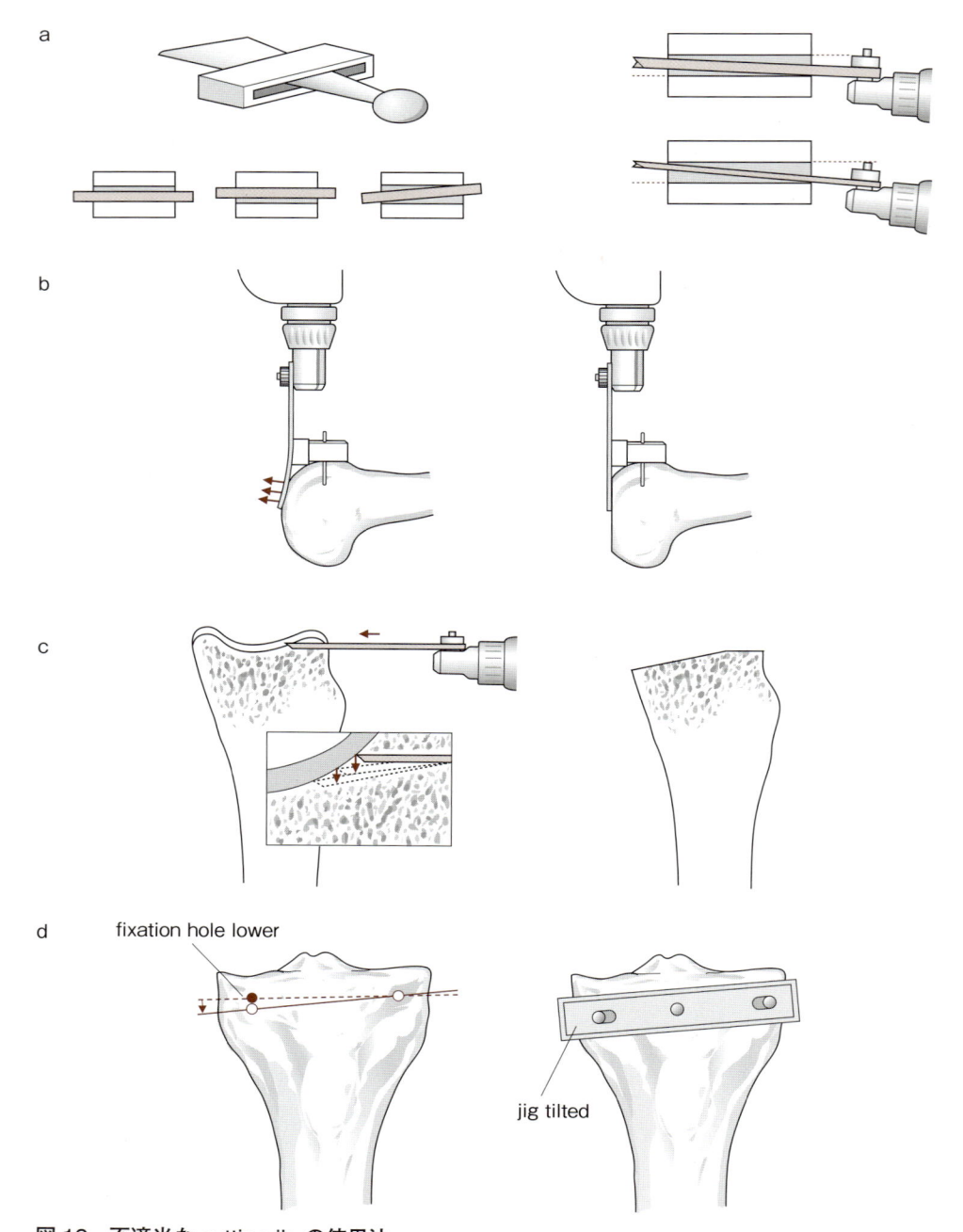

図12 不適当な cutting jig の使用法
〔葛城良成, 他:Tibial shaft axis 法による TKA における新型脛骨骨切りガイドの有用性. 日整会ポスター, 2004(文献22)より引用〕

　葛城式髄外ガイドを用いての近位脛骨の bone cut の手技については「第3章-3 基本的手術手技 parallel cut technique〔4 Bone cut 1)脛骨近位の Bone cut〕」, p.62 で述べる。

　髄内ガイド法の欠点は以下のとおりである。
1) 髄腔の感染, 脂肪栓塞, 深部静脈血栓症の危険がある。
2) 脛骨の変形が強すぎると髄内ガイドは tibial diaphyseal scar まで挿入し難く, 髄外ガイドと同様にガイドの遠位部の参照点を直視下に同定することができない。
3) 脛骨関節面の中心は脛骨骨幹の中心と必ずしも一致しない。

　Computer assisted system を用いる方法については「第3章-3 基本的手術手技 parallel cut technique」, p.54 参照。

参考文献

1) Brys DA, Lombardi AV Jr, Mallory TH, et al : A comparison of intramedullary and extramedullary alignment systems for tibial component placement in TKA. Clin Orthop Relat Res 263 : 175-179, 1991
2) Laskin RS, Turtel A : The use of an intramedullary tibial alignment guides in total knee replacement arthroplasty. Am J Knee Surg 2 : 123-130, 1989
3) Whiteside LA : Intramedullary alignment of total knee replacement. Orthop Rev 18 : 9-12, 1989
4) Maestro A, Harwin SF, Sandoval MG, et al : influence of intramedullary versus extramedullary alignment guides on final total knee arthroplasty component position-a radiographic analysis-. J Arthroplasty 13 : 552-558, 1998
5) Teter KE, Bregman D, Colwell CW Jr : Accuracy of intramedullary versus extramedullary tibial alignment cutting system in total knee arthroplasty. Clin Orthop Relat Res 321 : 106-110, 1995
6) Teter KE, Bregman D, Colwell CW Jr, et al : The efficacy of intramedullary femoral alignment in total knee replacement. Clin Orthop Relat Res 321 : 117-121, 1995
7) Bono JV, Roger DJ, Laskin RS, et al : Tibial intramedullary alignment in total knee arthroplasty. Am J Knee Surg 8 : 7-11, 1995
8) Milner SA : A more accurate method of measurement of angulation after fractures of the tibia. J Bone Joint Surg Br 79 : 972-976, 1997
9) Insall JN, et al : Surgical techniques and instrumentation in total knee arthroplasty. In : surgery of the Knee (Insall JN, et al, eds), Churchill Livingston, New York, pp1553-1620, 2001
10) Simmons ED, Sullivan TA, Rackemann S, et al : The accuracy of tibial intramedullary alignment devices in total knee arthroplasty. J Arthroplasty 6 : 45-50, 1991
11) Dennis DA, Channer M, Susman MH, et al : Intramedullary versus extramedullary tibial alignment system in total knee arthroplasty. J Arthroplasty 8 : 43-47, 1993
12) Reed MR, Bliss W, Sher JL, et al : Extramedullary or intramedullary tibial alignment guides : a randomized, prospective trial of radiological alignment. J Bone Joint Surg Br 84 : 858-860, 2002
13) Dauwe D, Bellemans J, Ulrus M, et al : A comparative study of intramedullary and extramedullary tibial alignment system in total knee arthroplasty. Tibial alignment System in TKA. Orthopaedics International Edition 4 : 21-26, 1996
14) Ishii Y, Ohmori G, Bechtold JE, et al : Extramedullary versus intramedullary alignment guides in total knee arthroplasty. Clin Orthop Relat Res 318 : 167-175, 1995
15) Moreland JR, Hungerford DS, Insall JN, et al : Symposium : Total knee instrumentation. Contemp Orthop 17 : 93-126, 1988
16) Phillips AM, Goddard NJ, Tomlinson JE, et al : Current techniques in total knee replacement : results of national survey. Ann R Coll Surg Engl 78 : 515-520, 1996
17) Laskin RS : Bone resection technique in total knee replacement. In : Total Knee Replacement (Laskin RS, ed), Springer-Verlag, London, pp55-74, 1991
18) Matsuda S, Mizu-uchi H, Miura H, et al : Tibial shaft axis does not always serve as a correct coronal landmark in total knee arthroplasty for varus knees. J Arthroplasty 18 : 56-62, 2003
19) Morris SAC, Walker N, Round J, et al : The effect of posterior tibial slope on coronal alignment in total knee arthroplasty. J Bone Joint Surg Br Orthopaedic Proceedings (suppl Ⅲ) 90 : 572, 2008
20) 葛城良成, 松野誠夫：人工膝関節全置換術用新型脛骨髄外骨切りガイドによる骨切除後のX線学的評価. 関節の外科 27 : 146-149, 2000
21) 葛城良成：Up Date「TKAにおける骨切除」―コンピューター支援によらず正確に骨切除するための工夫―. 第43回北海道膝関節研究会, 札幌, 2008
22) 葛城良成, 他：Tibial shaft axis 法によるTKAにおける新型脛骨骨切りガイドの有用性. 日整会ポスター, 2004
23) Krackow KA : Intraoperative alignment and instrumentation. In : The technique of total knee arthroplasty (Krackow KA ed), The CV Mosby Company, St. Louis, pp118-167, 1990

6 人工膝関節のデザイン

論点の整理
TKA デザインにおける PCL の意義
―30 年論争の整理

星野明穂

1 はじめに

人工膝関節手術(TKA)において,後十字靱帯(PCL)を温存する CR デザイン(cruciate retention；CR)と切除して脛骨上の post と大腿骨の cam により PCL 機能を代償させる(substitute) PS デザイン(posterior stabilizer；PS)のどちらが優れるか,という論争は 1978 年に Insall らが total condylar knee(Howmedica)を改良してデザインした posterior stabilizer(Insall-Burstein Ⅱ型；IB Ⅱ または IBPS, Zimmer)を発表して以来[1],もはや 30 年以上も続いている。

どちらのデザインにも長所・短所があり,また優れた外科医によってなされた手術では,どちらであっても良好な臨床成績が得られることから優劣がつけがたいのであるが,根底には「人工関節といえども生体にそなわる機能は切除せず利用すべし；CR」という考えと「人工関節であるならばもはや生体の機能の模倣ではなく独自の運動制御をすべき；PS」という哲学論争の趣までうかがわれる。

ここでは次項に述べられる CR 派と PS 派の主張の前に,この 30 年論争の争点を整理して紹介する。

2 CR 派の古典的論拠と PS 派の反論

1) PCL は膝関節後方安定性に寄与する major stabilizer である

確かに PCL は関節最大の靱帯であり,後方への制動機能は明らかである。正常な機能を保持した PCL ならばこれを利用しない手はない。しかしながら,明らかに拘縮していたり弛緩している PCL を温存してその機能が再現できるか疑問であるし,また術中の肉眼所見だけでは PCL 機能が健常か判定しがたい場合もある。

2) PCL は脛骨 bone-implant interface における荷重ストレスを分散する

これは CR 派に最も受ける根拠である。PS デザインにおいて,階段下降時などで負荷される荷重は大腿骨側 cam から直接脛骨 post に伝達されるため,bone-implant interface での力学的負荷は増大する。PCL を温存する CR であれば荷重は PCL を経由して脛骨へ伝達されるため bone-implant interface での力学的負荷は PS より少なく,脛骨コンポーネント固定面での力学的 loosening 発症には有利である。

確かに interface での荷重分散は,理論的には PCL を温存したほうが有利である。ならば PS デザインは CR より loosening が多いかというとそうでもない。長期成績における PS デザインの loosening 発症は,CR と同等もしくは CR より少ない[2]。

3) 温存した PCL は roll back motion を誘導し屈曲可動域は向上する

これも CR 派の有力なアピールである。正常膝関節の運動解析では一般に伸展 0〜15°付近までは rolling(回転)が主で,15〜60°付近までが rolling と sliding(空転)が混在し,60°を超えると主に sliding motion が主体となる。

人工膝関節での膝関節の動きはPCLを温存することで正常に近いrollingが期待できるとされてきたが，最近の透視下運動解析研究ではPCLを温存しても屈曲60°近くまでは後方へrollingするもの，回転せず一点上をslidingするもの，かえって前方へrollingするものなど動き方はさまざまであって[3]，PCL温存によるrollingの誘導という謳い文句は通用しなくなっている。

むしろcamとpostで機械的に運動を制御するPSデザインのほうが，roll back motionは一様に出現している。

4）PCLを温存すると大腿四頭筋の作用長が長くなり膝伸展筋力が増大する

膝伸展時の大腿四頭筋ベクトルは，作用長がPSにおけるcamとpostの接点でなくPCL脛骨付着部になるため長くなり有利という理論的根拠は，しばしば引用されたAndriacchiらの歩行分析の研究[4]による。この古い論文は，PCLを温存したcloutier, gunston, geomedic, duopatellarという4機種とPCLを切除したtotal condylarの階段昇降時の筋力を比較したものだが，温存した4機種は1960年代の古いデザインであり，切除したtotal condylarにはcamとpostによるPCL代償機能はない。いずれも人工膝関節手術の黎明期における手術手技でなされた時代の研究であり，対象群が今日から考えれば適切とは言えず，その後の論文ではPCLを温存すると膝伸展筋力が増大する，といった報告はされていない。

5）PCLを温存すると固有知覚機能も温存できる

PCLに存在するmechanoreceptorにより膝の固有知覚（深部知覚）を残すことができる，とするもの。PCLが温存された膝のほうが欠損した膝よりも固有知覚機能が高いとする報告[5]がある一方，TKAにおいてはPCLがあってもなくても固有知覚機能に差はないとする報告[6]もある。

いずれにしろ固有知覚機能のためにTKAの臨床成績が向上したという報告はない。

3 臨床成績

CR, PSともに数多くのoutcome studyがある。

1）CRデザイン

わが国でも多く使用されたCRデザインであるkinematic condylar（Howmedica）の長期成績として，Malkaniら[7]は，168例の平均10年のfollow-upでsurvival rateは96％と報告し，Weirら[8]は208例の平均12年のfollow-upでsurvival rateは92％と報告している。またAnsariら[9]の445例は，10年のfollow-upでsurvival rateは96％であった。

2）PSデザイン

PSデザインの生みの親であるInsall JNのグループは，臨床研究の開始が早く，施設の集積症例数も多かったため，症例数・経過年数ともに他の報告を圧倒してPSの優位性をアピールしている。Font-Rodriguesら[10]の2,301例のPSデザインの報告には圧倒される。このシリーズでは，265例のall plastic tibiaを使ったIBPSは16年で94.1％，2,036例のmetal back tibiaを使ったIBPSは14年で98.1％というsurvival rateを報告しており，これはあらゆる人工膝関節手術のoutcome studyではベストの結果といえよう。Scuderiら[11]は，1,430関節のtotal condylar（Howmedica）およびIBPSの15年間の累積生存率を調査し，total condylarは15年で90.6％, all plastic tibiaを使ったIBPSは10年で97.3％, metal-back tibiaを使ったIBPSは7年で98.8％という優れた成功率を報告している。他にもSternら[12]は，IBPS 289例の13年follow-upで94％，Emmersonら[13]は，kinematic stabilizer（Howmedica）を用いた109例で10年で95％，13年で87％の生存率を報告している。

このように多くの報告ではCR, PSともに臨床成績には差がない。

可動域（特に屈曲）は北米では差がないという報告が多い[14〜16]が，わが国ではPSのほうが屈曲可動域が大きいとする報告[17]が多い。

4 整形外科医の視点

軟部組織バランスを獲得するためにはPSのほうが手術はやさしいとする意見がある。

確かに前額面での内外反変形，矢状面での伸展・屈曲ギャップをPCLを残したままバランスさせるのは，特に変形が強い膝では難しい。

拘縮したPCLをそのまま温存しようとすれば，roll-back motionよりもopen book様の動きが起こるためPCLの解離が必要になるが，はたしてPCLの拘縮の程度をどのように評価したらよいのか，どの部分をどのくらい解離したらよいのか。この拘縮したPCLの解離の

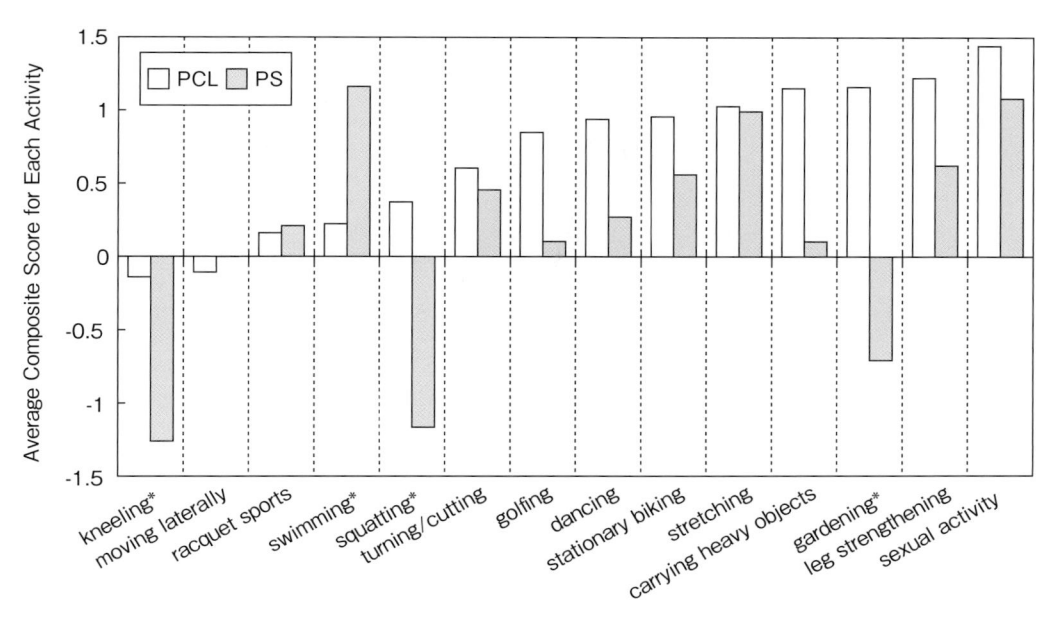

図　PCLとPSの動作の容易さとactivity
縦軸は動作の容易さ，横軸はactivity。kneeling，squatting，gardeningの各動作ではPSはCRに劣る。
〔Conditt MA, et al : The PCL significantly affects the functional outcome of total knee arthroplasty. J Arthroplasty 19 : 107-112, 2004（文献18）から引用〕

必要性と解離の程度については定量的な記載は見当たらず，術者の経験に委ねられており再現性に乏しい。

弛緩したPCLであれば拘縮時のような解離は必要でないが，弛緩したままのPCLでよいのであればそれは切除と同じことであろう。

一方，PCLを切除するPS手術はいわれているほど容易ではない，という意見もある。

PCL切除により屈曲ギャップは自動的に開大する。この広がった屈曲ギャップに合わせて伸展ギャップを作れば（gap technique），大腿骨を過剰に骨切りしjoint lineは上昇してしまう。この軟部組織バランスの調整は決して容易ではない。

5　患者の視点

これまで人工膝関節手術の臨床評価は，疼痛・可動域・安定性などの機能評価，X線評価などから長期成績におけるrevision rateやsurvivorship rateを算出して評価してきたが，これらはいずれも外科医の見方であり，患者からみた評価という視点が欠落していた。

人工膝関節手術の普及により，この手術はもはや「歩ければよい」という最低限の機能要求ラインでは患者満足は得られないであろう。

特に人工膝関節手術後にもテニス，ゴルフ，水泳などの軽スポーツを楽しみたい，庭いじりや軽い労働に携わりたいというhigh demand patientでは，安定した深い屈曲可動域が必要となる。

こういった患者の視点からCRとPSの術後を比較したCondittらの報告[18]では，「Cam and post mechanism…may not fully restore the intact PCL function in high demand activities that involve deep flexion」としており，high demand patientへのCR使用を示唆している（図）。

6　日本の現状

2004年にわが国で行われた人工膝関節手術は約40,000件であるが，そのうちCR：約13,600件（34％），PS：約21,100件（53％）と半数以上にPSが使用されている。

7　おわりに

筆者が医師になった頃（1976年），人工膝関節手術は大学病院など限られた施設で行うspecial surgeryであったが，現在ではrevisionなどの特殊例は別として，人工膝関節手術はどこの病院でも行われるstandard operationである。わが国で行われる多くの人工膝関節手術は，北米でのそれと同様に膝関節外科を専門とはしな

い医師によって行われているのであろう。

われわれ整形外科医が人工膝関節手術を行うからには，相応の知識，経験，手術手技の獲得と研鑽が求められる．しかしながら，人工膝関節手術がstandard operationであるからには一定以上の力量のある医師ならば誰にでも，安全に，正確に，よい結果を得られる術式でなければならない．

わが国で最も多い人工膝関節手術の対象は，軽い屈曲拘縮を伴った内反型変形性膝関節症であろう．この場合PCLを切除すると，狭い屈曲ギャップは自動的に広がり，人工膝関節手術に専門ではない医師にとっては難しい軟部バランス調整を行わずとも伸展ギャップと釣り合い，まことに具合がよい．

わが国で行われている人工膝関節手術の半数以上が，PSであるのはこのような理由からかもしれない．

参考文献

1) Insall JN, Lachiewicz PF, Burstein AH : The posterior stabilized condylar prosthesis : A modification of total condylar design. J Bone Joint Surg Am 64 : 1317-1323, 1982
2) Ranawat CS, Hansraj KK : Effect of posterior cruciate sacrifice on durability of the cement-bone interface. A nine-year survivorship study of 100 total condylar knee arthroplasties. Orthop Clin North Am 20 : 63-69, 1989
3) Stiehl JB, Komistek RD, Dennis DA et al : Fluoroscopic analysis of kinematics after posterior-cruciate-retaining knee arthroplasty. J Bone Joint Surg Br 77 : 884-889, 1995
4) Andriacchi TP, Galante JO, Fermier RW : The influence of total knee-replacement design on walking and stair climbing. J Bone Joint Surg Am 64 : 1328-1335, 1982
5) Warren PJ, Olanlokun TK, Cobb AG, et al : Proprioception after knee arthroplasty. The influence of prosthetic design. Clin Orthop Relat Res 297 : 182-187, 1993
6) Lattanzio PJ, Chess GD, MacDermid JC : Effect of the posterior cruciate ligament in knee-joint proprioception in total knee arthroplasty. J Arthroplasty 13 : 580-585, 1998
7) Malkani AL, Rand JA, Bryan RS, et al : Total knee arthroplasty with the kinematic condylar prosthesis : A ten-year follow-up study. J Bone Joint Surg Am 77 : 423-431, 1995
8) Weir DJ, Moran CG, Pinder IM : Kinematic condylar total knee arthroplasty : 14-year survivorship analysis of 208 consecutive cases. J Bone Joint Surg Br 78 : 907-911, 1996
9) Ansari S, Ackroyd CE, Newman JH : Kinematic posterior cruciate ligament-retaining total knee replacements : A 10-year survivorship study of 445 arthroplasties. Am J Knee Surg 11 : 9-14, 1998
10) Font-Rodrigues DE, Scuderi GR, Insall JN : Survivorship of cemented total knee arthroplasty. Clin Orthop Relat Res 345 : 79-86, 1997
11) Scuderi GR, Insall JN, Windsor RE, et al : Survivorship of cemented knee replacements. J Bone Joint Surg Br 71 : 798-803, 1989
12) Stern SH, Insall JN : Posterior stabilized prosthesis: Results after follow-up of nine to twelve years. J Bone Joint Surg Am 74 : 980-986, 1992
13) Emmerson KP, Moran CG, Pinder IM : Survivorship analysis of the Kinematic Stabilizer total knee replacement : A 10-to14-year follow-up. J Bone Joint Surg Br 78 : 441-445, 1996
14) Stern SH, Insall JN : Posterior stabilized prosthesis. J Bone Joint Surg Am 74 : 980-986, 1992
15) Wright J, Ewald FC, Walker PS, et al : Total knee arthroplasty with the kinematic prosthesis. J Bone Joint Surg Am 72 : 1003-1009, 1990
16) Becker MW, Insall JN, Faris PM : Bilateral total knee arthroplasty. One cruciate retaining and one cruciate substituting. Clin Orthop Relat Res 271 : 122-124, 1991
17) Maruyama S, Yoshiya S, Matsui N, et al : Functional comparison of posterior cruciate-retaining versus posterior stabilized total knee arthroplasty. J Arthroplasty 19 : 349-353, 2004
18) Conditt MA, Noble PC, Bertolusso R, et al : The PCL significantly affects the functional outcome of total knee arthroplasty. J Arthroplasty 19 : 107-112, 2004

6 人工膝関節のデザイン

1. 後十字靱帯代償型（PS型）

■格谷義徳

　PS型は後十字靱帯（posterior cruciate ligament，以下PCL）を切除し，その代用（substitution）として大腿骨コンポーネント側にcamを，脛骨関節面側に突起（postまたはspine）をもつデザインである．このcam-post機構により後方制動性を獲得するとともに，強制的にrollbackを起こすことがコンセプトである（図1）．PCLを機械的に代用する（mechanical PCL）という理念からPCL substituteの名称があるが，開発初期のIB型でposterior stabilized型とよばれた経緯からこの名称も用いられている．

1 PCL切離の利点について

　PCLの処理（温存，切離）についてはTKAの黎明期より長らく論議され続けている[1]．PCL温存（cruciate retention；以下CR）の場合はその緊張度の調整が重要な手術手技であり，その成否が術後成績に大きく影響することが強調されてきているが[2,3]，根本的な問題はそのような労力を払ってPCLを温存することの利点が証明されているかと言う点に集約されよう．

　CR派が主張する利点としては以下のような点がある．①生理的な運動パターンの再現，②可動域の増大，③骨–インプラント間のストレス軽減による弛みの減少，長期成績の向上，④固有知覚（proprioception）の温存．

　まず生理的な運動パターンの再現に関しては，近年の透視画像を用いた運動解析で多くのCR膝が不規則な異常運動を示すことが報告されている[4-6]．術後の三次元マッチングを用いた運動解析の報告は数多いが，基本的には"関節面の拘束性が低いと不規則な異常運動が起こる"ことが示されており，TKA後は"関節面形状に規定された動きをする"と総括できる[7]．その点PS型はcam-post機構により後方制動性が得られるので，比較的規則的な運動パターンが得られている[8,9]．TKA後は前十字靱帯（ACL）が切除されるためACL不全の状態にあり，温存したPCLに依存して正常膝kinematicsの再現を期待することに基本的に無理があると言えよう．次に可動域についてはPS型のほうが良好であるという報告が多く，異論を挟む余地はほとんどない[9]．さらに弛みの減少の見地からも，現在最も優れた長期成績が報告されているのはPS型である[10]．近年はCR型の良好な長期成績も報告されているが，少なくとも温存膝のほうが優れているというデータはない．最後に固有知覚についてもPCLの有無により差がないという報告も多く，CRの積極的な根拠とは言い難い[1]．以上まとめると，CR派の主張する利点は全て理論上のものであり，それらを実証したデータは存在しないのが実情である．加えてCR膝では不規則な運動や拘束性の低い平坦なポリエ

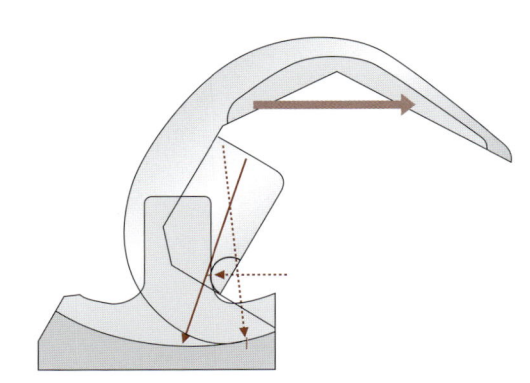

図1　PS型TKAのコンセプト
cam-post機構がrollbackを起こす（矢印）．postに対する前方への力と荷重（点線矢印）の合力は骨–インプラント界面に対して圧縮力となる（実線矢印）．
〔Controversies in TKA Chap 4, p85より一部改変して引用〕

チレン形状により，著しい摩耗症例の報告がなされており，摩耗の観点からも利点はない。現在本邦におけるCRの割合は年々減少し3割以下となり，PCL切除型の使用頻度が7割を占めるようになってきているが，EBMの観点からはむしろ当然の帰結と言えよう。

2 PS型TKA選択上の留意点

現在多くの種類のPS型TKAが市場に導入され，広く使用されているが，① cam-post機構の働き始める角度(engage angle)，(1) camのデザイン，postの前後位置，② cam-post機構の脱臼抵抗性(jumping height)，③ cam-post機構の過伸展に対する許容性(anterior clearance)，④ cam-post機構の回旋に対する許容性，⑤ post自体の機械的強度，⑥大腿骨側ボックスの横径・前後径の大きさ，辺縁形状，⑦大腿骨側ボックスがopen型かclose型か，などさまざまなデザイン上の相違があり，全ての条件を同時に最適化することは不可能である。たとえばengage angleについては，早期にcam-post機構が働き始めるearly engageデザインでは(<30〜40°)屈曲初期に安定性が得られるが，歩行周期で常に接触，制動を繰り返すため，postの摩耗や破損の危険性が高まる。逆にcam-post機構が働き始めるのを遅くすれば(late engage, >60°)，摩耗や破損の危険性は低減されるであろうが，屈曲初期には制動されないため生活上重要な歩行時の安定性が保障されなくなる。またpostを高くすればcam-post機構の脱臼抵抗性は高まるが，postの機械的強度を維持するために前後，内外側径を増加させる必要があり，過伸展や回旋許容性が犠牲となる。また過伸展許容性を重視して大腿骨ボックスを前方に延長するとPF関節への影響が出てくる。このようにcam-post機構や大腿骨ボックスのデザインには相容れないコンセプト(incompatible design concept)の両立が要求されるため，さまざまな妥協点を模索してデザインが行われているのが現状である。

3 PS型の手術方法の実際

1) 適応および禁忌

重度の関節リウマチや外傷後患者でPCLが機能不全あるいは消失している場合は，PS型の絶対的な適応となる。相対的な適応としては変形の強い膝があり，内外反変形が15°以上のもの，また屈曲拘縮15°以上の症例ではPS型を用いることが推奨されている[11]。一般的には変形の強い膝ではPCLを切除してPS型を用いたほうが手技的に容易であり，適切な下肢アライメントと軟部組織バランスが得られやすいと言えよう。CRの場合はPCL緊張度の調整が必須であり，特に経験の少ない術者はPS型を第一選択とすることが推奨される。

2) PCL切除に伴う手術手技

PS型はgap theoryに基づいて手術されるため，関節ギャップ調整のための基本的手術手技の理解は必須である。その理論的背景や具体的な手術手技は，「第3章 大腿骨コンポーネントの設置②，p.98」で詳述している。本章ではPCL切除に伴う特有の注意点やそれに対応するための手術手技について述べる。

3) 屈曲ギャップの増大に対する対応

PCL切除により屈曲ギャップが選択的に増大するため[12]，それに対応した手術手技が重要となる。増大した屈曲ギャップを減少させるためには大腿骨コンポーネントを後方に設置するか，サイズの大きい大腿骨コンポーネントを使用するかの2つの方法がある(図2)。前者では大腿骨前面にnotchを形成する危険性があり，後者では横径が大きくなるため内外側にoverhangが起こる危険性がある。術中には骨切りブロックの前方骨切りラインを骨皮質ぎりぎりまで下げても屈曲ギャップが緩い場合には，大きな骨切りブロックに変更することになる。この骨切りブロックの位置およびサイズ決定を1つの器具で簡便に行えるように開発したのがEquiflex™である(詳細については第3章を参照されたい)。Equiflex™を用いるには，大腿骨コンポーネント前後径のサイズ間隔が2mm程度であることが望ましく，従来品のように4〜5mm間隔であると，notch形成を避けながら前後位置の微調整を行うのが困難となる。

4) 可動域とPCL切離

術後可動域はさまざまな因子に影響される。最も影響が大きいのは伸展機構の伸縮性(拘縮の程度)であり，術前可動域が術後可動域に最も重要な決定因子であるとされている。しかし伸展機構に対する術中操作は困難であり，手術手技によって改善できる因子としては後方要素のインピンジを防止することが重要になる。後方でのインピンジに関与する因子にはrollback量(図3)とposterior condylar offset(図4)があり，rollbackが再現され，posterior condylar offsetが大きいほど後方インピンジは起こり難く，可動域は増大する。PS型は強制的，機

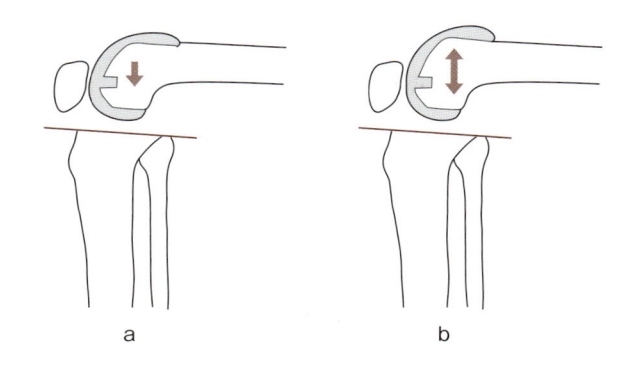

図2 屈曲ギャップの調整法
大腿骨コンポーネントを後方に設置するか(a)，サイズの大きい大腿骨コンポーネントを使用するか(b)の2つの方法がある．

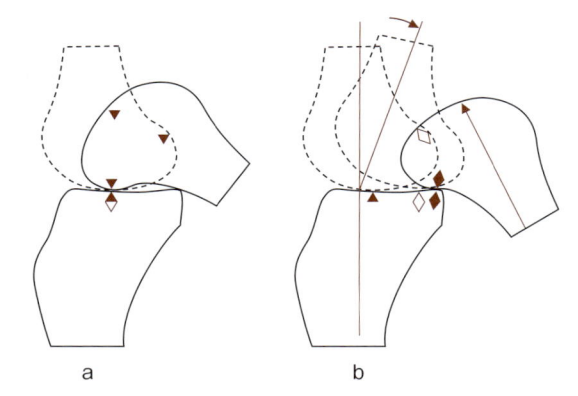

図3 後方インピンジの成因
Rollback が起こらないと後方インピンジが起こりやすい(a)．Rollback が起こると後方インピンジは回避される(b)．

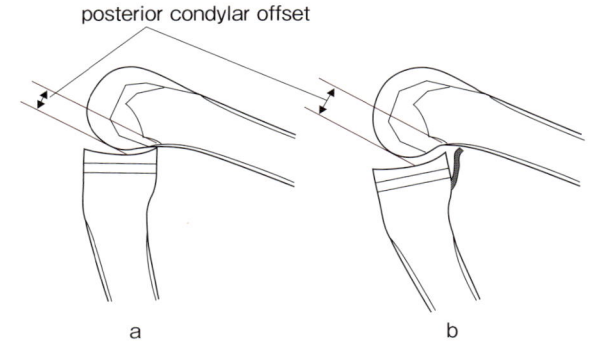

図4 Posterior condylar offset と後方インピンジ
Posterior condylar offset は後方インピンジの重要な決定因子である．Offset が小さいと後方インピンジが起こりやすく(a)，offset が大きいと後方インピンジは回避される(b)．
〔Bellemans J, et al：Fluoroscopic analysis of the kinematics of deep flexion in total knee arthroplasty：Influence of posterior condylar offset. J Bone Joint Surg 84-B：50-53, 2002 より一部改変して引用〕

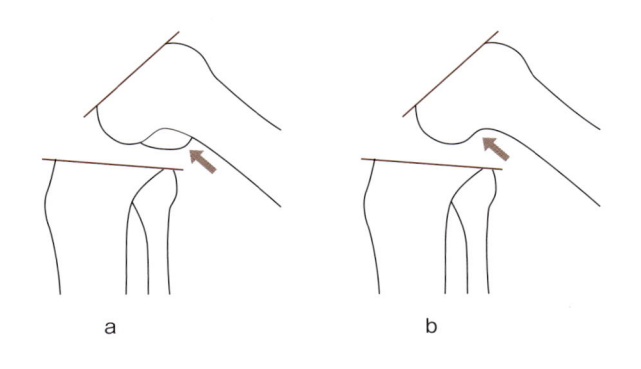

図5 大腿骨後方の骨棘除去と後方インピンジ
大腿骨後方の骨棘除去(a→b)により posterior clearance が確保され，後方インピンジは回避される．

械的に rollback を起こすデザインであり，前述のように大腿骨コンポーネントの後方設置やサイズアップにより posterior condylar offset も大きくなるため理論的には最も有利である．可動域が良好で，深屈曲可能になると cam-post 機構への回旋ストレスによる摩耗・破損が懸念されるが，cam-post 機構の強度の維持と回旋ストレスによる摩耗・破損[13〜15]を軽減するという観点からは，self aligning，safety valve 機能をもつ mobile bearing 機構の導入は有望な選択肢であろう．

手術のコツ：PCL を切除すれば大腿骨後方の骨棘除去も容易となる．この操作により posterior clearance が確保され，後方インピンジの防止につながる（図5）．

5）PF 関節の問題

先述したように，cam-post 機構の脱臼抵抗性や post の強度を維持しようとすると post は大きくならざるを得ず，さらに過伸展に対する許容性を考えると大腿骨ボックスは必然的に前方に拡がる[16]．このことは PF 関節に悪影響を及ぼす危険性があり，実際最近の PS デザインにおいて PF 関節の異音や patella clunk syndrome の発生が報告されている（図6）．これは PS 型の宿命的な弱点であるとも言えるが，少なくとも大腿骨ボックスの前後方向への広がりやその辺縁形状（鋭的なエッジの排除）への注意は重要である（図7）．

手術のコツ：Patella clunk syndrome を含めて PF 関節の合併症を最小限にするためには，できるだけ大きな膝蓋骨コンポーネントを膝蓋骨上縁に正確に合わせて設置し，コンポーネントの overhang や骨の露出を最小限にすることが重要である．また，膝蓋骨周囲の徹底的な滑膜切除も膝蓋骨を置換した場合には重要な手術手技である．

6）伸展機構のインピンジメント

PS 型で可動域のよいものでは，最大屈曲時に伸展機

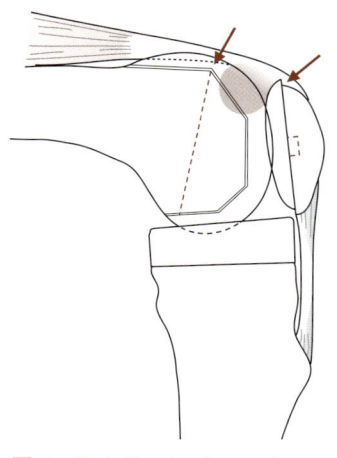

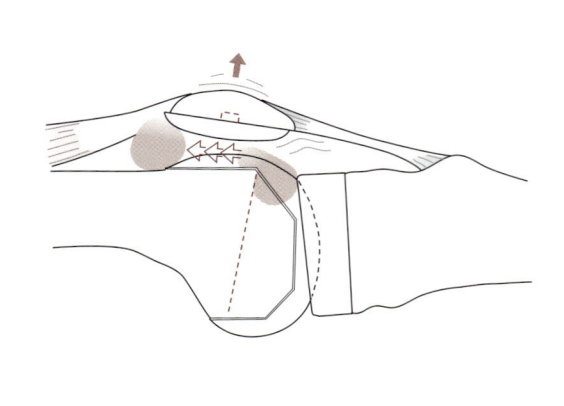

図6 Patella clunk syndrome
Patella clunk syndrome は，TKA 後の膝関節屈曲位から伸展時に出現する PF 関節の有痛性異常運動である．図のように膝蓋骨上極に生じた線維性結節が大腿骨のボックスに挟まり込むことにより発生する．膝蓋骨コンポーネントが上極から overhang していることに注意されたい．
〔Hozack WJ : The patella clunk syndrome : a complication of posterior stabilized total knee arthroplasty. Clin Orthop 241 : p203, 1989 より引用〕

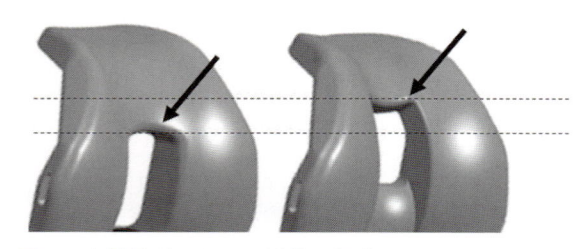

図7 大腿骨ボックスの形状の相違
左に比較して右側のデザインでは大腿骨ボックスの前後方向への広がりが大きく（点線），その辺縁形状も比較的鋭的である（矢印）ため PF 関節障害が起こりやすいと考えられる．

構とポリエチレンインサートの前方部分とのインピンジが起こりやすい[17]．現行の機種ではインサート前方部の陥凹を大きくしているため，その頻度は減少しているが注意が必要である．

手術のコツ：術後の膝前面痛は膝蓋下脂肪体が繰り返し膝蓋骨コンポーネントとポリエチレンインサート間に挟み込まれて発生する．この治療には鏡視下の脂肪体切除術が有効であり，その防止のためには膝蓋下脂肪体の切除（全体積の 70～80％程度）が推奨される[18]．

4 考察

The Cochran Collaboration で PS vs. CR に関しての randomized controlled trial の系統的なレビューが行われ[19,20]，その結果は，①両者の優劣を判断する明確な根拠はない，②CR は正常膝の形状と靱帯緊張を再現する必要があり，手技的に難しい，③CR 手技には比較的容易な PCL 切除や PS 型より優れた成績が得られるようになるまで改良が必要である，と要約されている．つまり EBM の見地から労力と熟練を要する CR の利点は証明されておらず，PS 型のほうが容易に安定した成績が得られることは明らかであろう．TKA の手術数が年々増加しつつあり，ますます一般的な手術となった現在，機種選択に関してはこのような安全域・寛容性（safety margin, forgiveness）の観点こそが最も強調されるべきである．前述のようにわが国における PCL 切除型の使用頻度は 7 割を占めるようになってきているが，その大多数が年間 50 例以下のいわゆる low volume surgeon により行われていることを考えるとむしろ必然の結果と言えよう．

PS 型での膝蓋骨の置換・非置換については歴史的にみると置換派が大多数である．また PS 型はその開発以来一貫してセメント固定が用いられてきており，ノンセメント固定の長期成績はいまだ報告されていない．理論的には PS 型の cam-post 機構は骨-インプラント界面へのストレスを増加させる懸念があり，一般には長期成績の立証されたセメント固定が推奨される．

現在 PCL を切除した場合は PS 型の使用が一般的であるが，post-cam 機構をもたない CS 型とよばれる機種もあり，現在約 1 割のシェアがある．その大部分は長期成績の立証された LCS の rotating platform 型が占めている．前方の関節面を高くすることにより後方制動性を得ようとする機種も導入されてきている．このような CS 型の一般的特性として rollback は期待できず可動域

の面での利点は少ないが，広い接触面と全可動域にわたる安定性による高い耐摩耗性が予想され，活動性の高い若年者への適応が期待されている．

現在は同一機種名の中にさまざまなコンセプト（PS, CR，関節面形状，セメントの使用・非使用）のものが網羅されている．対照的に旧来の機種，たとえばIB II型であればPS型でセメント固定，MGやPCAであればPCL温存のノンセメント固定となり，機種選択がコンセプトや手術手技の選択と直結していた．現行機種でみられる"術者の好みで"という名目のフルラインアップはユーザー確保のための企業戦略によるものであり，その結果，特に経験の浅い術者にとっては，機種を選択しても手術のコンセプトや基本手技が確定されないという事態が起こる．本章で述べたPCLの処理については単にその構造物を切離するか否かの問題ではなく，手術手技（gap techniqueとmeasured resection technique）や固定法などの基本的なコンセプトの選択と関連していることをまず認識すべきであろう．実際はPCLの処理については，"術中にPCLの変性が強いと判断すれば切除してPS型を使用する"という選択的な温存派も多い．つまりPS型はその安全域，適応の広さからPCL温存不能時のサルベージ手技と考えられがちである．しかし本来のPS型の利点を十分に発揮させるためには，本稿で述べたPCL切除に伴う特有の注意点を理解し，それに対応する手術手技を確実に行うことが重要であることを最後に強調しておきたい．

参考文献

1) Pagnano MW, Cushner FD, Scott WN : Role of the posterior cruciate ligament in total knee arthroplasty. J Am Acad Orthop Surg 6 : 176-187, 1998
2) Ritter MA, Faris PM, Keating EM : Posterior ligament balancing during total knee arthroplasty. J Arthroplasty 3 : 323-326, 1988
3) Scott RD, Thornhill TS : Posterior cruciate supplementing total knee replacement using conforming inserts and cruciate recession. Clin Orthop Relat Res 309 : 146-149, 1994
4) Stiehl JB, Komistek RD, Dennis DA, et al : Fluoroscopic analysis of kinematics after posterior-cruciate-retaining knee arthroplasty. J Bone Joint Surg 77B : 884-889, 1995
5) Dennis DA : Multicenter determination of in vivo kinematics after total knee arthroplasty. Clin Orthop Relat Res 416 : 37-57, 2003
6) Victor J, Banks S, Bellemans J : Kinematics of posterior cruciate ligament-retaining and-substituting total knee arthroplasty ; a prospective randomized outcome study. J Bone Joint Surg 87B : 646-655, 2005
7) Banks SA : Understanding knee arthroplasty kinematics : News you can use. Surgery of the Knee 4th ed. In : Churchill Livingstone (Scott WN ed), Philadelphia, pp258-264, 2006
8) Ranawat CS, Komistek RD, Rodriguez JA, et al : In vivo kinematics foe fixed and mobile-bearing posterior stabilized knee prosthesis. Clin Orthop Relat Res 418 : 184-190, 2004
9) Yoshiya S, Matsui N, Komistek RD, et al : In vivo kinematic comparison of posterior cruciate-retaining and posterior stabilized total knee arthroplasties under passive and weight-bearing conditions. J Arthroplasty 20 : 777-783, 2005
10) Font-Rodoriguez DE, Scuderi GR, Insall IN : Survivorship of cemented total knee arthroplasty. Clin Orthop Relat Res 345 : 79-86, 1997
11) Laskin RS : Total knee replacement with PCL retention with a fixed varus deformity. Clin Orthop Relat Res 331 : 329-334, 1996
12) Kadoya Y, Kobayashi A, Komatsu T, et al: Effects of posterior cruciate ligament sacrifice on tibiofemoral joint gap. Clin Orthop Relat Res 391 : 210-217, 2001
13) O'Rourke MR, Callaghan JJ, Goetz DD, et al : Osteolysis associated with a cemented modular posterior-cruciate-substituting total knee design. J Bone Joint Surg 84-A : 1362-1371, 2002
14) Puloski SK, McCalden RW, MacDonald SJ, et al : Tibial post wear in posterior stabilized total knee arthroplasty. J Bone Joint Surg 83-A : 390-397, 2001
15) Mikulak SA, Mahoney DM, dela Rosa MA, et al : Loosening and osteolysis with the press-fit condylar posterior-cruciate substituting total knee replacement. J Bone Joint Surg 83-A : 398-403, 2001
16) Banks SA : Mechanism of anterior impingement damage in total knee arthroplasty. J Bone joint Surg 84-A (Suppl. 2) : 37-42, 2002
17) 東隆司, 他：深屈曲時におけるPS型人工膝関節置換術後の膝伸展機構と脛骨コンポーネントとのインピンジ症例の頻度について．膝 31：123-126, 2006
18) 東隆司, 他：TKA術後膝前面痛に対する関節鏡視下脂肪体切除の効果．日本リウマチ関節外科学会雑誌 24：147-152, 2005
19) Jacobs WC, Clement DJ, Wymenga AB : Retention versus sacrifice of the posterior cruciate ligament in total knee replacement for treatment of osteoarthritis and rheumatoid arthritis. Cochrane Database Syst Rev 2005, Issue 4. Art. No. : CD004803. DOI : 10.1002/14651858.CD004803.pub2.
20) Jacobs WC, Clement DJ, Wymenga AB : Retention versus removal of the posterior cruciate ligament in total knee replacement : a systematic literature review within the Cochrane framework. Acta Orthop Dec 76 : 757-768, 2005

6 人工膝関節のデザイン

2. 後十字靱帯温存型（CR型）

■秋月　章　■堀内博志

1 はじめに

　TKAの術後成績は，妥当な機種，患者選択，的確な手術手技を行えば，長期成績で97％以上の耐用性が得られる[1,2]。したがって，現在のTKAのデザインの課題は，長期耐用性の維持と同時に，しゃがみこみなどのhigh performanceを安全に行えるものにする点にある。妥当な機種選択にあたっては，デザインの考慮が必須であり，デザインを論ずるためには，まず人工膝関節の発展の歴史を理解する必要がある。本稿では，TKAのデザインの発展過程を概説し，CR型を選択する根拠を述べる。

2 人工膝関節デザインの歴史的経緯

　無機質の人工物による膝関節機能再建の歴史は，脛骨側への金属製のスペーサー挿入によるMacIntosh[3]（1958），McKeever[4]（1960）のhemiarthroplastyや，Walldius[5]（1951）らによる，hinge arthroplasty（蝶番型人工膝関節）の開発に始まった。現在，主流となっている表面置換型のmetal to plastic replacementの出発点はGunston[6]の，単顆ではあるが大腿骨，脛骨ともに置換する人工関節を両顆に使用したPolycentric knee®（1971）である。同時期に，Coventry[7]は，Geometric knee®（1971）を開発した。この2種の人工膝関節は前後の十字靱帯を残す設計であるにもかかわらず，大腿，脛骨部品間の曲率が同一に近くconstraintが強いため，生理的な動きに合わず，機能的にも満足が得られなかったうえに，骨と人工関節の接触面に応力が集中して早期に破綻した例が多く人工膝関節のデザインとしては失敗であったが，多くの教訓を残した。その教訓を踏まえたうえで，表面置換型のTKAとして1974年のInsall, Walkerら[8]によるtotal condylar knee prosthesis®（TCP）が登場した。この機種は，ACL, PCLを切除してその制動をなくし，関節面の曲率は，左右方向ではある程度の拘束，前後方向にはある程度の自由度を与えて応力の集中を避け，脛骨部品の安定性と固定性を得るために，脛骨後方の骨皮質への応力の伝達を意図した大きなキールをつけ，また大腿膝蓋（PF）関節置換も行った（図1）。このデザインは長期耐用性も良好であり[9]，その後の人工膝関節のデザインに大きな影響を与え，近代型TKAの礎といわれている。しかし，PCLを切除したために，屈曲角度が90°を超えると脛骨の落ち込みが起こり，可動域など機能的には満足すべきものではなかった。屈曲時の脛骨の後方への落ち込みを防止するためには，いわ

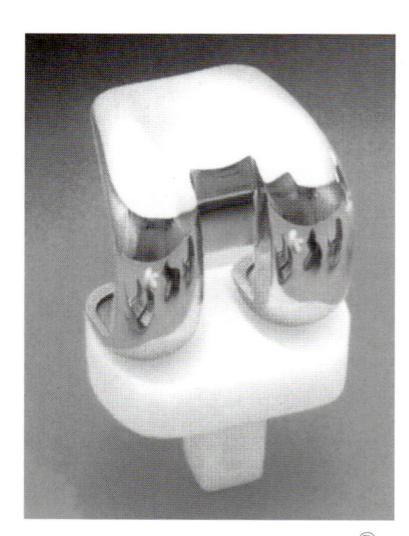

図1　Total Condylar Knee Prosthesis®（TCP）

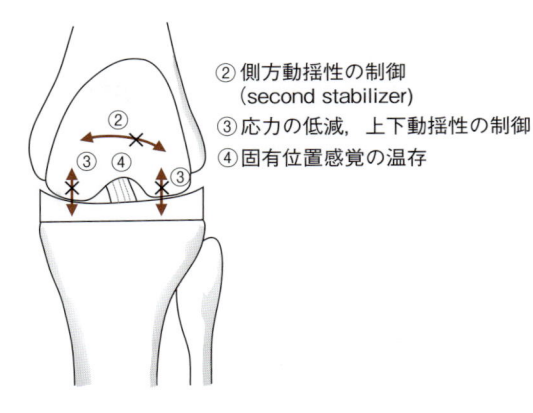

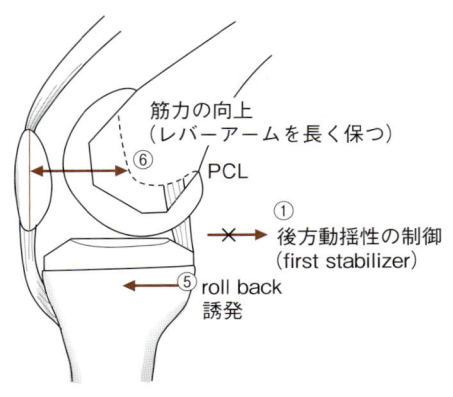

図2　CR型でのPCLの機能

ゆるroll backを起こさせる必要がある．その方法としてPCLを切除し，代償（substitute）機能を人工関節に組み入れたpostとcamにもたせたPS（Posterior Stabilizer）型として，Insall-Burstein（IB）II型®（1978），Kinematic stabilizer型®が，また，PCLを温存しその機能を利用するCR（Cruciate Retentin）型として，Kinematic Condylar型®（1975）が開発され2つの大きな流れとなって現在まで続いている．

3　CR型のデザインの特徴

　CR型は，膝関節で最大，最強の靱帯であるPCLを温存することにより，①後方動揺性に対するfirst stabilizer機能，②特に屈曲中期での側方動揺性に対するsecond stabilizer機能，③荷重伝達を分担することによる骨・インプラント間の応力の低減（セメントレス固定が可能）と上下動揺性に対するstabilizer機能，④固有位置感覚機能の温存，⑤屈曲に伴ったrollbackを誘発する機能，⑥膝伸展時の四頭筋力のレバーアームを長くすることによる筋力の効率の向上，⑦設置にあたっての骨切除量の低減を期待できる（図2）．CR型が出現した1980年代は，自由度を増すために，関節摺動面はできるだけ平坦化させるデザイン[10]が取り入れられたが，ポリエチレンの材質の影響もあいまって，摩耗に問題のでた機種もあった．現在使用されている機種は，摺動面の形状デザインに適合性の観点でも工夫がなされている．また，CR型の長期臨床成績も，セメントレス固定[1,10]でもセメント固定でも[11,12]，PS型セメント固定[13]に勝るとも劣らない成績が報告されている．

4　CR型を選択する理由

1）PCL機能の重要性からの選択

　膝関節で最大，最強の靱帯であるPCLを切除してしまうと，現在普及している代用機構（PS型）では，特に屈曲中期の側方安定性，また上下方向安定性は得られない[14]．これは側副靱帯に不全が生じた場合にはさらに深刻な問題となる．また，ポリエチレン製のpostとcamの設置状態によっては早期に，摩耗，破損する恐れがあり，深屈曲では常に脱臼の危険性がある．筆者の2,000例以上の膝関節症の手術経験からも言えるが，進行した膝関節症でも，90％以上の症例にPCLは残存している．一部に変性がみられても，靱帯としての機能は全うして，しかも再構築されていることは，剖検例からも立証される（図3）．経年的なPCLの変性による破綻の報告もほとんどみられないことから，PCLは，ポリエチレンのpostよりは経年的使用に耐え安全であるといえる．深屈曲などの正常の膝関節機能に近い再建を目指す近代型TKAの目指す方向性として，安全性の面からも，脱臼，postの摩耗の危険性のあるPS型よりもCR型が理にかなっている．

2）関節形成術発展方向からの選択

　関節再建術は，言うまでもなくできるだけ正常に近い機能と耐久性の追求である．多数の靱帯，筋肉の働き，関節面の形状の協働により起こる動きを中心とした膝関節機能はきわめて複雑であり，人工物で簡単に代用できるものではない．再生医学が現実になりつつある現在の時点では，機能解明が進むに従って，残存機能に疑いがもたれるものは切除して人工物に置き換える方向性よりも，残存機能をできるだけ温存して，最小限の人工物を残存機能に適合させて置換する方向性（関節温存手術）が

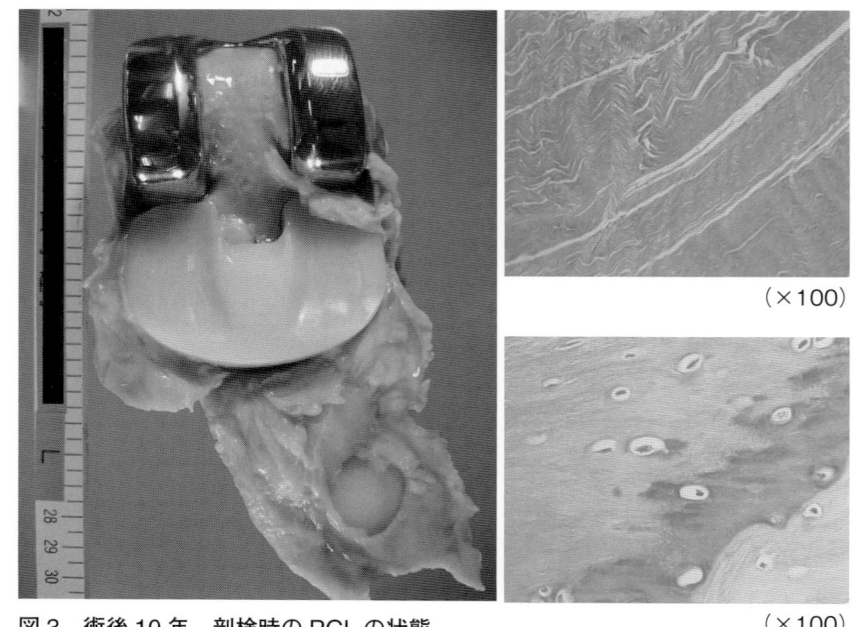

図3 術後10年 剖検時のPCLの状態 (×100)

選択される必然性がある。ACL の機能は ACL のみが，PCL の機能は PCL のみが果たせる。機能再建手術として，UKA[15～17]や，セメントレス，スクリューレス[18,19]で手術可能な CR 型は，PS 型に比べて小侵襲で，組織温存をめざす TKA の今後の発展方向に沿った方法である。

5 CR 型の手術の要点

　CR 型の手術の要点は，第一に PCL の手術的扱いである。変形の程度により PCL の拘縮の程度も種々あり，屈曲・伸展バランスを調節するうえでは，拘縮した PCL の解離も必要となる場合もあり，それが技術的に難しくみえて CR 型 TKA の難点と思われてきた嫌いはある。筆者は，PCL 拘縮で解離が必要な場合は PCL 自体には手をつけず，PCL 脛骨付着部で靱帯，後方の骨膜軟部組織を付けたまま骨切りし，浮上させ隙間に海綿骨移植する方法（V shape osteotomy with cancerous bone graft）を開発し[20]使用している。この手技は，骨は人体の諸組織の中で，瘢痕を介さずに癒合しやすい数少ない組織であることの特徴を生かし，術後早期に骨膜，軟部組織の支持を得つつ最適の位置で骨性に癒合させる方法であり，筆者らは 300 例以上に用いてきたが，PCL 機能不全を示した症例はない。第二の要点は，最小限の軟部組織解離で内外，伸展・屈曲バランスを取るための，最適な大腿骨コンポーネントの回旋の決定である。ほとんどの人工膝関節は外科的上顆軸に平行に挿入するようにデザインされている。外科的上顆軸の代わりに，後顆軸や Whiteside line が代用軸として使用されるが，後顆軸は正常膝では 3° 外旋すると外科的上顆軸に平行になるが，大腿脛骨軸が変位し，顆部に変形のある関節症やリウマチ膝外反膝ではそのとおりにはならない[21]。また，Whiteside line は変形した PF 関節では設定が困難であるため，筆者は変化のない骨性の指標である外科的上顆軸を術中に直接確認し，そこを基準にして骨切りをする手術手技を実施している[21]。直接確認して設定するこの方法は，他のランドマークも併用でき，正確度が増す利点がある。他に，靱帯の長さや tension をもとにバランスをとった後に脛骨骨切り面を基準にして回旋を決める方法などもあるが，関節症では内反変形では外側支持機構が，外反変形では内側支持機構が正常より弛緩しており基準とするのが難しいこと，さらに靱帯自体の粘弾性体で時間依存性があり変化しやすい物性から不安定であること，後方骨切り後に伸展ギャップが変化すること[22]などの理由から採用していない。X 線写真や CT からの術前計測をもとに術中にその計測値で骨切りする方法は，軟骨の厚さの考慮がなく，また 2 次元像と 3 次元像との差も未解決であることから[23]，やはり採用していない。筆者らはこの方法を採用して以来，骨棘を切除するだけで，伸展屈曲内外側バランスはほぼ整い，内反変形で鵞足まで解離する例はほぼなくなった。この方法は変形の著明な外反変膝では特に有用である。

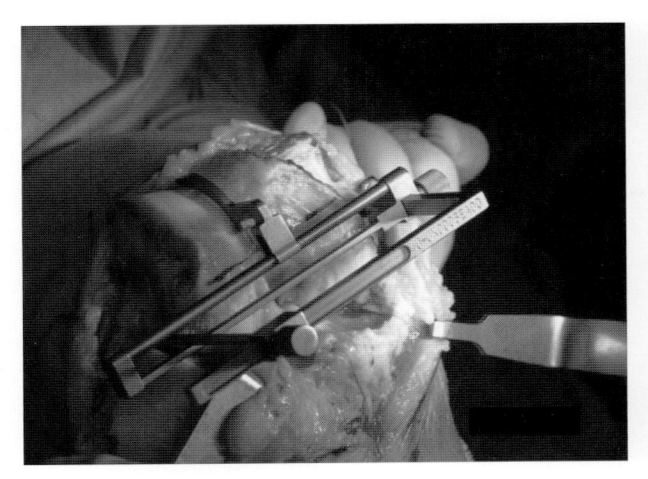

図4 外科的通顆軸の同定 jig
外科的通顆軸を直接同定し jig を固定する。Whiteside line も確認できる。

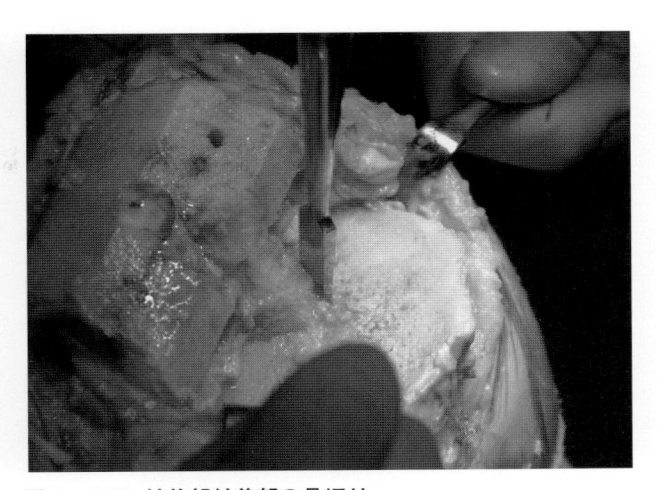

図5 PCL 付着部付着部の骨切り
PCL の拘縮によりバランスがとれない場合は、PCL には直接手をつけずに脛骨側で PCL 付着部を V 字型に骨切りする。PCL の後方の骨膜は温存する。

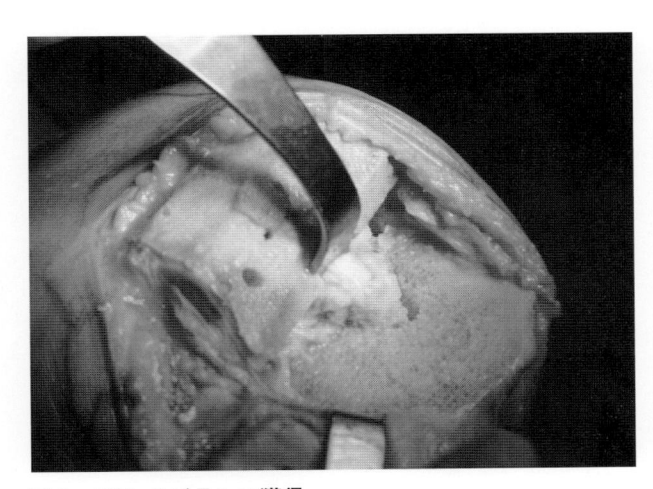

図6 PCL のバランス獲得
バランスがとれると、PCL は骨膜をつけたままで、骨片ごとよい位置まで浮上してくる。

6 手術手技の実際

皮切は、正中からやや内側を突にした、gentle curved incision で約 12 cm であり、midvastus approach を多用している。最近、MIS の影響から膝蓋骨を翻転しない方法をとる術者も増えているが、筆者は翻転することが多い。その理由は本書の MIS の項で述べてあるので参照されたい。

第1のステップとして、まず、骨棘を変形以前と思われる部位までノミで落とし、内側側副靱帯を緩める。脛骨側も同様である。その後、第2ステップとして、内上顆、外上顆を認定する。内上顆は、内側側副靱帯付着部を認識し、その部分を指で触れば中央に陥凹部分として触知できる。目視と触知を併用すれば難しくはない。外上顆は最も突出した部分であるが、軟部皮膜をガーゼなどでとり触診を十分にして認知する。筆者はそこに jig をつけ外科的上顆軸を種々の角度で利用できるようにしている（図4）。Whiteside line にも合致していることも確認する。膝蓋骨を翻転しない場合は、Whiteside line と内上顆でも決定できるが確実性は落ちると推定される。この jig に合わせることで、回旋の基準面が決定できる。第3ステップは大腿骨の骨切りである。CR 型では前方骨切り面を基準としてサイズ決定を行うほうがバランスの調整はしやすいため、通常、前方から骨切りする。インプラントのサイズは、基準面から後顆部まで計測すれば、当然内側顆、外側顆で異なるが、CR 型では小さいほうのサイズを選択する。第4ステップは、脛骨骨切りである。脛骨軸に直角に切ることが原則であり、方法は各種骨切りガイドに従う。脛骨側では、骨切り時に、骨棘をもともとの解剖学的部位まで切除する。MCL 解離は最小限にとどめ鵞足までは解離しない。第5ステップはバランサーを用いての、屈曲伸展バランス、内外バランスのチェックである。外科的上顆軸を回旋の基準としたこの手技では、内側がきつい場合、屈曲がきつい場合は、大腿骨部品トライアルを入れ後顆部のはみ出し部分を切除すると、同時にその付着部の関節包が解離されバランスは矯正されることが多い。この操作でもバランスがあわなければ、MCL 深層、半膜様筋付着部、最終的に PCL の付着部に V 字型にノミを入れ骨膜付着部を残して骨を切り離し（図5）、バランサーを使い徒手にてバランスをとる。バランスの取れた時点で、PCL は骨片ごと浮上している（図6）。内外側バランスではやや内側がきつい状態、また伸展屈曲では、屈曲位でのギャップがやや広い状態は CR 型では許容範囲か、む

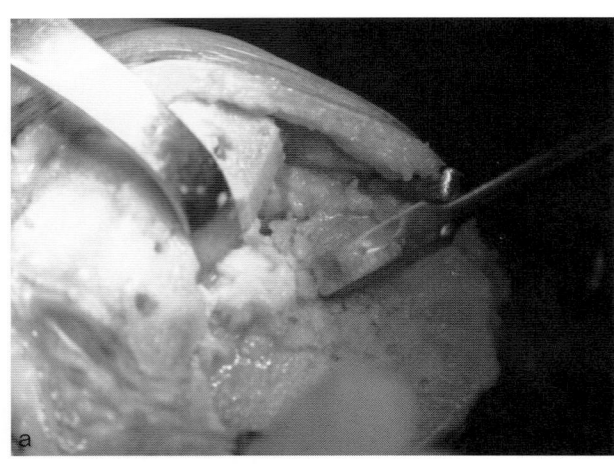

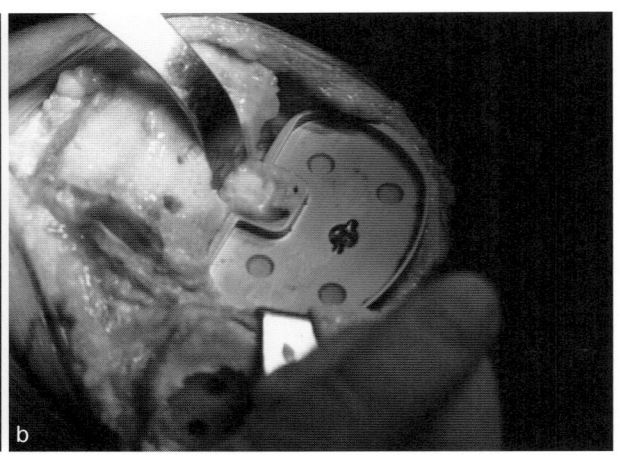

図7 骨切り部への海綿骨移植
a：位置が決まったら，骨切り浮上部に十分な骨移植を行う。
b：脛骨コンポーネント固定後にもさらに十分に骨移植を行う。PCLの前方は骨組織により保護される。

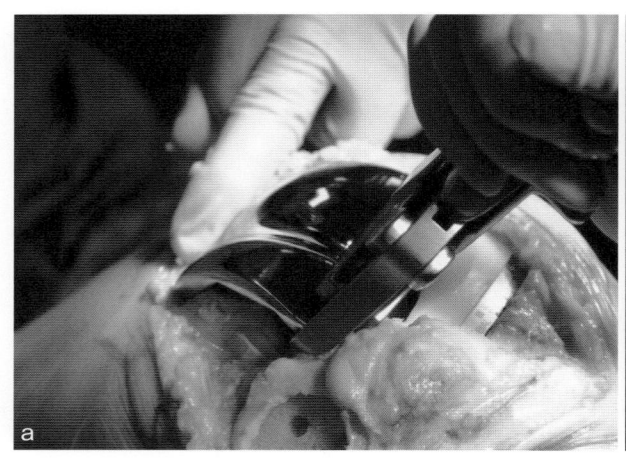

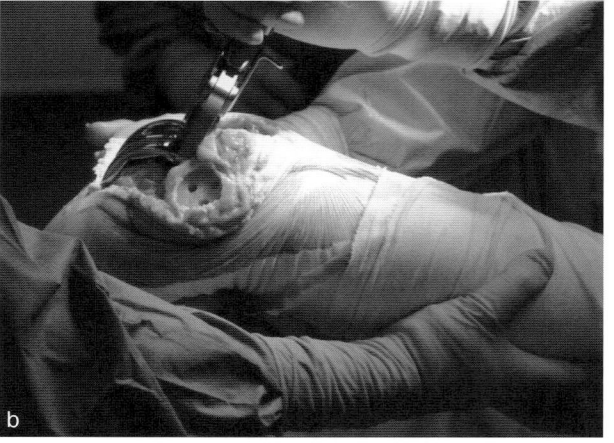

図8 大腿骨コンポーネントの挿入方法
a：ポリエチレンインサートを入れ，その後大腿骨コンポーネントを滑り込ませるようにして打ち込む。この手技により，屈曲伸展でのオフセットが保たれ，緩みは最小となる。セメントレスでのみ容易に可能な方法である。
b：大腿骨コンポーネントを滑り込ませるようにして打ち込むステップでは，助手が90°屈曲位で，下腿を牽引するように保持することが重要である。

しろ好ましいといえる。位置が決まったら，骨切り部に海綿骨を十分に移植する(図7)。その後のステップで重要なのはインプラントの挿入である。挿入は脛骨側から行う。トレイを挿入し，ポリエチレンを入れた後，助手は屈曲90°で下腿を引き離す方向に肢位を保持し，術者は大腿骨部品を滑り込ませるように打ち込む(図8)。前方への脱臼操作を行わない部品のうち込みは，セメントレスにのみ可能である。この手技では靭帯のテンションを保ちつつポリエチレンも12 mm厚の使用ができ，CR型の可動域と耐久性を両立できる可能性がある。mid-vastus法で切り込んだ内側広筋の，特に骨側の筋膜は丁寧に修復することで，筋肉の修復も促され痛みも少なくなり後療法に有利である。筆者は止血法として，フィブリン糊と止血剤を用いたドレーンクランプ法を考案し[24]，セメントレス両側同時手術でも術前貯血はせずにほぼ全例で無輸血手術を施行している[25]。後療法は，セメントレス，スクリューレスの症例でもドレーン抜去後すぐに，歩行訓練，可動域訓練を開始している。

7 おわりに

デザインの選択でPS型をとるかCR型をとるかの違いは，人工関節の発展する方向への認識の差であろう。PS型は，人工関節の「人工」の部分に重きを置き，機能不全と推察した部分は捨て去り，人工の機構で代用する，いわば機械化標準化の方向を志向していると考えられる。「皮膚の内側は究極の義足」を求める方向である。

しかし，関節は，同一組織でできた部分でも部位により異なった物性をもち，しかも，自己修復，再構築される可能性をもった靱帯，軟骨，骨などの組織の微妙な形状の組み合わせにより構成された，いわば複合材料の極致ともいえる器官である．PCLひとつとってみても，その機能はとても単純な人工物で代用できるものではない．CR型は，残存している部分の機能はできるだけ残し，補塡する形で人工物を使用し本来の機関との整合を目指す，いわゆる関節温存手術の方向を目指すものである．

筆者らは，1986年以来2007年まで，1,941例の人工膝関節手術を施行したが，TKAは1,384例(71％)，単顆置換術：UKAは557例(29％)であった．TKAのうち1,315例(95％)は，CR型であり，前後十字靱帯を残したUKAをあわせると1,871例，実に96.4％は十字靱帯を温存できている．その長期臨床成績は報告[1,2]してあるが，筆者らのコホートが日本の関節症の実態と大きく異なるとは考えられないことから，TKAの適応となる症例の95％以上は実用性，耐久性のあるPCLが残存していると結論づけられる．膝関節の機能は簡単な機械的機構で置き換えられるほど単純なものではない．「ACLの働きは本来のACLのみができる」という観点から，靱帯再建術も解剖学的再建の方向に発展しているように，「PCLの働きができるのは本来のPCLのみ」である．機能向上と長期耐久性を追求するための将来に向けた発展の方向性としては，機能を消失した部分のみを置換，代償させる関節温存的形成術(conservative knee arthroplasty)を目指すべきであろう．

参考文献

1) Watanabe H, Akizuki S, Takizawa T : Survival analysis of a cementless, cruciate-retaining total knee arthroplasty-Clinical and radiographic assessment 10 to 13 years after Surgery. J Bone Joint Surg 86B : 822-829, 2004
2) Ranawat CS, Flynn WF Jr, Saddler S, et al : Long term results of total condylar knee arthroplasty. Clin Orthop Relat Res 286 : 94-102, 1993
3) MacIntosh DL : Hemiarthroplasty of the knee using a space occupying prosthesis for painful varus and valgus deformities. J Bone Joint Surg 40A : 1431, 1958
4) McKeever DC : Tibial plateau prosthesis. Clin Orthop Relat Res 18 : 86-95, 1960
5) Walldius B : Arthroplasty of the knee using an acrylic prosthesis. Acta Orthop Scand 24 : 1, 1953
6) Gunston FH : Polycentric knee arthro plasty ; prosthetic simulation of normal knee movement. J Bone Joint Surg 53B : 272-277, 1971
7) Coventry MB, Finerman GA, Riley LH, et al : A new geometric knee for TKA. Clin Orthop Relat Res 83 : 157-162, 1972
8) Insall JN, Ranawat CS, Scott WN, et al : The total condylar knee replacement. Preliminary report. Clin Orthop Relat Res 120 : 149-154, 1976
9) Scuderi GR, Insall JN, Windsor RE, et al : Survivorship of cemented knee replacements. J Bone Joint Surg 71B : 798-803, 1989
10) Whiteside LA : Cementless total knee replacement. Nine to 11-years results and 10 year Survival ship analysis. Clin Orthop Relat Res 309 : 185-192, 1994
11) Malkani AL, Rand JA, Bryan RS, et al : Total knee arthroplasty with the kinematic condylar prosthesis ; A ten year follow up study. J Bone Joint Surg 77A : 423-431, 1995
12) Weir DJ, Moran CG, Pinder IM : Kinematic condylar total knee arthroplasty ; 14-year survivorship analysis of 208 consecutive cases. J Bone Joint Surg 78B : 907-911, 1996
13) Emmerson KP, Moran CG, Pinter IM : Survivorship analysis of the Kinematic stabilizer total knee replacement ; A 10 to 14-year follow-up. J Bone Joint Surg 78B : 441-445, 1996
14) Insall J, et al : Historic development, classification, and characteristics of knee prostheses. In : Surgery of the knee 3rd ed (Insall J, et al), Churchill Livingstone, New York, pp 1516-1552, 2001
15) 秋月章, 他：人工膝単顆置換術の術後成績と非置換部位の変化－術後5-12年の前向き研究. 臨整外 35 : 149-157, 2000
16) Murray DW, Goodfellow JW, O'Connor JJ : The Oxford medial unicompartmental arthroplasty. A ten year survival study. J Bone Joint Surg 80B : 983-989, 1998
17) Argenson JNA, Chevrol-Benkeddache Y, Aubaniac JM : Modern unicompartmental knee arthroplasty with cement. J Bone Joint Surg 84A : 2235-2239, 2002
18) Akizuki S, Takizawa T, Horiuchi H : Fixation of a hydroxyapatite tricalcium phosphate-coated cementless knee prosthesis-clinical and radiographic evaluation seven years after surgery. J Bone Joint Surg 85B : 1123-1127, 2003
19) Gejo R, Akizuki S, Takizawa T : Fixation of the Nexgen HA-TCP coated cementless, screwless total knee arthroplasty. J Arthroplasty : 449-456, 2002
20) 秋月章, 他：人工膝関節置換術での大腿骨部品挿入時の回旋角度決定のための方法—Surgical Epicondylar Axis Jigの紹介とその正確度の検討. 膝 28 : 95-98, 2003
21) 秋月章：CR型TKAでの靱帯バランス獲得法. 整・災外 51 : 36-837, 2008
22) 洲鎌亮, 他：人工膝関節置換術における大腿骨後顆骨切り, 後方骨棘切除の伸展ギャップに及ぼす影響. 人工関節会誌 33 : 175-176, 2003
23) 徳原善雄, 他：TKAにおける大腿骨コンポーネント回旋設置指標の3次元および2次元計測の比較. 第37回日本人工関節学会抄録集 369, 2007
24) 秋月章, 他：人工膝関節手術時の新しい止血方法の紹介とその効果. 整形外科 41 : 256-257, 1990
25) Akizuki S, Yasukawa Y, Takizawa T : A new method for hemostasis for cementless total knee arthroplasty. Bull Hosp Joint Dis 56 : 222-224, 1997

7 Minimum invasive surgery (MIS)

論点の整理

■勝呂　徹

1　はじめに

　人工膝関節置換術の基本手術手技の確立と一般化が行われ，本邦においても年間5万件の手術が行われるに至った。人工膝関節手術の基本手術手技がほぼ確立された今日，さらなる侵襲の改善を目的としてMISが出現したものと考えている。しかし，MISの定義がいまだ確立されていないことから，学会においては各報告者の主観で行われている。通常の手術手技において生じる問題点を十分に理解し，その発生頻度の減少を図ることが最も重要なことである。また人工膝関節置換術では，正確にインプラントを設置することで長期にわたり優れた臨床成績を維持することが可能であると結論されている。

　正確なインプラントの設置がなされるということを前提に，MIS手術を論議する必要があるが，さまざまな意見はあるものの，伸展機構に手をつけないのがMISであるとすべきである。MISはあくまでも通常の手術手技の進化であると考えるべきであり，今後さまざまな器機の開発と手術手技の向上により臨床成績の向上がもたらされるものと思われる。

2　現時点での論点

　MISの定義の確立がなされていないことから，その内容はややもすると皮切が短いことが主眼となっている。このことは患者にとって整容上の大きな利点となることから話題となっている。しかし，本来のMISは手術侵襲の低減を目的として開発されたことなどから，再考を要する時期であろう。また，短期成績の報告が散見されるが，早期成績不良の重大な因子となっていることも事実である。これらの観点から可能な限りの論点のまとめを述べる。

3　手術方法と問題点

　論点のはじめは，低侵襲か最小皮切かである。低侵襲が望ましことは，すべての術者が賛同するものと思われる。手術侵襲を減少する方法には，皮切を必要最小にする，皮下軟部組織侵襲を最小にする，正確な視野を確保するなどである。

1）皮膚切開

　皮切長は，本邦の報告をみると平均7～10 cm程度とされている。この利点は，整容上の効果が最も高いが，手術操作を確実に行うことは困難である。Window techniqueを用いて行うことから，常に解剖学的に一部をみて手術操作を行わなければならない。このことからインプラントの設置にエラーが生じやすいことが報告されている。

2）関節の展開

　Quadriceps Sparing法，Subvastus法，Mini-midvastus法などが用いられている。これらの関節展開法は，従来の基本手術である。MISでの主張は，関節展

開法でも，インプラントを挿入可能な最小の展開としている．この点に関しては異論のないところであるが，正確にインプラントを設置するためには最低限の視野の確保が求められる．いわゆるworking spaceの確保ができないときには，展開を広げるべきであろう．また，外側の視野の確保のために膝蓋下脂肪体の切除を加えることから，術後膝蓋腱の短縮などの可能性も含んでいる．今後の課題である．

3）骨切り

MISでは，膝関節全体をみることはできないので得られる視野での解剖学的特徴を十分に知ることが重要である．常に三次元的に膝関節の構造を念頭におき，必要な部位から骨切除を行うことがよい．骨切りを行うことで，順次視野の拡大が得られる．

4）軟部組織バランス

膝関節の変形は，軟部組織の瘢痕拘縮をきたしていることから，インプラントを正確に設置しても靱帯のインバランスが残る．靱帯バランスは，MCL，LCL，PCLでの緊張の調整が行われて初めて良好となる．変形が重度の症例では，通常の手術方法が優れているといえる．

5）インプラントの設置

MISでは，最終的にインプラントの設置に困難なことが多いとされている．一般に骨セメントを用いることから，十分な固定性を得ることが難しく，また余分な後方の骨セメントを摘出できないなどの問題がある．良好な骨セメント固定には，骨とインプラントともに十分な骨セメント塗布が必要とされている．この点も未解決の問題と考える．

6）MISと従来法との侵襲の差はあるか？

皮切長の差は，平均3.7～7.5 cmであることから，こ こに臨床的に意義を見いだすかは，術者と患者の認識によるものと考える．手術時間はほとんど差がないと報告されているが，習熟の程度により異なるものと考える．現時点の本法報告例の平均時間は，通常手術より56分長い．術後早期の運動の回復に関しては，内側広筋への侵襲のいかんによるものとされている．それゆえ報告によれば早期に筋力回復に優れているとされている．しかし3か月にて差がなくなるとされていることも事実である．入院期間の短縮が言われているが，結果的にはほとんど差がないと考えられている．

4 おわりに

すなわち正確なインプラントの設置がなされると言うことを前提にMIS手術を論議する必要がある．前に述べたように，さまざまな意見があるが，伸展機構に手をつけないもののみが，MISであるとすべきである．すなわちMISはあくまでも通常の手術手技の進化であると考えるべきである．今後，さまざまな器機の開発と手術手技の向上により臨床成績の向上がもたらされるものと思われる．

参考文献

1) Lotke P : Anterior medial exposure. In : Mater techniques in orthopaedic surgery : knee arthroplasty. 2nd ed (Lotke PA, Lonner JH, editors), Lippincott, Williams & Wilkins, pp3-15, 2003
2) Laskin RS, et al : Minimally invasive total knee replacement through a mini-midvastus incision : an outcome study. Clin Orthop Relat Res 428 : 74-81, 2004
3) Yasuo N, et al : Minimally invasive surgery in total knee arthroplasty really minimally invasive surgery. J Arthrop 24 : 499-504, 2009
4) Barrack RL, et al : Minimal incision surgery as a risk factor for early failure of total knee arthroplasty. J Arthrop 24: 489-498, 2009

7 Minimum invasive surgery（MIS）

1. MIS 手術の実際と注意点

松本秀男

1 はじめに

　MIS-TKA は，従来の TKA をできるだけ低侵襲で行うことを主眼に開発された[1〜4]。しかし，症例を重ねるにつれ，無理に小さな皮膚切開で手術を行うと，さまざまな合併症が生じ易いことも明らかとなった[5〜9]。われわれは大腿四頭筋に侵襲を加えずに TKA を行うことをコンセプトとした"Quadriceps Sparing-TKA（QS-TKA）"を行ってきたが，正確な手術を行おうとすると，最終的に大腿四頭筋に全く侵襲を加えずに手術を終えることができた症例は全症例の約 10% であった。したがって，現実的には QS-TKA に固執することは有益なことではない。しかし，MIS-TKA は従来の方法に比べると皮膚切開も小さく，多くの症例で従来の方法より明らかに小さな侵襲で手術が可能であることも明らかとなった。そこで本稿では，その手術手技を解説し，その長所と問題点，さらには術中の注意点について考察する。

2 手術方法

1）皮膚切開

　皮切は膝蓋骨のほぼ上縁から関節裂隙の約 2 cm 末梢までの傍膝蓋内側皮切を用いる。これにより皮切長は通常 7〜10 cm になる（図1）。ただし，術中操作で皮膚に過度の牽引が加わるような場合には，無理をせず，いつでも延長する。

2）膝関節へのアプローチ

　膝関節へのアプローチは皮切の直下で内側関節包を切開し，これを中枢方向に内側広筋の大腿直筋付着部まで進める。ここで切開を止めれば QS-TKA であるが，先に述べたように，QS-TKA では十分な展開が得られないことが多く，通常は subvastus 方向に関節包切開を延長する。その目安は，膝蓋骨を外側にシフトさせたときに，膝蓋骨の central ridge が大腿骨の外側顆を乗り越えられるかどうかで決定している。これが乗り越えられないようでは，後の手術操作が著しく不自由になる。また，この subvastus 方向への延長も術中に必要となれば，展開をみながら随時追加する。

　関節包を切開したら，まず関節内の視野を確保するため，膝蓋下脂肪体の内側部を中心に一部切除する。膝蓋腱側の膝蓋下脂肪体を切除すると，後に線維化や癒着を生じやすいとする報告もあるので温存する。次いで，膝蓋骨を置換する場合には，その骨切り（rough cut）を行

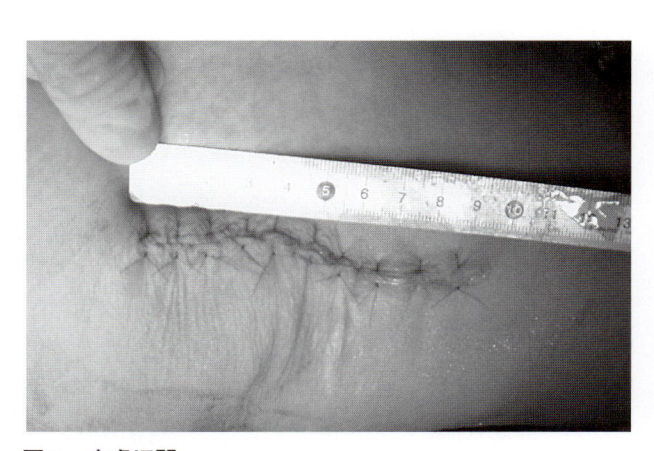

図1　皮膚切開
膝蓋骨のほぼ上縁から関節裂隙の約 2 cm 末梢まで，皮切長は通常 7〜10 cm。

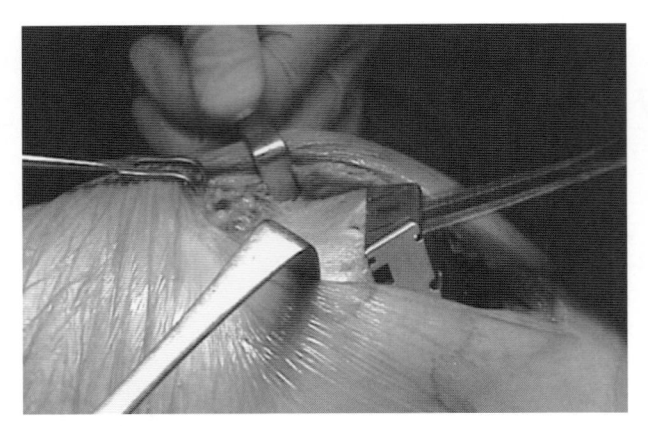

図2 大腿骨前面の骨切り
膝関節伸展位で行うと良好な視野が得られる。

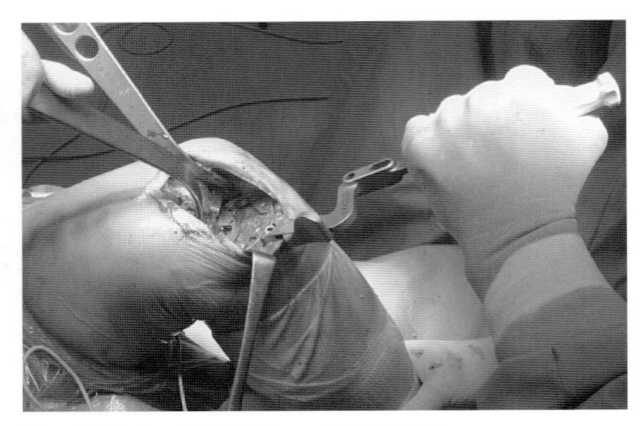

図3 脛骨のステム部やキール部の骨切り
ここまでくると，周囲軟部組織の緊張が低下し，比較的手術が楽になる。

う。骨棘を切除した後，膝蓋骨のlateral facetはやや厚めに残しながらcentral ridgeまでを骨切りし，関節内の視野と膝蓋骨の外側への可動性を確保する。術中に牽引操作などにより膝蓋骨骨切り面の不整化を生じる可能性があるので，この時点では膝蓋骨の最終的な骨切りは行わず，視野を確保するためのrough cutに留める。膝蓋骨の置換を行わない場合には，rough cutは行わないが，置換する場合にはrough cutをこの時点で行っておくと，より良好な視野が得られる。

3）骨切り

従来のTKAでは，大腿骨の骨切りと脛骨骨切りを別々のプロセスで行うが，MIS-TKAでは術野が小さいため，骨切りの順番にも工夫を要する。

最初に大腿骨遠位の骨切りを側面から専用のガイドを用いて行う。大腿骨遠位骨切り専用ガイドは，通常の内・外側顆に当てるT字型のガイドと異なり，L字型で内側顆に当てて骨切りを行う。したがって，内側顆の軟骨や骨欠損が強い症例では，外側顆の高さを考慮して骨切りを行う必要がある。

次いで，大腿骨の残りの骨切りは後回しにして，脛骨近位の骨切りを行う。脛骨の骨切りも専用のガイドを用いて前内方45°から行う。脛骨外側部の視野が十分に得られない症例では，脛骨の骨片を2分割または3分割しながら視野を確保し，徐々に切除を進める。外側部の骨切りは視野が悪いため，手術手技に習熟することが大切である。また，骨切除などは伸展位で行うと比較的容易である。脛骨近位の骨切りが終わると，その厚みの分だけ，すなわちextension gapの分だけ術野に余裕ができるため，周囲軟部組織の緊張が低下し，その後は比較的手術が楽になる。

これを利用して，大腿骨前面や後面，チャンファーの骨切りを行う。その際も大腿骨前面の操作は膝関節伸展位で，後面の操作は屈曲位で行うと良好な視野が得られる（図2）。大腿骨の回旋は後顆からの3°外旋位とWhiteside lineを参考に決定する。さらに，脛骨のステム部やキール部の骨切り（図3），rough cutした膝蓋骨の最終的な骨切りを行う。

これらの操作が終了すると，膝関節後方の視野もさらに良くなり，後方の軟部組織剥離や骨棘の切除，ある程度の外側の骨棘処理などが可能となるため，この時点でこれらの処置を行う。RAに対する滑膜切除を行う場合は，ここまで骨切りを進めてから行うと，膝蓋上嚢の展開もよく，容易である。

4）インプラントの挿入

骨切りが終了したら通常通りトライアルを挿入し，アラインメントなどを確認してから，インプラントを挿入する。まず，伸展位で脛骨コンポーネントを挿入した後，屈曲位にして打ち込み，セメント固定を行う。次いで，大腿骨コンポーネント，膝蓋骨コンポーネントの順に挿入，セメント固定する。視野が悪い場合には，軟部組織を巻き込まないように十分注意しながらインプラントを挿入することが大切である。

3 後療法

術翌日より大腿四頭筋訓練とCPM装置を用いた可動域訓練を開始し，術後3～4日で荷重歩行を許可する。平地歩行訓練，階段昇降訓練，希望により自転車訓練を進め，早ければ10日前後，通常2～3週で退院とする。

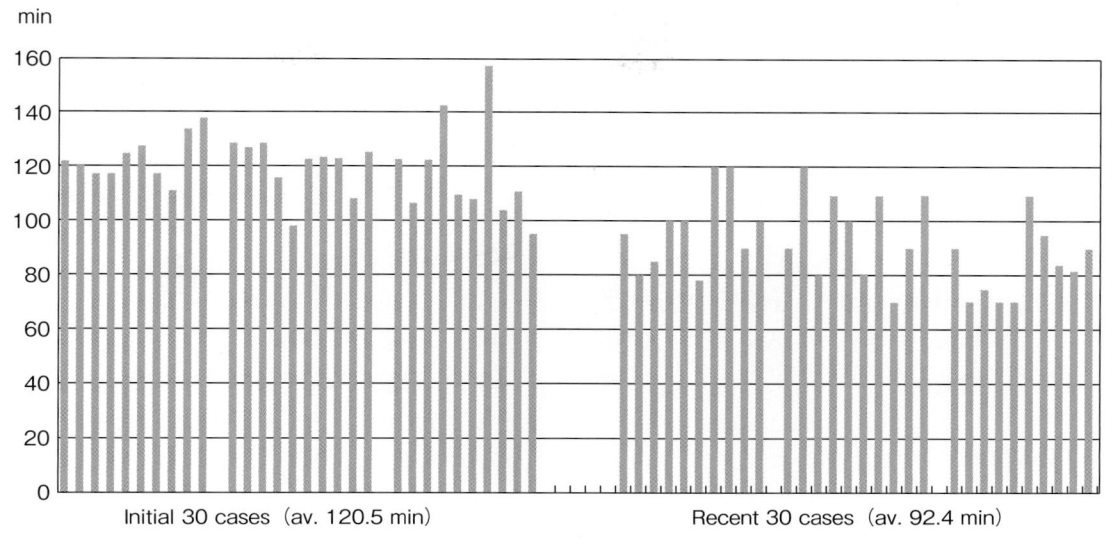

図4 手術時間の learning curve による変化
初期の30例(平均120.5分)と3年後の30例(平均92.4分)の比較。手技を習熟すれば,手術時間も徐々に短くなるが,正確な骨切りや安全な手術手技を最優先に行うことが大切である。

4 考察

MIS-TKAの目標は従来のTKAにおける手術侵襲を最低限に抑えながら,これまでと同等の手術成績を得ることである。大腿四頭筋などに対する侵襲は小さければ小さいほど,術後の疼痛軽減や早期の機能回復には極めて有利である。しかし,術野が著しく制限されるため,それに伴う問題点を1つずつ解決していかなければならない。

1) Learning Curve

MIS-TKAは,learning curveが強いことが指摘されている(図4)。初心者がいきなりMIS-TKAを行うべきではなく,従来のTKAを十分に経験して,膝関節の解剖に熟知し,手術に対する心構えを習得してから行うべきである。また,十分にTKAの経験のある術者も手術器械や手技が大きく異なるため,MIS-TKAの十分な知識とトレーニングを積んでから行うべきである。トレーニングの方法としては,まずMIS-TKAの器械を用いて従来の皮切で手術を行い,器械に十分慣れてから,徐々に皮切や大腿四頭筋への切開を小さくしていく。手技を習熟すれば,手術時間も徐々に短くなるが,正確な骨切りや安全な手術手技を最優先に行うことが大切である。

2) 手術適応

MIS-TKAは小皮切から進入し,しかも大腿四頭筋の侵襲も最小限にするため,関節内の視野や操作範囲が限定される。したがって,著しい伸展制限や屈曲制限のある症例,膝蓋骨低位のある症例などでは十分な展開が得られにくいので適応が制限される。また,関節内の広範囲に軟部組織の剝離や骨棘切除を要する症例も適応が難しい。特に外側部の剝離や骨棘切除を行うことは容易ではないため,高度の外側型OAへの適応には限界があると考えられる。さらに,MIS-TKAでは関節内の視野を確保するためレトラクターなどによる牽引を多用するため,RAの進行例などで著しい骨萎縮を認める症例では,術中,牽引などにより,骨切り面の不整化を生じやすいので,過度の牽引は禁忌である。

しかし,MIS-TKAのいいところは,手術中に,必要と判断した場合には,いつでも皮切や大腿四頭筋に対する切開を追加できることである。したがって,術中必要があれば,無理をせず,いつでも切開を追加する勇気をもつことが大切である。

3) 皮膚切開

一般的なTKAでは,傍膝蓋内側皮切が用いられ,その長さは通常短くても12〜15cm程度必要である。皮切の長さは整容的見地ばかりでなく,術後の疼痛や機能回復を考えても可能であれば小さいほうが好ましい。MIS-TKAでは,通常7〜10cmの皮切で手術が可能である。ただし,皮切長は手術操作そのものよりも,挿入する大腿骨コンポーネントの大きさによって左右される。小柄な女性で,最も小さいサイズの大腿骨コンポーネントを挿入するには約7cmの皮切で可能であるが,

平均的な体格の日本人男性では，10cm程度の皮切を要する．MIS-TKAでは狭い範囲で手術操作を行うため，皮切長の1cmの差が術中の操作性に大きく影響する．したがって，術前に大腿骨コンポーネントのサイズを検討して，サイズが大きい場合にはあらかじめ十分な皮切長を確保しておくほうが，手術が容易となる．

いずれにせよ，皮切の長さで最も大切なことは，術中いつでも延長でき，術中に視野が十分得られなかったり，コンポーネントの挿入に困難がある場合には，無理をせず延長することである．

4) 大腿四頭筋の処置

QS-TKAのコンセプトは，大腿四頭筋に侵襲を加えないことである．従来のTKAに伴う大腿四頭筋への侵襲は大きく，これが術後の機能回復訓練のスケジュールに大きく影響する．したがって，この大腿四頭筋への侵襲を最小限に抑えられれば，術後の疼痛を緩和できるばかりでなく，早期の機能回復訓練が可能になる．

しかし，われわれの経験では大腿四頭筋に全く侵襲を加えないで手術が可能であったのは，先に述べたように全症例の10％であった．内側広筋の大腿直筋への付着はさまざまなタイプがあり，最も末梢まで付着するタイプでは膝蓋骨の中央部付近にまで及ぶ．特に日本人では欧米人に比べ内側広筋が末梢に付着することが多い．このような症例では，最初の切開の段階で，midvastusまたはsubvastus方向への展開を行う必要がある．われわれはsubvastus方向への展開を行っている．Subvastusは膝蓋骨を反転するためには大きな展開を必要とするが，MIS-TKAのように膝蓋骨を外側にシフトするだけであれば，内側広筋の下縁を3〜4cm展開するだけで，比較的容易に視野が得られる．

5) 関節内の展開

MIS-TKAでは小さな皮切から進入し，しかも大腿四頭筋の侵襲を最小限に抑えるため，関節内の展開に工夫を要する．特に骨切り方法とそれに用いるガイドは既存のものをただ小さくして行うだけではなく，根本的な変更を要する．まず，骨切りの順序は，通常は大腿骨，脛骨いずれも，それぞれ十分に展開してから片方ずつ行うが，MIS-TKAでは術野を確保しながら骨切りを進めるため工夫を要する．すなわち，術野を確保するための膝蓋骨のrough cut，大腿骨遠位の骨切り，脛骨近位の骨切り，大腿骨の残り4面の骨切り，これらの操作によりある程度の視野が確保できてから脛骨のステム部やキール部の骨切り，膝蓋骨の最終的な骨切りの順序で行う．

また，後方の骨膜剝離や骨棘の切除，外側の骨棘の処理，RAに対する滑膜切除なども，すべての骨切りが終わってから行うと容易である．また，MIS-TKAではすべての手技を順番通り行おうとせず，できることから徐々に視野を確保しながら行う工夫も有用である．

6) その他

MIS-TKAでは，この他に従来のTKAと異なる工夫がいくつか必要である．

まず，MIS-TKAでは膝蓋骨の反転を行わないため，通常のTKAでは90°以上の屈曲位で行っている手術操作も伸展機構の緊張のために屈曲位では行えず，軽度屈曲位や伸展位で行ったほうが容易なことが多い．特に，脛骨近位の骨切り時に後方や外側部の十分な視野が得られにくいことがあり，その際には伸展位にすると良好な視野が得られる．また，大腿骨前面の骨切りを行う際も，屈曲位では良好な視野が得られにくく，軽度屈曲位で行うと骨切り面を見ながら操作ができるので安全である．いずれにせよ，術中に適宜膝関節を伸展・屈曲しながら手術操作を行うことが大切である．

また，MIS-TKAでは視野が小さいため，window techniqueとよばれる術野を筋鉤やレトラクターなどで動かしながら確保するテクニックが用いられる．すなわち，膝関節内側の手術操作を行う際には内側を牽引して外側を緩め，外側の手術操作を行う際にはその反対を行う．また，先に述べたように術中に膝の屈曲角度をさまざまに変化させながら手術を行う．したがって，助手の役割は極めて大切であり，助手も術前から十分に手術方法を学習し，習熟しておく必要がある．

MIS-TKAは従来のTKAに比べ，皮膚切開，大腿四頭筋への侵襲などが明らかに小さい．したがって，これまでと同等の手術成績を得ることができれば，疼痛軽減や早期の機能回復には極めて有利であり，TKAがさらに進歩することは間違いない．今後，手術手技の進歩，instrumentのさらなる改良やインプラントそのものの改良などにより，手術成績をさらに向上させることが急務である．

✤ 参考文献

1) Bonutti PM, Mont MA, Kester MA : Minimally invasive total knee arthroplasty. A 10-feature evolutionary approach. Orthop Clin North Am 35 : 217-226, 2004
2) Laskin RS, Beksac B, Phongjiunakorn A, et al : Minimally invasive total knee replacement through a mini-midvastus incision: an outcome study. Clin Orthop Relat Res 428 : 74-81, 2004
3) Tria AJ Jr, Coon TM : Minimal incision total knee arthro-

plasty : early experience. Clin Orthop Relat Res 416 : 185-190, 2003
4) Tria AJ Jr : Minimally invasive total knee arthroplasty : importance of instrumentation. Orthop Clin North Am 35 : 227-234, 2004
5) 松本秀男, 大谷俊郎, 松崎健一郎, 他：大腿四頭筋温存型人工膝関節—手術技法と問題点. 整形外科 57：84-88, 2006
6) 松本秀男：特集　最小侵襲の人工膝関節置換術　最小侵襲人工膝関節置換術の手術手技と pitfall. 整・災外 49：101-107, 2006
7) 松本秀男, 他：特集　変形性関節症の保存療法と MIS II　大腿四頭筋温存型 MIS-TKA. 関節外科 25：525-530, 2006
8) 松本秀男：関節手術の最前線 Part3 最小侵襲人工膝関節置換術. 分子リウマチ 3：68-71, 2006
9) 松本秀男：MIS-TKA と learning curve. 骨・関節・靱帯 19：797-804, 2006

7 Minimum invasive surgery(MIS)

2. Mini-midvastus法によるMIS-TKA

■冨田哲也　■辻　成佳

1 はじめに

　外科・婦人科・泌尿器科分野などのさまざまな手術において"腹腔鏡手術"が導入されており，"低侵襲手術"と称されている．整形外科分野においても，肩・膝関節鏡視下手術が確立されており，"低侵襲手術"であることは異論がないと思われる．
　2002年，人工膝関節置換術においても，"低侵襲"手技としてminimally invasive surgery-total knee arthroplasty（以下，MIS-TKA）が導入され，MIS-TKAについての良好な短期治療成績が報告されている[1〜4]．
　1999年Trousdaleらは，TKAおよびTHAを受ける患者の不安とは，①術直後の疼痛，②術後回復期間，③期待通りの歩行や階段昇降能力，④余暇活動への復帰であると述べている[5]．では，MIS-TKAを導入することで従来の方法よりこれらの不安を少しでも改善することが可能であろうか．われわれはLaskinら[4]の提唱したmini-midvastus法を用いたMIS-TKAにおいて，"MIS-TKA手技が低侵襲である"ということを客観的かつ定量的に検討して報告を行ってきた．今回われわれの行っているmini-midvastus法のメリットとデメリットについて説明したい．

2 Mini-midvastus法の特徴—われわれのMIS-TKA法について

　Mini-midvastus法とは，midvastus法の内側広筋切離を2cm程度に短縮した方法である[4]．本方法では，QS（quadriceps sparing）法に比べ，従来のアプローチに近いため取り入れやすく，術後早期の伸展筋力や膝屈曲可動域，さらに身体活動量の回復が傍膝蓋内側進入法よりも有意に改善されているため，前述の患者のさまざまな期待によりよく応え得る手技と考えて採用している．
　しかし，問題点としてやはり手術手技の習熟に時間がかかること（learning curveの存在）や，展開部が狭いために骨切りや軟部組織の処置やインプラントの設置が不正確になる可能性があり，術前計画を詳細に行い手術を行うことが大切である．

3 手術方法の実際

1）使用する機種と機器の特徴

　われわれの施設ではMIS-TKA専用にデザインされたインプラントは使用していない．従来より使用してきた機種を用いている．ただし手術器械はdownsizeされたMIS用の器械を用いている．全例膝蓋骨置換を行い，インプラントの固定には骨セメントを用いている．また全例駆血帯を使用している．

2）皮膚切開

　必要かつ最小限の長さが原則であるが，MIS-TKAは整容面を第一にする手技ではなく，手術を行ううえで正確性が妨げられる場合は，躊躇なく皮切を延長する必要がある．一般的に膝伸展位にて膝蓋骨上極からjoint lineの2cm遠位までの曲線的な約7.5〜10cm程度の皮切を用いている．予想インプラントサイズが大きい場合は最初から大きめの皮切が必要である．2007年度のわれわれの皮膚切開長は平均8.7cmであった（図1a）．

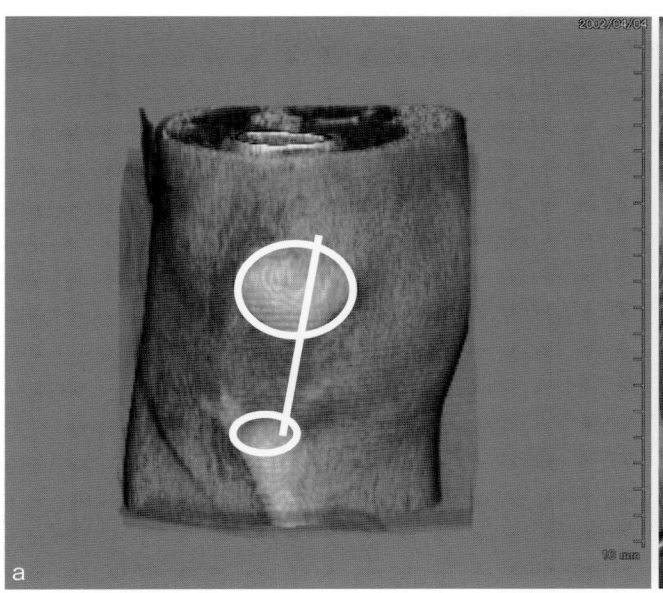

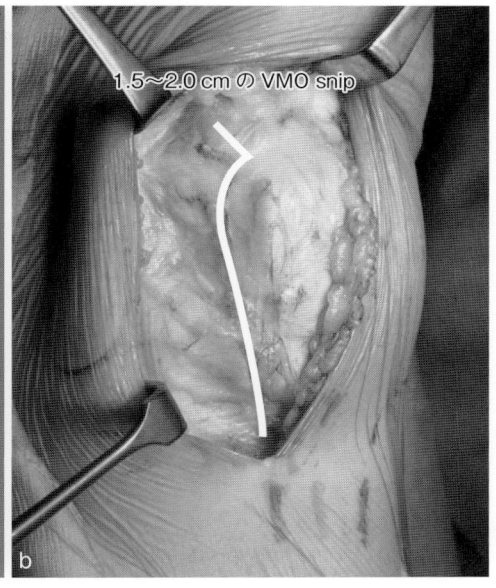

図1 皮切とアプローチ
a：皮切（右膝），b：Mini-midvastus法（左膝）。11時（左膝）あるいは1時（右膝）の位置で1.5～2.0cmのVMO snipを入れる。

3）関節内展開法

TKAにおけるMIS手技の最も重要な要素の1つは，膝伸展筋群への影響をいかに抑えるかということである。

われわれは基本的には，Laskinらの方法[4]に準じたmini-midvastus法を用いている（図1b）。

膝蓋骨上極内側からVMOを1.5～2cm splitして，膝蓋骨内縁から1cm内側を脛骨粗面にいたる展開方法である。われわれの実際の手技では，右膝の場合，膝蓋骨を時計に見立てて，1時のレベル（左膝の場合11時のレベル）からVMOを筋線維方向に1.5～2cmのsplitを行っている。

次に，内側解離を行うが，関節包および内側側副靱帯の深層を半膜様筋腱の直前まで剥離を行う。さらに外側解離は，脛骨外側関節面を確認できるように膝蓋下脂肪体を2/3程度切除したのち，外側の脛骨骨切り予定のレベルまで関節包を剥離する。その後大腿骨，脛骨，膝蓋骨の骨棘を可及的に切除する。

われわれは膝蓋骨のrough cutは通常行っていないが，MIS-TKAの経験が浅い場合はworking spaceを得る目的で膝蓋骨のrough cutは有効な方法である。この場合，膝蓋骨をcutting outしないよう骨切り面にプロテクターの使用が勧められる。

4）脛骨骨切り・大腿骨骨切り

骨切りガイドは，MIS用にdownsizeした器械を使用している。骨切りの順序は，はじめに脛骨，次に大腿骨で最後に膝蓋骨を行う。

脛骨骨切り後の切除骨の摘出のコツは，硬化した内側顆部を骨把持器にて引き出して外側へ回旋させながら，PCLの付着部を切離すると一塊として摘出可能である。

大腿骨骨切りの回旋については，術前画像を用い外旋角度を決定し，術中はWhiteside lineもしくは大腿骨後顆を参照にしている。また，前方の骨切り時にnotchが生じないように注意が必要である。膝関節を伸展し大腿四頭筋の緊張を緩め，前方の骨切りレベルを決定することが重要である。

5）軟部組織のバランスおよびアライメント

われわれの方法は基本的にはindependent cutであるため，スペーサーブロックによるアライメントチェックおよびバランサーを用い軟部組織バランスを確認後，必要に応じて軟部組織の解離を追加する。すべての機種の手術に同一のバランサー（Stryker社製）を用い，内外反±3°，伸展/屈曲ギャップ±1mmを目標としている。

6）コンポーネントの固定

セメントを用い一期的に行っており，脛骨・大腿骨・膝蓋骨の順番で固定している。

MIS導入初期には，二期的に行い，手技に慣れてきたら一期的に行うのが安全である。

7）洗浄

MIS-TKAでは展開部が狭いため，骨切り時の骨片や

表1 術後臨床評価

	MIS-TKA（Mini midvastus）	standard-TKA（Medial parapateller）	
症例数	10 膝（10 例）	10 膝（10 例）	
手術時間（min）	128 ± 16.0	96 ± 5.0	p < 0.01
総出血量（ml）	656 ± 207	714 ± 192	N.S.
皮切の長さ（cm）	8.7 ± 0.2	14.2 ± 0.7	p < 0.01
術後 SLR 可能になる日数（日）	1.4 ± 0.5	5.9 ± 4.3	p < 0.05
術後杖歩行可能になる日数（日）	6.6 ± 1.2	12.4 ± 4.2	p < 0.01
術後階段昇降可能になる日数（日）	11.4 ± 3.0	14.8 ± 3.7	N.S.
術後膝屈曲 90° 可能になる日数（日）	2.3 ± 0.5	4.7 ± 1.0	p < 0.01

Data expressed as mean ± SD

セメントなどが残存しやすいため，われわれはコンポーネント固定前と手術終了前に十分な洗浄を行っている。

8）止血および創閉鎖

駆血を中止して止血を行ったのちインサートを挿入する。

ドレーンを留置したのち関節包・支帯は1号PDS糸，皮下組織は2-0 PDS・3-0 PDS糸で縫合し皮膚縫合は行っていない。外側支帯解離は必要に応じて行うが，実際はほとんど行っていない。

9）MIS-TKA の定義

膝蓋骨の骨切り，コンポーネントの設置時以外，すべての手術操作において，膝蓋骨を翻転せず外側にレトラクトした上で，mobile window 手技を用いて膝伸展機構に対する侵襲を軽減[3,6]することや，大腿骨・脛骨関節の過度の脱臼を避ける[3,6]ことが一般的に MIS-TKA の定義とされている。

4 考察

1）適応について

MIS-TKA の適応は重要である。特に，術前のアライメントは重要であり，変形については，内反変形については，10°か15°以内，外反変形については15°か20°以内が許容される範囲であると考えている。術前膝可動域については，屈曲拘縮20°以内・屈曲80°以上・可動域110°以上が比較的よい適応であると報告されている[2,7,8]。また極度の肥満（BMI：35以上），筋肉質，膝蓋骨低位などは避けたほうがよいとされている。

2）臨床成績

当然ながら，10年以上の長期成績についての報告はまだない。

短期成績では，Tria らが MIS-TKA70膝において standard-TKA と比べて術中出血量・可動域・術後在院日数が有意に改善したと報告[1]しており，また Laskin らは，MIS-TKA によって，可動域の改善・早期からの階段昇降が可能となり，手術時間は7分の延長のみで合併症の増加はなかったと報告している[4,6]。さらに Laskin らは，長期成績について standard-TKA と同等の成績が期待できると報告している[9]。

われわれのグループでも，2003年から MIS-TKA を導入して経験を重ねてきた。mini-midvastus 法を用いた筆者らの経験[10,11]の臨床成績は，standard-TKA（medial parapatellar 法）に比べて良好であった（表1）。

一方，Kim らは，術後臨床スコア・術中出血量・可動域において standard-TKA と有意差なしとの報告[12]を行い，Kolisek らは，MIS-TKA の利点はなく手術創部の合併症が多いため熟練した術者によって行われるべきであると報告している[13]。

3）MIS-TKA の低侵襲性

①身体活動量

筆者らは，TKA における低侵襲性の定義を，"術後の身体活動性の回復の早さ"と考え，体動の加速度を測定する装置である加速度センサー（ACTIVTRACER AC-210®：以下 ACT，ジーエムエス社，東京）を用いて術前後の体動の累積加速度を測定して，術後の活動性回復および改善状況の評価を試みた。

結果，MIS-TKA群において術後1，2，3，4，5および10，11日目の身体活動量が standard TKA群に比べて有意に改善していることを確認した（図2）。またどのくらいの期間で術前のレベルまで回復しているかを検討するために，術前の身体活動量の80％まで回復するのに要した日数を"recovery time"と定義して検討したところ，recovery time は，MIS-TKA群で術後3日，standard-TKA群で術後7日であり，MIS-TKA群が有意に短い期間で回復していることが判明した（図3）。さ

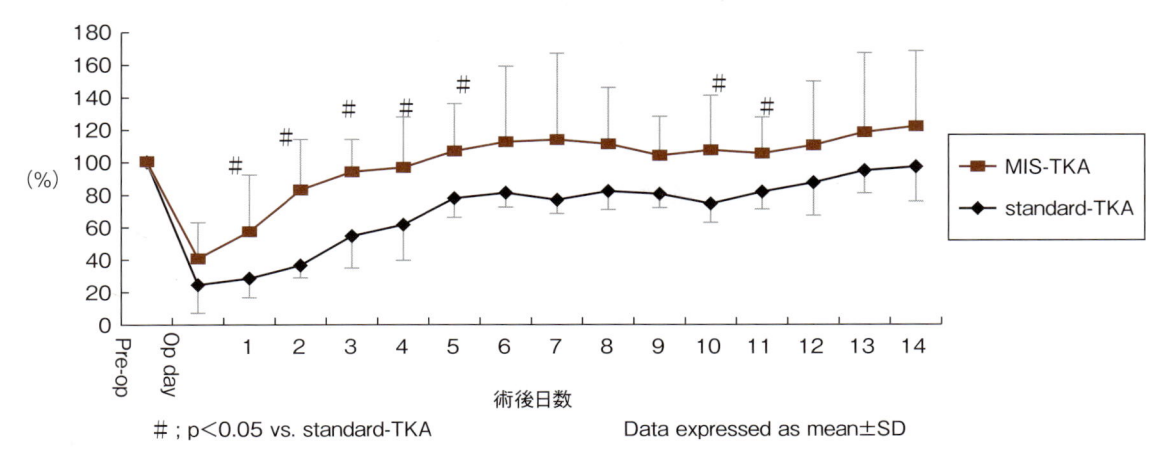

図2 ACTを用いた術後身体活動量評価
MIS-TKA群は，術後1, 2, 3, 4, 5, 10, 11日目においてS-TKA群に対して有意に身体活動量の改善を認めた（p＜0.05）。
MIS-TKA群は，術後5日目において術前の身体活動量と同等以上（105.9％）に改善していたが，S-TKA群においては術後14日目でも術前値以下（97.7％）であった。

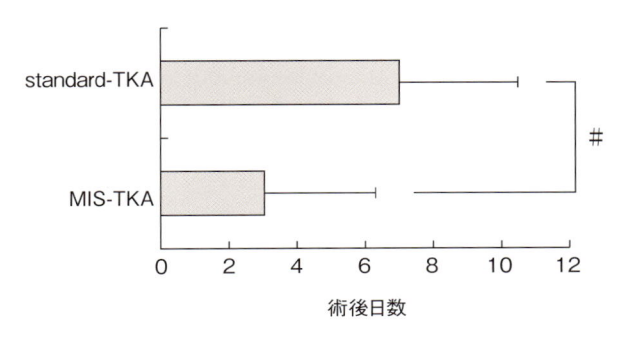

\#；p＜0.05 vs. standard-TKA　Data expressed as mean±SD

図3　Recovery timeの比較
recovery timeは術前の身体活動量の80％に回復するのに必要な日数と定義した。
recovery timeは，MIS-TKA群は3.0±3.3日，S-TKA群は7.0±3.5日であり有意差を認めた（p＜0.05）。

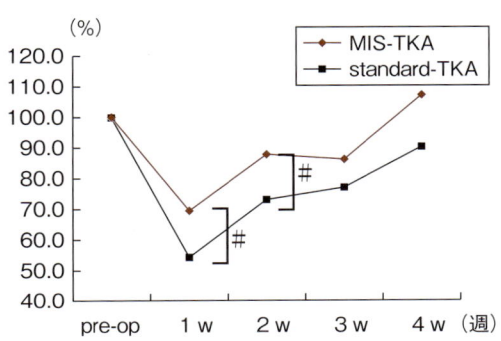

\#；p＜0.05 vs. standard-TKA post-op 1 w, 2 w

図4　％Quad：膝伸展筋力術前比
膝伸展筋力測定は膝60°屈曲でのピークトルク値を体重で除した値を膝伸展筋力値として，術後1, 2, 3, 4週での術前比（％Quad：膝伸展筋力術前比）を求めた。
％Quadは，術後1・2週においてMIS-TKA群で有意に改善していた。

らにMIS-TKA群において，身体活動量が術後5日目で術前比の100％に回復するのに対して，standard-TKA群では，術後14日経過した時点でも術前の97.7％の回復しかなく術前の活動量を獲得できていないことも確認された（図2）。

この結果はわれわれが漠然と評価していた"低侵襲であるという印象"を定量的に評価できたものと考える。このことから早期の機能回復がMIS手技によって達成されていることがわかる[10,11]。

②筋力検査

筆者らの検討[15]では，術後1, 2週でMIS-TKA群で有意に膝伸展筋力が改善していた（図4）。Tashiroらの報告も同様に，MIS（VMO snip）24膝とstandard（medial parapatellar法）25膝の膝伸展筋力比較を行った結果，術後1, 2週においてMIS群で有意に筋力の回復が得られたことがより早期の機能回復につながったと報告している[14]。

③10m最大歩行速度（10 m maximum walk speed：以下，10mMWS）

筆者らの検討[15]では術後1, 2週の10mMWSはMIS-TKA群で有意に早かった（図5）。これは前述の膝伸展筋力の改善が影響していると考えられた。

④術後疼痛

筆者らの検討[14]ではVASを用いた疼痛評価で術後MIS群とstandard群間に有意差は認めなかったが，Tashiroらは，術後1, 2週でのVAS評価においてMIS群で有意に改善していたと報告している[14]。

⑤生化学的検査

筆者らの検討[10,11]では，MIS-TKAとstandard-TKAにおいて術後CRP・IL-6について有意差は認めずMIS

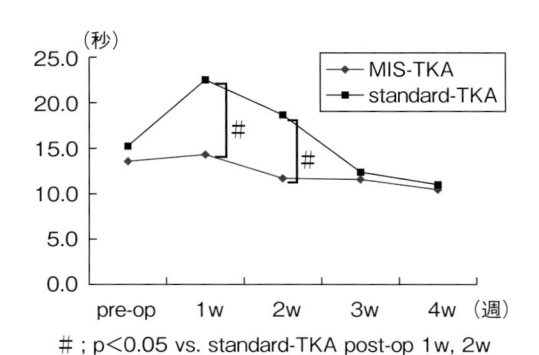

図5 10m最大歩行速度（10m maximum walk speed：以下，10mMWS）

\#；p<0.05 vs. standard-TKA post-op 1w, 2w

術後1，2週の10mMWSはMIS-TKA群で有意に早かった．これは図4での膝伸展筋力の改善が影響していると考えられた．

手技による生化学データの差は認めなかった．

⑥画像評価

コンポーネントの設置異常は認めなかったとの報告[3,4,16]がある一方，Daluryは，脛骨コンポーネントの4°以上のmalalignmentが30例中4例に生じたと報告している[17]．またTashiroらはMIS-TKAにおいて脛骨コンポーネントが有意に内側設置になっていたと報告[14]しており，術野の狭いことがコンポーネント設置に影響する可能性を示唆している．

自験例ではMIS-TKAでは，インプラントの設置のoutlierが多くなる傾向を認めている．それぞれの設置角度の平均は有意差を認めないが，MIS-TKAでは約20%がoutlierであった．明らかにoutlierが増加している．インプラント設置は，長期成績に影響するため慎重に経過観察が必要である．またより正確なインプラント設置のため最近ではナビゲーションを併用している．

⑦Learning curveについて

MIS-TKAは，learning curveが大きくstandard-TKAでの経験を積み重ねたうえで徐々に皮切や関節展開部の縮小を図るべきであると報告されている[18,19]．

5 まとめ

MIS-TKA（mini-midvastus法）の早期の成績は良好であり，特に術後2週間までの身体回復度・伸展筋力・歩行能についてはstandard-TKAより有意に改善しており，"低侵襲"手術手技であるといえる．近年の早期リハビリ・早期日常生活への復帰という患者の期待に，"MIS-TKA"は十分に応えうる手技になると思われる．

しかし，人工膝関節で最も大切なことは，長期成績である．現在MIS-TKAの10年以上の長期成績の報告はなく，この超早期・早期の良好な成績を獲得していても長期成績が悪ければMIS-TKAは淘汰されていく手技であろう．安易なMIS手術の導入は，術後合併症の増加や長期成績の悪化を引き起こす可能性がある．術者の独りよがりで安易な術後評価は危険であり，松野は，"人工膝関節手術"にとって重要なことは妙技（virtuosity）を行うより患者の利益（patient benefit）を考えることが大切である[20]と最近のMISに対する風潮に警鐘を鳴らしている．MIS-TKAは，完成された手技ではなくいまだ発展途上にあると思われる．われわれはMIS-TKAがもつ利点を保持しつつ良好な長期成績を得るために，絶えず客観的評価を行ったうえで，問題を提起し，1つひとつその問題点を改善してゆくことが大切であると考えている．

❖ 参考文献

1) Tria AJ, Coon TM：Minimal incision total knee arthroplasty；early experience. Clin Orthop Relat Res 416：185-190, 2003
2) Tria AJ：Minimally invasive total knee arthroplasty；importance of instrumentation. Orthop Clin North Am 35：227-234, 2004
3) Bonutti PM, Mont MA, Kester MA：Minimally invasive total knee arthroplasty；a 10-feature evolutionary approach. Orthop Clin North Am 35：217-226, 2004
4) Laskin RS, Beksac B, Phongjunakorn A, et al：Minimally invasive total knee replacement through a mini-midvastus incision；an outcome study. Clin Orthop Relat Res 428：74-81, 2004
5) Trousdale RT, McGrory BJ, Berry DJ, et al：Patients concerns prior to undergoing total hip and total knee arthroplasty. Mayo Clin Proc 74：978-82, 1999
6) Laskin RS：Minimally invasive total knee arthroplasty. The results justify its use. Clin Orthop Relat Res 440：54-59, 2005
7) Cook JL, Cushner FD, Scuderi GR：Mini-incision total knee arthroplasty. J Knee Surg 19：46-51, 2006
8) Laskin RS：Mini-Incision：Occasionally desirable, rarely necessary in opposition. J Arthroplasty 21：19-21, 2006
9) Laskin RS：Reduced-incision total knee replacement through a mini-midvastus technique. J Knee Surg 19：52-57, 2006
10) 辻成佳，冨田哲也，藤井昌一，他：Minimally invasive surgery-total knee arthroplasty（MIS-TKA）はStandard-TKAより低侵襲か？～加速度センサーによる術後身体活動量の定量評価．整形外科 58：745-752, 2007
11) Tsuji S, Tomita T, Fujii M, et al：Is minimally invasive surgery-total knee arthroplasty truly less invasive than standard total knee arthroplasty? A quantitative evaluation. J Arthroplasty, in press.
12) Kim YH, Kim JS, Kim DY：Clinical outcome and rate of complications after primary total knee replacement performed with quadriceps-sparing or standard arthrotomy. J Bone Joint Surg 89-B：467-470, 2007
13) Kolisek FR, Bonutti PM, Hozack WJ, et al：Clinical experience using a minimally invasive surgical approach for total knee arthroplasty：Early results of prospective randomized study compared to a standard approach. J Arthroplasty 22：8-12, 2007

14) Tashiro Y, Miura H, Matsuda S, et al : Minimally invasive versus standard approach in total knee arthroplasty. Clin Orthop Relat Res 463 : 144-150, 2007
15) 辻成佳, 冨田哲也, 藤井昌一, 他：最小侵襲人工膝関節全置換術の低侵襲性についての多角的検討. 別冊整形外科 53 : 103-107, 2008
16) Haas SB, Cook S, Beksac B : Minimally invasive total knee replacement through a mini-midvastus approach : A comparative study. Clin Orthop Relat Res 452 : 112-116, 2006
17) Dalury D, Dennis DA : Mini-incision total knee arthroplasty can increase risk of component malalignment. Clin Orthop Relat Res 440 : 77-81, 2005
18) 松本秀男, 大谷俊郎, 須田康文, 他：大腿四頭筋温存型人工膝関節—手術手技と問題点. 整形外科 57 : 84-88, 2006
19) 松野誠夫：MIS-TKA は有用か？骨・関節・靱帯 19 : 785-796, 2006
20) 松野誠夫：人工膝関節置換術に関する学会発表ならびに Media への提言. 臨床リウマチ 19 : 71-73, 2007

7 Minimum invasive surgery（MIS）

3. 現時点でのMIS-TKAに対する慎重,限定使用を主張する見解

秋月　章

1　はじめに

　Minimum Invasive Surgery（MIS）は，1990年代の半ばにRepicciら[1]により，人工膝単顆置換術（UKA）に導入された。概念としては，できうる限り膝関節伸展機構への侵襲を最小にして，もちろん皮切も小さくし，術後の回復をできるだけ早くすることを目標としていた。UKAは，元来，前後十字靱帯を残し，少ない骨切除で術後の生理的な膝運動を可能とする術式であり，人工膝関節全置換術（TKA）に比べてすでに小侵襲といえる術式であったが，この概念術式の導入により，手術上の手技に伴う結果として，失うものも少なくその利点を十分に活用できた[2]。筆者はこの術式を2001年2月に本邦に導入し，従来法に勝るとも劣らない術後成績を報告している[3〜5]。MISとは，単に皮切が小さいことではなく，膝蓋上嚢に侵襲を加えず，膝関節伸展機構に対する侵襲を最小にして，超早期の回復を意図した手術手技である[6,7]。しかし，UKAでも同様ではあるが，特にMIS-TKA[8]では小さい皮切からのアプローチであるために，骨切りjigの固定，骨切り角度（特に回旋角度）の設定，骨切り方法，軟部バランスの獲得に困難を伴う[9]。これらの手術要素は，とりもなおさず，人工関節手術で最も重要な長期耐用性，長期成績に大きく影響する要素である[10]。現時点では，人工膝関節全置換術（TKA）に対するMIS techniqueには未解決の問題も多々あり，その長期耐用性，長期成績への影響も明らかではなく，真のMISとしては発展途上といえる。事実米国のMIS-TKAのブームはcommercial baseであったことは否めず，一時期に熱病のようにもてはやされたそれも，今や落ち着きを取り戻し，反省期に入ったようである[11]。

MIS-TKAでも，従来のTKA手術法（standard surgical technique；SS法）と同等の，手術時間，再現性，術後機能，長期成績が得られるならば，手術創は小さいほうがよいのは論をまたない。しかし，残念ながら現時点でのMIS-TKAは，SS法が解決してきた種々の問題点を克服していない。筆者も米国の研修センターでMISのquadriceps spare（QS法）の講習を受け，CR，セメントレス固定を数例試みたが，SS法を凌駕する利点を見いだせず，MIS法から受けた影響は，以前よりも数cm小さくなった皮切長（約13 cm）と，術後早期の起立歩行訓練（ドレーン抜去後すぐ開始）のみである。

　本稿ではTKA手術法の進歩の経過からMIS法の現時点での重大な問題点を述べる。

2　TKA手術および手技の進歩 ―問題点とその解決の歴史的変遷とMIS法での対処の難しさ

1）靱帯バランス，大腿骨コンポーネントの回旋の決定，固定法の選択

　TKA手術の際に，筋肉付着部，靱帯付着部を移動することは通常行わないため，手術のポイントは，従来も，現在も，残存した組織に合わせていかに適合性をよくして安定性を増し，しかも自由度もある程度残し可動域を得ることにある。靱帯バランス獲得手技は，初期には屈曲，伸展，次いで内外側，現在はそれらのすべての状態での安定を得る方向で発展してきた。その最大のポイントは，大腿骨コンポーネントの回旋の決定にある。その方法として，靱帯バランスに合わせて骨切りをする方法，解剖学的指標に合わせ計測した量で骨切りをする方法などがあるが，いずれにしろ歴史的にみて参照する

指標を複数取り，安定度を増してきた[12]。MIS法では小さいwindowの中での作業のためにいまだ，歴史的には初期に行われたスペーサー使用によりバランスをとる方法の段階である。回旋の決定も後顆軸，Whiteside lineに合わせる方法がせいぜいであり正確度に乏しい。また，大腿骨骨切りなどには長期成績に直結するために，特に正確度が必要とされるが，MIS法では，切除のためのガイド，jigも皮切の大きさに対応して小さく，固定が不安定になりやすい。しかも側方からの切除法をとれば，one condyle referenceになりやすく，SS法に比して不正確になりやすい[9]。MIS法では正確な骨切りを得る確実性が低いために，セメントレス固定はほとんど行われていない。したがって，MIS法をとれば，PS，セメント固定の機種選択が多くなり，患者に合わせた将来を見据えての機種選択は困難である。

2) 膝蓋骨の扱いについて

膝蓋骨の置換，非置換の問題も長期にわたり議論され，またその切除jig，設置位置，固定法，合併症の検討も従来から行われてきたことが示すように，この問題は，手術の最後に行われる一見軽い部分であるが長期成績を左右する重要なポイントであった[13]。MIS法では，その経緯を捨て去り，小さいwindowからの術野の確保のみのために，全例で手術初期にフリーハンドに近い方法で脂肪体もろとも切除することを前提として開発されてきた。脂肪体切除は膝蓋骨低位に関連するとの報告[14,15]もあり，健常な組織の切除はMISの趣旨とは相いれない。筆者は，大腿骨コンポーネントの正確な回旋の決定，および，正確な膝蓋骨置換，外側後方の正確な処理のためには，膝蓋骨を翻転することが必要と考えている。膝蓋骨翻転の不利点は，mid-vastus法では筋肉への切り込みがやや大きくなることであるが，利点のほうが大きい。また，翻転による血行への影響を懸念する意見もあるが，実際には，駆血帯使用下での作業であり，また短時間であるため，翻転による血行への影響は杞憂であろう。膝蓋骨コンポーネントの正確な設置には正確な骨切りを必要とする。置換，非置換の問題も患者の年齢，活動度，疾患で選択する方向にある。フリーハンドカットで全例置換のMIS法では，SS法で克服した膝蓋骨置換に伴う問題をまた繰り返すことになるかもしれない。

3) 人工関節コンポーネントのデザイン，機種選択に関して

人工関節コンポーネントのデザインはその機能，部品強度，固定性，安定性を向上させる方向で進んできた。MIS法では，小さいwindowから入れやすくするという理由で，部品を分割し入れた後に組み立てる方法をとるなどの従来の開発方向とは逆のデザインの採用もあるが，部品強度，固定性などの不安もあり，そのデザインの効果は現時点では未知数である。人工関節機種の選択に関しては，SS法では骨との固定にも，セメント，セメントレス，プレスフィット，HA chemical fixationなどから，また，機種の種類もCR，PS，Mobileと種々の機構のものから，患者の状態，要望に合わせて選択の組み合わせが可能である。しかし，MIS法では，選択の基準は術者サイドの技量による選択，その条件はやりやすいことのみになりがちであり，結果としてPS，セメント固定となることが多い。MIS法の適応とされる症例の多くは，変形も少なく，ACL，PCLも残存し，骨質も良好な例であろうが[16]，このように，変形の少ない例にも残存するACL，PCLを切除して，膝蓋骨を置換し，PS，セメント固定では，本当の最小侵襲（MIS）といえるのであろうか？ 術後長期にわたる摩耗，ゆるみの問題，さらに再置換時などの変化への対応には不安を残している。筆者は，米国でも，日本でも変形が少なくやりやすいとしてMIS-TKAの適応となる症例の大部分は，すでに，適応も手術手技も確立しつつあるMIS-UKAのよい適応であろうと考えている[2]。ACLの本来の機能はACLしか果たせず，PCLの本来の機能はPCLしか果たせない。変性の少ない残存した組織は温存する方向に行くべきであり，簡単に切除する手術法には，関節再建術としての将来への発展性は少ない。

4) MIS法とSS法の侵襲の差は？

日本人工関節学会誌（2005〜2007年）に報告された本邦におけるMIS法とSS法の比較論文[17〜26]からMISの低侵襲を検討してみた。

皮切長（膝関節伸展位）をみると，MIS法では平均値で最小7.8 cm，最長11.2 cmであり，多くが10 cm以上であった。それに対して，SS法の皮切長は14.9〜16.8 cmまでで，その差は3.7〜7.5 cmであった。筆者は，MIS-TKAからの影響で，SS法で13 cmの皮切で，膝蓋骨も翻転し展開している。ちなみに，筆者のMIS-UKAの皮切長は6〜8 cmである（図1，2）。皮切長だけで判断すれば，MIS法は統計的にも短く，患者が毎日目にするもので，術後初期の患者への心理的影響はネーミングとも相まってSS法よりもよいであろう。しかし，手術時間は，MIS法では，平均で最短95分から最長165分，SS法では平均で最短97分から最長156分で

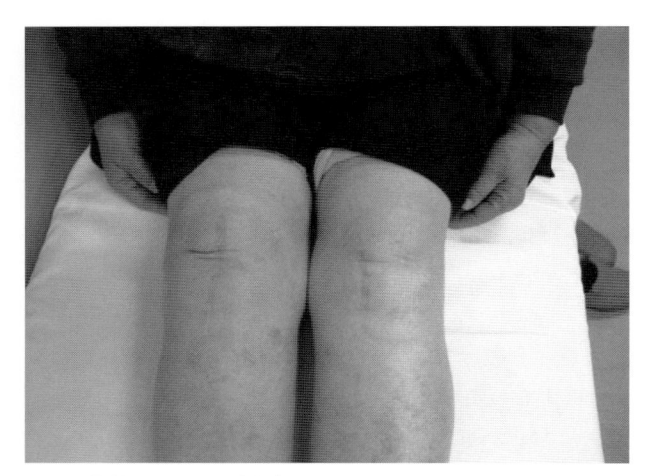

図1 術後6か月の手術創
右側は Standard TKA, 左側は MIS-UKA。一見した差は？

あり, MIS法による手術時間はSS法と比較して長い[16], または差がない[17,20]としているが, 後者では, SS法でも手術時間は平均で100〜160分以上を要している術者からの報告であり, 比較の意味に疑問をもたざるを得ない。MIS法の手術時間が長いことが事実であろう。手術時間は手術侵襲の大小に直結する。手術時間の短縮なくしてMISとは言えない。SS法では, MISの適応としているような症例では通常では60分以内の手術時間であり, このあたりを基準としての報告が待たれる。MIS法が勝るのは, 術後早期の疼痛と筋力回復, 後療法の短縮とされている。しかし, 差はないという報告[17,18]もある。差があるという報告[23,26]でも歩行開始で2〜3日, 筋力回復で4週間程度であった。術後疼痛とリハビリテーションに影響を与えると考えられる手術侵襲でのMIS法とSS法の違いは, 数cm差の皮切長と内側広筋への切り込みのみである。あらかじめ定められた入院期間もあり, リハビリテーション期日の客観的評価は難しい。期間の長短への術者と患者の双方への心理的影響は否定できない。

発祥の地米国でのMIS法は, 医療制度, 医療費と大きく関連しており, 早期退院, 後療法, リハビリテーションの軽減, 不要への解決策として導入され, マーケテイング指導で一時ブームとなった[11]。しかし, 早期退院のキーポイントは術後疼痛対策であった。術後疼痛は, 骨切り量, 軟部組織の解離量が同じならば, 劇的に少なくなるとは考えにくい。薬物を使用しての疼痛コントロールに重きを置くならば, MISでもSSでもそう違いはないと考えられる。

5) コンポーネントの設置状態, 合併症

設置状態に関しては, MIS法でもSS法と変わりがないとの報告がせいぜいであり, MIS法がよいという報告はない。術後早期の合併症でも, MIS法では, 皮膚損傷, 膝蓋骨骨切不良, ノッチ形成, 設置位置, 設置角度不良, セメンテイング不良, 残存など, すでにSS法では解決されているものが6〜14%の頻度で報告されている。さらにMIS法の報告では最低10例程度以上の満足のいかない結果を踏まえて上達する learning curve 時期についての言及があり, その時期には合併症は約7割の高頻度で起きたとの報告[19]もみられる。正直な記述であろうが, 患者への犠牲は望ましいものではない。CAS, ナビゲーションの併用などが成績安定のための必要条件との言及も多いが, 限られた医療費の中でそれが優先順位の上位にあるかは不明である。

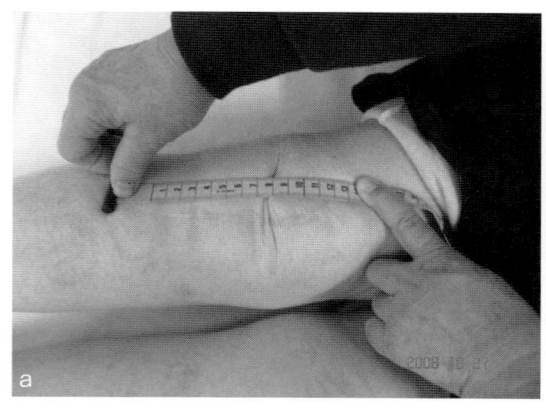

図2 手術創の長さ
a : SS-TKA 術後創12cm, b : MIS-UKA 術後創6cm。

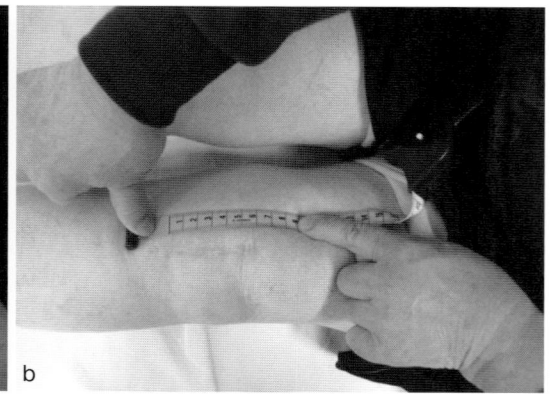

表1　MIS-TKA と SS（通常型）-TKA の比較

	MIS-TKA	SS-TKA
①皮切長	8〜11 cm	13〜15 cm
②展開	難しい	容易
③伸展機構への侵襲	少ない	やや大きい
④骨切りガイド	やや不安定	安定
⑤回旋の決定（大腿骨側）	不正確	正確
⑥骨切り	技術を要する	普通にできる
⑦膝蓋骨翻転	しない	しなくてもよい
⑧膝蓋骨置換	ほぼ全例（位置不正確）	選択的（位置正確）
⑨靱帯バランス	やや不正確	正確
⑩後外側コーナーの処置	不確実	確実
⑪機種，固定法	限定	選択可能
⑫骨セメント除去	不確実	確実
⑬手術時間	長い	短い
⑭長期成績	不明（実績なし）	実績あり

3　おわりに

　筆者は，真の MIS は，全身状態に影響する手術時間は短く，靱帯，骨への侵襲も少ないことが条件であると考えている．現在のところ MIS-UKA はそれに近い状態まで発展してきた．MIS-TKA においても，その実現には，CR 型，セメントレス，スクリュー固定なしで関節面からわずか 1 cm の骨切除で脛骨コンポーネントを設置する方法[27,28]などを考えるべきであろう．SS 法は MIS 法と比較して，多少大きい皮切と術直後の疼痛，可動域獲得に少し不利なことを除いては，20 年に近い安定した術後成績が確立した方法である[29]．手術時間，術後機能，長期成績が SS 法と同等ならば皮切は小さいほうがよいことは論を待たない．しかし，現時点の MIS 法は，数 cm 短い皮切長と数日短い歩行開始のために，手術時間，初期の患者など，犠牲となるものが少なくない．しかも MIS 法には SS 法と同等の長期成績を予測しうる術後早期のコンポーネント設置状態の安定度を保証するデータも現時点では存在しない（表1）．このような状況では，MIS 法は，少なくとも SS 法に熟達した術者のみが挑戦する資格をもつ，いまだ確立されていない方法と言わざるを得ない．ブームとしての，あるいは術者の満足のための MIS 法による手術は厳に戒めるべきである．

参考文献

1) Repicci JA, Eberle RW : Minimally invasive surgical technique for unicondylar knee arthroplasty. J South Orthop Assoc 8 : 20-27, 1999
2) 秋月章：人工膝単顆置換術―真の小侵襲人工関節置換術の確立に向けて．関節外科 26 : 80-85, 2007
3) 秋月章，他：人工膝単顆置換術の術後成績と非置換部位の変化―術後 5-12 年の前向き研究．臨整外 35 : 149-157, 2000
4) 秋月章：人工膝単顆置換術―最小侵襲手術の紹介と利点．骨・関節・靱帯 15 : 765-769, 2002
5) 松永大悟，他：最小侵襲手術手技による Miller/Galante 型 Unicompartmental Knee Arthroplasty の中期成績．膝 31 : 240-244, 2006
6) 秋月章：各種人工関節に対する手術手技 UKA．人工膝関節置換術―基礎と臨床（松野誠夫，他編），文光堂，pp236-238, 2005
7) 秋月章：最新の手術手技 MIS-UKA．人工膝関節置換術―基礎と臨床（松野誠夫，他編），文光堂，pp382-385, 2005
8) Bonutti PM, Mont MA, Kester MA : Minimally invasive total knee arthroplasty ; a 10-feature evolutionary approach. Orthop Clin North Am 35 : 217-226, 2004
9) 王寺享弘：低侵襲による人工膝関節全置換術．関節外科 26 : 94-104, 2007
10) Whiteside LA : Mini incision : Occasionally desirable, Rarely Necessary-In the affirmative. J Arthroplasty 21 (Suppl-2) : 16-18, 2006
11) Coon TM : The economic impact of minimally invasive total knee arthroplasty. Am J Orthop 35 : 33-35, 2006
12) 松野誠夫：手術手技 4）骨切り手技④大腿骨コンポーネントの回旋．人工膝関節置換術―基礎と臨床（松野誠夫，他編），文光堂，pp272-289, 2005
13) 秋月章，他：人工膝関節全置換術の長期成績と合併症―膝蓋大腿関節の問題点．整形災害外科 40 : 1337-1346, 1997
14) Chonko DJ, Lombardi AV Jr, Berend KR, et al : Patella Baja and Total Knee Arthroplasty (TKA) : Etiology, diagnosis, and Management. Surg Technol Int 12 : 231, 2004
15) 小林聡，他：MIS-TKA において Fat Pad を切除したときの膝蓋骨低位への影響．日本人工関節学会誌 37 : 304-305, 2007
16) 高井信朗：小侵襲手術による人工膝関節置換術の現状と展望．関節外科 26 : 106-109, 2007
17) 渡邊哲，他：低侵襲人工膝関節全置換術の治療経験　従来法との比較．日本人工関節学会誌 35 : 103-104, 2005
18) 史賢林，他：MIS-TKA における術後筋力回復の評価―膝蓋

骨翻転アプローチとの比較.日本人工関節学会誌 36：222-223, 2006
19) 西川昌孝,他：当院における MIS TKA の成績と問題点.日本人工関節学会誌 37：288-289, 2007
20) 長谷川正弘,他：Mini-midvastus アプローチによる MIS TKA と midvastus アプローチによる standard TKA の比較.日本人工関節学会誌 37：290-291, 2007
21) 六本木哲,他：Subvastus Approach を用いた MIS-TKA.日本人工関節学会誌 37：294-295, 2007
22) 桂川陽三：人工膝関節置換術(TKA)における Less Invasive Surgery(LIS)の短期成績.日本人工関節学会誌 37：296-297, 2007
23) 月村泰規,他：手術症例から見た Quadriceps-Sparing Total Knee Arthroplasty の適応.日本人工関節学会誌 37：298-299, 2007
24) 西池修,他：MIS-TKA と Conventional-TKA の臨床成績及び術後下肢アライメントの比較.日本人工関節学会誌 37：300-301, 2007
25) 堀内忠一,他：Mini-midvastus approach を用いた MISTKA の短期成績.日本人工関節学会誌 37：292-293, 2007
26) 林田賢治,他：MIS-UKA 術後早期の関節可動域および歩行機能の評価-傍膝蓋骨内側アプローチとの比較.日本人工関節学会誌 37：302-303, 2007
27) Gejo R, Akizuki S, Takizawa T：Fixation of the Nexgen HA-TCP coated cementless, screwless total knee arthroplasty. Comparison with conventional cement6less total knee arthroplasty of the same type. J Arthroplasty 17：449-456, 2002
28) 四本直樹,他：NexGenHA-TCP 脛骨部品での螺子を使用しない4本ペグ型の人工膝関節の中期成績 5年から7年.日本人工関節学会誌 37：392-393, 2007
29) Watanabe H, Akizuki S, Takizawa T, et al：Survival analysis of a cementless, cruciate retaining total knee arthroplasty. Clinical and radiological assessment 10 to13 years after surgery. J Bone Joint Surg Br 86：824-829, 2004

7 Minimum invasive surgery(MIS)

4. MIS ; May I Stop ?

■ 星野明穂

1 はじめに

　MIS（minimally invasive surgery）という言葉に反対する整形外科医は誰もいないであろう。手術の侵襲は少ないに越したことはない。

　しかしながら，筆者は「MIS」という言葉にいささかの胡散臭さを覚えてしまう。MISを行うためには専用に開発された手術器械が必須であり，人工関節製造会社はMIS用インプラント販売のための強力なプロモーションを行う。その一方，インターネットによる情報社会では，患者による医療施設の選択のためにMIS（ここでは"小さな皮切"という意味）というプレッシャーがわれわれ整形外科医にのしかかる。

　いわゆるMIS手術を行って長期成績は本当に大丈夫なのだろうかという懸念をもつ整形外科医は多いことであろう。ここではMISフィーバーに対するいくつかの疑問を提起する。

2 MISの定義

　MISをめぐる混乱と論争は，MISの定義そのものが不明なところにある。MISとは単に皮切が小さければよいのか？　伸展筋機構への侵襲が少なく筋力回復が早いことなのか？　膝蓋骨を反転しないことがMISなのか？　入院期間が短いことか？　手術時間が長くてもMISなのか？

　筆者は当初には伸展筋機構への侵襲が少ないことがMISと理解していたが，最近の臨床報告をみるとどうもそうではないらしい。報告者により行われた手術内容はまちまちであり，それらがすべてMISとして括られているところに混乱がある。

　"Minimal"という最上級形容詞を用いるからにはMISとは伸展筋機構に手をつけないQS（Quadriceps Sparing），もしくはdirect lateral法[1]のみがMISとよばれるべきであろう。他のmini para-patellarやmini mid-vastus法などは手術器械が小さくなれば皮切も当然小さくなるだけのことで，単に通常手術の正常進化ではないだろうか。

3 皮切

　MISの定義を「皮切は膝蓋骨長の2倍」[2]とか「5インチまで」[3]，「14 cmまで」[1]とするような報告もある。皮切が小さいことは確かに喜ばしいことであり，整容的な利点も考慮されるべきである。

　皮切は重要な要素ではあるが，わが国の身長140 cm台の女性と欧米の2メートル近い男性のMISを同じ皮切長で定義することはできない。

　QS法で行う7 cmの皮切は驚異的ではある。しかしながら，皮切7 cmの手術は失うものも多いであろう。正確に骨切りしアライメントはとれているのか，軟部バランスはとれるのか，セメント充填は大丈夫か，特にMISを習得する際のlearning curveではこれら手術手技の不的確が指摘されている[4]。

　小さな皮切で行うためには開創部を前後左右に動かすwindow techniqueが行われるが，この際の皮膚のダメージも心配である。また術野でのworking spaceを確保するために初めに膝蓋骨をrough cutする手技が報告されているが，これまで「OAでは膝蓋骨非置換」と

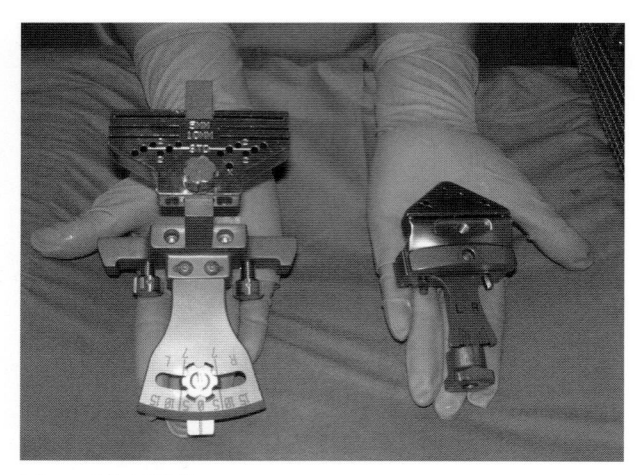

図1 大腿骨遠位 cutting guide
左は従来のもの，右は MIS 用。

主張していた医師が，MIS のために膝蓋骨を置換したら倫理的整合性はどうなるのだろうか。

4 筋力回復

従来の TKA では，術後 2 年経過しても膝伸展・屈曲筋力は 30％以上も低下する[5]ことから，MIS による筋力回復の向上は大変に期待がもてるところである。しかしながら，たとえ大腿四頭筋力に手をつけない QS 法であっても，筋力回復が通常手術より有意に早いのは術後 1〜2 週程度であり[6]，3 か月では差がないとする報告が多い。困難な手技の QS 法の割には得られる果実が小さい。

諸外国では QS 法の適応症例は多いようで，primary TKA の 98％に使用可能とする報告もあるが[7]，わが国では VMO（内側広筋斜走部）の停止部の平均は，膝蓋骨上極から膝蓋骨長の 38.5％の部位に付着しており[8]，症例の多くに QS 法を用いるのは困難である。実際には QS 法は症例の 10〜20％程度に行われているようである。そうなるとわが国の臨床報告のほとんどは，真の MIS ではない（と筆者が考える）mini para-patellar や mini mid-vastus 法の報告である。

5 インプラントデザイン

MIS の導入で手術器械が小さくなったことは大歓迎である。これまで手術器械は小柄なアジア人もスカンジナビアの巨人も同一の手術器械を使用していたことが不思議に思える。1990 年代に世界中で使用されていた Universal Instruments（Howmedica）と現在の MIS 用に開発された Scorpio Instruments（Stryker）を比較すれば，その差は歴然としている（図1）。過去の器械では皮切 15 cm 以下で行うことは不可能である。

小さな器械は歓迎するが，MIS のためにインプラントデザインを変更することには抵抗がある。小さな皮切の QS では脛骨コンポーネントの設置は大変に困難である。そのため伸展位で脛骨コンポーネントを設置しやすい central peg を省いたデザインが発売されている。かつては脛骨コンポーネントの固定強度を向上させるための biomechanics 研究の結果から必要とされた central peg が，MIS を行うために省略されているのは疑問である。長期成績を犠牲にする懸念があっても，MIS を行う正当な理由があるのだろうか。

6 入院期間

一般にわが国の医療は欧米に較べて入院期間が長く，特に DPC が導入されて以降，欧米なみの効率のよい入院治療を求める傾向にある。

しかしながら，医療政策は国ごとに異なり，入院期間を単純に諸外国と比較することはできない。米国から報告される TKA 入院期間は 2〜4 日と驚異的に短いが，それは入院治療費がわが国とは桁違いに高いこと，米国の「病院」とはわが国の ICU に相当する施設であり，退院後はリハビリセンターやナーシングホームなど病院という分類には入らない諸施設に転院すること，あるいは自宅退院であってもリハビリ機器の貸し出しや訪問看護サービスの充実など，医療環境がわが国とは全く異なっている。

国民性と医療費負担が欧米と異なるわが国において，超早期の退院は患者の満足度をかなえるだろうか。ちなみに DPC の 25 パーセンタイル入院期間は 17 日，減算の始まる 50 パーセンタイルでも 34 日である。

MIS の導入により術後の疼痛が少なく筋力回復も早ければ入院期間は短縮されるであろう。2006 年と 2007 年の日本人工関節学会では，MIS 導入で入院期間が短縮されたとした発表が多くみられた（表1）が，発表内容をよく見ると各施設の荷重開始，T 杖，退院など決して早いとは思えない。MIS 導入前のリハプログラムが単に遅かっただけで，MIS 導入によりリハが加速化されたバイアスはないのであろうか。

7 手術時間

　MISは通常手術よりも手術時間は長くなる。特にそのlearning curveでは長い手術時間を要する。わが国の報告でもMISは通常手術より平均56分長く[6]，人工関節学会などの口演発表でも3時間近い手術時間の報告を散見するが，通常の2倍もかかる手術はもはや高侵襲とよぶべきではないだろうか。たとえ皮切7cmの手術を成し遂げたとしても，3時間の手術を最小侵襲とよぶには抵抗があろう。静脈血栓，肺梗塞の発症確率は確実に倍以上に増加する。

　さらに手術室の運用を考えると，MISは他の患者にも影響を及ぼしかねない。午後の手術で通常手術を90分で終了するならば，TKAの後にもう一人手術可能であろう。MISに3時間かければもう1人は難しい。MIS患者のために他の手術患者が延期されれば地域医療をマクロでみると医療効率の損失である。

8 Outcome study

　この手術の開始は諸外国でも2003年頃からなので長期成績の報告がないのはいたしかたないが，MISの短期臨床成績の報告は決して少なくはない。問題は通常手術と比較するためにprospectiveかつrandomizeしたstudy designが少ないことである[9]。

　また，外科手術の臨床報告の倣いではあるが，どうしても報告者自身が成果をポジティブに導きやすい"著者バイアス"がかかりやすいことであろう。いくつかの報告を参照する。

1）賛成派

　症例数・追跡期間ともに最も充実しているのがBonuttiら[1]のQS法報告で，166例，216膝の2〜4年の経過は97%がgoodまたはexcellentとしているが，5例の再手術例がある。通常手術との比較はされていない。Tanavaleeら[10]は，QS法の114例，平均2年経過では，QSはVWOを2cmまでsnipしても早期成績に差はないが，3cmのsnipでは早期成績は劣るとしている。これも通常手術との比較はされていない。

　通常手術と比較した研究では，Hanら[11]は15例ずつのmini para-patellarと従来のpara-patellar法でMISのほうが早期の機能回復と可動域獲得に優れるとしている。Tashiroら[6]は，24膝と25膝の2群でMISでは早期（1〜2週）筋力回復を認め，手術時間は平均56分延長するが主要な合併症は両群ともになかったとしている。Laskinら[12]は，32膝のmini mid-vastusと26膝のmedial para-patellar法の3か月（!）の比較では，MISの皮切は平均12.8cmで機能回復は通常手術より早く，X線のアライメントはともに良好としている。平均12.8cmの皮切でもMISである。

　Hassら[13]は，40膝のmini mid-vastusを40膝の通常手術と比較し，1年時で可動域，knee scoreともにMISが優れX線アライメント，合併症にも差はなし，としている。Schroerら[7]は，150例のQSを同数の通常手術と比較し，手術時間に差はなく，2年時で可動域は優れ合併症にも差を認めていない。

2）反対派

　否定的な論文の多くは，MISの利点は早期のみで術後3か月もすれば差がなくなることと，手術手技の不良例増加を指摘している。

　MIS手術でのコンポーネントのpositioningやアライメントの不良を報告しているのは，Daluryら[14]，Huangら[4]，Thorstenら[15]，Chenら[16]，Chinら[17]と多数あるが，わが国のMIS賛成派である松本ら[18]ですら，21例中5

表1　2006年と2007年の日本人工関節学会で各施設から発表されたMIS手術のリハビリテーションプログラム

Institute	Rehabilitation program ; at 06, 07 JSRA			
	Weight bearing	Crutch	T cane	Discharge
A	5.0	14.0	19.0	
B				21.0
C				24.0
D			20.0	
E				19.0
F	2.0			14.0
G			2.5	
H	4.5		5.8	
I	3.7			25.0
J			8.0	
K	7.0		14.0	
L	2.6		13.3	
M				28.0
N				31.8
O				21.5
P				28.5
Q				21.0
R	6.0			31.5
S			6.6	
Ave.(days)	4.4		11.2	24.1

表2 筆者の施設における初回 TKA の執刀者別の手術時間と皮切長

	conventional surgery (n = 57)			less invasive surgery (n = 249)				
	case	ave. ope time (min)	min/max (min)	case	ave. ope time (min)	min/max (min)	ave. scar length (cm)	min/max (cm)
author	19	84.8 *	63/116	96	80.9 *	60/132	12.4	8/16
except author	38	108.2 **	85/130	153	101.7 **	77/154	12.6	9/17
significance		p < 0.001			p < 0.001		NS (p = 0.296)	

* NS(p = 0.218)　　** p < 0.05

例の設置角度不良を報告している。

9 筆者の場合

筆者は2005年5月以降,Scorpio NRG PS MIS用手術器械(Stryker)を用いて従来どおりに手術を行っている(図1右)。

関節包切開は mini mid-vastus であるが,展開に無理があると思えば躊躇なく皮切を延長する。膝蓋骨は反転しないが骨切り,軟部組織バランス,セメンティングも従来と全く変わらず行っている。

筆者の施設では,執刀者の力量に合わせて無理のない皮切長で手術しており,2004年6月より使用開始したScorpio NRG PS 人工膝関節手術のうち,再手術や高度変形例を除いた初回手術例306関節を対象として,手術時間と皮切長を執刀者別に検討した。2005年5月までの57関節は旧来の手術器械を使用し,その後の249関節は MIS 用器械を使用した。

筆者の平均手術時間は,従来手術(85分)と MIS 器械使用(81分)で変わらず,筆者以外(200例以上執刀経験者から後期研修医まで含む)の手術時間は MIS 器械使用後かえって短縮したが,これは Scorpio NRG 使用開始直後のほうがむしろ learning curve があったためと思われる。

いずれの時期でも筆者の平均執刀時間は筆者以外より短いが,MIS 用手術器械導入後の平均皮切長は,筆者(12.4 cm)と筆者以外(12.6 cm)に有意差はなかった。MIS 器械導入後も術後のアライメント不良などは発生していない(表2)。

小さな手術器械を使用すれば,誰が手術しても皮切は自ずから小さくなる。

10 おわりに

インプラント会社のプロモーションでことさらにMISを煽り立てられ,皮切の大きさで患者の評判を気にするのはもう止めにしよう。本当に大事なことは正確な手術をより少ない侵襲で行おうとするわれわれ整形外科医の精進ではないだろうか。

小さな手術器械を手に入れれば必然的に皮切も関節切開も小さくなるのであって,それはこの手術の正常進化にすぎない。筆者の行っている手術は,欧米の基準からすると彼らは"MIS"とよぶかもしれないが,筆者は自分の手術が MIS だとは思っていない。筆者の手術は LIS(Less Invasive Surgery)とよばれるべき手術と思う。

May I stop MIS, shall we go to LIS ?

参考文献

1) Bonutti PM, Mont MA, McMahon M, et al : Minimally invasive total knee arthroplasty. J Bone Joint Surg Am 86-A Suppl. 2 : 26-32, 2004
2) Bonutti PM : Minimally invasive total knee arthroplasty. In Orthopaedic knowledge update : Hip and knee reconstruction, 3rd Ed (Barrack RL, et al), American Academy of Orthopaedic Surgeons, Rosemont, pp81-91, 2006
3) Reid JB 3rd, Guttmann D, Ayala M, et al : Minimally invasive surgery-total knee arthroplasty. Arthroscopy 20 : 884-889, 2004
4) Huang H-T, Su JY, Chang JK, et al : The Early Clinical Outcome of Minimally Invasive Quadriceps-Sparing Total Knee Arthroplasty : Report of a 2-Year Follow-Up. J Arthroplasty 22 : 1007-1012, 2007
5) Silva M, Shepherd EF, Jackson WO, et al : Knee strength after total knee arthroplasty. J Arthroplasty 18 : 605-611, 2003
6) Tashiro Y, Miura H, Matsuda S, et al : Minimally invasive versus standard approach in total knee arthroplasty. Clin Orthop Relat Res 463 : 144-150, 2007
7) Schroer WC, Diesfeld PJ, Reedy ME, et al : Mini-Subvastus Approach for Total Knee Arthroplasty. J Arthroplasty 23 : 19-25, 2008
8) Watanabe N, Narita W, Nomura T, et al : Anatomical As-

sessment of the Vastus Medialis Oblique Muscle in Patients With Osteoarthritis of the Knee. J Arthroplasty 23 : 287-292, 2008
9) Lonner JH : Minimally invasive approaches to total knee arthroplasty : results. Am J Orthop 35(7 Suppl) : 27-29, 2006
10) Tanavalee A, Thiengwittayaporn S, Itiravivong P : Progressive Quadriceps Incision During Minimally Invasive Surgery for Total Knee Arthroplasty : The Effect on Early Postoperative Ambulation. J Arthroplasty 22 : 1013-1018, 2007
11) Han I, Seong SC, Lee S, et al : Simultaneous bilateral MIS-TKA results in faster functional recovery. Clin Orthop Relat Res 466 : 1449-1453, 2008
12) Laskin RS, Beksac B, Phongiunakorn A, et al : Minimally invasive total knee replacement through a mini-midvastus incision: an outcome study. Clin Orthop Relat Res 428 : 74-81, 2004
13) Haas SB, Cook S, Beksac B : Minimally invasive total knee replacement through a mini midvastus approach: a comparative study. Clin Orthop Relat Res 428 : 68-73, 2004
14) Dalury DF, Dennis DA : Mini-incision total knee arthroplasty can increase risk of component malalignment. Clin Orthop Relat Res 440 : 77-81, 2005
15) Seyler TM, Bonutti PM, Ulrich SD, et al : Minimally Invasive Lateral Approach to Total Knee Arthroplasty. J Arthroplasty 22(Supple) : 21-26, 2007
16) Chen AF, Alan RK, Redziniak DE, et al : Quadriceps sparing total knee replacement.The initial experience with results at two to four years. J Bone Joint Surg Br 88 : 1448-1453, 2006
17) Chin PL, Foo LS, Yang KY, et al : Randomized Controlled Trial Comparing the Radiologic Outcomes of Conventional and Minimally Invasive Techniques for Total Knee Arthroplasty. J Arthroplasty 22 : 800-806, 2007
18) 松本秀男, 他：大腿四頭筋温存型人工膝関節―手術手技と問題点. 整形外科 57 : 84-88, 2006

8 CASの有用性

論点の整理
Computer assisted surgery —introduction for controversy

■星野明穂

1 はじめに

人工膝関節手術(TKA)におけるコンポーネントの正確な設置の重要性については論を待たないが，そのための正確な手術手技は過去30年間にわたる手術器械の進歩によりかなり向上したものの，未だ術者の練度に頼る部分も大きい。

工業製品を機械加工する現場では旋盤やミリングマシンなどの工作機械はすでにNC化(numerical control, 数値制御)し，熟練工でなくても高い精度での機械加工が可能となっている。

人工関節手術にCAS(computer assisted surgery；以下ナビゲーション)が導入されたのは90年代後半からであるが，極めて高価であることと有用ではあるが，その使い勝手の悪さから導入後10年たった現代でも特にTKA手術ではそれほどには普及していない。

そもそも手術におけるナビゲーションは「見えにくいところ」にこそ有用であり，脳外科手術や脊椎のpedicle screwなどには威力を発揮するだろう。THAの臼底切削や脚長調整にも便利と思われるが，皮切さえ大きければ十分な術野が得られるTKAではその必要性は切実ではないかもしれない。

本稿ではTKAにおけるナビゲーションの有用性についての論点を整理する。なお引用文献は次項の2論文に十分記載されているのでここでは割愛する。

2 ナビゲーションの基本原理と種類

ナビゲーションの原理は術前のCT画像や術中のイメージ画像，位置センサーなど画像情報からコンピュータ上に患者の三次元骨格を構築し，その仮想空間骨格を術中の骨格と逐一対照させて仮想空間上で骨切り位置などの情報を術者に知らせるものである。したがって大腿骨と脛骨の相対的位置関係は正確に提供されるが，それらを連結する軟部に関しての情報(tightかlooseか，など)は得られない。

ナビゲーションシステムは三次元骨格を仮想空間に描くための情報ソースの供給元により3つのシステムに分類される。いずれのシステムでも術中の骨形状とコンピュータ上の三次元骨格を位置合わせするregistration操作が必要である。

1) CT based navigation

術前に撮影したCT画像から患者の三次元骨格を構築するもの。通常のヘリカルCTで3〜4分スキャンの画像量でも構築された仮想骨格は他の方法と較べて最も正確であり，インプラントを重ね合わせての術前の手術シミュレーションも可能である。

欠点として術前撮影の煩わしさと画像コスト，被曝などが問題となる。

2) Fluoroscopy based navigation

術中の2方向fluoroscopy画像から三次元骨格を構築する。被曝の問題，大きなCアームが術野に入る煩わ

しさとともに，二次元平面である fluoroscopy 画像上に正確な骨性 landmark を registration するのは難しい．術前の手術シミュレーションはできない．

3) Image free navigation

従前・術中とも画像情報を全く必要とせず，骨格解剖情報はすべて術中の操作から得る．腸骨，大腿骨，脛骨にピン固定した赤外線マーカーは赤外線カメラで認識され，膝を大きく動かすことによってその回転運動中心から大腿骨頭中心を算出し，各骨性 landmark をポインターでタッチして registration を繰り返して仮想三次元骨格を構築していく．

機器のセットアップも時間がかからず操作しやすいが，骨性 landmark の触診ですべての位置情報が決まるため，ここの同定が狂えばすべてが狂う．また，例えば大腿骨骨軸は解剖軸ではなく大腿骨頭中心と膝中心を結ぶ機能軸で表示されるので，大腿骨前面に notch が出来やすく大腿骨コンポーネントは伸展位で設置されやすい（次稿の「4：コンピュータナビゲーションの短所」に詳述される）．術前の手術シミュレーションはできない．

3 ナビゲーションによる手術精度向上

ナビゲーションを導入しても手術精度に差はないとする報告も若干あるが，多くの報告では骨切り精度の向上を示している．特に目標値より3°以上はずれる outlier の減少はナビゲーションの有用性として強調される．少なくともナビゲーションの導入で精度が低下することはない．

4 手術時間

ナビゲーション導入によって増える手術時間は，learning curve を過ぎれば 15〜20 分程度のようである．

5 ナビゲーションと MIS

MIS 手術の是非はおいておくとして，小さな皮切の手術こそナビゲーションが有用と思われる．しかしながら小さな皮切では正確な骨性 landmark を registration するのは難しい．MIS 自体による骨切り精度の低下と不正確な registration により，むしろ outlier が増加するのではないかと危惧される．

ただでさえ手術時間が延長する MIS でナビゲーションを導入すれば手術侵襲は減るどころか増えるのではないだろうか．

6 ナビゲーションと教育

ナビゲーションは有用な教育ツールである，という意見もある．確かに術中に自らの手技を確認してその場で修正できる点は初心者にとっても心強い．

筆者は外科手術の根本は「三次元空間の位置認識能力」と考えている．自らの頭の中にある解剖学知識を目の前に現れる形状と照らし合わせて，その正常・異常を判断しつつ進めるのが外科手術であろう．この知識と技術は先輩の手術から学び習得する，いわば伝統工芸のような徒弟制度によって培われる，と頭の古い著者は考えている．

ナビゲーションでしか手術してこなかった医師は術中の unexpected trouble にどう対処できるのだろうか，高度変形例や revision 手術はその患者専用の個別プログラムでも開発されないかぎりは不可能であろう．

筆者はかつて車で見知らぬ地を訪れるときは，前もって道路地図と首っ引きし，国道，県道，右左折の landmark などを頭にたたき込んで出かけたが，その後に訪れる時は地図なしでもおよその道順は覚えていたものである．今ではカーナビのオネエサンが「この先100 m で左折です」と教えてくれるが，ナビなしでは2度と同じ所へは行かれない．

7 ナビゲーションの導入コスト

ナビゲーション導入の最大のネックはその価格であろう．現在の販売価格（納入価）は 1,300 万〜2,400 万円程度であり，人工膝関節手術の手術料 223,000 円の 60〜100 回分である．

ナビゲーションは脳外科，脊椎外科，THA などにも使用する（それぞれのソフトは別売である）ので病院全体としての費用対効果は平準化されるが，それでも十分に高価である．多くの家電製品は 10 万円を切ると爆発的に普及するが，ナビゲーションのそれは 300 万円程度ではないだろうか．

8　日本の現状

現在わが国には脳外科，耳鼻科，脊椎，人工関節，外傷すべて合わせて約400台のナビゲーション機器（本体）が稼動している．そのうちインプラント会社の貸し出しナビが約30〜40台あると思われる．

ナビゲーション本体は共用できるのでソフト別で見ると，脳外科・耳鼻科用：約250，脊椎用：約180，THA用：約70，TKA用：約100，外傷用：約10，ぐらいとなる．

9　おわりに

現在のナビゲーションはまだまだ改良の余地がありそうである．価格の低下とともにCT baseの正確性とimage freeの使いやすさが一緒になればさらに普及するのではないだろうか．最近の車にはほとんどカーナビがついているように．

なお本稿および次稿の2編は第82回日本整形外科学会総会（平成21年5月，福岡）におけるパネルディスカッション「TKAにおけるcomputer navigationの意義」を書き下ろしたものである．

このディベートセッションでは座長（筆者）が会場からアンケートをとった．聴衆146人（100％）のうち以下の質問への回答は；

①現在ナビゲーションを使っている：21％
②今は使っていないが将来使ってみたい：57％
③以前使っていたが今は使っていない（ナビには失望した）：16％
④このディベートセッションの勝者は，松田秀一：39％，Y-H Kim：61％

であった．

セッション参加者の約2/3はナビゲーション導入は時期尚早と判断したようである．

8 CASの有用性

1. 賛成の立場から

松田秀一

1 はじめに

人工膝関節置換術(TKA)において適切なアライメントを獲得することは良好な術後成績を得るための重要なポイントであるが，従来の骨切りガイドでは再現性よく正確にインプラントを設置することは困難である。近年，TKAに対するナビゲーションシステムが開発され，臨床応用も進んでいる。本稿においては，なぜナビゲーションシステムが有用であるかについて考えてみたい。

2 TKAナビゲーションの必要性

1）設置位置異常の運命

どの程度の設置位置異常が許容できるかどうかは，厳密な意味ではわかっていない。しかし従来の報告によると前額面のアライメントでは下肢の機能軸から3°以上の設置位置異常があれば，looseningなどの問題が生じやすいという報告が多い[1〜5]。われわれの施設で行われたMG I型人工膝関節の長期成績においても，術後の下肢機能軸がより内側を通るほど，内側のポリエチレンの摩耗が増えるという結果が得られた[6]。現在使われているコンポーネントは従来のものと比べedge loadingが生じにくくなっており[7]，設置位置異常を許容する設計にはなっているが，理論的に理想と思われる位置にできるだけ近く設置するべきと思われる。回旋方向の設置位置も非常に重要である。大腿骨コンポーネントの回旋位置異常は，膝蓋骨コンポーネントの合併症の増加[8]，膝蓋骨の亜脱臼およびコンポーネントの破損[9]，外側支帯の解離[10]，大腿骨コンポーネントのリフトオフ[11]，屈曲位の不安定性とスコアの低下[12]，可動域低下と不安定性[13]など，さまざまな臨床症状に関連すると報告されている。われわれの施設で施行したMG I型人工膝関節においては，CTによる評価で上顆軸より平均して6°内旋位に設置されていた[14]。大腿骨コンポーネントの内旋位設置は術直後の膝蓋骨のアライメントには関連がなかったが，術後10年においては，内旋位設置が強いほど，膝蓋骨は外側へ傾斜していく有意な相関がみられた。

以上のように，現在まで報告された臨床成績から考えると，前額面および回旋方向において，より正確なコンポーネントの設置が良好な術後成績を得るための不可欠な要素であることは明白である。

2）通常の手技によるアライメント

前額面および回旋方向において，約1/4の症例で4°以上の設置位置異常が生じることが多くの著者により報告されている[15〜17]。通常の手技でコンポーネントの設置位置異常を生じる原因としては，①骨切りガイドの設置時[18]，②骨切り時[19]，③コンポーネントの設置時[20]，の3つの手術手技が考えられる。そのなかで①の誤差が最も大きいとされ，それを是正するのがナビゲーションシステムである。②の骨切りの誤差まで是正可能なのがロボット手術であるが，より高いコストおよびさらなる手術時間の延長という欠点がある。

3 ナビゲーションの臨床成績

1）前額面のアライメント

前額面のアライメントについては多くの論文でナビ

ゲーションの有用性が論じられている。全下肢のアライメントが3°以内の範囲に収束する症例は，ナビゲーションを用いれば約90％，通常のアライメントガイドを用いた場合約70％程度とする報告が多い[21～25]。われわれも屍体膝および150例の臨床症例について検討した結果，CT-based navigationを使用した場合は3°以内に収束した症例の割合は，通常のガイドを用いた場合より有意に多い結果であった（図1～3）[26,27]。また，CT-basedとimage-freeのシステムの精度を比較した研究もあるが，前額面のアライメントにおいては有意な差はみられていない[28]。現在まで報告された2つのmeta-analysis[29,30]においても，平均値では差はないが，ナビゲーションを用いると3°以内に収束する症例が増えると結論づけられている。また，われわれが渉猟し得た37の臨床報告（peer-reviewの英文誌で，UKA，MISを除いたもの）では，通常のアライメントガイドのほうが優れていたという報告はなく，5つの論文で統計学的有意差がみられず（そのうち2つはYH Kimのもの），残りの32の報告ではナビゲーションが有意にアライメントを改善したというものであった。ナビゲーションを用いると，前額面のアライメントが改善するということは，ほぼコンセンサスが得られていると言ってよい。

2）大腿骨コンポーネントの回旋アライメント

Image-freeのシステムを用いることにより，大腿骨コンポーネントの回旋アライメントが改善されるか否かについては意見が分かれている[31～34]。術後のCTによる評価で，アライメントが改善したとの報告もあるが[31,32]，屍体膝[35]および術中[36]の評価によると，image-freeのシステムでは回旋アライメントの改善は期待できないとされている。理論的に考えても，image-freeのシステムは，大腿骨の内側および外側上顆などの解剖学的land markをポイントすることのみで回旋方向のアライメントを決定するため，従来の方法と比べてアライメントが著明に改善することは期待できないと思われる。それではCT-basedではどうか？ 臨床の報告はほとんどみられないが，自験例で比較したところ，CT-basedのシステムを用いた際には，アライメントの著明な改善が認められた（図4）[26]。術前CTデータにより作成した骨モデルに術中に得られたデータをマッチングさせるため，image-freeに比べ，回旋アライメントの改善は期待できるものと思われる（矢状面のアライメント，および脛骨コンポーネントの回旋アライメントについては紙面の都合で省略する）。

4 コンピュータナビゲーションの短所

ナビゲーションシステム全体の問題点としてはまずコストであろう。数千万円もする医療機器だが，現在のところ手技料は加算できない。以前に比べて市場価格は随分下がってきたが，このままでは採算がとれない機器となってしまう。今後は，ナビゲーションを使用した際の点数が加算できるのが理想である。

次に手術時間であるが，報告によるとナビゲーションを使用することによって10～20分程度手術時間が長くなるとされている。システムの使用にもlearning curveがあるので，徐々に手術時間は短縮されてくるが，できるだけ煩雑な手技が入らないようにシステムにも改善すべき点がある。また，必ずしも全方向のアライメントに対してナビゲーションを用いず，たとえば前額面のみでよいと考える術者もいると思われる。そのような場合にはステップを簡素化できるシステムのほうがよい。

大腿骨前面のnotch形成を問題にする外科医もいる[37]。これはナビゲーションでは矢状面においても大腿骨機能軸（骨頭中心と膝関節中心を結ぶ線）に対して垂直に骨切りを行うことが初期設定となっている。この設定だと大腿骨の前弯が強い場合は，前方にnotchを形成する危険性が高くなる（図5）。現在のシステムでは，大腿骨のコンポーネントの設置位置を術前および術中のプランニング上で微調整可能となっている。よって大腿骨を遠位の解剖軸に垂直に骨切りをする，前方の骨皮質のラインに合わせて設置するなどの調整によってnotch形成を防ぐことが可能である。

赤外線マーカーを固定するピン刺入部の骨折も問題視されていて，症例報告も散見される。しかし，症例報告があること自体，発生が稀であることを意味しているとも言える。現在のところ頻度を検討した論文は少ないが，直接問い合わせたところ，1,000例以上の経験を持つBäthisは，大腿骨顆上骨折の経験はなく，Mullajiは，約2,000例のナビゲーションTKA施行例中，大腿骨顆上骨折の発生は2例であり，どちらも激しく転倒して受傷したとのことであった。したがって骨折の危険性は高くなっていないと言えるが，今後の改善点としては，できるだけ細いピンで強固な固定ができるなどの工夫も必要と思われる。

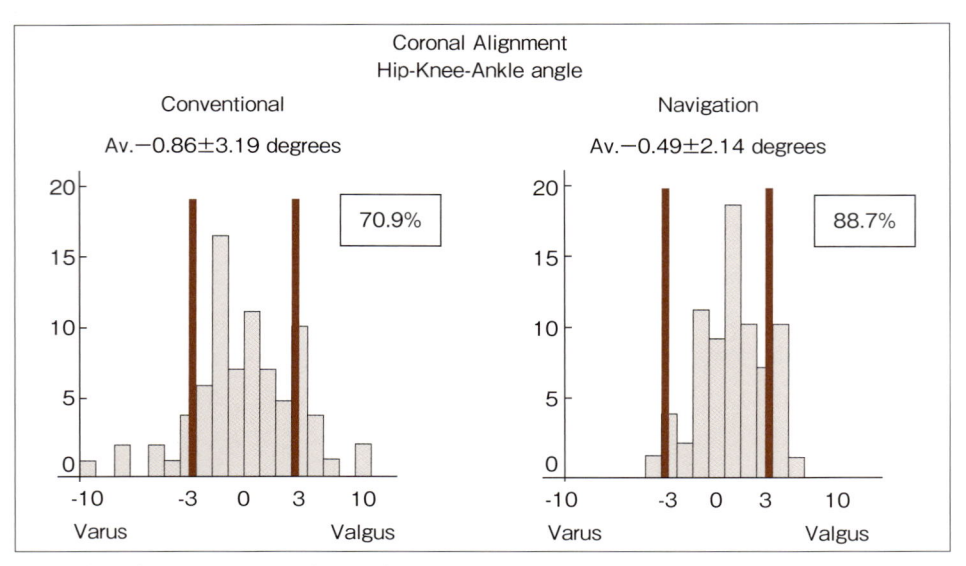

図1 全下肢のアライメント(前額面)

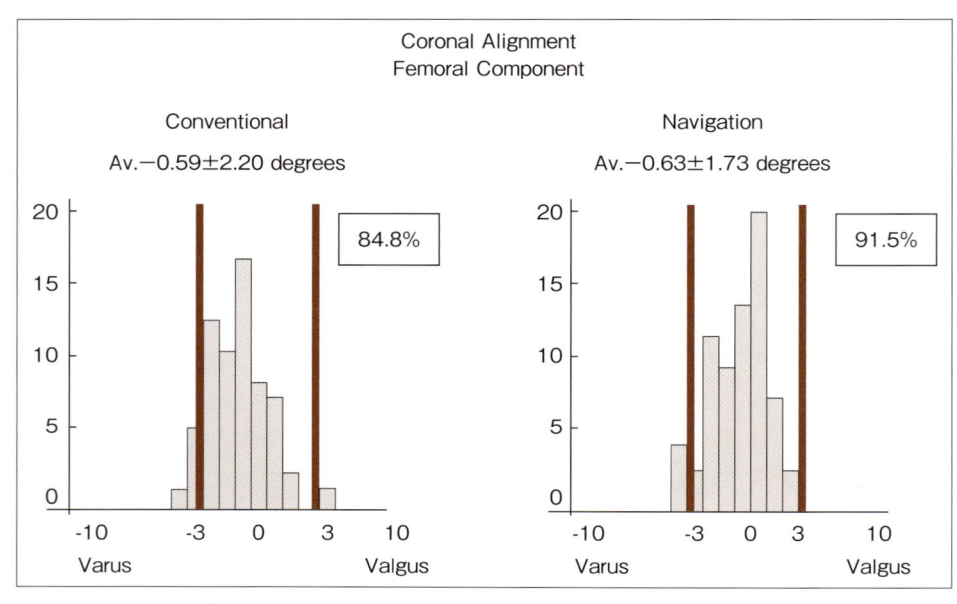

図2 大腿骨コンポーネントのアライメント(前額面)

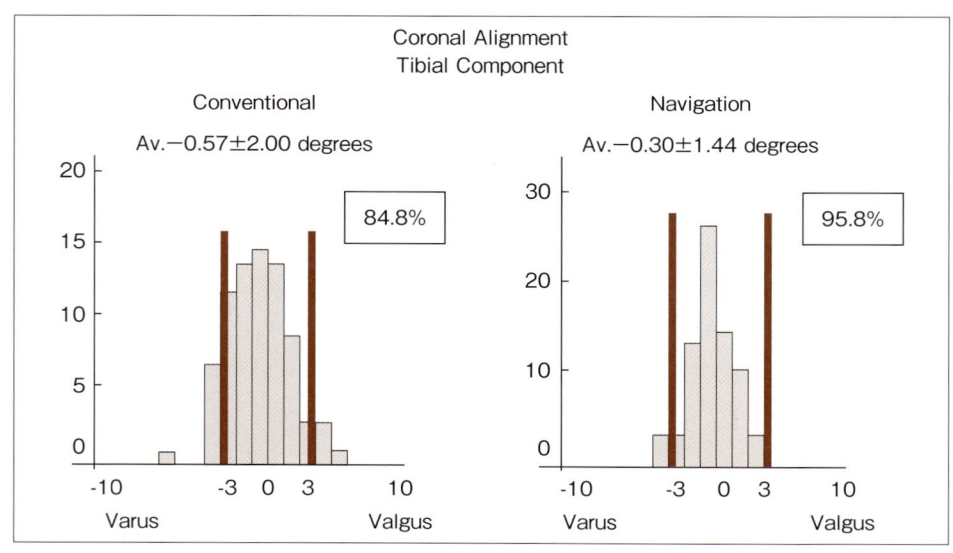

図3 脛骨コンポーネントのアライメント(前額面)

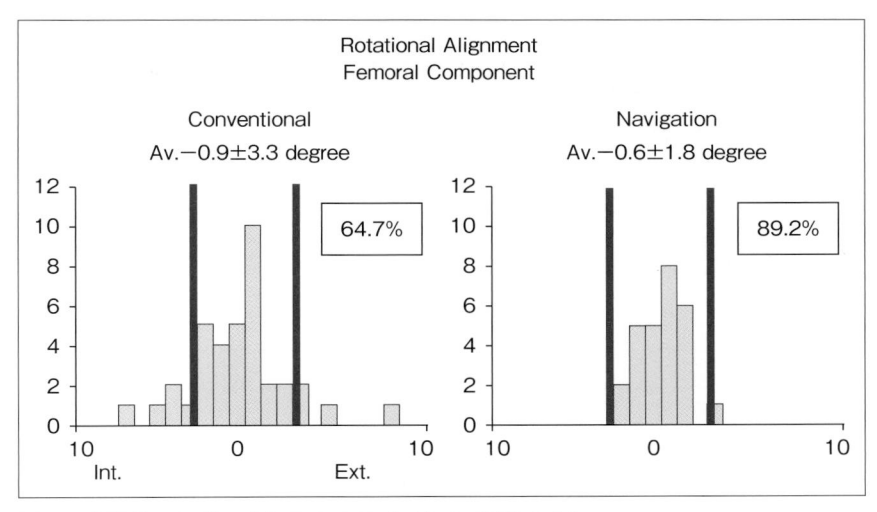

図4 大腿骨コンポーネントのアライメント（回旋方向）

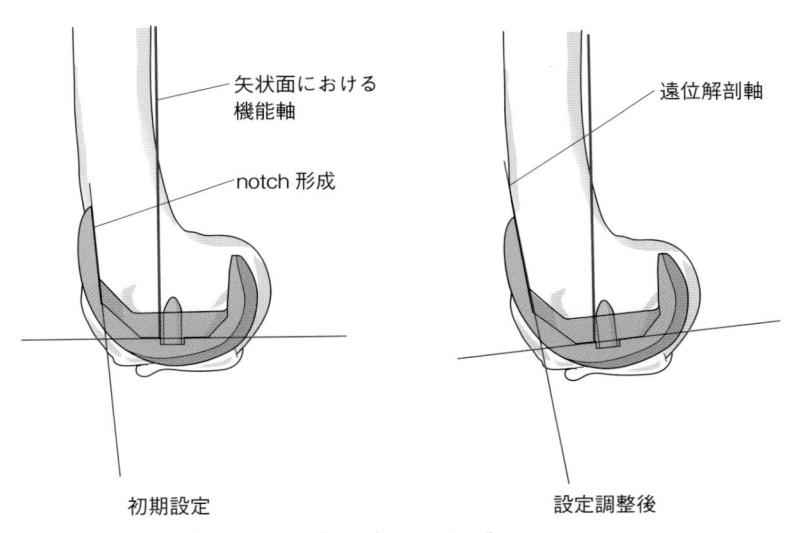

図5 notch形成を避けるためのプランニング

5 コンピュータナビゲーションのさらなる長所

　まず第一に有用な教育ツールであることがあげられる。TKAの手術にはさまざまな落とし穴がある。卓越した技術を持つ外科医は，落とし穴に入らずに手術を成し遂げることが可能であるが，通常は色々な失敗を通じて学ぶことが多い。ナビゲーションは，術後ではなくて術中に誤りを訂正してくれることが利点と思われる。われわれも，まず通常のガイドを設置してみて，その後にナビゲーションによって補正するという方法をとることにより，今までの誤りに気づき，術式を改善することが可能となった手技もある[38]。

　骨切り後の状態を評価できることも大きなメリットである。ガイドを正確に設置しても，ガイドの動きやソーブレードのたわみなどにより必ずしもガイド通りに骨切りができないことは，従来より指摘されている[19]。われわれも，ガイドを正確に設置しても骨切り面が1～3°傾斜してしまうことをしばしば経験している。骨切り面が，できるだけ理想の位置，傾きになるように骨切りを追加，微調整することがナビゲーションを用いれば可能となる。

　術中の靱帯バランスや設置位置などの情報を全ての屈曲角度において表示，記録できることも長所の1つである。術中のギャップ，バランスは骨切りのプランニングにも反映することができるようになっている。研究用途としても，より詳細な術中のデータと術後のキネマティクスの照らし合わせが，術後のさらなる機能改善につながることが期待されるため，非常に有用なツールであることは間違いない。

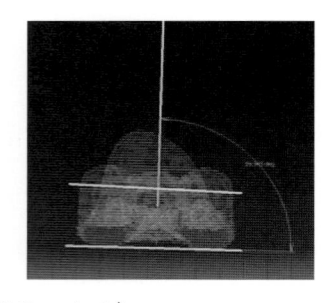

Femur（3-D analysis）

Tibia（3-D analysis）

±3度以内：36/37＝97.2%
（2Dでは91.9%）

37/37＝100%
（2Dでは91.9%）

図6　三次元評価

髄内ロッドを用いないことにより，脂肪などによる塞栓が減少するのではないかとも期待されている[39,40]。あくまで副次的な効果であるため，減少するに越したことはないとの認識だが，塞栓は減少しないという意見を強く主張するものもある[41]。

6　最近の話題

1）術後成績との関連

短期成績では，回旋アライメントが改善したために膝蓋骨のトラッキングが改善した[42]，スコアが改善した[43]などの報告がある一方，ナビゲーションを用いてもスコアには差がなかったとの報告[44,45]もある。ナビゲーションは骨切りの精度を上げることにより，長期成績の向上を目指したものであり，短期成績でそれ程差がないのは当然とも言える。良好なアライメントを獲得することにより，長期的にみてlooseningや摩耗の問題が軽減されることが期待される。一方，ナビゲーション反対派がいつも担ぎだすのがPagnanoの2008年のAAOSにおける発表である[46]。これはMayo clinicからの報告で，機能軸が3°以上外れていた症例のほうが，3°以内の症例より2％だけ生存率が高かったという論旨である。筆者は同学会の同じセッションで発表していたのだが，フロアからは回旋アライメントなど他の因子を検討していないなどの批判的な意見が相次いでいた。現時点ではまだ論文になっていないが，他の因子も検討したうえでどのような形で発表されるのかが待たれるところである。

2）三次元解析

術前のプランニングやナビゲーションは三次元的に行っているのに対し，術後の評価がX線などによる二次元評価でよいのか，というのは以前からの疑問であった。近年，CTを用いた三次元評価が行われてきているが[31,37,47]，真の三次元評価のためには，CT画像からコンポーネント形状を三次元再構築して，測定平面を定義したうえで評価しなければならない。われわれは術後CTより三次元再構築を行い，アライメントの評価を行った結果，二次元評価との間で最大2.8°の差が認められた。ナビゲーションを用いた手術の評価では，大腿骨側，脛骨側ともに二次元評価より良好な設置位置が確認できている（図6）[48]。

7 おわりに

ナビゲーションが目標値から大きくはずれた症例(outlier)を減少させ得ることは現在までの臨床成績が裏付けている。今までのTKAの歴史から，数度の設置位置異常が臨床成績を悪化させることも事実であり，ナビゲーションが数度アライメントを改善するだけで，少しでも多くの患者が良好な術後の状態を保てる可能性が高くなると言える。たった数度の改善は必要ないということであればそれでよいかもしれないが，ナビゲーションを用いると手術時間が10～20分延長するが，他の合併症が増加する訳ではなく，より正確な設置＝良好な長期成績，のためには利用してもよいツールだと思われる。Outlierというものは，われわれ医療者側からみると20％なら許容できるという意見もあるかもしれないが，一生に1回(多くても2，3回)手術を受ける患者側からみれば決してoutlierにはなりたくないものである。今後もシステムの簡便性を含めて，さまざまな改善が必要であることは確かであるが，私たち整形外科医は，現在手に入る最高の道具，技術を持って手術に望むべきと思っている。

文献

1) Ritter MA, et al : Postoperative alignment of total knee replacement. Its effect on survival. Clin Orthop Relat Res 299 : 153-156, 1994
2) Rand JA, et al : Ten-year evaluation of geometric total knee arthroplasty. Clin Orthop Relat Res 232 : 168-173, 1988
3) Hvid I, et al : Total condylar knee arthroplasty. Prosthetic component positioning and radiolucent lines. Acta Orthop Scand 55 : 160-165, 1984
4) Werner FW, et al : The effect of valgus/varus malalignment on load distribution in total knee replacements. J Biomech 38 : 349-535, 2005
5) Berend ME, et al : Tibial component failure mechanisms in total knee arthroplasty. Clin Orthop Relat Res 428 : 26-34, 2004
6) Matsuda S, et al : Changes in knee alignment after total knee arthroplasty. J Arthroplasty 14 : 566-570, 1999
7) Matsuda S, et al : The effect of varus tilt on contact stresses in total knee arthroplasty : a biomechanical study. Orthopedics 22 : 303-307, 1999
8) Whiteside LA, et al : The anteroposterior axis for femoral rotational alignment in valgus total knee arthroplasty. Clin Orthop Relat Res 321 : 168-72, 1995
9) Berger RA, et al : Malrotation causing patellofemoral complications after total knee arthroplasty. Clin Orthop Relat Res 356 : 144-153, 1998
10) Akagi M, et al : Effect of rotational alignment on patellar tracking in total knee arthroplasty. Clin Orthop Relat Res 366 : 155-163, 1999
11) Scuderi GR, et al : The impact of femoral component rotational alignment on condylar lift-off. Clin Orthop Relat Res 410 : 148-154, 2003
12) Romero J, et al : The clinical consequences of flexion gap asymmetry in total knee arthroplasty. J Arthroplasty 22 : 235-240, 2007
13) Incavo SJ, et al : Early revision for component malrotation in total knee arthroplasty. Clin Orthop Relat Res 458 : 131-136, 2007
14) Matsuda S, et al : Effect of femoral and tibial component position on patellar tracking following total knee arthroplasty : 10-year follow-up of Miller-Galante I knees. Am J Knee Surg 14 : 152-156, 2001
15) Mahaluxmivala J, et al : The effect of surgeon experience on component positioning in 673 Press Fit Condylar posterior cruciate-sacrificing total knee arthroplasties. J Arthroplasty 16 : 635-640, 2001
16) Peterson TL, et al : Radiographic assessment of knee alignment after total knee arthroplasty. J Arthroplasty 3 : 67-72, 1988
17) Kinzel V, et al : Varus/valgus alignment of the femur in total knee arthroplasty. Can accuracy be improved by pre-operative CT scanning? Knee 11 : 197-201, 2004
18) Reed SC, et al : The accuracy of femoral intramedullary guides in total knee arthroplasty. J Arthroplasty 12 : 677-682, 1997
19) Otani T, et al : Cutting errors in preparation of femoral components in total knee arthroplasty. J Arthroplasty 8 : 503-510, 1993
20) Catani F, et al : Alignment deviation between bone resection and final implant positioning in computer-navigated total knee arthroplasty. J Bone Joint Surg Am 90 : 765-771, 2008
21) Jenny JY, et al : Consistency of implantation of a total knee arthroplasty with a non-image-based navigation system : a case-control study of 235 cases compared with 235 conventionally implanted prostheses. J Arthroplasty 20 : 832-839, 2005
22) Anderson KC, et al : Computer assisted navigation in total knee arthroplasty : comparison with conventional methods. J Arthroplasty 20 : 132-138, 2005
23) Nizard RS, et al : Use of the Cusum technique for evaluation of a CT-based navigation system for total knee replacement. Clin Orthop Relat Res 425 : 180-188, 2004
24) Bäthis H, et al : Alignment in total knee arthroplasty. A comparison of computer-assisted surgery with the conventional technique. J Bone Joint Surg Br 86 : 682-687, 2004
25) Bäthis H, et al : Navigation in total-knee arthroplasty : CT-based implantation compared with the conventional technique. Acta Orthop Scand 75 : 464-470, 2004
26) Mizu-uchi H, et al : The evaluation of post-operative alignment in total knee replacement using a CT-based navigation system. J Bone Joint Surg Br 90 : 1025-1031, 2008
27) Nabeyama R, et al : The accuracy of image-guided knee replacement based on computed tomography. J Bone Joint Surg Br 86 : 366-371, 2004
28) Bäthis H, et al : Radiological results of image-based and non-image-based computer-assisted total knee arthroplasty. Int Orthop 28 : 87-90, 2004
29) Bauwens K, et al : Navigated total knee replacement. A meta-analysis. J Bone Joint Surg Am 89 : 261-269, 2007
30) Mason JB, et al : Meta-analysis of alignment outcomes in computer-assisted total knee arthroplasty surgery. J Arthroplasty 22 : 1097-1106, 2007
31) Chauhan SK, et al : Computer-assisted knee arthroplasty versus a conventional jig-based technique. A randomised, prospective trial. J Bone Joint Surg Br 86 : 372-377, 2004
32) Stöckl B, et al : Navigation improves accuracy of rotational

alignment in total knee arthroplasty. Clin Orthop Relat Res 426 : 180-186, 2004

33) Kim YH, et al : Alignment and orientation of the components in total knee replacement with and without navigation support : a prospective, randomised study. J Bone Joint Surg Br 89 : 471-476, 2007

34) Lützner J, et al : Computer-assisted and conventional total knee replacement: a comparative, prospective, randomised study with radiological and CT evaluation. J Bone Joint Surg Br 90 : 1039-1044, 2008

35) Siston RA, et al : The variability of femoral rotational alignment in total knee arthroplasty. J Bone Joint Surg Am 87 : 2276-2280, 2005

36) Jenny JY, et al : Low reproducibility of the intra-operative measurement of the transepicondylar axis during total knee replacement. Acta Orthop Scand 75 : 74-77, 2004

37) Kim YH, et al : Computer-assisted surgical navigation does not improve the alignment and orientation of the components in total knee arthroplasty. J Bone Joint Surg Am 91 : 14-19, 2009

38) Mizu-uchi H, et al : The effect of ankle rotation on cutting of the tibia in total knee arthroplasty. J Bone Joint Surg Am 88 : 2632-2636, 2006

39) Kalairajah Y, et al : Are systemic emboli reduced in computer-assisted knee surgery?: A prospective, randomised, clinical trial. J Bone Joint Surg Br 88 : 198-202, 2006

40) Church JS, et al : Embolic phenomena during computer-assisted and conventional total knee replacement. J Bone Joint Surg Br 89 : 481-485, 2007

41) Kim YH, et al : Prevalence of fat embolism after total knee arthroplasty performed with or without computer navigation. J Bone Joint Surg Am 90 : 123-128, 2008

42) Luring C, et al : The effect of femoral component rotation on patellar tracking in total knee arthroplasty. Orthopedics 30 : 965-967, 2007

43) Choong PF, et al : Does accurate anatomical alignment result in better function and quality of life? Comparing conventional and computer-assisted total knee arthroplasty. J Arthroplasty 24 : 560-569, 2009

44) Decking R, et al : On the outcome of computer-assisted total knee replacement. Acta Chir Orthop Traumatol Cech 74 : 171-174, 2007

45) Molfetta L, et al : Computer navigation versus conventional implantation for varus knee total arthroplasty: a case-control study at 5 years follow-up. Knee 15 : 75-79, 2008

46) Pagnano M, et al : The Mechanical Axis may be the Wrong Target in Computer-Assisted TKA. Presented at the annual meeting of the AAOS, San Francisco, 2008

47) Matziolis G, et al : A prospective, randomized study of computer-assisted and conventional total knee arthroplasty. Three-dimensional evaluation of implant alignment and rotation. J Bone Joint Surg Am 89 : 236-243, 2007

48) Mizu-uchi H, et al : Three-dimensional Analysis of Computed Tomography-Based Navigation System for Total Knee Arthroplasty The Accuracy of Computed Tomography-Based Navigation System. J Arthroplasty (in press)

8 CASの有用性

2. 反対の立場から

■Young-Hoo Kim

1 はじめに

コンピュータ支援術中ナビゲーションシステム（以下「ナビゲーション」）はコンポーネントの設置精度をあげる目的がある。ナビゲーションを利用すると四肢のアライメントやコンポーネントの設置位置が明らかに改善する傾向にあるとしている研究[1〜5]もある一方で，ナビゲーションを使用したTKAと従来通りのTKAでは有意差がなかったとしているものもある[6〜8]。今回われわれは二期的両側TKAを行った患者を対象に2つの前向き無作為試験を行った。CTフリーコンピュータ支援ナビゲーションを用いたTKAにおけるコンポーネントの設置精度および四肢のアライメントを評価し，従来のTKAの評価と比較した。

2 第1シリーズ

1）対象と方法

100人の患者に対して，同様の麻酔下で筆者が両側primary TKAを行った。全症例に対してモバイルベアリング型 press-fit condylar Sigma（PFC Sigma, DePuy, Warsaw, Indiana）および all-polyethylene の膝蓋骨コンポーネントを使用した。女性が85人，男性が15人で平均年齢は67.6（54〜83）歳，全員が変形性膝関節症と診断されていた。

使用したナビゲーションシステム（Vector vision CT-free knee；BrainLAB, Munich, Germany）には，赤外線カメラで反射球を認識する光学トラッキングシステムが搭載されていた。骨切り前に下肢軸および各可動域での膝の安定性を再確認，記録した。骨切りは大腿骨側から始めた。ナビゲーションを用いて切除片の位置を確認後に切除面を決定した。

術後3か月，術後1年，その後は1年に一度の頻度で診察およびX線で経過観察を行った。経過観察期間は2.6（2〜3）年であった。術前後にKnee Society（以下，KS）および Hospital for Special Surgery（以下，HSS）の膝スコアを用いて全症例を評価した。

術前・術後に大腿骨頭と足関節を含む臥位・立位でのX線下肢全長AP像と側面像および膝蓋骨のスカイライン像を撮影した。これらの画像を用いてKnee Societyによって提唱されているように，大腿骨脛骨角（FTA），機能軸，機能軸から膝中心までの距離，コンポーネントの諸角度（図1），関節面の位置，大腿骨後顆のoffset，膝蓋骨傾斜角，tibial surface capping およびセメント-骨 interface の radiolucent line（放射線透過性線状像）の計測をした。術後はマルチスライスCT（General Electric Light Plus, Waukesha, Wisconsin）を撮影してコンポーネントの回旋アライメントを確認した。

2）結果

ナビゲーション群（以下ナビ群）では手術時間（97 vs 82分）および駆血時間（59 vs 44分）が有意に長かった（$p<0.001$）。皮切長（14.3 vs 14.2 cm），術中出血量（277 vs 264.7 ml），ドレーン留置期間（4.8 vs 5.1日）およびドレーン排液量（783.3 vs 750 ml）に有意差はなかった（$p>0.05$）。

両群間で術前のKS点（29 vs 28点）とHSS点（61 vs 60点）に統計学的な有意差は見られず（$p=0.288$ と 0.760），術後の点数も有意差を認めなかった（$p=0.456$ と 0.433）。両群で術前のROM（128° vs 125°）に有意差はなく（$p=$

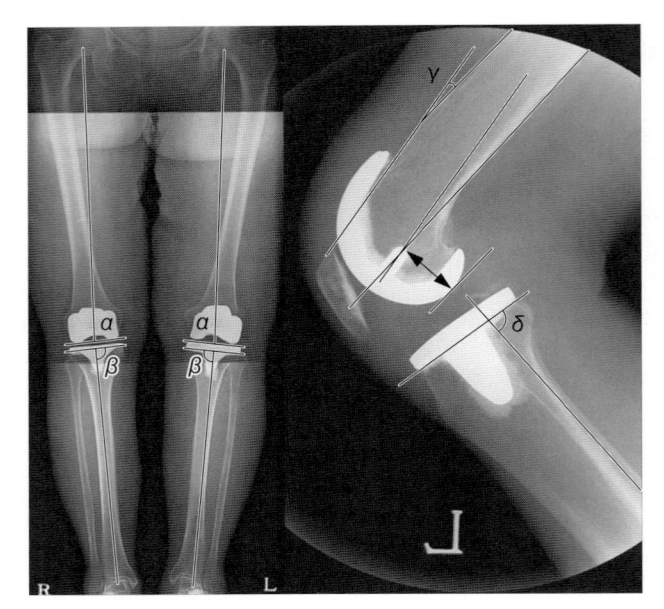

図1　第1シリーズの計測法

0.156)，最終経過観察時においても(127° vs 126°)認められなかった(p＝0.939)。

X線で判定する膝アライメント，環状面・矢状面における大腿骨・脛骨コンポーネントの位置，膝蓋骨傾斜角，インプラントの脛骨被覆面積，術前後の関節面の位置に両群間で有意差はなかった(p＞0.05)。どちらの群においても再置換例や膝蓋骨関連の問題はなかった。X線で確認できるoutlier数は両群間で有意差はなかった(p＞0.05)。FTAで評価する術後の下肢アライメントに関しては，従来群の18％(18膝)，ナビ群の21％(21膝)で3°以上の内反／外反偏位が認められた。

ナビ群では6症例(6％)，従来群では1症例(1％)が大腿骨前方のnotchingを認めた。ナビ群の1膝(1％)で脛骨の過剰骨切りによって14 mmの脛骨インサートを要した。両群間で合併症罹患率に有意差はなかった(p＝0.058)。

3　第2シリーズ

1)対象と方法

このシリーズでは，両側primary TKAを二期的に行う160人の連続した患者を前向きに検討した。女性141人，男性19人，平均年齢は68.5(56〜81)歳であった。全症例が変形性膝関節症と診断されており，8〜20°の内反変形を呈していた。

全膝に対して，NexGen CR High-flex型人工膝関節(Zimmer, Warsaw, Indiana)を用いてNexGenモジュ

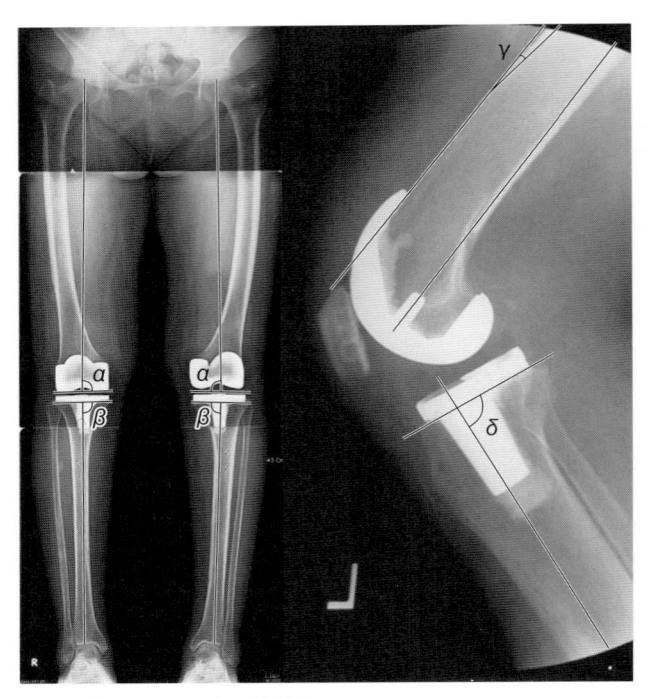

図2　第2シリーズの計測法

ラー型脛骨コンポーネントおよびall-polyethyleneの膝蓋骨コンポーネントをセメント固定した。その他の外科的手技は，第1シリーズ同様に行った。

診察およびX線検査(図2)は第1シリーズ同様に行った。術後はマルチスライスCT(Light Plus; General Electric Medical Systems, Waukesha, Wisconsin)を使用してMatziolisらによって提唱された方法(図3)でコンポーネントのアライメントを三次元的に評価した。

2)結果

多重比較するためにBonferroni補正法を用いると，平均手術時間(97 vs 79分)および平均駆血時間(75 vs 49分)が従来群よりナビ群において有意に長いことが判明した(p＜0.001)。皮切長(14.2 vs 13.0 cm)，術中出血量(231 vs 245.6 ml)，ドレーン留置期間(4.7 vs 4.6日)，ドレーン排液量(759.8 vs 716.4 ml)においては両群で有意差はなかった(p＞0.05)。

両群間で術前のKS点(26 vs 25点)とHSS点(48 vs 51点)に統計学的な有意差は見られず(p＝0.288と0.760)，術後の点数も有意差を認めなかった(p＝0.511と0.328)。両群で術前のROM(125° vs 128°)に有意差はなく(p＝0.914)，最終経過観察時においても(123° vs 126°)認められなかった(p＝0.928)。

X線で判定する膝アライメント，環状面・矢状面における大腿骨・脛骨コンポーネントの位置，膝蓋骨傾斜角，インプラントの脛骨被覆面積，術前後の関節面の位

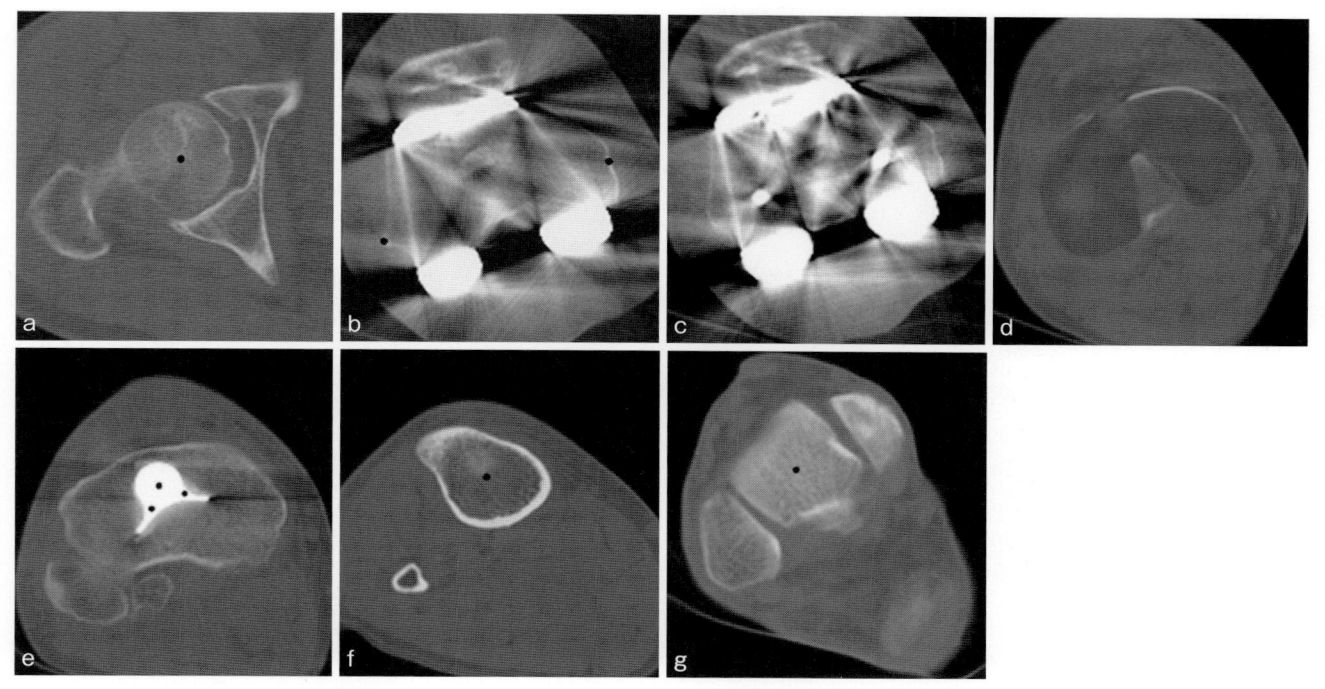

図3 マルチスライスCTによる評価

置に両群間で有意差はなかった(p>0.05)。どちらの群においても再置換例や膝蓋骨関連の問題はなかった。X線で確認できるoutlier数は両群間で有意差はなかった(p>0.05)。許容角度を3°とした場合，ナビ群で全パラメータのoutlier数は8〜15%，従来群で13〜21%に認められたが，これらの差は有意でなかった(p>0.05)。また，臨床的にもこれらの差は有意でなかった。術後3か月，1年および平均3.4年時のX線データにも両群間で差はなかった。

冠状面・矢状面・横断面のいずれにおいても膝アライメントや大腿骨・脛骨コンポーネントの設置位置は三次元CT上両群とも類似していた。

ナビ群においては6膝(4%)で大腿骨前方のnotchingが認められた。ナビ群では1膝で創感染を認めた。従来群の160膝では合併症を認めなかった。

4 考察

Stulbergら[12]は，臨床点数・機能点数，ROM，X線上の各パラメータにおいて，ナビ群と従来群の間に有意差はなかったと報告している。彼らの報告ではナビ群の輸血量がやや多かった。今回の結果もそれに類似しているが，われわれのシリーズでは両群間で輸血量に差はなかった。

われわれの研究では，従来群と比較してナビ群の術後FTAに有意な改善はない。この結果は，ナビゲーションTKAと従来TKAで有意差がなかったMielkeら[8]およびJenny and Boeri[13]の結果に準じている。後者のナビ群では内外反±3°のFTAが83%の症例で得られていて，従来群でも78%であった。一方で，Bathisら[1]，Jennyら[13]，Chauhanら[14,15]の結果とわれわれの結果は合致しない。

立位X線の入射角の誤差を防ぐために三次元CTでの評価を選択する研究者もいる[11,14,16,17]。こうすることによって，ナビを使用するとインプラントが環状面・横断面の両アライメントにおいてより高精度に設置されていることが判明した。一方で，Oberstらはナビ使用群と不使用群の間でインプラントのアライメント，特に大腿骨や脛骨コンポーネントの回旋アライメントに差を見いだしていない。われわれの研究結果はOberstらのものと類似している。

インプラントのアライメントと術後早期のROMやHSS・KSスコアとの間に関連性がなかった理由として，今回のシリーズでは両群において規定の軸からの逸脱が最小限であったことがあげられる。

精度を向上させることと同様に重要なのが，X線やCT上のパラメータから大きく外れるoutlierを減少させることである。今回のわれわれの研究ではX線やCT上のoutlier数に両群間で有意差はなかった。これより，十分な経験のある外科医ならば，ナビを使用してもしなくてもX線やCT上の結果に相違はないことが示唆さ

れる。

　以上より，ナビ使用TKAは画像上のパラメータを大きく改善することはない。また，ナビを使用しても短期的な機能評価や臨床評価も大きく向上しない。逆にナビ群では高率に合併症を生じ，特に大腿骨前方のnotchingを呈しやすい。ナビTKAで得られる極少のアライメントの改善が長期成績を向上させるかどうかはまだわからないので，現段階ではナビTKAの費用効率はまだ評価できない。

　正確なアライメントやインプラント設置により人工関節の摩耗低下，耐久性向上，寿命延長をもたらし，再置換率減少につなげることでナビゲーションシステムの長期的な臨床成績を今後評価できるであろう。

文献

1) Bäthis H, Perlick L, Tingart M, et al : Alignment in total knee arthroplasty. A comparison of computer-assisted surgery with the conventional technique. J Bone Joint Surg Br 86 : 682-687, 2004
2) Chin PL, Yang KY, Yeo SJ, et al : Randomized control trial comparing radiographic total knee arthroplasty implant placement using computer navigation versus conventional technique. J Arthroplasty 20 : 618-626, 2005
3) Haaker RG, Stockheim M, Kamp M, et al : Computer-assisted navigation increases precision of component placement in total knee arthroplasty. Clin Orthop Relat Res 433 : 152-159, 2005
4) Sparmann M, Wolke B, Czupalla H, et al : Positioning of total knee arthroplasty with and without navigation support. J Bone Joint Surg Br 85 : 830-835, 2003
5) Mizu-uchi H, Matsuda S, Miura H, et al : The evaluation of post-operative alignment in total knee replacement using a CT-based navigation system. J Bone Joint Surg Br 90 : 1025-1031, 2008
6) Kim YH, Kim JS, Choi YW, et al : Computer-assisted surgical navigation does not improve the alignment and Orientation of the components in total knee arthroplasty. J Bone Joint Surg Am 91 : 14-19, 2009
7) Kim YH, Kim JS, Yoon SH : Alignment and orientation of the components in total knee replacement with and without navigation support. A prospective, randomized study. J Bone Joint Surg Br 89 : 471-476, 2007
8) Mielke RX, Clemens U, Jens JH, et al : Navigation in knee endoprosthesis implantation: preliminary experience and prospective comparative study with conventional implantation technique. Z Orthop Ihre Grenzgeb 139 : 109-116 (in German), 2001
9) Insall JN, Dorr LD, Scott RD, et al : Rationale of the Knee Society clinical rating system. Clin Orthop Relat Res 248 : 13-14, 1989
10) Insall JN, Ranawat CS, Aglietti P, et al : A comparison of four models of total knee-replacement prosthesis. J Bone Join Surg Am 58 : 754-765, 1976
11) Matziolis G, Krocker D, Weiss U, et al : A prospective, randomized study of computer-assisted and conventional total knee arthroplasty. Three-dimensional evaluation of implant alignment and rotation. J Bone Joint Surg Am 89 : 236-243, 2007
12) Stulberg SD, Yaffe MA, Koo SS : Computer-assisted surgery versus manual total knee arthroplasty: A case-controlled study. J Bone Joint Surg Am 88 : 47-54, 2006
13) Jenny JR, Boeri C : Navigated implantation of total knee endoprosthesis: a comparative study with conventional instrument. Z Orthop Ihre Grenzgeb 139 : 117-119 (German), 2001
14) Chauhan SK, Scott RG, Breidahl W, et al : Computer-assisted knee arthroplasty versus a conventional jig-based technique. A randomized, prospective trial. J Bone Joint Surg Br 86 : 372-377, 2004
15) Chauhan SK, Clark GW, Lloyd S, et al : Computer-assisted total knee replacement. A controlled cadaver study using a multi-parameter quantitative CT assessment of alignment (the Perth CT Protocol). J Bone Joint Surg Br 86 : 818-823, 2004
16) Stöckl B, Nogler M, Rosiek R, et al : Navigation improves accuracy of rotational alignment in total knee arthroplasty. Clin Orthop Relat Res 426 : 180-186, 2004
17) Oberst M, Bertsch C, Würstlin S, et al : CT analysis of leg alignment after conventional vs navigated knee prosthesis implantation. Initial results of a controlled, prospective and randomized study. Unfallchirurg 106 : 941-948 (German), 2003

9 膝蓋骨の置換

論点の整理

■龍　順之助

1 膝蓋骨を置換すべきか否か

　TKAの開発の歴史において，1970年代の初期の人工膝関節は脛骨大腿骨関節の置換のみが行われ，前面のフランジなしの大腿骨コンポーネント(TF)が開発された。その後，大腿骨コンポーネントに前面のフランジが作成された。初期のうちは膝蓋骨コンポーネントは作成されず，膝蓋大腿関節〔patellofemoral(PF)関節〕，膝蓋骨は大腿骨フランジとで関節が形成されていた。その後，術後の経過観察が進むとともに，膝前方の痛み(anterior knee pain)，膝前方の違和感，膝前面のひっかかり感(click)が認められる例が経験されるようになった[1,2]。この頃より，膝蓋骨コンポーネントの設置の必要性が指摘されるようになり，PF関節の設置の必要性についての，いくつかの比較研究が報告された[3～5]。TKAは内側および外側のTF関節とPF関節の置換という，3コンポーネントの置換を原則とすべきとの意見が多く，特に，関節リウマチ(RAと略)においては，PFを置換しない場合，骨の脆弱性に起因して4，5年の経過のうちに，膝蓋骨の変形，糜爛がみられるケースが認められ，さらに，疼痛を伴う例が認められるようになり，RAにおいてはPF関節は置換すべきとする意見が多くみられるようになった[6,7]。さらに，RAにおいては膝蓋骨の関節軟骨を残存させることにより，関節の炎症の永続性の原因になるため，関節軟骨を切除して，膝蓋骨コンポーネントで置換すべきとの論文も発表された[8,9]。その後，コンポーネントの固定にセメントを用いないセメントレスの人工膝関節が開発され始めた。このなかで，Zimmer社より発売されたMGI型の膝蓋骨はメタルにポリエチレンを組み合わせたメタルバック式のコンポーネントでポリエチレンの磨耗が生じた場合，メタルが露出し，大腿骨コンポーネントと接触し，メタローシスを生じ，再置換術にいたる症例が多く経験された(図1)[10～13]。

　この経験により，膝蓋骨置換によるさまざまな合併症が経験され報告されるに至り，膝蓋骨の置換の必要性が再検討される結果となった[14～17]。

2 膝蓋骨の置換，非置換の議論

　両側例で，片方置換，片方非置換の検討ではほとんど差がみられないとする報告が多い。膝蓋骨を置換すべきとする意見は，膝蓋骨非置換の場合，膝前方部の痛み(anterior knee pain)が20～30％に出現するとの報告がある[18,19]。多くの症例でこの痛みは軽度で，ADL上はあまり問題にされないとしているが，椅子からの立ち上がり動作や，階段の昇降に痛みが強く生じる例も少数であるがみられることがわかった[20]。膝蓋骨を置換しないとPFよりの痛みが原因で膝蓋骨置換が必要なため，再手術をする例が約10％前後みられるという[21]。この膝前部痛の出現が，膝蓋骨を置換すべきとする最も大きな理由である。しかし，われわれの経験でも，非置換で再置換に至る例はほとんどみられていない。一方，RAでは術後経過とともに膝蓋骨の変形，erosionが生じる例がみられる(図2)。また，術後の立ち上がり動作や，階段の昇降で疼痛が生じる例があり，RAでは置換すべきであるとする報告がある[7]。また，変形性関節症(OA

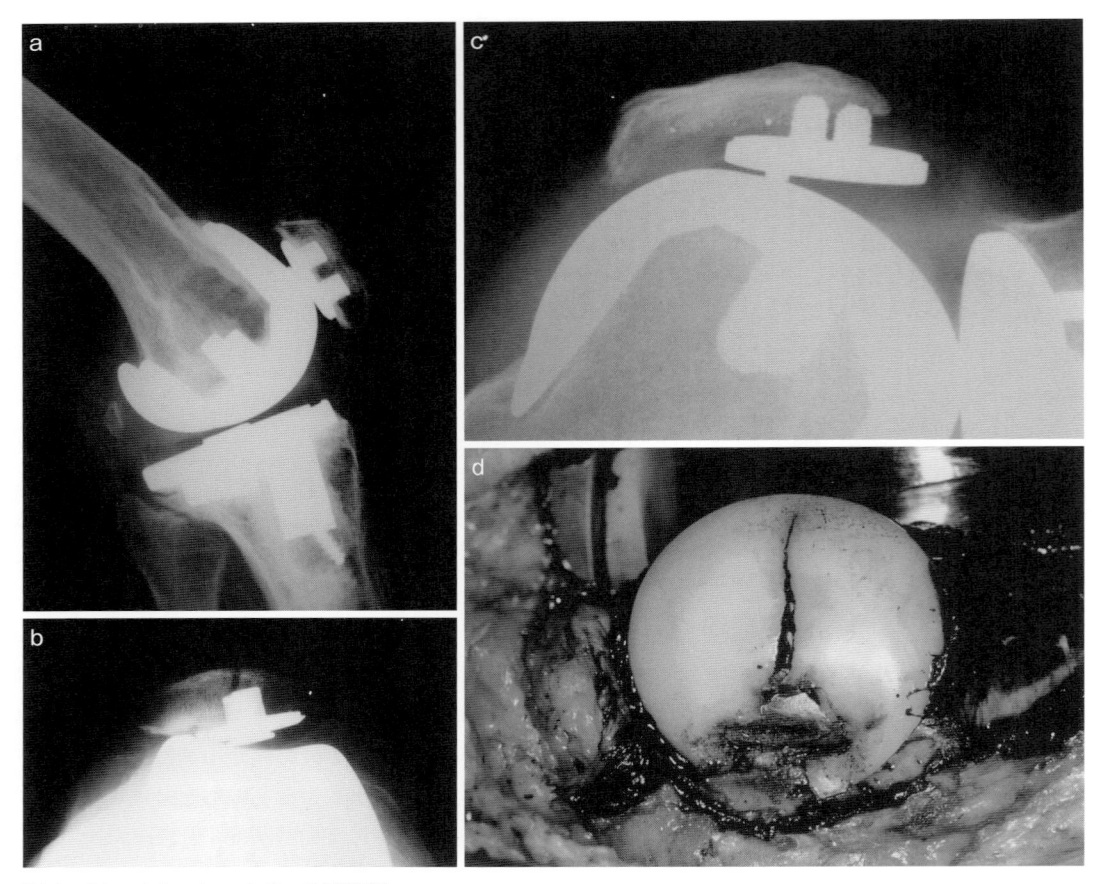

図1 Metal-back patella の問題例
a：MGI型 TKA 術後6年8か月膝蓋骨のポリエチレンの磨耗を認める。
b：Metal-back 型膝蓋骨コンポーネントの傾きと膝蓋骨の骨折を認める（術後3年2か月）。
c：Metal-back 型膝蓋骨コンポーネントの脱転倒（術後3年4か月）。
d：Metal-back 型膝蓋骨コンポーネントのポリエチレンの磨耗とメタローシス（術後8年3か月）。

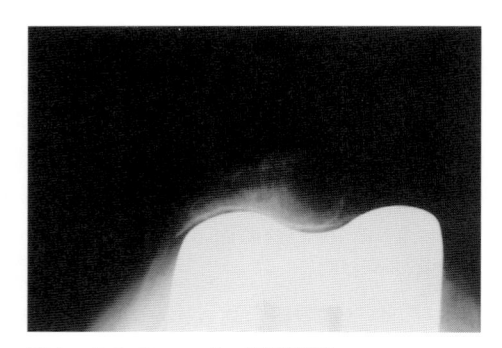

図2 RA の patella 非置換例
62歳 RA-TKA 術後7年6か月，X線上膝蓋骨の変形を認め階段昇降時痛みを訴える。

と略）においても60歳以下の日常の活動性の高い患者では活動により膝前部痛を生じ，X線上膝蓋骨の変形，糜爛を生じる可能性が高いために，膝蓋骨は置換すべきであろう。

一方，膝蓋骨非置換をすべきとする意見は，膝蓋骨の under-resection や over-resection などの手術手技の不適正により，膝蓋骨置換が手術的に適正に行われなかった場合，さまざまな合併症が生じる（**表1**）。特に，PF関節の適合性の不良，亜脱臼，脱臼や膝蓋骨の壊死による膝蓋骨骨折，コンポーネントの緩みや脱転は再置換の方法が困難で，観血的整復固定術や大腿四頭筋の伸展機構の再建を必要とすることがあり，そのような手術は困難を伴うことが多い[22]。

膝蓋骨を置換するか否かについて地域的な差があり，米国においては TKA で約90％以上が膝蓋骨を置換しており，特に RA においては置換すべきとしている[23,24]。一方，ドイツ，フランスを中心とするヨーロッパにおいては非置換の率が高く，スウェーデン（registry）の統計では，OA，RA にかかわらず非置換3に対し置換2で60％が非置換であるという[6]。本邦においては置換，非置換について，RA では置換すべきで OA においてはケースバイケースで非置換が比較的多いと考えられるが，正確な統計報告はない。

表1 膝蓋骨置換における合併症
1) ポリエチレンの摩耗（wear）
2) インプラントの緩み（loosening of the implant）
3) 膝蓋大腿関節の脱臼（dislocation of the implant）
4) 膝蓋骨骨折（fracture of the patella）
5) 膝蓋骨壊死（osteonecrosis of the patella）
6) 膝蓋骨上の膜形成（soft tissue formations, meniscoid）
7) 感染（increase of infections）
8) Anterior knee pain
9) Patellectomy following implant-failures

表2 膝蓋骨を置換すべき例
1) RA
2) 60歳以下の日常活動性の高い例（特に男性）
3) X線上，PF OAが高度（PFの関節裂隙の消失）
4) 術前PFの適合性不良（膝蓋骨脱臼，恒久性を含む）
5) 術前にPFによる疼痛がある

3 膝蓋骨置換の適応について

われわれの施設ではRAにおいては膝蓋骨は全例置換としており，OAにおいては術前のX線でPF関節の関節裂隙が消失している例は置換としている．またOAにおいては術中の膝蓋骨の肉眼的所見より判断することが多く，膝蓋骨の関節軟骨が消失し，骨が露出している場合は置換するが，可能な限り非置換としている．置換することにより合併症が生じた場合の対処が困難であることが，なるべく非置換としている根拠である．当科でのOA膝のうち，置換したのは約2,000関節中21％であった．

膝蓋骨を置換すべきか否かの議論において，当科においての経験を紹介する．当科において1995年11月以来，2007年12月までの12年間にOAに対し両側同時TKAを行ったうちより，片側の膝蓋骨を置換し，もう片側は非置換の30例60関節につき，両膝を比較し，Luらが報告した．置換の適応は，術中の膝蓋骨の変形が高度で関節軟骨が消失し，軟骨下骨が露出している例で，非置換例は軟骨が残り，周辺の骨棘を切除したのみである．

比較方法は，PFの合併症の有無，膝前部痛の有無，PF関節のX線上の適合性，膝蓋骨高位（Insall-Salvati比）にて，左右について検討した．その結果，非置換群の2例に膝前部痛を経験したが，疼痛は2例とも階段昇降に軽度の疼痛を訴えるのみで，ADL上ほとんど困難を呈することはなかった．また合併症，PFの適合性，膝蓋骨の位置に両群に差を認めなかった．

以上の報告より，われわれはOAにおいてPF関節は置換，非置換に差を認めず，ケースバイケースでよいのではとの結論を得ている．

筆者が考える膝蓋骨を置換すべき例は，RA例，OA例では60歳以下のADLの活動性の高い男性，また術前のX線上関節のPFのOAが高度で関節列隙が消失し，術中軟骨下骨が露出している症例，さらに術前PFの適合性が不良でPF関節の不適合が生じている例，また術前明らかに階段の昇降にて疼痛を生じPFに不適合がある症例と考えている（表2）．

膝蓋骨置換術の方法についても適正に行われる必要があり，関節面を水平に切除しコンポーネントを乗せるonlay法か，膝蓋骨を彫りこんで膝蓋骨に埋め込むinset法か議論のあるところである．われわれは以前はonlay法を用いてきたが，1995年FNK人工関節導入以来，膝蓋骨に彫り込む器具を開発し，inset法を用いている．

❖ 文献

1) Fern ED, Winson IG, Getty CJ : Anterior knee pain in rheumatoid patients after total knee replacement. Possible selection criteria for patellar resurfacing. J Bone Joint Surg Br 74 : 745-748, 1992
2) Levitzky KA, Harris WJ, McManus J, et al : Total knee arthroplasty without patellar resurfacing. Clinical outcomes and long-term follow-up evaluation. Clin Orthop Relat Res 286 : 116-121, 1993
3) Boyd AD Jr, Ewald FC, Thomas WH, et al : Long-term complications after total knee arthroplasty with or without resurfacing of the patella. J Bone Joint Surg Am 75 : 674-681, 1993
4) Enis JE, Gardner R, Robledo MA, et al : Comparison of patellar resurfacing versus nonresurfacing in bilateral total knee arthroplasty. Clin Orthop Relat Res 260 : 38-42, 1990
5) Ranawat CS : The patellofemoral joint in total condylar knee arthroplasty : pros and cons based on five-to ten year follow-up observations. Clin Orthop Relat Res 205 : 93-99, 1986
6) Robertson O, Knutson K, Lewold S, et al : Knee arthroplasty in rheumatoid arthritis. A report from the Swedish Knee Arthroplasty Register on 4381 primary operations 1985-1995. Acta Orthop Scand 68 : 545-553, 1997
7) Kajino A, Yoshino S, Kameyama S, et al : Comparison of the results of bilateral total knee arthroplasty with and without patella replacement for rheumatoid arthritis. J Bone Joint Surg Am 79 : 570-574, 1997
8) Steinberg J, Sledge CB, Noble J, et al : A tissue culture model of cartilage breakdown in rheumatoid arthritis. Biochem J 180 : 403-412, 1979
9) Read L, Alexander KL, Noble J, et al : The action of diseased synovium on cartilage substrate. J Bone Joint Surg Br 64 : 383, 1982
10) Laskin RS, Bucknell A : The use of metal-backed patellar prostheses in total knee arthroplasty. Clin Orthop Relat Res

260 : 52-55, 1990
11) Clayton ML, Thirupathi R : Patellar complications after total condylar arthroplasty. Clin Orthop Relat Res 170 : 152-155, 1982
12) Bayley JC, Scott RD, Ewald FC, et al : Failure of the metal backed patellar component after total knee replacement. J Bone Joint Surg Am 70 : 668-674, 1988
13) Lombardi AV, Engh GA, Volz RG, et al : Fracture/dislocation of the polyethylene in metal-backed patellar components in total knee arthroplasty. J Bone Joint Surg Am 70 : 675-679, 1988
14) Merkow RL, Soudry M, Insall JN : Patellar dislocation following total knee replacement. J Bone Joint Surg Am 64 : 1321-1327, 1985
15) Roffman M, Hirsh DM, Mendes DG : Fracture of the resurfaced patella in total knee replacement. Clin Orthop Relat Res 148 : 112-118, 1980
16) Scott RD, Turoff N ; Ewald FC : Stress fractures of the patella following duopatellar total knee replacement. Clin Orthop Relat Res 148 : 112-118, 1980
17) Diduch DR, Insall JN, Scott WN, et al : Total knee replacement in young, active patients. Long-term follow-up and functional outcome. J Bone Joint Surg Am 79 : 575-582, 1997
18) Shoji H, Yoshino S, Kajino A : Patellar replacement in bilateral total knee arthroplasty. J Bone Joint Surg Am 71 : 853-856, 1989
19) Bourne RB, Rorabeck CH, Vaz M, et al : Resurfacing versus not resurfacing the patella during total knee replacement. Clin Orthop Relat Res 321 : 156-161, 1995
20) Keblish PA, Varma AK, Greenwald AS : Patellar resurfacing or retention in total knee arthroplasty. A prospective study of patients with bilateral replacements. J Bone Joint Surg Br 76 : 930-937, 1994
21) Berry DJ, Rand JA : Isolated patellar component revisions of total knee arthroplasty. Clin Orthop Relat Res 286 : 110-115, 1993
22) Enis JE, Gardner R, Robledo MA, et al : Comparison of patellar resurfacing versus non-resurfacing in bilateral total knee arthroplasty. Clin Orthop Relat Res 260 : 38-42, 1990
23) Richard S, Laskin MD : Controversies in Total Knee Replacement, Oxford University Press, New York, pp187-213, 2004
24) Boyd AD, Ewald FC, Thomas WH, et al : Long-term complications after total knee arthroplasty with or without resurfacing of the patella. J Bone Joint Surg Am 75 : 674-681, 1993

9 膝蓋骨の置換

1. 置換

■松田秀一

1 膝蓋骨置換の利点

人工膝関節置換術の際に膝蓋骨の置換をすべきか否かについては，意見の分かれるところである．最近の解剖学的形状をもつ大腿骨コンポーネントを使用し，膝蓋骨の関節軟骨の変性が軽度の場合は，置換をしなくても疼痛を生じず良好な経過をとる症例が少なからずあることも事実である．しかし，どのような症例が非置換でよいのかは厳密な意味ではわかっておらず，置換／非置換の前向き試験やメタアナリシスでも，非置換例のほうが疼痛を生じる症例が多く，再手術に至る頻度も高い傾向にある．人工関節という侵襲の大きな手術を施行するのであれば，可能な限り不確定な要素を残さず手術を終了すべきと考えている．膝蓋骨を置換しても，手術時間の延長はわずかであり，メタルバックコンポーネントを用いない現在では，膝蓋骨コンポーネントが原因で再置換に至る頻度も非常に低い．また，別の原因で再置換になった際もオールポリエチレンコンポーネントは抜去しないことも多く，また抜去，再置換になった場合も，手技的にも困難ではなく，骨の温存も十分可能である．よって現時点では，膝蓋骨は置換したほうが，再手術の可能性が低く，患者の満足度も高い手術方法と考えられる．

2 膝蓋骨置換の手技

1) 手術手技の実際

膝蓋骨周囲の滑膜を切除し，周囲を十分に展開する．骨棘を切除した後，それぞれの方法に従い，コンポーネントを設置する．

① **Onlay 法**

膝蓋骨の厚みを術前後において一定に保つため，caliperを用いて膝蓋骨の厚みを計測する．その後，ボーンソー（図1），もしくはリーマを用いて骨切除を行う．骨切り面の指標は膝蓋骨前面の骨皮質に平行にすることとし，内側の関節面の境界から外側の関節面境界を結ぶ線を目安にする（図2）．通常は内側を厚めに骨切りすることになる．ボーンソーを用いる場合は，まず薄めに骨切りし，caliperで確認しながら徐々に骨切りを加える方法が安全ではあるが，時間がかかるし，骨切り面が不整になりやすい．膝蓋骨の側方から定規などを用いて骨切り位置にマーキングをして（図2），その部位から骨切りを開始すれば，ほぼ予定通りの厚みで骨切りを行うことができる．骨切り後は，触診にて骨切り面の傾きが前面の骨皮質に平行になっていること，および厚みが予定通りであることをcaliperで確認して，サイジングおよび

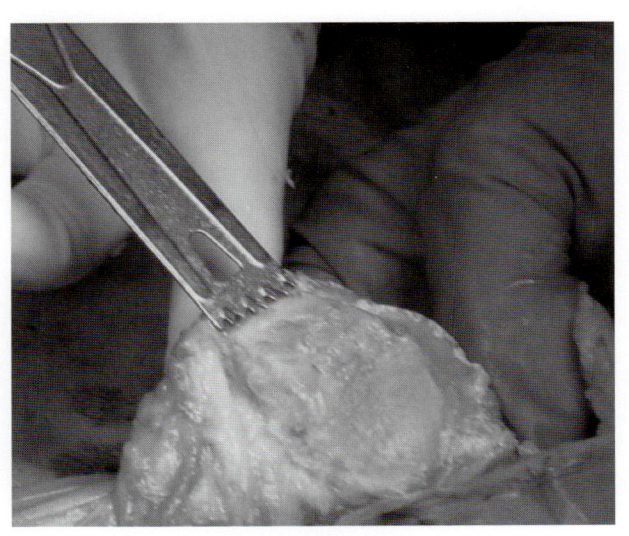

図1 ボーンソーを用いた膝蓋骨骨切り

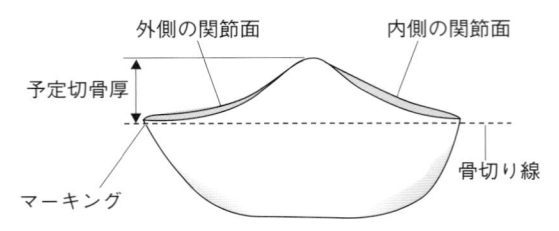

図2 骨切除予定線
通常は内側のほうが厚みを持っているため，内側を多めに骨切りすることになることが多い．ボーンソーを用いる場合は，骨切り位置をマーキングしたほうが誤りが少ない．

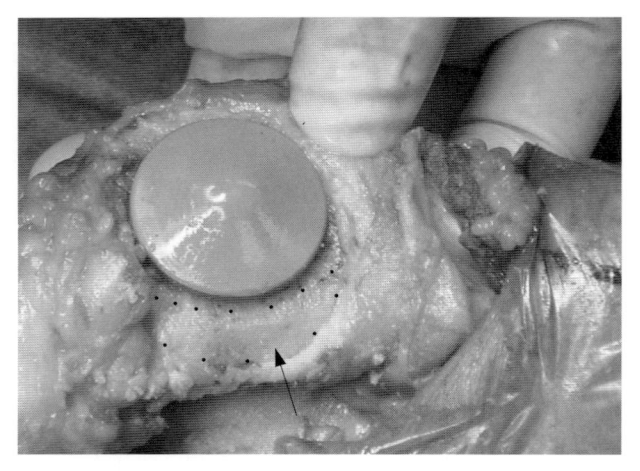

図3 外側の骨切除
コンポーネント設置後，外側の余剰の骨を一部斜めに切除する．

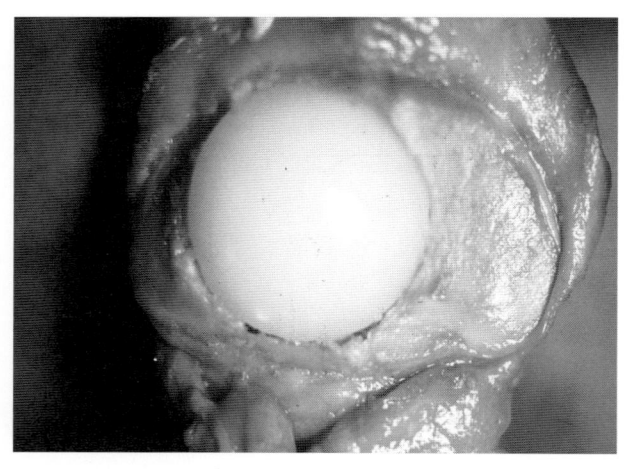

図4 Inlay型コンポーネント
膝蓋骨の関節面内側よりに小さめのコンポーネントを設置し，外側の関節面はそのまま温存する．

peg holeの作成を行う．コンポーネントのサイズは近位-遠位側の大きさを基準に決定し，骨よりはみだすことのないようにする．コンポーネントは，やや内側よりに設置する．トライアルコンポーネント設置後に再度，膝蓋骨とコンポーネントを含めた厚みを，caliperを用いて計測し，術前とほぼ同じであることを確認する．外側の余剰の骨は，トラッキングの妨げになることもあるので，一部切除しておく（図3）．その後，"no-thumb"もしくは"one-stitch" techniqueを用いてトラッキングを確認し，外側へ亜脱臼傾向がある場合は，lateral releaseを行う．

② Inlay法

このデザインは，Freeman[1]らによって初めて紹介されたもので，膝蓋骨コンポーネントの設置部位のみにリーミングを行い，その周りの関節軟骨は温存するタイプである（図4）．実験的研究においては，残した関節軟骨にかかる負荷は術前のそれと著明な差はなく[2]，関節面を残すことで症状が生じる危険性は少ないと考えられる．Pegは中央1つで，通常はセメント固定である．周囲の骨軟骨を残して，膝蓋骨コンポーネントを深く埋め込むために，理論的にはbone-implant interfaceにかかる剪断力を減じることができるのではないかと考えられている．しかし，inlay型とonlay型コンポーネントを比較した研究では，臨床症状には差はなく，tiltやlateral releaseはinlay型に少なかったが，radiolucent lineは，むしろinlay型に多かったと報告されている[3]．短所としては，技術的にやや難しいことと，looseningを起こした際には，bone stockが少なく再置換が困難ということがあげられる．手技としては，膝蓋骨関節面の内側よりに，リーマを用いて骨を掘削し，コンポーネントを設置する．厚みの確認を行うのはここでも同様である．

2）手術のポイント

①膝蓋骨骨切りの厚み

膝蓋骨の骨切りが不足して，コンポーネント設置後の厚みが術前より厚くなると，膝蓋骨コンポーネントへの圧の上昇や，膝蓋支帯の緊張が高くなり，コンポーネントの磨耗，可動域低下，maltrackingなどの危険性が増す．したがって，現在では術前の膝蓋骨の厚みと一致させるべきという意見が主流となっている．一方で，膝蓋骨を余分に骨切りすれば，膝蓋骨の骨折の危険性が増してしまう．骨を15 mmより薄くすると骨へのstrainが増し，骨折の危険性が高くなるという研究結果もあり[4]，15 mmというのが1つの基準となってきたきらいがある．膝蓋骨コンポーネントの厚みが8 mmとすれば，術前の膝蓋骨の厚みが23 mm以上あれば，15 mm以上の骨は確保できる．しかし，現実問題として，以前われわれの施設計測した膝蓋骨の厚みの平均は21.6 mm（19～24 mm，50症例）で，症例によっては，8 mm厚のコンポーネントを用いると，平均で約13 mm，最も薄

表1　RCT in bilateral TKA

報告者	症例数	経過観察期間(年)	Preference 置換	Preference 非置換	Anterior Knee Pain 置換	Anterior Knee Pain 非置換
Ennis（1990, CORR）	25	3.3	45%	15%	n/a	n/a
Kelbish（1994, JBJS-Br）	52	5.2	30%	23%	10%	10%
Barrack（2001, JBJS-Am）	24	5.9	21%	29%	n/a	n/a
Waters（2003, JBJS-Am）	35	5.3	51%*	11%	11.4%	25.7%*
Burnett（2007, CORR）	64	10	37%	22%	16.5%	17.3%

＊統計学的有意差あり

表2　RCT in two groups

報告者	症例数	経過観察期間(年)	Score 置換	Score 非置換	Anterior Knee Pain 置換	Anterior Knee Pain 非置換	膝蓋骨への追加手術 置換	膝蓋骨への追加手術 非置換
Partio（1995, J Orthop Rheum）	100	2.5	92.5	90.5	2%	23%*	0%	0%
Feller（1996, JBJS-Br）	40	3	85.7	88.6	n/a	n/a	10%	0%
Newman（2000, Knee）	125	5	90.3	78.1	n/a	n/a	0%	14.3%*
Barrack（2001, JBJS-Am）	118	5.9	88.3	88.5	19%	17%	0%	12%
Wood（2002, JBJS-Am）	220	4	87.0	86.5	16%	31%*	10%	12%
Waters（2003, JBJS-Am）	514	5.3	91.4*	88.5	5%	25%*	1.2%	4.8%*
Campbell（2006, JBJS-Br）	100	10	71.8	74.9	47%	43%	2%	4%
Smith（2008, JBJS-Br）	181	4	92.0	93.0	30%	21%	1.4%	1.2%

＊統計学的有意差あり

表3　Meta-Analysis

報告者	症例数	階段昇降時の痛み 置換	階段昇降時の痛み 非置換	Anterior Knee Pain 置換	Anterior Knee Pain 非置換	膝蓋骨への追加手術 置換	膝蓋骨への追加手術 非置換
Nizard（2005, CORR）	1,490	12.7%	26.4%	7.6%	22.3%	2.3%	6.5%
Pakos（2005, JBJS-Am）	1,223	n/a	n/a	6.4%	21.2%	1.9%	7.3%
Halmy（2008, CORR）：RCTのみ	1,024	n/a	n/a	12%	26%	2.8%	7.2%

くて11mm程度の厚みしか骨が残らないことになる。Scuderiらは術前の厚みよりやや薄くするべきで，膝蓋骨自体の厚みは10～15mmでよいとしており[5]，Kohらは12mm以下でも12mm以上の例と比べて臨床症状に差はなかったと報告している[6]。よって，もともとの膝蓋骨の厚みが十分でない場合は，残す骨の厚みが15mm以上である必要はないと思われるが，どこまで薄くできるかについての定説はない。1つの目安として，再置換時にコンポーネントを抜去しても10mmの厚みを確保するためには，初回手術時には12mm程度の骨の厚みは必要と思われる。

②骨切り面の傾き

骨を非対称性に切除すると，膝蓋骨のmaltrackingが起きる[7]。膝蓋骨は通常は内側が厚いので，内側を厚めに骨切りする必要がある。ボーンソーとリーマのいずれを用いたほうが正確に切れるかについては，一定の見解はない。リーマは前方の骨皮質が比較的平坦な場合は，予定通りの骨切除が可能であるが，骨切りを直視下に確認できない欠点がある。

③コンポーネントの設置位置

膝蓋骨コンポーネントは内側よりに設置する。内側よりに設置することにより，膝蓋骨関節面の最も高い面が膝蓋骨コンポーネントの最も高い部分に一致することになり，良好な膝蓋骨のトラッキングが期待できる。臨床的にも，膝蓋骨を内側よりに設置することにより，膝蓋支帯の解離の頻度が少なくなったとの報告もある。

3　考察

膝蓋骨を置換すべきか否かについては，患者の症状，再手術の頻度などによって結論を出すべき問題であるため，臨床研究の結果を待たねばならない。最もエビデンスレベルが高い研究はrandomized controlled trial（RCT）であるため，その結果を紹介したい。その中でもより患者背景の影響を少なくしたものが，両側TKA

を施行した際に片側の膝蓋骨を置換し，片側の膝蓋骨を置換せずに臨床経過を比較した研究である（表1）。患者が置換側，非置換側のどちらを好むかという質問では，ほとんどの研究において置換側と答えた症例が多かった。また，膝関節前方の痛みの発生頻度も非置換側に生じる割合が高い傾向にあった。患者をグループ分けして行うRCTの結果では（表2），スコアにはほとんど差がなかったが，膝関節前方の痛みに関しては，非置換側に多いとした報告，置換側に多いとした報告がともに同数あったが，有意差がみられたのは非置換側に多いとした報告のみであった。膝蓋骨に起因する再手術の頻度は，非置換側に多い傾向にあり，2つの報告においては統計学的有意差がみられていた。RCTはエビデンスレベルが高いものではあるが，どうしても症例数が少ないという欠点が伴う。それを補うのがmeta-analysisであるが，膝蓋骨置換の問題についてもいくつかの報告がある（表3）。今回渉猟し得た解析においては，膝関節前面の痛みおよび追加手術の頻度はいずれも非置換例に多かったと結論づけられている。

今日までの臨床成績をまとめると，置換したほうが疼痛を生じる頻度は低く，再置換の危険性も低いと言える。よって現時点では，膝蓋骨を置換したほうがより満足度の高い手術になることが予想できる。しかし，今までの臨床研究のほとんどは，深屈曲位が得られていない症例に対する解析であり，また経過観察期間も短いことが問題点としてあげられる。深屈曲位では膝蓋骨に非常に高い応力がかかることが知られており，深屈曲位を獲得した患者が長期間経過すると，膝蓋骨コンポーネントの著明な摩耗が生じる可能性がある。一方，非置換では疼痛が生じる頻度が高くなる危険性もある。いずれにせよ，深屈曲位を獲得する症例が増加している新たな局面を迎えて，膝蓋骨置換／非置換の是非については今後さらなる検討が必要である。

参考文献

1) Freeman MA, Samuelson KM, Elias SG, et al : The patellofemoral joint in total knee prostheses. Design consideration. J Arthroplasty 16 : 838-843, 1989
2) Matsuda S, Ishinishi T, White SE, et al : Patellofemoral joint after total knee arthroplasty : effect on contact area and contact stress. J Arthroplasty 12 : 790-797, 1997
3) Rand JA, Gustilo B : Comparison of inset and resurfacing patellar prostheses in total knee arthroplasty. Acta Orthop Belg 62 : 154-163, 1996
4) Reuben JD, McDonald CL, Woodard PL, et al : Effect of patella thickness on patella strain following total knee arthroplasty. J Arthroplasty 6 : 251-258, 1991
5) Scuderi GR, Insall JN, Scott NW : Patellofemoral pain after total knee arthroplasty. J Am Acad Orthop Surg 2 : 239-246, 1994
6) Koh JS, Yeo SJ, Lee BP, et al : Influence of patellar thickness on results of total knee arthroplasty : does a residual bony patellar thickness of < or =12mm lead to poorer clinical outcome and increased complication rates ? J Arthroplasty 17 : 56-61, 2002
7) Kawano T, Miura H, Nagamine R, et al : Factors affecting patellar tracking after total knee arthroplasty. J Arthroplasty 7 : 942-947, 2002

9 膝蓋骨の置換

2. 非置換

■石井隆雄

TKAは長期臨床成績も安定しており症例数は年々増加傾向にあるが，まだいくつかの解決されていない論争点があり，TKAを施行する際に膝蓋骨を置換するか否かについても意見が一致していない。

1 膝蓋骨置換に関する考え方

TKA施行時の膝蓋骨置換に関する考え方は以下の3つに分けられる。

1) 全例膝蓋骨置換推進派

術後のanterior knee painの頻度は置換したほうが少なく，total knee arthroplasty（人工膝関節全置換術）という概念からすると大腿骨，脛骨のみでなく膝蓋骨も置換すべきであるという考え方で，古くはRanawat[1]やRae[2]らが膝蓋骨置換例における術後成績は良好でありTKAを施行する際は常に膝蓋骨置換すべきと報告している。

2) 全例膝蓋骨非置換推進派

術後anterior knee painの発生頻度には差がなく，膝蓋骨置換をすることにより生じる合併症などを考えると置換しなくてもよいという考え方である。

3) Case by case派

疾患別（RA症例のみは置換など）あるいは各症例（術中膝蓋骨関節面のOA変化が高度な例など）により膝蓋骨置換をするか否かを決定する考え方である。

われわれはcase by caseで膝蓋骨置換をする考え方でTKAを施行しているが，膝蓋骨置換の適応症例，非置換術を選択する理由については後述する。

2 膝蓋骨置換の利点，欠点

膝蓋骨を置換する利点としては，①術後に生じるanterior knee painの軽減，②膝蓋骨関節面の磨耗進行防止，③PF関節トラッキングの改善があげられる。一方，欠点としては①手術時間の延長，手術侵襲の増加，②膝蓋骨置換による合併症（膝蓋骨骨折，阻血性壊死，膝蓋腱損傷，膝蓋骨コンポーネントの磨耗，aseptic loosening），③合併症発生時の手術手技が困難な点などがあげられる．

3 膝蓋骨置換，非置換に関するevidence

1) Prospective randomized studies

TKA施行時に膝蓋骨置換群と非置換群を無作為に分けて，両群間の臨床成績を前向きに検討した研究は数多く報告されている（表1）。

Barrackら[6]は86例118膝のOA症例に対してprospective randomized studyを行い，術後最低5年follow upした67例93膝を対象として置換群と非置換群でKnee Society score，患者満足度，anterior knee painの出現頻度につき比較検討した結果，どの項目においても両群間に有意差はなく，術後のanterior knee painに関しては膝蓋骨置換するか否かよりも，コンポーネントデザインやコンポーネントの回旋異常のような手術手技のほうが強く関与しているのではないかと報

表1　膝蓋骨置換，非置換に関する prospective randomized study

報告者(年)	関節数(置換/非置換)	疾患	follow up	結果
Burnett[3](2004)	90(42/48)	OA	最低10年	両群間に有意差なし(臨床成績)
Waters[4](2003)	474(243/241)	OA, RA	5.3年	anterior knee pain：非置換群(25%)＞置換群(5%)
Wood[5](2002)	220(92/128)	OA	4年	anterior knee pain：非置換群(31%)＞置換群(16%)
Barrack[6](2001)	88(44/44)	OA	最低5年	両群間に有意差なし(臨床成績，疼痛)
Feller[7](1996)	38(19/19)	OA	3年	階段昇降能改善：非置換群＞置換群
Burnett[8](2007)	20 bil TKA	OA	最低10年	両群間に有意差なし(臨床成績)
Kajino[9](1997)	26 bil TKA	RA	6.5年	階段昇降時痛：非置換群＞置換群
Keblish[10](1994)	30 bil TKA	OA	5.2年	両群間に有意差なし(臨床成績)
Enis[11](1990)	22 bil TKA	OA, RA	4年	疼痛，筋力改善：置換群＞非置換群

(bil TKA：両側TKA)

表2　膝蓋骨置換，非置換に関する meta-analysis

報告者(年)	症例数	結果
Parvizi[12](2005)	1,519	anterior knee pain：非置換群＞置換群
Nizard[13](2005)	1,490	疼痛，revision：非置換群＞置換群
Pakos[14](2005)	1,223	疼痛，revision：非置換群＞置換群

告している。一方，Watersら[4]は514膝のTKA症例に対して prospective randomized study を行い，術後平均5.4年経過観察した474膝を対象として anterior knee pain の出現頻度について検討し，膝蓋骨置換群5.3%に対して非置換群25.1%と非置換群に有意に高かったと報告しており，一定の見解は得られていないといえる。しかしこの研究スタイルの問題は術者や患者間にばらつきがある点であり，その問題を解消するために両側TKA施行例を対象に片側は膝蓋骨置換，片側は膝蓋骨非置換として両群間の臨床成績を前向きに比較検討した研究も報告されている。Keblishら[10]は両側TKAを施行し術後平均5.2年経過観察した30例60関節を対象として臨床成績と anterior knee pain の発生頻度につき比較検討した結果，両群間で有意差はなかったと報告している。またBurnettら[8]は，両側同時TKAを施行し術後最低10年以上経過観察した20例40関節に対して prospective randomized study を行い臨床成績，anterior knee pain の発生頻度については両群間で有意差はなかったと報告している。

2) Meta-analysis

前述した prospective randomized study の結果を総合して統計学的に解析した meta-analysis の成績もいくつか報告[12〜14]されており(表2)，anterior knee pain の発生頻度，再置換率については膝蓋骨置換より非置換のほうで危険性が高くなるという報告が多い。Meta-analysis は対象症例が多いため信頼性は高いが，疾患，手術手技，人工関節機種などに統一性がない点は欠点である。

4　疾患別膝蓋骨置換の是非

TKAの適応疾患の代表はOAとRAであることは言うまでもないが，この両疾患については病態が全く異なるため膝蓋骨置換の是非についても同様に論ずることは難しいと考える。Boydら[15]はTKA後の合併症について膝蓋骨置換例と非置換例で retrospective に比較検討し，膝蓋骨周辺の疼痛は膝蓋骨非置換例495膝中51膝にみられ，そのうちRA症例300膝中40膝(13%)，OA症例195膝中11膝(6%)とRA症例に疼痛の出現頻度が有意に高かったと報告している。また，Watersら[4]はRA症例71膝を対象として膝蓋骨置換群と非置換群で anterior knee pain の出現頻度を比較検討すると，置換群で2.4%に対して非置換群で17.2%と非置換群で有意に高かったと報告している。したがってRA症例においては膝蓋骨を置換したほうがよいという考えが大半であるといえる。

一方OA症例においては，膝蓋骨置換の適応を決めて症例に応じて膝蓋骨置換を施行している報告も数多くみられる。膝蓋骨置換の適応として，膝蓋骨の変形高度例，膝蓋骨のトラッキング不良例，anterior knee pain 例(術前)，肥満例などがあげられる。Kimら[16]は膝蓋骨置換の適応外である非置換例49膝を最低10年経過観察し，survival rate は97.5%で膝蓋骨の置換が必要になった例は1関節のみで良好な結果であったと報告している。

また Scott と Reilly[17]はRA症例に関しては全例置換を，OA症例に対しては膝蓋骨の変形高度例，軟骨欠損

例，膝蓋骨のトラッキング不良例など症例を選択して膝蓋骨を置換することを推奨している。

5 当科における膝蓋骨置換に関する治療方針

RA 症例に対しては滑膜炎を主体とする炎症性疾患であり，放出された炎症性サイトカインにより関節軟骨，骨破壊を引き起こす病態のため膝蓋骨置換せずに術後経過をみていると，膝蓋骨の関節軟骨および骨まで破壊が進み疼痛を伴う症例を経験したため，それ以降 RA 症例に対しては全例膝蓋骨置換を施行している（図1）。

一方，OA 症例に対しては術中の PF 関節所見で判断しており，術中に PF 関節の OA 変化が高度な症例，膝蓋骨トラッキング不良例や PF 関節の OA 変化が軽度であっても肥満例などに対しては膝蓋骨を置換している

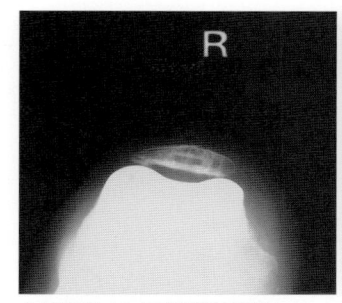

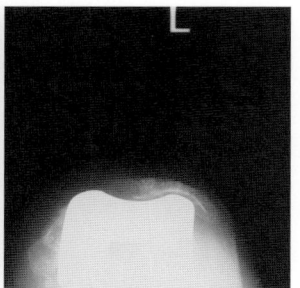

右膝術後 10 年（膝蓋骨置換）　　左膝術後 19 年（膝蓋骨非置換）
図1　膝蓋骨非置換例（57 歳，女性 RA）

が，それ以外の症例には膝蓋骨置換を行っていない。当科において FNK 型 TKA を施行し 5 年以上経過観察可能な例は 545 例 957 膝（OA 754 膝，RA 197 膝，その他 6 膝）であり RA は全例膝蓋骨置換，OA においては膝蓋骨置換例 754 膝中 193 膝（25.6％）で OA 症例全体の

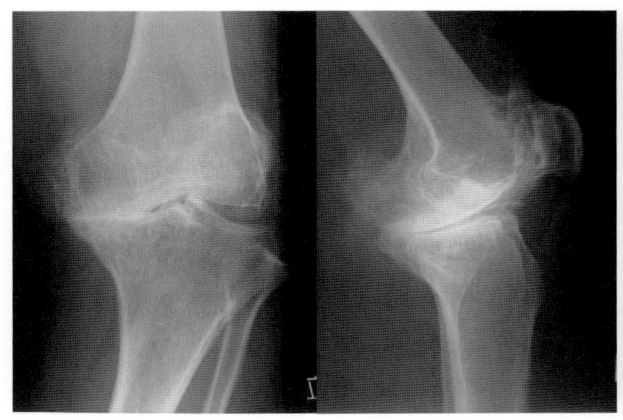

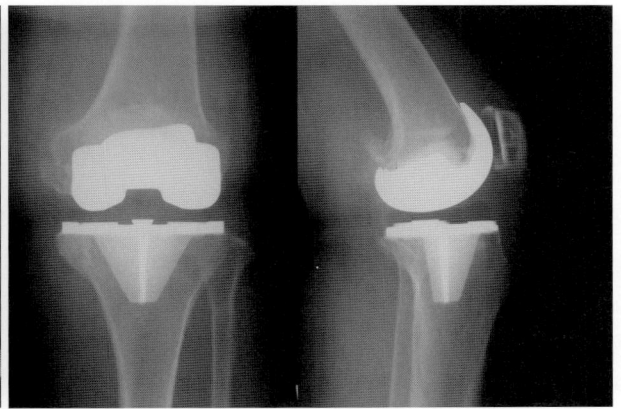

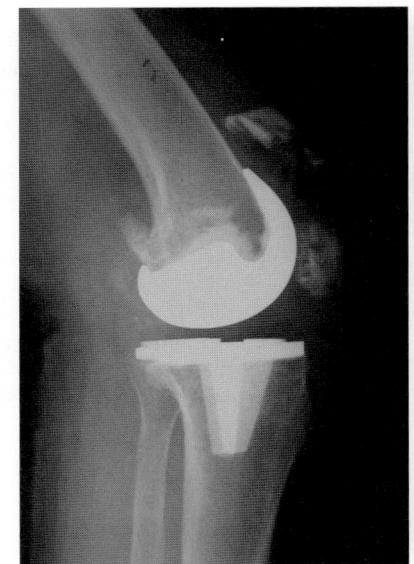

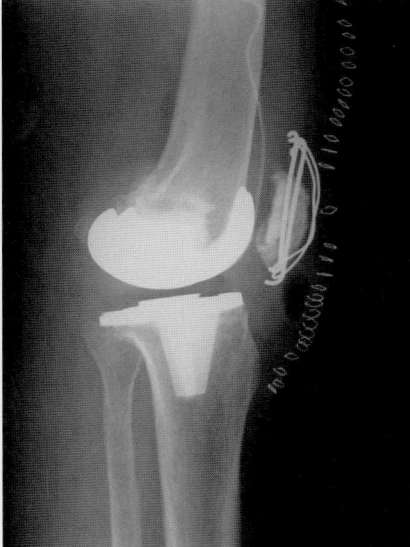

術前 X 線　　　　　　　　　　　術後 X 線

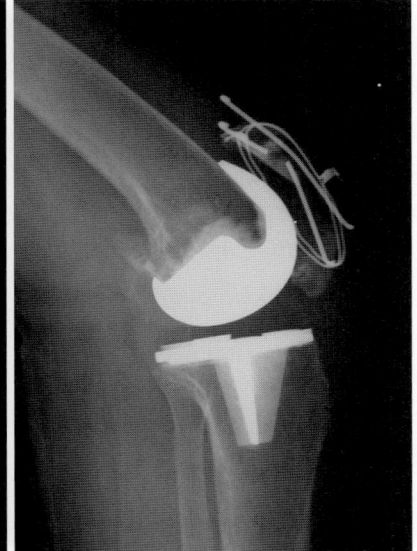

膝蓋骨骨折後　　　　ORIF 直後　　　　　　　　ORIF 後骨癒合不全
図2　TKA 後膝蓋骨骨折例（75 歳，女性 OA）

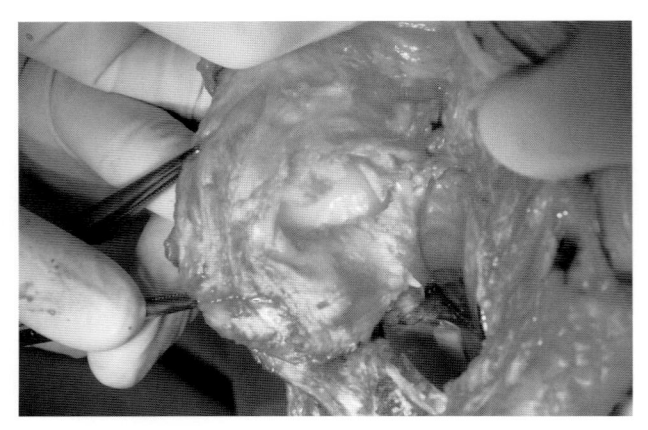

図3 TKA再置換術時の膝蓋骨コンポーネント（46歳，女性 RA）
膝蓋骨コンポーネントの周囲に肉芽組織が充満している。

1/4 は置換し，3/4 は置換していないという結果であり，特に非置換例において anterior knee pain などで膝蓋骨置換の再手術を施行した例はなく，OA 症例に対しては case by case でよいと考えている。

6 当科で膝蓋骨置換をできるだけ施行しない理由

当科では膝蓋骨置換および非置換 TKA 症例で，術後転倒し膝蓋骨骨折を生じた例をそれぞれ経験している。膝蓋骨非置換例では通常どおりの ORIF で骨癒合が得られた。一方，膝蓋骨置換例においてはコンポーネント挿入分だけ bone stock が少なくなっており鋼線を刺入するのも困難であり，ORIF に大変難渋し結果的に骨癒合しなかった例を経験している（図2）。このように術後に転倒し膝蓋骨骨折を生じた場合の手術の困難さ，骨癒合獲得できる可能性の面からすると膝蓋骨非置換のほうが圧倒的に有利と考える。膝蓋骨骨折が癒合せず偽関節となった場合や，partial patellectomy に至った場合の ADL 障害は膝蓋骨非置換時に生じる anterior knee pain による ADL 障害よりむしろ大きいと思われるため，当科では前述した膝蓋骨置換適応症例以外はできるだけ膝蓋骨置換はせずに対処している。

近年，膝蓋骨置換している TKA 症例を再置換するケースも増えてきているが，再置換時に膝蓋骨を反転し膝蓋骨コンポーネントに注目してみると，コンポーネントの周囲は厚い軟部組織で覆われおり，どうみても大腿骨コンポーネントの patella groove と適合しているとは思えない症例（図3）が認められ，このようなことからも置換しなくてもよい例は極力置換しない方針で考えている。

参考文献

1) Ranawat CS : The patellofemoral joint in total condylar knee arthroplasty. Pros and cons based on five to ten-year follow-up observations. Clin Orthop 205 : 93-99, 1986
2) Rae PJ, et al : Patella resurfacing in total condylar knee arthroplasty. J Arthroplasty 5 : 259-265, 1990
3) Burnett RS, et al : Patella resurfacing versus nonresurfacing in total knee arthroplasty. Clin Orthop 428 : 12-25, 2004
4) Waters TS, et al : Patellar resurfacing in total knee arthroplasty : A prospective, randomized study. J Bone Joint Surg Am 85 : 212-217, 2003
5) Wood DJ, et al : Patellar resurfacing in total knee arthroplasty : A prospective, randomized trial. J Bone Joint Surg Am 84 : 187-193, 2002
6) Barrack RL, et al : Patella resurfacing in total knee arthroplasty. A prospective, randomized, double-blind study with five to seven years follow-up. J Bone Joint Surg Am 83 : 1376-1381, 2001
7) Feller JA, et al : Patellar resurfacing versus retention in total knee arthroplasty. J Bone Joint Surg Br 78 : 226-228, 1996
8) Burnett RS, et al : A prospective randomized clinical trial of patella resurfacing and nonresurfacing in bilateral TKA. Clin Orthop 464 : 65-72, 2007
9) Kajino A, et al : Comparison of the results of bilateral total knee arthroplasty with and without patellar replacement for rheumatoid arthritis. J Bone Joint Surg Am 79 : 226-228, 570-574, 1997
10) Keblish PA, et al : Patellar resurfacing or retention in total knee arthroplasty: A prospective study of patients with bilateral replacements. J Bone Joint Surg Br 76 : 930-937, 1994
11) Enis JE, et al : Comparison of patellar resurfacing versus nonresurfacing in bilateral total knee arthroplasty. Clin Orthop 260 : 38-42, 1990
12) Parvizi J, et al : Failure to resurface the patella during total knee arthroplasty may result in more knee pain and secondary surgery. Clin Orthop 438 : 191-196, 2005
13) Nizard RS, et al : A meta-analysis of patellar replacement in total knee arthroplasty. Clin Orthop 432 : 196-203, 2005
14) Pakos EE, et al : Patellar resurfacing in total knee arthroplasty : A meta-analysis. J Bone Joint Surg Am 87 : 1438-1445, 2005
15) Boyd AD, et al : Ling-term complications after total knee arthroplasty with or without resurfacing of the patella. J Bone Joint Surg Am 75 : 674-681, 1993
16) Kim BS, et al : Selective patellar nonresurfacing in total knee arthroplasty. 10 year results. Clin Orthop 367 : 81-88, 1999
17) Scott RD, Reilly DT : Pros and cons of patella resurfacing in total knee replacement. Orthop Trans 4 : 328-329, 1980

10 コンポーネントの固定法の選択

論点の整理

■秋月 章

1 はじめに

人工関節の骨組織への固定はポリエチレンの摩耗とともに，人工関節の長期耐用性を左右する重要なポイントである。人工股関節と膝関節は，形状も動きも荷重伝達様式も異なるために，股関節でよいことが膝関節にも直接当てはまるわけではない。また，股関節で臼蓋と大腿骨ステムでも前述したことが異なるように，大腿骨，脛骨コンポーネントでも同様であり，やはり単純な固定法の選択ではない。人工関節コンポーネントの固定は，金属，セラミック，ポリエチレンなどの骨とは著しく材料特性の異なる物質を生体骨に固定して，荷重伝達，動きによるたわみの差に耐えさせ固定を維持することと同時に，ストレスシールドからくる骨吸収を防ぐことに要点がある。固定法は，プレスフィット固定[1]といわれる骨との接触固定，骨セメント固定[2]といわれるpolymethylmethacrylate (PMMA)を介在に使用した方法，骨セメントを用いずに骨との接触面にマイクロビーズなどの加工やhydroxyapatite (HA)などの合成物を用いて骨侵入をはかり，生物学的，化学的固定を得ようとするセメントレス固定[3]，さらに，大腿骨，脛骨コンポーネントで違う方法を用いるハイブリット固定[4]がある。

2 固定法の利点，不利点とその選択

1) 骨セメント固定

まず，polymethylmethacrylate (PMMA)の物性の理解が重要である。PMMAの物性は分子量に左右される。通常分子量約19万のポリマーはモノマーと重合して約24万の分子量となるが，90%程度の重合まで約4時間，最大機械的強度を発揮する100%の重合までは約24時間を要する。その場合でも骨セメントの弾性係数は2.3 Gpaで，約1 Gpaの海綿骨，16 Gpaの皮質骨の中間であるが金属(Co-Cr-Mo：213 Gpa，Ti-6Al-4V：124 Gpa)よりはるかに小さい。さらに，最大破断応力は，骨皮質に比して，引っ張りで3/4，圧縮で1/2，剪断で1/2である。このため，複雑な力の発生するインプラント，骨セメント，骨の界面では，セメントの破断の危険性が常に存在する。これは，THAではいまだ解決されない重大な問題ではあるが，よくデザインされ良好なアラインメントで手術されたTKAの長期成績からは，幸いにして大きな問題とはなっていない。人工膝関節の固定で，骨セメントを固定に用いる利点は，骨切りの不備をカバーできること，強固な初期固定が得られること，さらに，骨切り面からの出血が防げることである。しかし，骨セメント(特にPMMAモノマー)の毒性，経年的な骨セメントの劣化に伴う緩み，残存セメント細粒，再置換時の骨量および質の劣化，感染への抵抗性の弱さなど，骨セメント使用時の問題点は解決されておらず，不利点ともいえる。この不利点は若く，体重が重く，術後に高度の使用を要求するような患者に対しては，現在でも特に大きい憂慮である。

2) セメントレス固定

bone ingrowthによる固定，すなわちbiological fixationの方法が，TKAにおいては，1980年代から開発さ

れてきた。インプラントと一体となった，Co-Cr-Mo や Ti-6 Al-4 V の多孔体，porous，fiber-mesh 構造部分に，bone ingrowth を誘導し機械的固定を得る方法がセメントレス固定の一般的方法である。セメントレス固定の利点としては，骨セメントの毒性を排除できる，感染への抵抗性，再置換時の骨の量，質の温存，強固な bone ingrowth が得られた場合には，経年的劣化が少ないことなどがあげられる。不利点は，初期固定に時間がかかること，bone ingrowth の程度が不確実，術後出血の多さなどであるが，前二者に対しては，hydroxyapatite（HA）を使用することにより解決されつつあり[5]，出血に対してもさまざまな工夫がなされている[6]。ただし，手術時の正確な骨切りは骨セメント固定よりも要求される。

3）共通する問題

長期成績に関与する因子として，ポリエチレンの摩耗粉などによる骨融解が特に人工股関節で問題となっている。幸いにして人工膝関節では，摩耗の様式の違いから，摩耗粉の大きさが股関節とは異なり，この問題は大きな問題にはなっていない。しかし骨との境界面のシールド効果も固定法に関連する問題としてあげられる。

各種固定法の効果，問題点は，有限要素法などによる解析，動物実験，工業材料試験の方法を応用した強度試験などで研究されているが，それらの研究の結果は生体内に挿入された人工関節の複雑な挙動の一部を再現しているのに過ぎない。しかし，人工関節自体，発展途上であるが，完成を待つ前に実用せざるを得ない環境にあることも事実である。したがって，最終的には長期にわたる実際の臨床面での患者からの評価，長期成績[7〜9]のみが，その良否，改良されていくべき問題点を指摘しうるものであろう。

❖ 参考文献

1) 山本純己：Press fit 方式と Microporous 方式．人工膝関節置換術―基礎と臨床（松野誠夫，他編），文光堂，pp146-152, 2005
2) 星野明穂：骨セメント．人工膝関節置換術―基礎と臨床（松野誠夫，他編），文光堂，pp134-138, 2005
3) 秋月章：セメントレス．人工膝関節置換術―基礎と臨床（松野誠夫，他編），文光堂，pp139-145, 2005
4) 王寺享弘：Hybrid．人工膝関節置換術―基礎と臨床（松野誠夫，他編），文光堂，pp153-155, 2005
5) Akizuki S, Takizawa T, Horiuchi H : Fixation of a hydroxyapatite tricalcium phosphate coated cementless knee prosthesis-clinical and radiographic evaluation seven years after surgery. J Bone Joint Surg Br 85 : 1123-1127, 2003
6) Akizuki S, Yasukawa Y, Takizawa T : A new method for hemostasis for cementless total knee arthroplasty. Bull Hosp Joint Dis 56 : 222-224, 1997
7) Ranawat CS, Flynn WF Jr, Saddler S, et al : Long term results of total condylar knee arthroplasty. Clin Orthop Relat Res 286 : 94-102, 1993
8) Yamamoto S, Nakata S, Kondoh Y : A follow up study of an uncemented knee replacement. J Bone Joint Surg Br 71 : 505-508, 1989
9) Watanabe H, Akizuki S, Takizawa T : Survival analysis of a cementless, cruciate-retaining total knee arthroplasty -Clinical and radiographic assessment 10 to 13 years after Surgery. J Bone Joint Surg Br 86 : 822-829, 2004

10 コンポーネントの固定法の選択

1. 骨セメント固定人工膝関節

■早川和恵

1 骨セメントの特徴・利点・欠点

1）特徴

人工膝関節置換術（以下，TKA）の固定方法の1つに従来から使用されてきた骨セメント固定がある。骨セメントは粉末ポリマーと液体モノマーを混和して使用し，各製造会社により組成や分量は異なる[1]。1982年に日本で薬事承認を取得したSurgical Simplex®（Stryker）の場合は，粉末ポリマーと液体モノマーの混合比は約2：1で，粉末ポリマーは40g〔組成はメタクリル酸メチルスチレン共重合体75.0％，ポリメタクリル酸メチル（PMMA）15.0％，硫酸バリウム10.0％〕であり，臨床上の経過を観察するためにX線造影剤を含有している。液体モノマーは20ml〔組成はメタクリル酸メチル単量体（MMA）97.4％，N.N.-ジメチル-p-トルイジン2.6％，ヒドロキノン微量〕である。これにより適度な粘性，優れた疲労強度，引っ張り強度，圧縮高度，剪断強度を有する。

骨セメントの混合状態はdough time, working time, setting timeの3段階に分かれ，dough timeは骨セメントが手につかなくなる状態で，working timeはコンポーネントを挿入して固まるまでの時間，setting timeは完全に硬化が完了するまでの時間である。

硬化時間に与える影響は温度，分量，撹拌速度で異なる。Surgical Simplex®の場合，20℃で約12分，25℃では約7分で硬化する。Surgical Simplex®の硬化時間を短くさせる条件は温度（室温，骨セメント，撹拌容器の温度）がそれぞれ高い場合，分量は液体モノマーが少なく粉末モノマーが多い場合，撹拌速度が速い場合（バキュームミキサーの使用）である。

一方，低重合熱を実現したセメックスRX®（TOKIBO）は，粉末ポリマーと液体モノマーの混合比が約3：1で，粉末ポリマーの組成はSimplex®と大きく異なり，ポリメタクリル酸メチル（PMMA）88.27％，硫酸バリウム9.00％，過酸化ベンゾイル2.73％であり，液体モノマーの使用量が少なく高密度ポリマーを使用した。

海外では予防的に骨セメント内にあらかじめ抗菌薬を混入させてある骨セメント，例えばPalacos® PMMA（Zimmer），Simplex® PMMA（Stryker）などが市販されているが[2]，日本では抗菌薬は医薬品であり，骨セメントは医療機器として扱われるため，どちらに分類されるかが定まらず，導入が遅れているのが現状である。

2）骨セメント固定の利点

骨セメント固定の利点は，第一にコンポーネントの初期固定が良好な点である。これにより術直後から安定性が得られ，早期離床，早期荷重，早期退院が可能となる。第二には関節リウマチ（以下，RA）などの骨質の不良な骨萎縮例にも対処できる点である。第三にはわずかな間隙や骨欠損を骨セメントで充填できる点であり，若干の不整な骨切り操作を補える点である[3]。第四には骨セメントの封孔効果により止血を容易にして[3]，術後の出血が少ない点である[4]。骨セメント固定は手術に安心感を与え，術者や主治医のストレスを軽減させるものである。

より多くの末梢への骨セメント浸透はsealとして作用し[5]，後に起こる関節表面からの摩耗分の進入を予防し，骨融解とその後のコンポーネントの破壊を回避するとされ，より深い骨セメント浸透はコンポーネントを安定させる[6]。

3）骨セメント固定の欠点

　骨セメント固定の欠点で危惧される点は，重合熱による周囲の壊死，モノマーの毒性，術後の単純 X 線像での骨透亮像の発生，再置換時の手術操作の困難さである。また設置時の余分な骨セメントや骨セメント粉はポリエチレン摩耗を起こすとされる[7]。

　骨セメント使用による重篤な副作用では循環呼吸動態の変化があり，bone cement implantation syndrome（BIS）とよばれ，心停止，死亡（術中に死亡）の報告もある。原因は重合時のモノマーが血管内に吸収されて心肺への直接毒性を発生する，末梢血管拡張作用，空気，脂肪，骨髄成分による肺塞栓症，アレルギー反応，神経血管反射，静脈内での血小板の凝集などが考えられている。これらは人工股関節置換術や人工骨頭手術など股関節手術で多い。特に高齢者，もともと心肺機能に合併症のある患者，術前からの全身状態不良患者などは十分気をつけ，術中の一過性の低血圧には注意が必要である。

　骨セメント合併症を引き起こさないための骨セメント手技の注意点は，骨セメントの撹拌時間を長くする，髄腔内に圧を加えすぎない，髄腔内にドレーンを挿入し圧を下げる，骨セメントプラグの使用，髄腔内のパルス式洗浄で脂肪や骨髄組織を洗い出す，髄腔内の血液吸引などである。

2　推奨する方法の実際

1）術前計画

　年齢は高齢か，貧血の状態，術前の単純 X 線像で骨切り後の骨欠損量はどれくらいか，骨質は良好かどうかを術前に把握しておく必要がある。

2）手術の手順・手術手技

　すべての骨切りが終了したら，十分洗浄し，余分な水分を除去し，髄腔に残存している洗浄液も吸引しておく。骨切り面は入念に，付着した余分な水分と軟部組織を除去する。筆者らは骨硬化が強ければ，硬化部の数か所にドリリングし，大腿骨の髄内ロッド挿入部には洗浄液を吸引後，切除骨でプラグをしている。また，骨セメント混合開始前に手術室の室温は 25℃ 以上にあげておき，常温保存の Surgical Simplex® を使用している。

　通常，骨セメント 1 袋，約 40 g の粉末ポリマー（PMMA）を混合用容器に入れ，その中に約 20 ml の液体モノマーの全量を注ぎ，ヘラなどで完全に撹拌する。室温や骨セメントの温度がそれぞれ高い場合は硬化が早まる。撹拌速度が速いと硬化も早くなるが，骨セメント強度を下げないように空気の混入を少なくさせるためには，ゆっくりとかき混ぜる必要がある。撹拌してから骨セメントが手術用手袋につかなくなるまでが使用可能になるまでの時間で，これには数分かかる。骨セメントを固定する際の骨セメントの固さは術者の経験によって左右される。筆者らは混入開始から約 2 分後の若干やわらかい状態で骨への固定を行っている。また平成 14 年から，骨セメント固定の場合には骨セメントの粉末ポリマー 40 g 内に硫酸アミカシン 400 mg を混入している。

　骨セメント固定は膝蓋骨，脛骨，大腿骨の順番で一気に固定する。膝は伸展位とし，骨セメントを付着させた膝蓋骨を用手的に十分挿入し，圧迫固定器で把持する。次に膝を屈曲し脛骨を前方に脱臼させ，骨セメントを付着させた脛骨コンポーネントを用手的に十分挿入した後，ハンマーで圧迫固定する。最後に，大腿骨側は膝を 90〜120° の屈曲位の状態で，なるべく後方部分まで骨セメントを付着させておくが，後方部分は付着が難しいため，コンポーネントの後方 2 か所にも十分な骨セメントを付着させておく。コンポーネントは用手的に挿入後，ハンマーで十分に打ち込む。そして，すばやく余分な骨セメントを除去し，トライアルインサートを挿入する。骨セメント浸透をより深めるために，再度膝を 0° 伸展位にして，助手が踵部から近位方向に向かって用手的に圧迫し，骨セメントが十分固まるまでの約 10 分間圧迫を続ける。この圧迫動作でさらに圧着されるため，はみだした骨セメントを切除する。骨セメント浸透の深さは約 2〜3 mm 程度である。

　現在，筆者らは膝蓋骨置換をほとんど施行しないため，脛骨の骨セメント固定後，引き続き大腿骨の骨セメント固定を行っている。また骨セメント固定の際には常に再置換を考慮し，脛骨側はステム先端に骨セメントを付着させない。大腿骨にステムがついた場合も同様である。

3）コツ，pitfall，アドバイス

　通常，骨セメントは 1 袋で膝蓋骨，脛骨，大腿骨の順番ですべてを固着できるが，慣れないうちは骨セメント 1 袋ですべてを固定しようとせず，膝蓋骨と脛骨で 1 袋，大腿骨で 1 袋と分けて固定するか，部屋の温度，骨セメントの温度をあらかじめ下げておくのも時間が稼げるのでよいかもしれない。すべて置換した後に膝を完全伸展位として，踵部から近位方向に用手的に圧迫を加えるとさらに圧着できる。

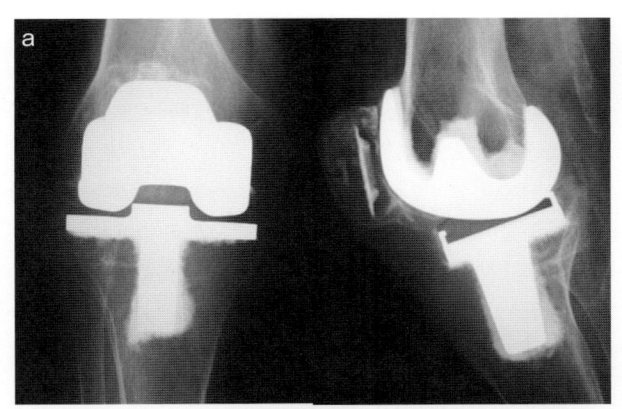

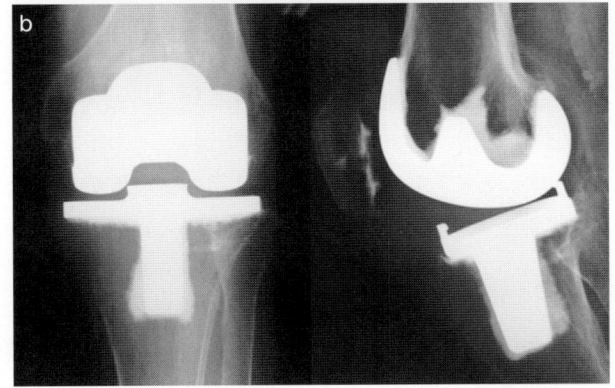

図1 骨セメント固定で術後21年経過したRAの両膝TKA症例
a：右膝，b：左膝。

3 考察

1) 適応の範囲・推奨の理由

骨セメント固定の術後成績は確立されたものがある。術後21年経過したRAの両膝TKA症例(図1)であるが，ゆるみはない。

骨セメント固定のよい適応は，骨質が不良な場合に安定した初期固定が得られることである。特にRAで骨質が不良な場合は安心できる[8]。RAでは骨セメントを使用するべきとの報告もある[4,9]。また骨欠損に対しても5mm以下の骨欠損ならば骨セメントの補填で十分である。後十字靱帯(PCL)を切除するPosterior Stabilizer (PS) typeを使用する際は，骨セメント固定が望ましい。高齢者には骨セメント固定を推奨する報告もある[8,10]。また体重が80 kg以上の症例で，コンポーネントに負荷が大きくかかる場合も骨セメント固定がよいとされる[4]。

また，感染TKAの治療において人工関節抜去後に，抗菌薬入り骨セメントビーズや抗菌薬入り骨セメントスペーサーモールドを挿入する方法は，感染治療において良好な成績が報告されている[2]。これらを踏まえ，初回TKAでの感染予防対策としても骨セメント固定時に抗菌薬を含有させて骨セメント固定をしている報告がある[11]。しかし，抗菌薬を多量に添加する場合，抗菌薬の種類によっては骨セメント強度が低下することが懸念される。初回TKA時に抗菌薬を骨セメント内に混入させて抗菌薬の濃度を測定した報告もある[12]。

昭和50年〜平成19年9月までの期間において，当科で骨セメント固定されたTKAの感染率は976関節中19関節(1.9％)であり，これは骨セメントレス固定の感染率326関節中4関節(1.2％)を上回っていた。骨セメント固定のうち，抗菌薬を混入させる前後で感染率を分けて調査すると，平成13年までの抗菌薬なしの骨セメント固定562関節中，感染は16関節(2.8％)であったのに対し，抗菌薬を混入した平成14年以降の骨セメント固定414関節中，感染は3関節(0.7％)と感染率は明らかに減少していた。感染率の減少は手術時間の短縮などほかの要因も含まれるが，抗菌薬の混入は感染を減少させた要因の1つになっていると推測する。そして危惧される抗菌薬の混入による早期の骨透亮像やゆるみの出現は，今のところ認められない。

2) 手術の難易度（骨セメント使用手技）

TKAの数週間後には骨と骨セメント間に線維組織が介在するようになる。これが将来の骨と骨セメント間でのゆるみの原因になりうる骨透亮像の出現だが，そこには骨粗鬆症が存在する可能性があるとされる[13]。骨セメント固定では骨透亮像は経時的に増加する危険がある。骨透亮像出現の要因は骨切り角度，下肢アライメント，micromovementが関係する。Luring Cら[14]は，骨セメントステムと骨セメントレスステムのmicromotionについて比較し，micromotionは骨セメントレスで高度であったと述べた。骨透亮像の発現やゆるみを起こさないためには，骨セメント手技が重要である。特に骨セメントの浸透の深さ，嵌入圧，入れるタイミング（骨セメントの固さ）である。

骨セメントの浸透について，TKAの耐久性を高めるために重要なことは，脛骨の十分な初期固定だとされる。多くの脛骨セメント用ベースプレートには骨セメントポケット(0.5〜0.75 mm)や骨セメントリムを有する。骨セメントリムにより骨セメント層にシーリングを与え，骨セメントポケットの骨セメント加圧が増大する。この結果，適切な箇所にしっかりと骨セメントが固定されることを可能にし，骨セメントの側面漏出を減らすことにより，脛骨末端での骨セメント浸透が増強するとされる[6]。

Luring Cら[14]は，よりよい脛骨の初期固定は骨セメントが深く浸透した骨セメント固定ステムであり，骨セメントの場合はベースプレート下の骨セメント浸透の深さは3mmで，ステム付きの脛骨ベースプレートが最良の固定成績であったと述べた。浸透の深さについてWalker PSら[15]は，1.5mm以下の場合は骨透亮像の早期発現につながると示し，2～3mmの浸透を推奨した。Krause WRら[16]は，良好な骨セメント強度を得るための骨セメント層には5～10mmの厚さが必要だとした。しかし，骨セメント浸透の深さには限界がある。この理由の1つは，PMMAの重合熱により骨-セメント間で骨壊死を起こし界面を破損しやすくする点，2つ目は骨セメントが深く挿入されるにつれ，再手術時の骨損失が大きくなる点である。

TKA時の骨セメント重合熱は，骨壊死を引き起こす可能性が示唆されたとの報告がある[17]。これによると，骨セメント層は薄いほど骨壊死の可能性は減少するが，骨セメント強度上，問題が生じると述べている[17]。熱による骨壊死を考慮するならば2.5mm以下の骨セメント層が望ましいとされ[18]，福島ら[17]は厚さ3mmの骨セメント層で骨セメント界面から2mmの範囲で壊死が起こり，コンポーネント挿入時の骨表面温度を下げておくことで骨壊死の範囲を縮小できたと述べた。

3）骨セメントの嵌入圧について

骨セメントの骨への浸透は高圧嵌入が良好で，骨セメントガンによる pressurized cementting 法のほうが finger packing 法に比べて透亮像の出現傾向が低いとされる[19]。Diaz-Borjon Eら[20]は，tibial punch cement pressurizer を使用し，持続性で均一な，確実な骨セメント浸透とコンポーネントの固定を実現できたと述べた。骨セメントの深さは嵌入圧に相関するため，骨セメント嵌入を加圧することは長期耐久性を増すと予測される。

コンポーネントは骨切り面に対して平行に動くため，大腿骨後面のコンポーネント上に置かれた骨セメントの能動的な骨への嵌入機構はないとされるが，大腿骨遠位や脛骨近位の表面ではコンポーネントの挿入方向に対して骨セメントが垂直方向に嵌入され，それが海綿骨への骨セメントの能動的嵌入の一因とされる。そのためLabutti RSら[21]は，大腿骨後面には後方海綿骨表面に骨セメントを能動的に嵌入しない限り，良好な注入を期待することはできないと述べ，大腿骨後顆表面では早期ゆるみを招くことがあり，骨セメント手技不良になりやすいと述べた。

4）骨セメント固定のタイミングについて

骨セメントが低粘度であれば骨への浸透を向上させるかもしれない。Markolf Kら[19]は，骨髄腔への骨セメントの浸透は混合開始後4分のほうが6.5分よりよいことを示し，さらに1.2mm孔の骨髄に対しては高圧・短時間加圧がより効果的であったとした。Walker PSら[15]は，多孔度が平均的であれば混合後4～5分，より多孔性であればそれより遅く，より緻密な骨ではそれより早く骨にセメント固定するようにすすめた。Diaz-Borjon Eら[20]もタイミングが大事であり，海綿骨への最大浸透を得るためには，粘度が比較的低いうちに骨セメント嵌入し加圧するべきだと述べた。

TKAにおいて欧州では真空混合，高圧洗浄，加圧骨セメント手技を使用しないとされる[22]。われわれもTKAの骨セメント手技においては用いていないが，今までに早期ゆるみの症例はみられなかった。

5）費用の問題

大腿骨，脛骨，膝蓋骨をすべて人工関節で置換した場合，骨セメント固定と骨セメントレスHA固定では費用がどのくらい違うかを比較した。骨セメントレスTKAでも膝蓋骨は骨セメント固定を行うため，膝蓋骨，インサート，骨セメント1袋〔Surgical Simplex®の場合は21,080円〕の費用は同じである。しかし骨セメントレス固定のほうが大腿骨，脛骨のインプラント自体の費用が若干高価であるのと，脛骨の固定用スクリュー4本分の費用がかかるため，骨セメントレス固定のほうが費用は高い。しかしこれらは償還価格であるため，実際のところは差がないようである。

❖ 参考文献

1) Harper EJ, Bonfield W : Tensile characteristics of ten commercial acrylic bone cements. J Biomed Mater Res (Appl Biomater) 53 : 605-616, 2000
2) Stevens CM, Tetsworth KD, Calhoun JH, et al : An articulated antibiotic spacer used for infected total knee arthroplasty : a comparative in vitro elution study of Simplex® and Palacos® bone cements. J Orthop Res 23 : 27-33, 2005
3) Lombardi AV, Berasi CC, Berend KR : Evolution of tibial fixation in total knee arthroplasty. J arthroplasty 22 : 25-29, 2007
4) 龍順之助，他：セメント使用，セメントレス人工膝関節置換術の比較．骨・関節・靱帯 6 : 1149-1157, 1993
5) Smith S, Naima VS, Freeman MA : The natural history of tibial radiolucent lines in a proximal cemented stemmed total knee arthroplasty. J arthroplasty 14 : 3-8, 1999
6) Vertullo CJ, Davey JR : The effect of a tibial baseplate undersurface peripheral lip on cement penetration in total knee arthroplasty. J arthroplasty 16 : 487-492, 2001
7) Noble PC, Conditt MA, Thompson MT, et al : Extraarticular abrasive wear in cemented and cementless total knee ar-

throplasty. Cline Orthop Relat Res 416 : 120-128, 2003
8) 和田真, 他：人工膝関節置換術におけるセメントおよびセメントレス固定の適応. 骨・関節・靭帯 6：1159-1166, 1993
9) 林毅, 他：セメント使用とセメントレスの功罪について. リウマチ科 32：584-587, 2004
10) 星野明穂, 他：セメントかノンセメントか？―人工膝関節における固定法の選択. 骨・関節・靭帯 6：1143-1148, 1993
11) Liu HT, Chiu FY, Chen CM, et al : The combination of systemic antibiotics and antibiotics impregnated cement in primary total knee arthroplasty in patients of rheumatoid arthritis- evaluation of 60 knees. J Chin Med Assoc 66 : 533-546, 2003
12) 小林正明, 他：抗生剤混入骨セメントによるTKA後の関節内抗生剤濃度. 中部整災誌 44：51-52, 2001
13) Kwong LM, Jasty M, Mulroy RD, et al : The history of the radiolucent line. J Bone Joint Surg Br 74 : 67-73, 1992
14) Luring C, Perlick L, Trepte C, et al : Micromotion in cemented rotating platform total knee arthroplasty. Arch Orthop Trauma Surg 126 : 45-48, 2006
15) Walker PS, Soudry M, Ewald FC, et al : Control of cement penetration in total knee arthroplasty. Cline Orthop Relat Res 185 : 155-164, 1984
16) Krause WR, Krug W, Miller J : Strength of the cement-bone interface. Clin Orthop Relat Res 163 : 290-299, 1982
17) 福島久徳, 他：人工膝関節置換術時の骨セメント重合熱の熱伝導シミュレーション. 中部整災誌 44：993-1003, 2001
18) Huiskes R, et al : Thermal injury of cancellous bone, following pressurized penetration of acrylic cement. 27th Annual ORS 1981
19) Markolf K, Amstutz HC : Penetration and flow of acrylic bone cement. Clin Orthop Relat Res 121 : 99-102, 1976
20) Diaz-Borjon E, Yamakado K, Pinilla R, et al : Cement penetration using a tibial punch cement pressurizer in total knee arthroplasty. Orthopedics 27 : 500-503, 2004
21) Labutti RS, Bayers-Thering M, Krackow KA : Enhancing femoral cement fixation in total knee arthroplasty. J arthroplasty 18 : 979-983, 2003
22) Kienapfel H, Hildebrand R, Neumann T, et al : The effect of Palamed® G bone cement on early migration of tibial components in total knee arthroplasty. Inflamm Res 53 : 159-163, 2004

10 コンポーネントの固定法の選択

2. セメントレス人工膝関節

■鈴木昌彦

　Condylar type のセメントレス人工関節は，1975年に児玉，山本[1]により Mark Ⅱ（ミズホ医科）が世界に先駆けて開発された。その後，現在の主流となる biological fixation をコンセプトとしたセメントレス人工膝関節は，1978年に Buechel, Pappas[2] が Low contact stress；LCS®（Depuy）人工関節を開発し，1980年に Porous Coated Anatomic；PCA®（Howmedica）人工関節[3]が，1984年に Miller-Galante；MG®（Zimmer）人工関節[4]などが次々と登場した。しかし，初期の PCA や MG 人工関節ではポリエチレンの材質やインプラントのデザインの問題もあり，中期成績は不良であった。しかし，2000年以降では，Schroder[5] らは，Anatomical Graduated Components；AGC®（Biomet）人工関節の10年生存率が97％，Buechel[6] は LCS 人工関節の10年生存率が97.4％，16年で83％，Watanabe, Akizuki[7] らは Osteonics series 3000TKA system；Omnifit®（Stryker）の10年生存率が100％，13年生存率が96.7％と報告しており，セメントレス人工関節の長期成績はセメント固定人工関節と比べても遜色ない。

1　セメントレス人工関節の長所と欠点

1) セメントレス人工関節の長所

・Bone ingrowth が獲得できれば長期的な機械固定強度はセメント固定より維持できる
・Bone stock が温存できる
・感染のリスクがセメント固定より低い
・セメント固定より手術時間が短くなり手術侵襲も少ない
・術後の骨折に対応がしやすい

2) セメントレス人工関節の欠点

・Bone ingrowth の獲得にはインプラントと骨を密着させる必要があり，正確な骨切りが必要
・術後の出血量がセメント固定より多い
・骨欠損が大きい症例では対応できない
・Osteolysis, screw osteolysis のリスクがある
・PS type の長期成績は不明である

2　手術方法

1) 骨切りについて

　セメントレス人工関節を行うには，bone ingrowth を得るためにインプラントと骨を密着させる必要があるため，正確な骨切りが必要であるとよく指摘される。しかし，セメントレス人工関節でセメント固定より慎重に正確な骨切りをしなければならないということではなく，必要となる技量はどちらのタイプでも共通である。

2) 脛骨

　PCA 人工関節で Hungerford は生理的な膝を再現するために脛骨を3°内反して切除する[3]ようにしていたが，technical failure のため3°以上内反する傾向があり成績不良の原因となった。このようなことから現在用いられているシステムでは脛骨骨軸に対して直角に骨切りするようになっている。Posterior slope に関して，経験の浅い術者が後方傾斜をつけて骨切りすると，①過度の傾斜がつくことがある，②正確に前方中間位から切らないと内反または外反を生じてしまうなどの欠点がある。最終的には術者の技量次第であるが，骨軸に直角に骨切りを行い人工関節に後方傾斜がついている機種を用いた

ほうが臨床成績は安定する(図1)。脛骨近位の海綿骨は関節面から遠位方向にいくほど骨質が低下するため[8,9]，切除位置は関節面から10 mm程度までが望ましい。

セメント固定かセメントレス固定かを決めるための脛骨切除面の骨質であるが，明確に数値化された基準はない。われわれは，脛骨切除面全体が指で押してめり込むぐらい弱いとき（ムチランスタイプの関節リウマチなど）は，セメントを使用している。脛骨切除面の一部が指で押してめり込むときは，骨移植をすればセメントレス固定で十分対応が可能である。一般に顆間付近の骨質は悪くなり，内反膝で外側前方が[10]，外反膝では内側前方が弱くなることに注意して，骨質が悪い部分には切除骨をチップ状にして骨移植を行う(図2)。関節リウマチでは，顆間から後方付近にgeode（骨洞）がみられることがあるので取り除いて骨移植を行う。geode（骨洞）が大きい場合にはセメント固定となる。Hi-tech knee (Nakashima Medical)人工膝関節では中央にアンカースクリュー (compressionがかかる二条ねじ)を使用しているが，この部分の骨が弱くても髄空の壁に押しつけるように海綿骨を移植するとスクリューは十分な固定強度を獲得できる(図3)。脛骨切除面は前方が後方より骨強度が低いため[10]，内反膝では外側前方部分を基準に脛骨トレイがカバーするように脛骨トレイを設置する(図4)。初期固定を確実にするためにはスクリューがすべてよく効くのが理想であるが，経験的にはスクリューが一本確実に効いている，全部のスクリューがある程度骨にかんでいる(70％程度)状態であれば問題となることはなかった。また，内側後方で骨硬化が強い場合にはタップしてからスクリューを挿入したほうがよい。骨欠損に関してはperipheral typeで切除面から5 mm程度の骨欠損ならば，脛骨トレイをスクリュー固定するときに切除骨を挟み込めば対処可能である。Peripheral typeで5～10 mmの欠損で関節面の1/3を超えていなければ，移植骨をスクリュー固定して用いる(図5)。われわれは原則として術後3日で全荷重させているが，この程度までの骨移植ならば荷重を遅らせる必要はない。

3)大腿骨

初期固定を確保するために大腿骨はポーラス部分がないと仮定して大腿骨を切除して，インプラントを挿入するとポーラスの厚さだけtightとなる方法が一般に採用されている。経験の浅い術者が大腿骨の骨切りを行うと，大腿骨遠位やシャンファー部分でインプラント間に隙間を生じることがある。1 mm程度の隙間ができてもそれ以外の部分が骨と密着していれば問題となることは

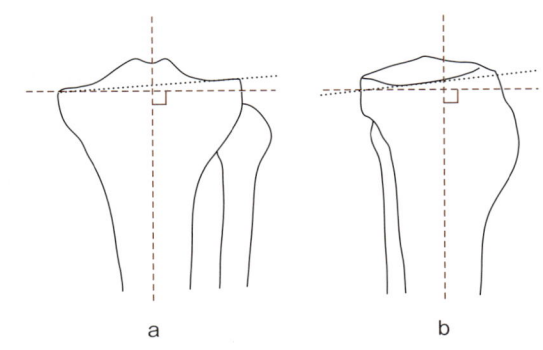

図1 脛骨の骨切り方法
a：正面像，b：側面像。正面像，側面像で脛骨骨軸に直角に骨切りする方法がtechnical failureが少ない。

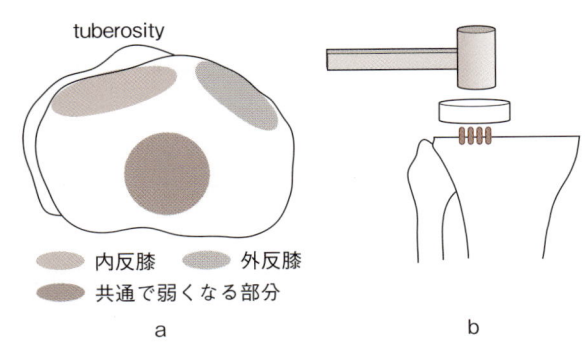

図2 脛骨の骨移植
a：骨切り面の脆弱部，b：脆弱部への骨移植。

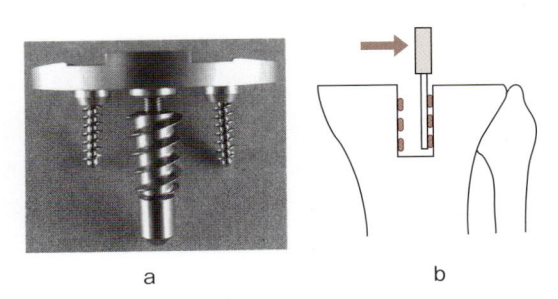

図3 Hi-tech knee 人工膝関節
a：脛骨トレイとアンカースクリュー，b：アンカーホールへの骨移植。

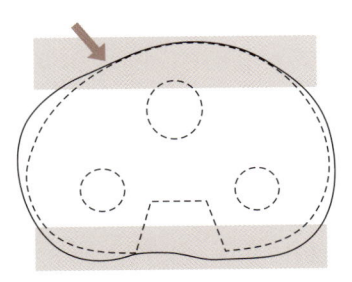

図4 脛骨トレイの設置方法

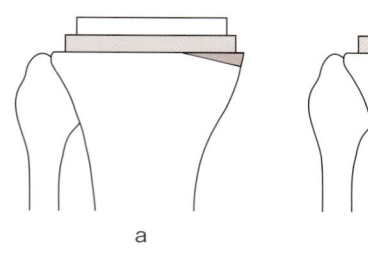

図5 脛骨骨欠損の対処法
a：骨切り面から5mm以内，関節面の1/3を超えない．
b：骨切り面から5〜10mm以内，関節面の1/3を超えない．

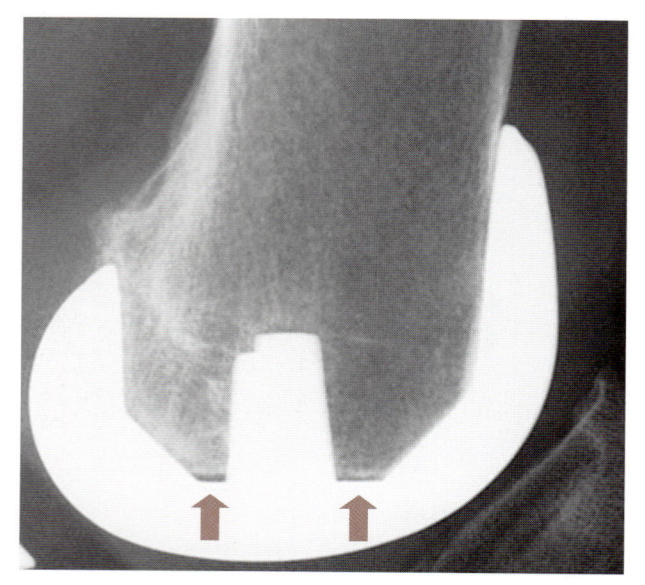

図6 大腿骨側面像
75歳，女性，変形性膝関節症，Hi-tech knee 人工膝関節手術後8年．

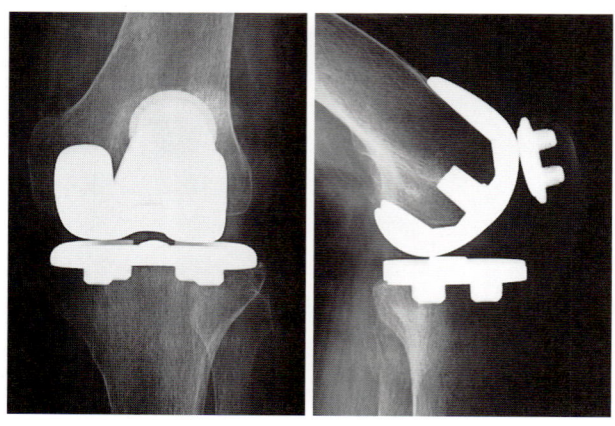

図7 Miller-Galante I 型人工膝関節
65歳，女性 関節リウマチ 術後17年．

ない（図6）。一度行った大腿骨の4面カットを修正することは熟練した術者でなければ難しい。0.5 mm以内の隙間は bone ingrowth によりふさがれる可能性があるため，切除した海綿骨を小さいチップにして隙間に骨移植しておくことで長期成績には影響ない。セメント固定かセメントレス固定か迷う場合には実物のインプラントを挿入して手で引っ張ってすぐにはずせるようならセメント固定となる。骨質が非常によい場合には，大腿骨コンポーネントの peg 穴をドリルで若干広げておかないと実際のインプラントを最後まで挿入するのに難渋することがある。

4）膝蓋骨

膝蓋骨コンポーネントはセメント固定が一般的であるが，Hi-tech knee 人工関節では inset polyethylene patella をセメントレスで使用し10年以上経過しても loosening を生じた例はない。関節リウマチで骨質が悪いときにはセメント固定とし，高齢の変形性膝関節症で骨折のリスクが高い症例では非置換とすることもある。

5）出血対策

術後の出血に対してはセメント固定のほうが有利であるが，Hb が 11 g/dl 前後ならば術前に自己血 400 cc を採取して術後回収血を使用すれば他家血を使用せず対応可能である。Lateral release は術後出血を増加させるので，release した部分の両側を重点的に止血する必要がある。Midvastus 法を用いたほうが lateral release は減り出血の点からも有利である。

6）後療法

術後3日で全荷重は許可しており，広範囲の骨移植をしない限りセメント固定と同様のスケジュールで問題ない。

3 考察

症例（図7）は関節リウマチ，女性，48歳で Miller-Galante I 型人工関節手術を受けて17年後のものである。脛骨トレイはスクリュー固定せずに脛骨に叩きこんでいるだけだが，脛骨トレイの subsidence はなく，metal-back patella による metallosis も起きていない。この症例で長期成績が良好な原因として，①脛骨の骨軸に直角に骨切りしてあること，②脛骨トレイのカバーリングが十分であること，③大腿骨および脛骨インプラントが骨と密着していることがあげられるが，それ以外に靱帯バランス（膝蓋骨のトラッキングも含めて）が良好であったことも見逃してはならない。セメントレス人工関節では脛骨トレイ全体に均等に応力を分散させることが重要となる。靱帯バランスが不良で lift-off を生じると，

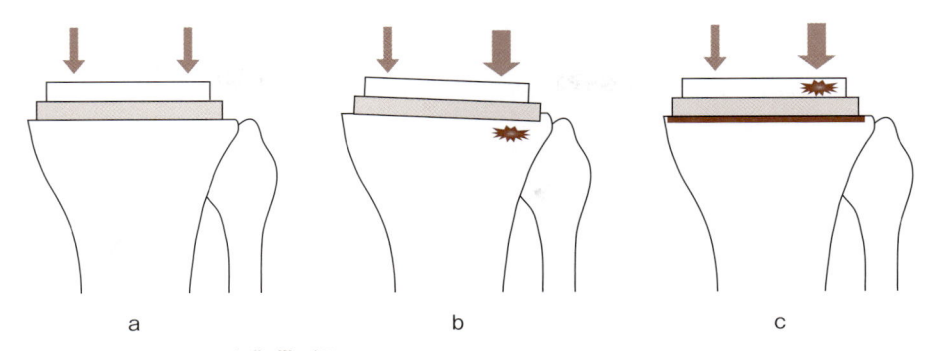

図8 Subsidenceと靱帯バランス
a：トレイ全体に均一な圧がかかるのが理想，b：セメントレスでバランス不良はsubsidenceの一因となる，c：セメント固定でバランス不良はポリエチレンに応力が集中する．

脛骨トレイの特定の部分にストレスが集中することとなりsubsidenceを引き起こしやすくなる．一般にsubsidenceは成績不良を意味すると考えられているが，セメントレス人工関節のsubsidenceには2種類ある．1つは経年的にsubsidenceが持続してlooseningにつながるタイプであり，もう1つは初期にsubsidenceを生じた後にbone ingrowthが始まりsubsidenceは進行しないタイプである[11]．初期の進行しないsubsidenceは，ある領域の骨強度が低いために生じる場合と，靱帯バランスが悪く，ある領域に応力集中が起きている場合に生じる．セメント固定で靱帯バランスが悪いと過度の応力はポリエチレンに集中し早期の摩耗や破壊の原因となるが，セメントレス固定で靱帯バランスが悪くてsubsidenceが生じると，gapが拡大してポリエチレンへの応力集中を軽減させ生体内で最適化を行う利点がある（図8）．

脛骨トレイのsubsidenceに関する因子として脛骨被覆率，BMDなどがあげられるが，自験例の検討ではBMD（腰椎，股関節，脛骨）は関係なく，脛骨被覆率が94％以下で1mm以上のsubsidenceを引き起こす傾向があった．

セメントレス人工関節で良好な固定性を獲得するためにはポーラス全体でbone ingrowthが必要と思われがちである．しかし，Bloebaumら[12]は，PCA人工関節のretrieved studyで術後19か月の脛骨トレイのbone ingrowthは約20％前後と報告し，Sumnerら[13]は，MGI人工関節の脛骨トレイのbone ingrowthは術後平均15か月で27.1％と報告している．逆にbone ingrowthが20～30％程度でインプラントの固定性が獲得できていることは，再置換手術時に有利となる．骨との境界面にボーンソーをいれてインプラントを容易に抜去でき，骨を温存できる利点がある．ただ，LCSのtapered coneの脛骨トレイではbone ingrowthは良好であるが，cone全体がポーラス構造のため抜去時にbone lossを生

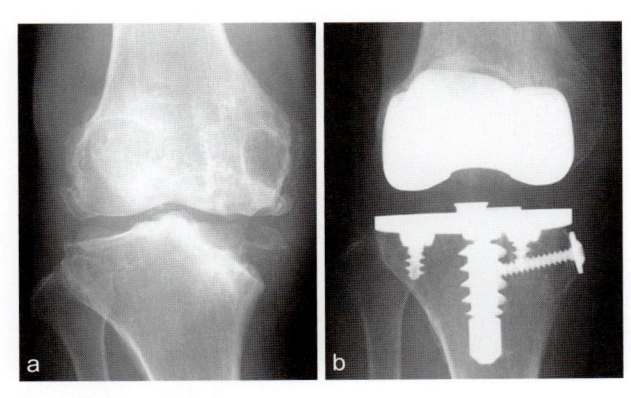

図9 脛骨の骨欠損例
80歳 女性，変形性膝関節症．
a：術前，b：Hi-tech knee PS type 術後6年．
切除骨を用いて骨移植し，1つ小さいサイズの脛骨トレイを外側縁ぎりぎりに設置した．

じやすい．

感染に関してPettyら[14]は，骨セメントが生体内で免疫機能を低下させることを報告し，Rasmussen[15]はセメント使用の感染率が1％に対してセメントレスでは0.3％以下だったと述べている．

脛骨の骨欠損については，骨切り面から10mm以内で関節面の1/3を超えなければセメントレスで対応可能である．しかし，それ以上の場合にはaugmentationを用いてセメント固定したほうが後療法の点からも有利である．関節面の1/3以上の骨欠損に切除骨を移植して対応した症例（図9）では，術後2週間は免荷とし，術後4週で全荷重となった．

Osteolysis[16]を引き起こす原因として，ポリエチレンインサートのlocking mechanism[17]，screw hole[18]，metal trayの表面粗さ[19]，ポリエチレンの品質などがある．それらに対してもdirect compression mold製法によるポリエチレンではbackside wearも少ないことが報告されており[20]，各メーカーでインサートの全周を固定してインサートのmotionを少なくする，脛骨トレイの表面を平滑にするなどの対応も講じられてきている．Screw

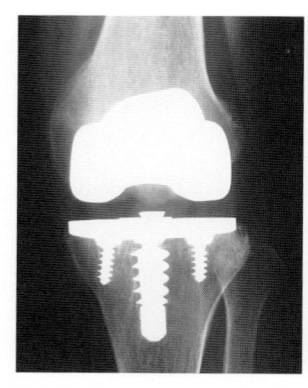

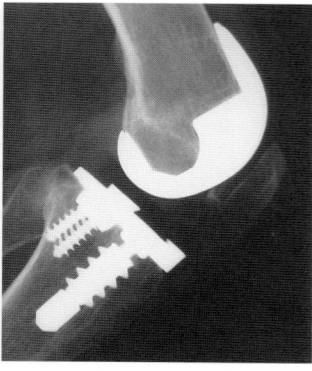

図10　Hi-tech knee PS 人工膝関節
53歳，女性　関節リウマチ　術後8年。

osteolysis[18] には Gejo, Akizuki[21] らの HA coated tray をスクリューなしで使用する方法が解決策となるであろう。

PS type に関しては，セメント固定で良好な長期成績が報告されている[22,23]のに対して，セメントレスの長期報告はない。PS type ではインプラント−骨の境界面にかかる力が大きくなり，骨質の悪い症例では box 構造があるため大腿骨インプラントの固定性が劣りセメントレス使用は不利となる。われわれは Hi-tech knee PS type で8年間の使用経験があるが，radiolucent line の出現は CR type より多く今後の経過観察が必要である（図10）。

最後にセメントレス固定の適応であるが，骨質がよければ年齢や疾患に関係なく用いることができる。比較的若い年齢では再置換や感染を考慮してセメントレス固定がすすめられるし，高齢者では手術時間も短くなり骨折の対応がしやすいなどの長所がある。一方，骨欠損が大きい場合は augmentation を用いたセメント固定の選択が必要となり，両側同時に手術を行う場合にはセメント固定のほうが有利となる。ムチランスタイプのリウマチのように骨質の悪い症例でも術後3週間免荷すれば対応可能であるが，現在の医療経済に適合しないことからセメント固定がすすめられる。手術の難易度であるが，セメントレス固定，セメント固定でも必要となる技量は同じでありセメントレス人工関節の手術が特に難しいことはない。経費に関しては，セメントレスタイプ（大腿骨コンポーネント，脛骨コンポーネント＋キールステム，インサート，パテラのみをセメント固定）とセメントタイプ（大腿骨コンポーネント，脛骨コンポーネント＋キールステム，インサート，パテラ，すべてセメント固定）ではセメントレス固定のほうが15,000円高くなる。しかし，セメントレスタイプ（大腿骨コンポーネント，脛骨コンポーネント＋スクリュー2本で固定，インサート，セメントレスパテラ）では65,000円も安くなり，組み合わせにより価格が変動するため優劣をつけることはできない。

4　おわりに

開発当初と比べて現在のセメントレス人工膝関節の10〜15年成績はセメント固定人工関節と遜色ないところまできている。セメント固定人工関節の完成度は高いが，セメントの改良がなければ新たな展開は望めない。一方，セメントレス人工関節は固定方法や minimally invasive surgery への対応など改良の余地があることから今後さらなる可能性を秘めた手術方法であろう。

参考文献

1) Yamamoto S : Total knee replacement with the Kodama-Yamamoto knee prosthesis. Clin Orthop Relat Res 145 : 60-67, 1979
2) Buechel FF, Pappas MJ : New Jersey low contact stress knee replacement system, ten year evaluation of meniscal bearings. Orthop Clin North Am 20 : 147-177, 1989
3) Hungerford DS, Kenna RV, Krackow KA : The porous-coated anatomic total knee. Orthop Clin North Am 13 : 103-122, 1982
4) Landon GC, Galante JO, Maley MM : Noncemented total knee arthroplasty. Clin Orthop Relat Res 205 : 49-57, 1986
5) Schroder HM, Berthelsen A, Hassani G, et al : Cementless porous-coated total knee arthroplasty : 10-year results in a consecutive series. J Arthroplasty 16 : 559-567, 2001
6) Buechel FF, Buechel FF Jr, Pappas MJ, et al : Twenty-year evaluation of meniscal bearings and rotating platform knee replacements. Clin Orthop Relat Res 388 : 41-50, 2001
7) Watanabe H, Akizuki S, Takizawa T : Survival analysis of a cementless, cruciate-retaining total knee arthroplasty. Clinical and radiographic assessment 10 to 13 years after surgery. J Bone Joint Surg Br 86 : 822-829, 2004
8) Behrens JC, Walker PS, Shoji H : Variation in strength and structure of cancellous bone at the knee. J Biomech 7 : 201-207, 1974
9) Harada Y, Wevers HW, Cooke TD : Distribution of bone strength in the proximal tibia. J Arthroplasty 3 : 167-175, 1988
10) Hvid I, Hansen SL : Trabecular bone strength patterns at the proximal tibial epiphysis. J Orthop Res 3 : 464-472, 1985
11) Hilding MB, Yuan X, Ryd L, et al : The stability of three different cementless tibial components : a randomized radiometric study in 45 knee arthroplasty patients. Acta Orthop Scand 66 : 21-27, 1995
12) Bloebaum RD, Rubman MH, Hofmann AA : Bone ingrowth into porous-coated tibial components implanted with autograft bone chips. J Arthroplasty 7 : 483-493, 1992
13) Sumner DR, Kienapfel H, Jacobs JJ, et al : Bone ingrowth and wear debris in well-fixed cementless porous-coated tibial components removed from patients. J Arthroplasty 10 : 157-167, 1995
14) Petty : The effect of methylmethacrylate on bacterial phagocytosis and killing by human polymorphonuclear leukocytes.

J Bone Joint Surg Am 60 : 752-757, 1978
15) Rasmussen : Lessons learned from cementless fixation. In : Total Knee Arthroplasty (Bellemans J, et al, ed), Springer, Germany, pp101-106, 2005
16) Peters PC, Engh GA, Dwyer KA, et al : Osteolysis after total knee arthroplasty without cement. J Bone Joint Surg Am 74 : 864-876, 1992
17) Engh GA, Lounici S, Rao AR, et al : In vivo deterioration of tibial baseplate locking mechanisms in contemporary modular total knee components. J Bone Joint Surg Am 83 : 1660-1665, 2001
18) Lewis PL, Rorabeck CH, Bourne RB : Screw osteolysis after cementless total knee replacement. Clin Orthop Relat Res 321 : 173-177, 1995
19) Rao AR, Engh GA, Collier MB, et al : Tibial interface wear in retrieved total knee components and correlations with modular insert motion. J Bone Joint Surg Am 84 : 1849-1855, 2002
20) Lombardi AV Jr, Ellison BS, Berend KR : Polyethylene wear is influenced by manufacturing technique in modular TKA. Clin Orthop Relat Res 466 : 2798-2805, 2008
21) Gejo R, Akizuki S, Takizawa T : Fixation of the NexGen HA-TCP-coated cementless screwless total knee arthroplasty. J Arthroplasty 17 : 449-456, 2002
22) Scuderi GR, Insall JN, Windsor RE, et al : Survivorship of cemented knee replacements. J Bone Joint Surg Br 71 : 798-803, 1989
23) Font-Rodriguez DE, Scuderi GR, Insall JN, et al : Survivorship of cemented total knee arthroplasty. Clin Orthop Relat Res 345 : 79-86, 1997

11 骨欠損への対策

論点の整理

■王寺享弘

　変形性膝関節症(OA)や関節リウマチ(RA)に対する人工膝関節全置換術(total knee arthroplasty；TKA)が開発され，臨床に応用されてから50年余が経過したが，すでに一般的な外科治療法となっており，わが国では現在年間約50,000例以上の手術が行われている。

　しかし以前のデザインに問題があった機種の使用や，不適切な手術手技などから，また高齢化社会を迎えて平均寿命の延びにつれて，TKAの再置換例が増加しているのも事実である。再置換術は初回手術に比較して，術後成績は劣るとされ，手術手技上にいろいろな難しい問題点を含んでいる。primary TKAにしろrevision TKAにしろ，術前に骨欠損を有する症例では，軟部組織バランス，アライメントの確保，joint lineの維持とともに，骨欠損に対する対策は重要であり，術後成績の成否につながる大きな要因である。

1 原因

　骨欠損の原因として，①高度変形膝では進行した内反型のOA膝の後内側部の骨欠損が多いが，外反型のRA膝では脛骨側にカップ状の欠損を生じる，②疾患特異性によるもので，RAや神経病性関節症による骨欠損，③再置換膝などがあげられる。このなかで頻度が高いのは再置換膝であり，再置換に至った原因とともに，術前に骨欠損の評価を正確に行わなければならない。再置換の原因としてはaseptic loosening(脛骨側に多い)が最も多く，その他感染，動揺膝，コンポーネントの破損，ポリエチレンの摩耗などがあげられる。このなかでaseptic looseningでは自覚症状に加え，他覚的なコンポーネントの緩みが明らかであれば，待機すればそれだけ骨欠損が大きくなり，早期の再置換がすすめられる。

2 評価と分類

　骨欠損ではその程度と欠損の部位を評価することが重要であり，治療法にもつながる。

　代表的なものとして骨欠損の形状から，①辺縁部の骨皮質が温存され，中央部に欠損が生じるcentral defect(contained defectやcavity defectともよばれる)と，②辺縁部の骨皮質が欠損しているperipheral defect(uncontained defectやsegmental defectともよばれる)の2つに大別されている(図1)。Central defectは外反変形を呈しているRA膝の脛骨側によくみられ，peripheral defectは進行した内反型のOA膝の後内側にみられることが多い。しかし，再置換膝ではcentral defectとperipheral defectが同時にみられる混合型が多い。さらに再置換では緩みを生じたコンポーネントによる骨吸収と，再置換時のコンポーネント抜去操作により広範な骨欠損になりやすい。セメント使用例ではコンポーネント抜去時の骨欠損が大きくなるし，セメント非使用例でもbone ingrowthを期待する機種では抜去時に海綿骨が付着して，新たな骨欠損を生じることがある[1]。

　広範囲骨欠損とは骨欠損が1cm以上の深さで，大腿骨および脛骨の骨切り面50％以上の面積を占めるものと定義されている。

　また骨欠損の深さで評価して，①5mm以下のsmall

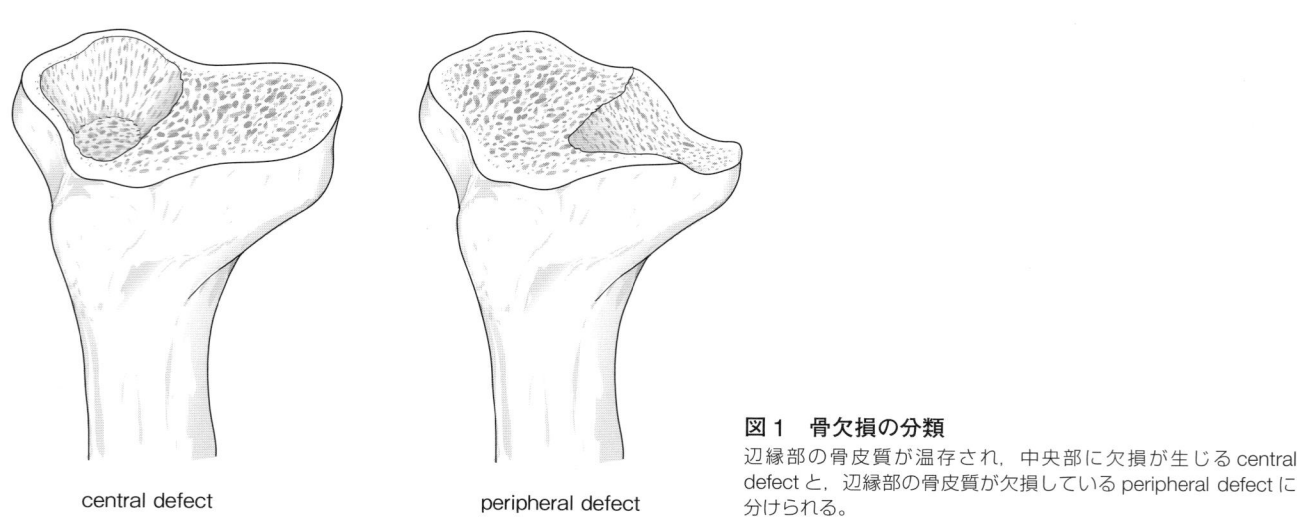

図1 骨欠損の分類
辺縁部の骨皮質が温存され，中央部に欠損が生じる central defect と，辺縁部の骨皮質が欠損している peripheral defect に分けられる。

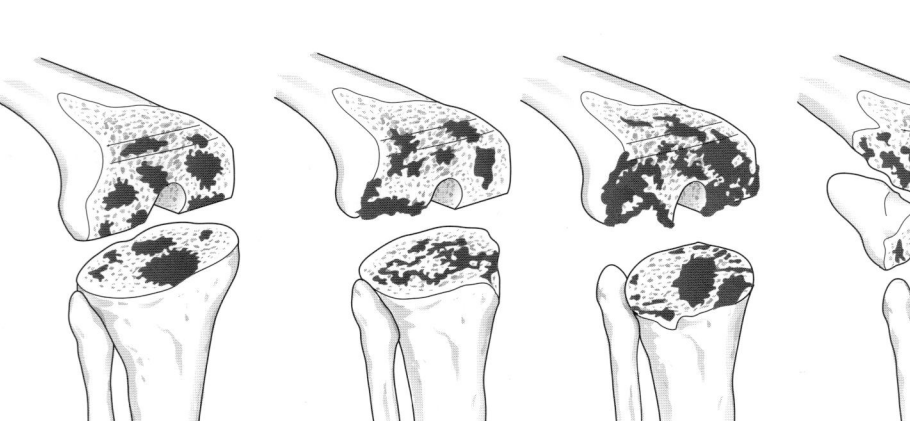

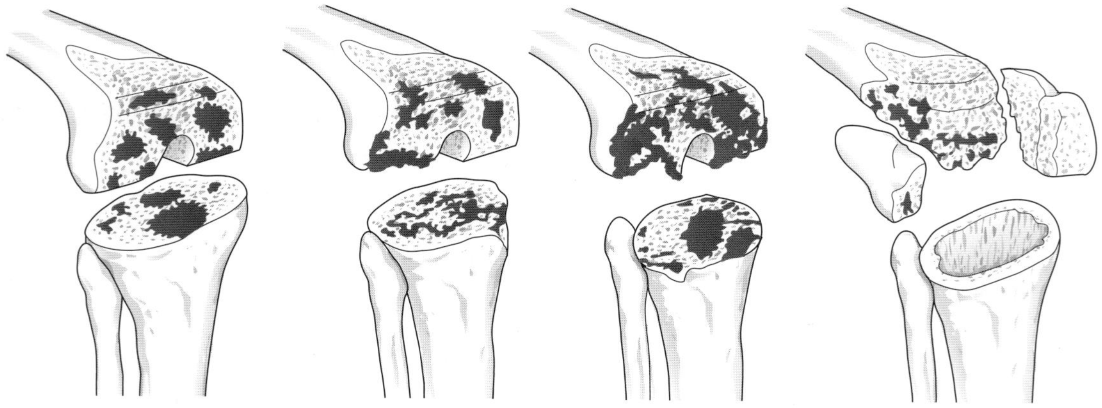

図2 AORI分類

bone defect，② 5〜10 mm までの intermediate defect，③ 10 mm 以上の large bone defect に分けて治療法を決める簡便な分類もある。

さらに再置換時の骨欠損の分類として，臨床的に治療法の指針として AORI 分類（Anderson Orthopedic Research Institute）がよく用いられる[2]。

これは Type 1（intact metaphyseal bone）：骨欠損が metaphyseal bone までは至っていないもの，Type 2（deficient metaphyseal bone）：骨欠損が metaphyseal bone に及んでいるもので，範囲により 2a：one femoral condyle or tibial plateau と 2b：both femoral condyles or tibial plateaus の subtype に分けられ，それに Type 3（deficient metaphyseal bone including ligament attachment）：側副靱帯の大腿骨起始部や脛骨付着部を含む metaphyseal bone の欠損の3つに分けられている（図2）。また metaphyseal bone とは大腿骨側副靱帯起

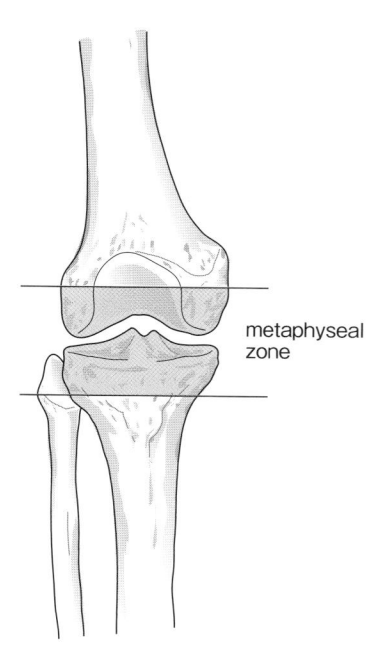

図3 Metaphyseal bone

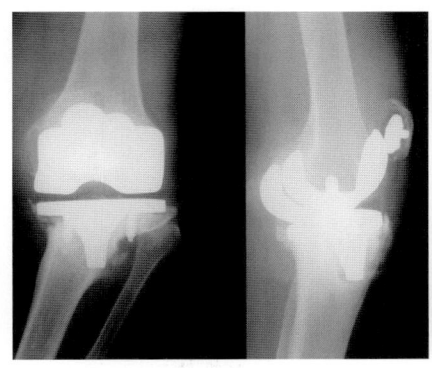

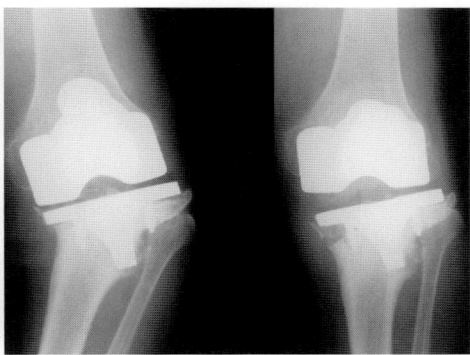

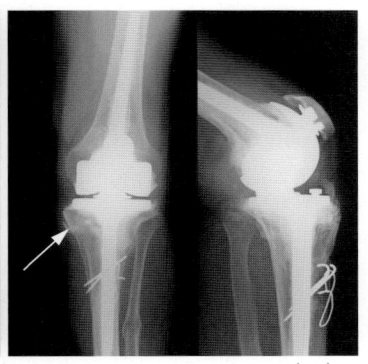

図4 76歳, 女性
脛骨内側部の骨破壊とコンポーネントの緩みを認め(a), 脛骨内側側副靱帯付着部まで骨欠損がみられ, AORI分類にてF1+T3と診断した(b)。constrained typeの機種を用い, 欠損部には自家骨をstructural graft(↑)として使用した(c)。

始部より遠位で, 脛骨粗面部より近位の範囲を指している(図3)。

症例呈示

76歳, 女性。10年前に高位脛骨骨切り後にTKAを行ったが, 徐々に脛骨内側部の骨破壊とコンポーネントの緩みを認め(図4a), 脛骨内側側副靱帯付着部まで骨欠損がみられ, AORI分類にてF1+T3と診断した(図4b)。動揺性が強いのでconstrained typeの機種を用い, 欠損部には自家骨をstructural graftとして使用した(図4c)。

3 治療方針および充填材料

再置換膝での骨欠損に対する治療の頻度が多いが, まず術前のX線やCTスキャンなどで骨欠損がAORI分類のどのtypeに相当するかを評価する。その後, 各々の骨欠損の形状がcentral defectかperipheral defectかを把握する。しかし, コンポーネント抜去時に新たに骨欠損が生じる可能性があることを認識しておく必要がある。

1) 治療方針

AORI分類での骨欠損に対する治療法は, Type 1は欠損部に細片化した骨移植か, あるいは深さが5mm以下であれば骨セメントにて対応する。Type 2ではmetaphyseal boneまで病変が波及しているため骨皮質が欠損しており, type 2aはハーフサイズの金属スペーサーかstructural bone graftで充填する。Type 2bではフルサイズの金属スペーサーかstructural bone graftで対応する。また移植骨のストレスを軽減し, 脛骨近位部でのコンポーネントの安定性のためにステム付きのインプラントを使用する。つぎに広範囲な骨欠損であるtype 3

表1 再置換時の骨欠損の治療法

Type 1 : treatable with particulate bone graft or cement fill
Type 2a : treated with a half metal wedge or structural bone graft
2b : treated with a full metal wedge or structural bone graft + a stemmed implant
Type 3 : treated with allograft, a custom implant and a constrained implant

は, 同種骨移植に拘束性の機種の使用をすすめている(表1)。

骨欠損の深さによる分類を用いた場合には, 5mm以下のsmall bone defectでは骨セメントかmorselized bone graftで充填し, 5〜10mmまでのintermediate defectでかつperipheral defectでは金属スペーサーで対応する。また10mm以上のlarge bone defectのperipheral defectでは20mmまでは金属スペーサーを, それ以上はstructuralかmorselizedのallograftを使用する。

2) 骨欠損充填材料

骨欠損部を充填するものとしては, ①骨移植, ②金属スペーサー, ③骨セメント+スクリュー, ④厚い脛骨コンポーネント, ⑤custom-made prosthesisなどがある。

このなかで厚いポリエチレンの使用は簡便であるが, 骨切り部の海綿骨強度や面積の減少につながり, コンポーネントへの単位面積あたりの荷重ストレスを増大させ, bone stockが確保できない。custom-made prosthesisは費用や製作に時間がかかりすぎる問題があり, 適応症例が限られる。

これに対して骨移植は骨欠損の形態にどのようにも対応でき, 安価であり, 骨癒合が完成すればbone stockを増やし, 生物学的骨性支持を獲得できるので, 骨欠損

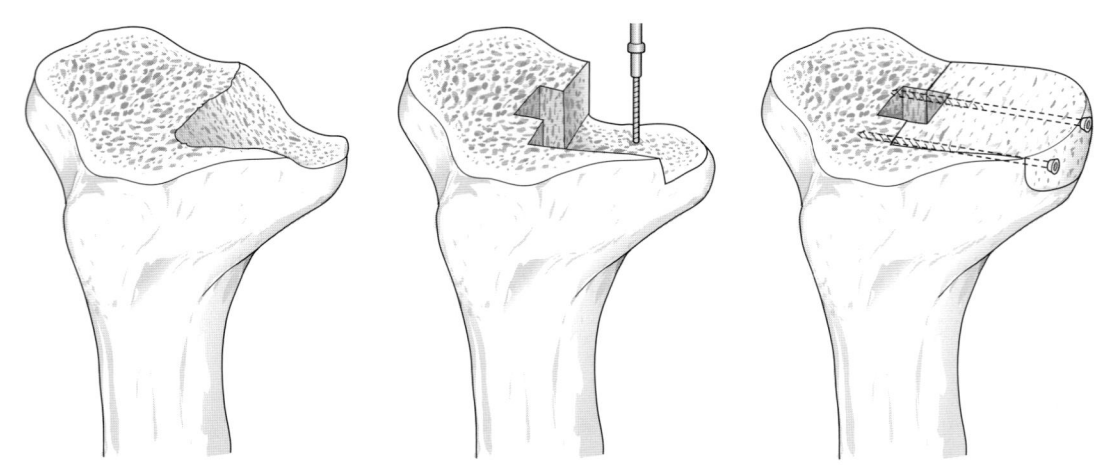

図5　Peripheral defect に対する structural bone graft

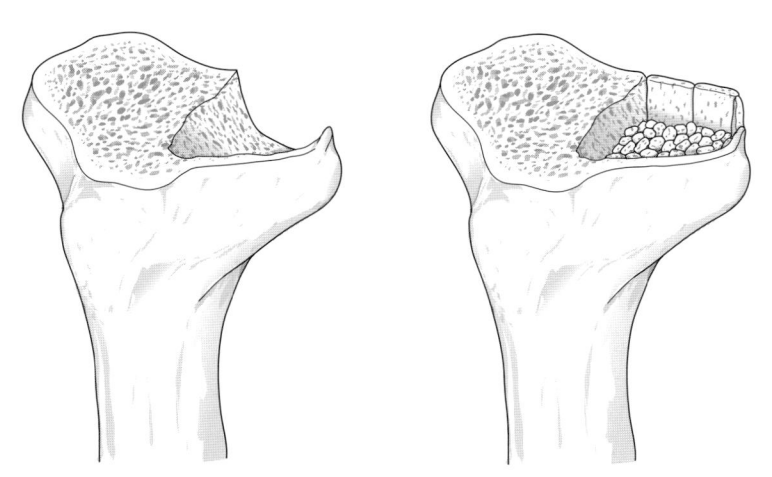

図6　Peripheral defect に対する morselized bone graft

に対する第一選択である。初回手術では切除した骨を移植骨として用いるが，再置換例では自家骨か同種骨を必要とする。できれば自家骨移植が望ましいが，広範欠損であれば同種骨が必要であることが多い。

広範囲骨欠損では，術後に移植骨の圧潰が多いとされており，cortical structural graft よりも morselized graft を選択することも可能である。Structural bone graft のほうがセメントの混入を防ぎ，初期の強い骨性支持を得られるが，骨癒合が得られなければ経年的に強度が落ち圧潰する可能性がある（図5）。これに対して morselized bone grfat は同種骨であっても骨再生は良好であり，骨再生能力は cancellous auto bone graft と同等とされている。さらに peripheral defect であっても cortical strut graft でフェンスを作製し，long stem でコンポーネントの安定性を獲得して，欠損部に morselized bone graft を充填することも可能である（図6）。これ以外にも Lonner ら[3]は 2002 年に wire mesh を用いた方法を報告しており（図7），最近では Radnay ら[4] は 2006 年に tantalum 製の trabecular metal cone で骨皮質部を作製し，残存する骨皮質部と metal cone との間隙には morselized bone graft を使用して癒合率を高める方法を発表している（図8）。

金属スペーサーは活動性が低い高齢者には有用であり，骨欠損が 20 mm 以下であれば使用してもよいが，bone stock の回復にはつながらず，活動性のある症例には適さない。しかし大腿骨コンポーネントの使用時には，joint line の維持，伸展と屈曲ギャップのバランス，さらに rotational alignment のために金属スペーサーは有用である（図9）。

骨セメントは欠損が 5 mm までの深さで，特に central defect で高齢者が適応となる。簡便で安価であるが，bone stock の回復にはならず，力学的強度に劣る。また，骨セメントに加わるストレスを軽減するために，大きな範囲の欠損には骨スクリューを補強として用いた

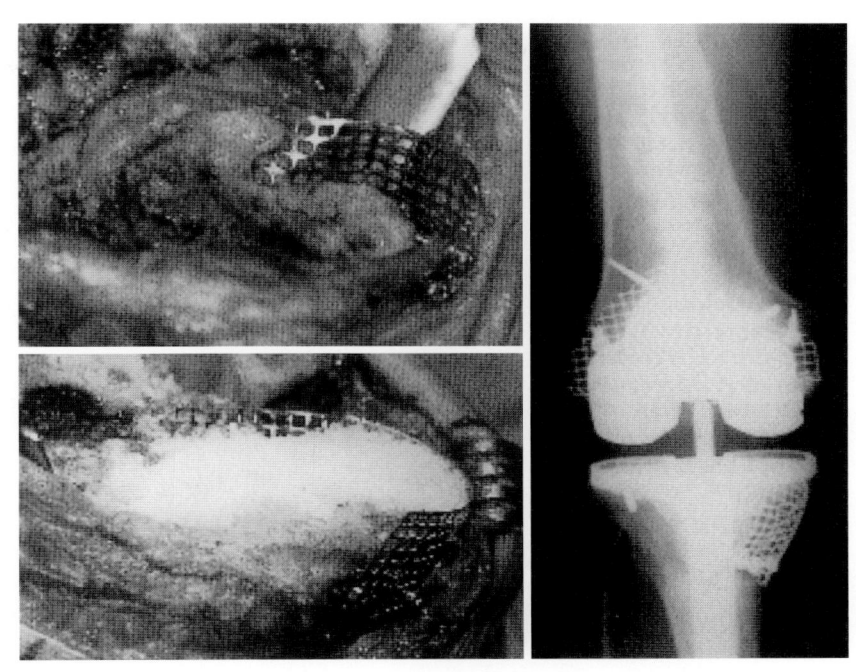

図7 Impaction grafting and wire mesh for uncontained defect
〔Lonner JH, et al：Impaction grafting and wire mesh for uncontained defects in revision knee arthroplasty. Clin Orthop Relat Res 404：145-151, 2002（文献3）より引用〕

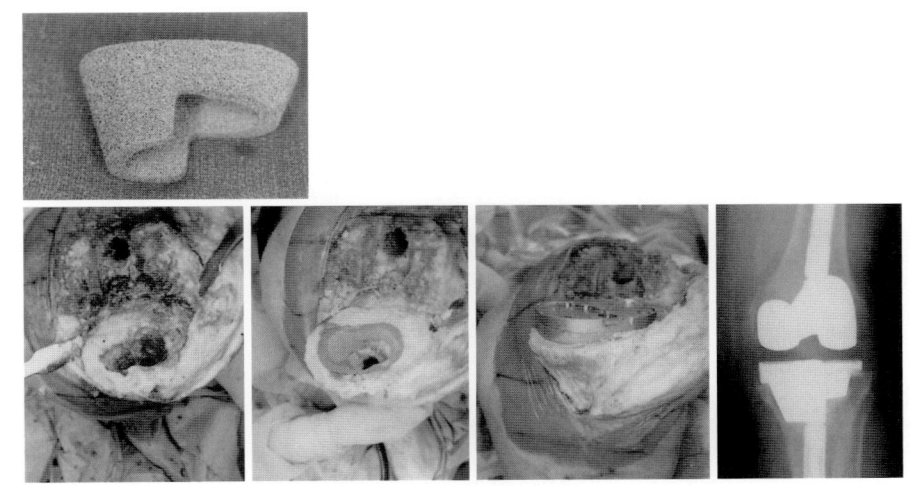

図8 Trabecular metal tibial cone
metal cone で骨皮質部を作製し，残存する脛骨皮質部との間隙には morselized bone graft を充填し安定性を増加させ，metal cone 内にコンポーネントを挿入する。
〔Radnay CS, et al：Management of bone loss. Clin Orthop Relat Res 446：83-92, 2006（文献4）より引用〕

り，20°以上の wedge peripheral defect であれば欠損部を step 状か terrace 状に作製しセメントを充填したほうが，セメントに加わるストレスを軽減できる（図10）。

4　手術時の注意点

1）使用機種の選定

動揺性を合併した症例では術前にストレスX線を撮像し，動揺性が骨欠損によるものか，靱帯機能不全に起因するものかを把握しておく。骨欠損によるものであれば，骨移植でアライメントを獲得すれば非拘束性の機種でも対応できるが，靱帯機能不全によるものでは拘束性の機種を用いる。

また，AORI 分類の Type 2 以上であれば，骨欠損の深さは数 cm 以上あるので，移植骨へのストレスを減らし，脆弱な脛骨近位部でのコンポーネントの安定性を獲得するために long stem の機種を選択する。

図9 金属スペーサー

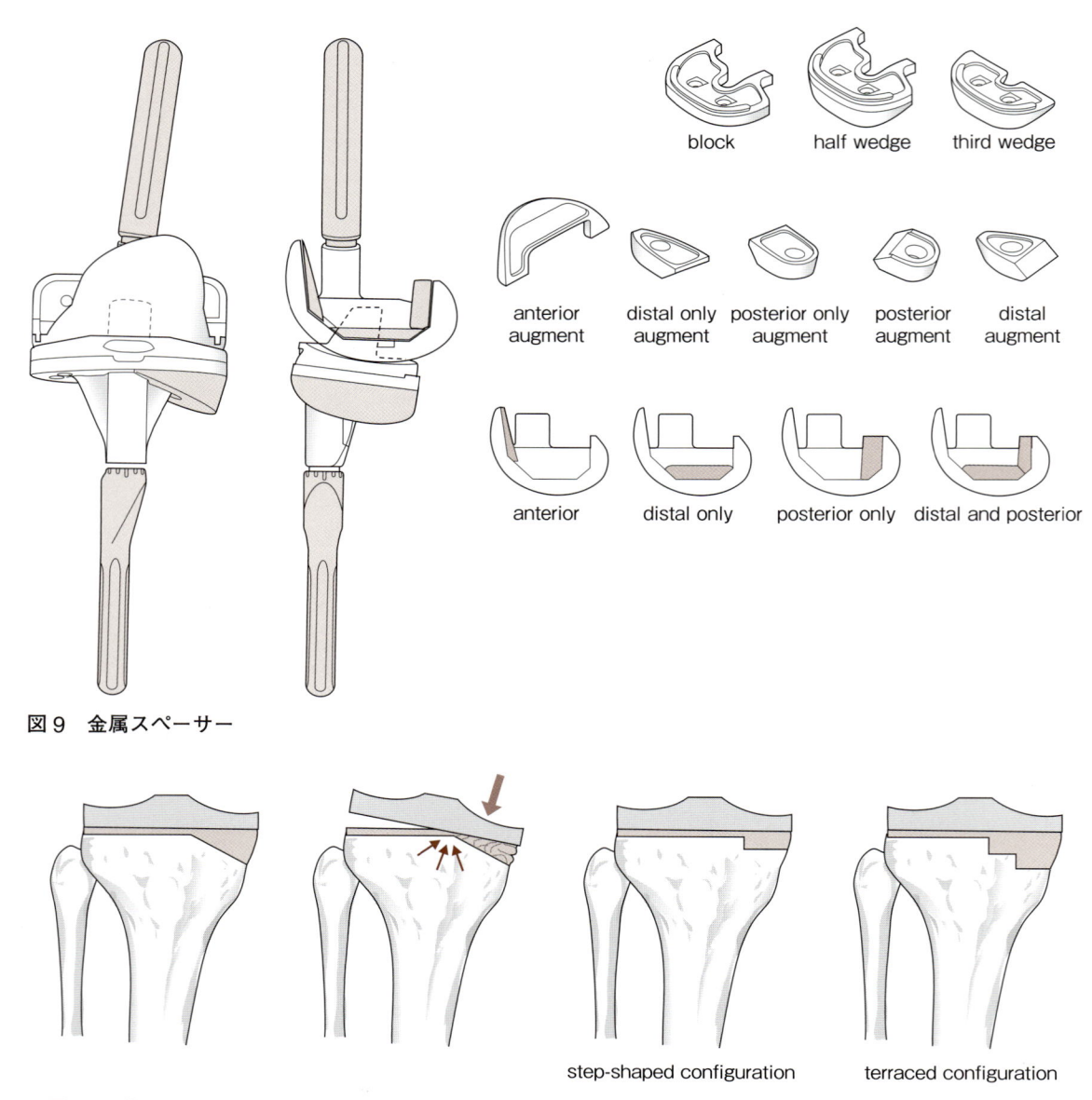

図10 骨セメント
20°以上の wedge peripheral defect に骨セメントではストレスにて緩みやすい。この場合は母床部を step 状か terrace 状に作製する。
〔Pagnano MW : Management of bone defects. Surgery of the Knee 4th edition, Churchill-Livingstone, New York, pp1799-1813, 2006(文献6)より引用〕

2) 脛骨コンポーネント

　術前の joint line を維持することは大切であり，腓骨頭から1横指上か膝蓋骨下極から1横指下に joint line がくるように，脛骨の骨切りやポリエチレンの厚さを調節する．Joint line が上昇すると膝蓋骨コンポーネントがポリエチレン部分とインピンジメントを生じやすく，内側側副靱帯や後十字靱帯の緊張が増加し屈曲制限の原因となる．

　Laskin は，再置換術45膝の経験から joint line の目安となるのは，腓骨頭から1cm近位かあるいは大腿骨内側上顆から2.5cm遠位であると報告し，膝蓋骨下極は術前よりみられる膝蓋骨低位のために参考にならないとしている[5]．

　また，術後のアライメントも大切であり，特に内側に骨移植を行ったときにはなるべく軟部組織バランスを行い，膝外側角175°前後を目標として，決して内反にならないようにして，移植骨にかかるストレスを軽減する．

3) 大腿骨コンポーネント

　大腿骨コンポーネントのサイズは残存している骨形態に合わせると，小さなサイズとなりやすく，このために

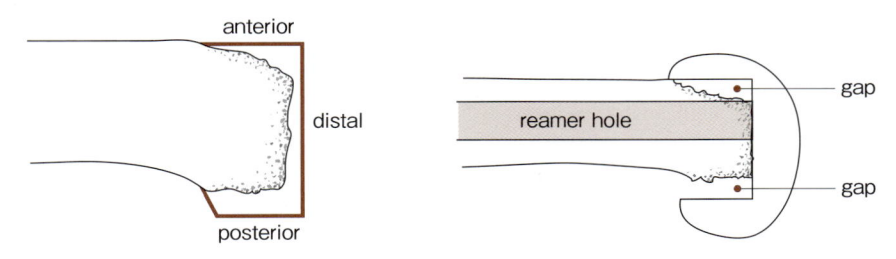

図11 大腿骨側の骨欠損の充填
コンポーネントのサイズは健側膝の大きさで推測するか，術中のjoint lineの高さで決めるようにして，通常よりは大きめのサイズを選ぶ。側面からみて，前方部分は骨皮質に一致させ，なるべく後方部分は遠位に位置する。
〔Pagnano MW: Management of bone defects. Surgery of the Knee 4th edition, Churchill-Livingstone, New York, pp1799-1813, 2006（文献6）より引用〕

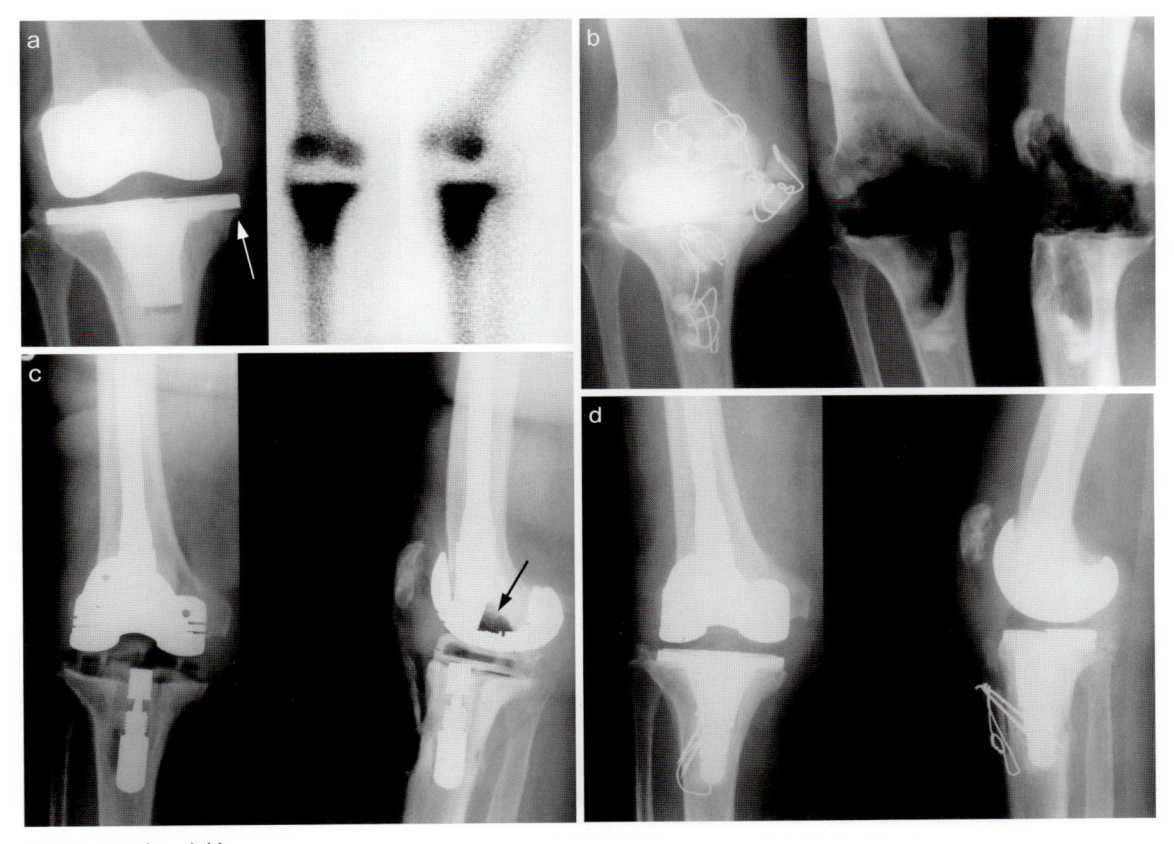

図12 77歳，女性
PS型のTKAを行ったが，術後10か月目に感染を生じた。保存的に加療するも沈静化しないため，コンポーネントの抜去とセメント・ビーズを挿入した。PS型のため大腿骨の骨欠損が大きく，AORI分類ではF2b+T1であった。大腿骨の骨欠損部には金属スペーサーで充填する予定でトライアル・コンポーネントを挿入し，X線コントロールでjoint lineの確認を行った。
a：術後10か月目，b：コンポーネントの抜去とセメント・ビーズ，c：トライアル・コンポーネント挿入とjoint lineの確認，d：LCCK型TKA＋大腿骨金属スペーサー。

伸展位ではjoint lineが上昇し，屈曲位ではギャップが大きくなり，屈曲位での安定性が低下する。適切な大腿骨コンポーネントのサイズは術前に健側膝の大きさで推測するか，術中のjoint lineの高さで決めるようにして，通常よりは大きめのサイズを選ぶ。

また側面からみて，前方部分は骨皮質に一致させ，なるべく後方部分は遠位に位置するようにして，屈曲ギャップを大きくならないようにする。さらに大腿骨遠位骨切り面とコンポーネントの間隙には金属スペーサーか骨移植にて充填し，joint lineを維持する（図11）[6]。できれば術中にトライアル・コンポーネントを挿入して欠損部に金属スペーサーを充填し，X線コントロールを行い，joint lineを確認するとよい（図12）。

参考文献

1) 王寺享弘：人工関節再置換時の広範囲骨欠損の再建手術―膝関節の再建法．新 OS NOW シリーズ 5：153-160, 2000
2) Engh GA, Ammeen DJ : Bone loss with total knee arthroplasty : defect classification and alternative for reconstruction. Course Lect 48 : 167-175, 1999
3) Lonner JH, Lotke PA, Kim J, et al : Impaction grafting and wire mesh for uncontained defects in revision knee arthroplasty. Clin Orthop Relat Res 404 : 145-151, 2002
4) Radnay CS, Scuderi GR : Management of bone loss. Clin Orthop Relat Res 446 : 83-92, 2006
5) Laskin SL : Joint line position restoration during revision total knee replacement. Clin Orthop Relat Res 404 : 169-171, 2002
6) Pagnano MW : Management of bone defects. Surgery of the Knee 4th edition, Churchill-Livingstone, New York, pp 1799-1813, 2006

11 骨欠損への対策

1. Bone graft

■三浦裕正　■馬渡太郎

1 はじめに

人工膝関節における骨欠損への対策は，インプラントの良好な固定性，joint line の維持，屈曲，伸展時における靱帯バランスの獲得のためにきわめて重要な要素である．通常，自家骨や同種骨による骨移植，metal augmentation，あるいは骨セメントなどが選択されるが，適用に際しては，骨欠損の大きさのみでなく，骨萎縮や不安定性の程度，年齢，活動性，感染の有無など種々の条件を考慮すべきである．一般的に自家骨移植は，primary TKA の比較的小さな欠損に対して適応となるが，若年者には積極的に自家骨を使用し，bone stock を確保することが望ましい．一方，同種骨移植は再置換などでの比較的大きな欠損に対して，使用されることが多い．

本稿ではわれわれが行っている骨移植法の現状とその適応について述べる．

2 骨欠損の分類

AORI（Anderson Orthopaedic Research Institute）の骨欠損分類は大腿骨，脛骨ともに type 1 から 3 に分類されている（表1）[1]．Type 1 は metaphyseal bone が intact なもので，自家骨移植かセメント充填で十分対処可能である．Type 2 は metaphyseal bone まで欠損が及ぶものであり，片側顆部だけの欠損は type 2A，両側顆部の欠損は type 2B と細分化されている．joint line を維持するためには metal augmentation か同種骨移植が必要となる．Type 3 は metaphyseal bone の完全欠損であ

表1　AORI（Anderson Orthopaedic Research Institute） bone defect types

Type 1 defect（Intact metaphyseal bone）
Good cancellous bone at or near a normal joint-line level
Type 2 defect（Damaged metaphyseal bone）
Loss of cancellous bone that requires cement fill, augments, or small bone grafts to restore a reasonable joint-line level
Defect can occur in one condyle or plateau（2A）, or both（2B）
Type 3 defect（Deficient metaphyseal bone）
Deficient bone that compromises a major portion of either condyle or plateau ; these defects usually require a large structural allograft, a rotating hinged component, or custom component

り，側副靱帯の付着部も障害されている可能性がある．同種骨移植か，大きな metal augmentation での対応が必要となり，欠損の程度が著しいものでは，rotating-hinge などの salvage prosthesis や composite allograft を使用しないと再建は困難である．

3 われわれが行っている骨移植法

骨移植法の選択においては，皮質骨の rim が残存しているかどうかが重要である．AORI 分類は骨欠損の大きさに関する分類であるが，これとは別に骨皮質の rim が保たれているか否かによって，contained type（rim あり）と uncontained type（rim なし）に分類することができる．Contained type では骨皮質が shell 状の形態を保っているのに対し，uncontained type は骨皮質の欠損を伴う[2]．すなわち rim は morselized bone を安定して移植するための containment を確保する意味をもつ．われわれは骨欠損の大きさと rim の有無により，大まかな対処法を定めているので，以下に具体的方法を示す．

1) 5 mm 未満のごく小さな欠損

セメント充填のみで十分である。

2) 10 mm 未満の欠損で rim が残存

自家骨を用いるが，腸骨採取までは行わず，骨切りした大腿骨や脛骨の一部を morselized bone にして，impaction を加えながら充填する。

3) 10 mm 未満の欠損で rim なし

自家骨のブロックか metal augmentation を使用するが，若年者では積極的に自家骨を使用する。切除した自家骨で対処できる範囲であれば，採型後キルシュナー鋼線で仮固定し，通常通りに骨切り後，インプラントをセメント固定し，最終的にキルシュナー鋼線を抜去する。

4) 10 mm 以上の欠損で，rim が残存

切除した大腿骨や脛骨の自家骨で十分であれば，morselized bone として impaction を加えながら充填する。自家骨で不足するような脛骨側の巨大欠損であれば，同種骨による impaction bone grafting を行う。

5) 10 mm 以上の欠損で，rim がない場合（図1）

基本的に metal augmentation を使用し，不足する部分を自家骨あるいは同種骨のブロックで充填することとし，できるだけ骨移植は小範囲に限定する（図2）。

4 推奨する方法の実際

ここでは，技術的にやや煩雑となる impaction bone grafting について解説する。

1) 術前計画

TKA の術中に予想外に大きな骨欠損に遭遇することも稀ではない。したがって，術前にしっかり骨欠損の評価を行い，骨移植や augmentation の必要性について，術前計画を練っておくことが重要である。

骨欠損の状態については，単純 X 線，CT，MRI などを用いて行い，骨欠損の大きさ，母床の骨質，皮質骨の rim の有無について評価を行う。ただし，再置換の場合にはコンポーネントの存在により骨欠損の評価が困難となることもある。われわれは TKA 後の大腿骨後顆部分の観察を可能にする新しい X 線評価法（oblique posterior condylar view；OPC view）を考案している[3,4]。撮影法は膝90°屈曲位にて，大腿骨冠状面に平行に X 線を

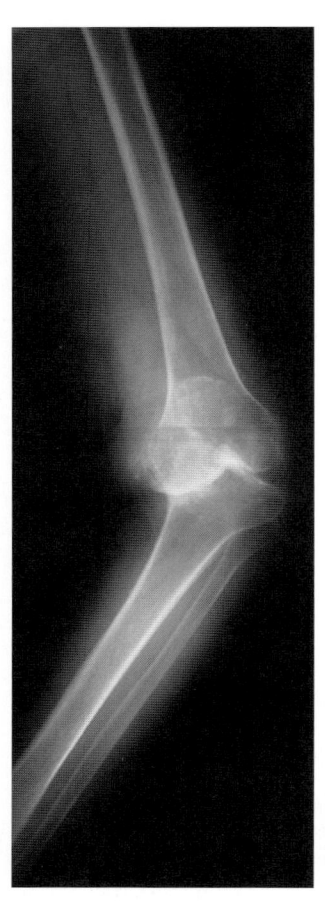

図1 術前 X 線
関節リウマチ，72歳，女性。術前 X 線，脛骨内側顆に rim のない著明な骨欠損を伴っている。

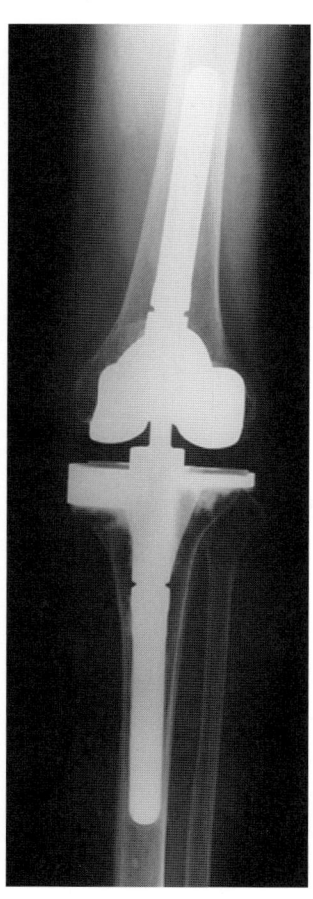

図2 術後 X 線
ブロック状の同種骨移植に metal augmentation を併用。

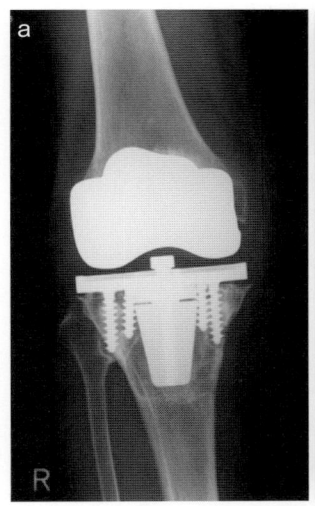

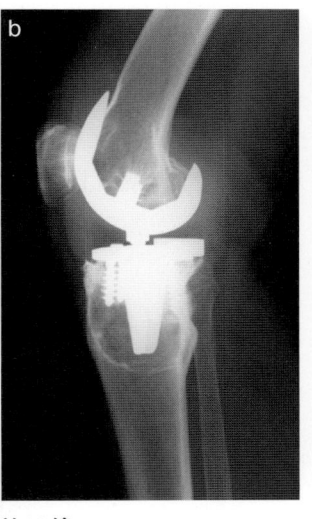

図3 TKA 後 8 年の再置換術前 X 線
変形性関節症，76 歳，女性．脛骨側に巨大な骨欠損を伴っている．
a：正面，**b**：側面．

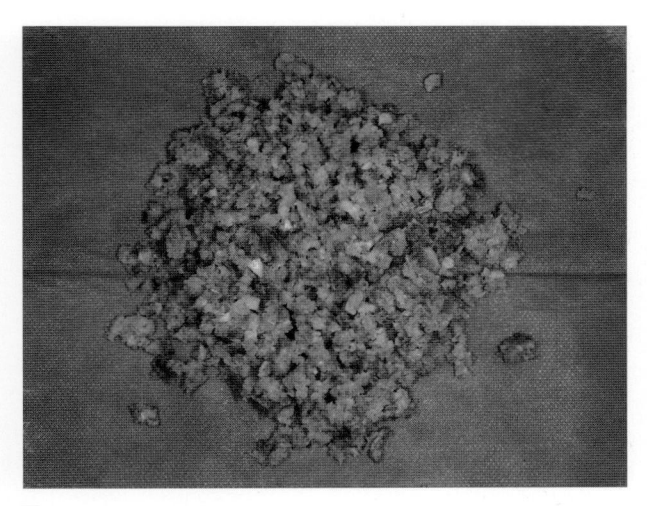

図4 morselized bone
大腿骨頭より bone mill にて 3～5 mm の morselized bone を作成する．

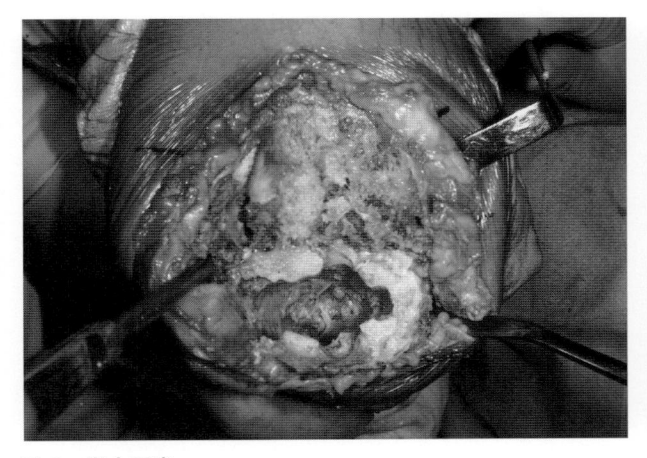

図5 術中写真
脛骨側に rim を有する巨大な骨欠損を認める．

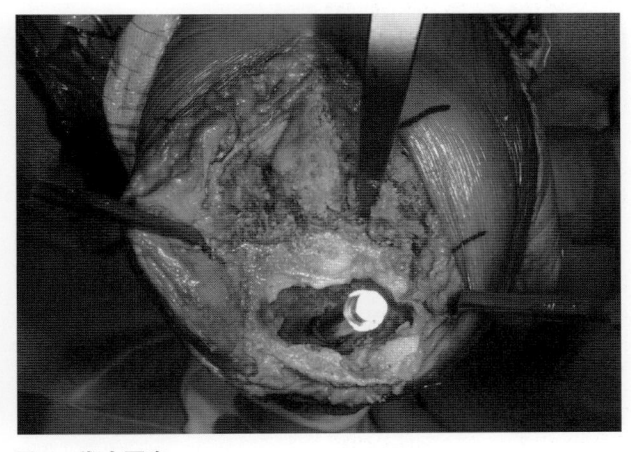

図6 術中写真
トライアルステムを挿入．

入射し，大腿骨コンポーネントの両斜位像を撮影する．本法により両側後顆部分の重なりを回避し，一側後顆と顆間窩を通して対側後顆を同時に観察することが可能となる．

2）手技

提示する症例は TKA 後 8 年の再置換例で，ポリエチレンの摩耗に伴う著明な骨融解を脛骨側に認め，impaction bone grafting の適応である（**図3**）．

まず，同種骨の準備であるが，骨銀行から冷凍保存大腿骨頭を取り出し，室温にて自然解凍する．その後，bone mill を用いて morselized bone に加工し（**図4**），生食にて十分に洗浄し，骨形成の阻害因子となる酸化脂肪を除去する．この操作は immunogenic factor を除去する効果もある．洗浄の際の抗菌薬の使用は，採取時に加温処理による滅菌操作を行っているので必須ではない．

巨大な骨欠損は内部には線維性被膜を有することが多く，丁寧に掻爬し，pulse 洗浄器を用いて洗浄し，硬化した部分には数箇所ドリリングを行う（**図5**）．インプラントの固定には，安定性確保のため long stem を併用することが望ましい．そのため，まず long stem 用にプレスフィットの状態までリーミングを行う．リーマを残したまま，カッティングガイドを取り付け，近位端を骨切りする．その後，トライアルステムを挿入し，用意しておいた銀行骨を空隙に少しずつ入れて打ち込む（**図6**）．かなり強力に impaction を繰り返し加え，密に圧縮硬化させる（**図7**）．その後，ステムを抜去するが，圧縮硬化した骨は容易に崩れることはない．最後に本物のインプ

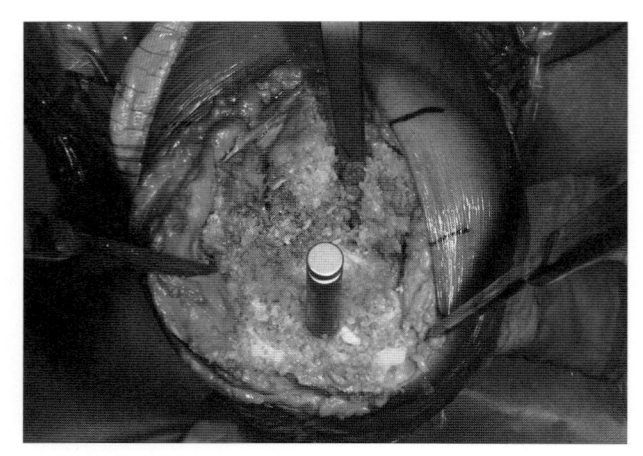

図7 術中写真
ステムを挿入したまま，impaction bone grafting を行う。

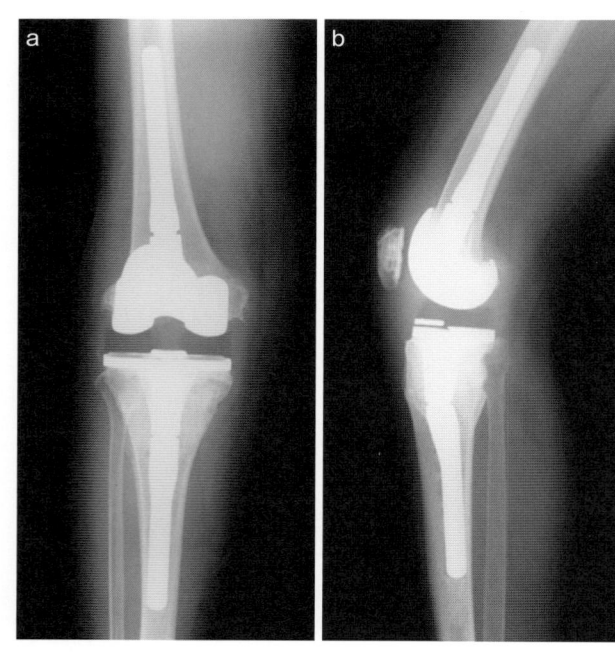

図8 術後X線
a：正面，b：側面。

ラントをセメント固定するが，ステム部分はプレスフィットとし，脛骨トレイの裏面のみセメントを使用する（図8）。

5 手術の際の「コツ」や陥りやすい「pitfall」

移植骨の incorporation を促し，セメントの進入を容易にするためには多孔性を有することが重要であり，ある程度の morselized bone の粒径は必要である。THA の場合，大腿骨では直径3〜5mm，臼蓋側では8〜10mm と言われている。膝では THA での大腿骨にならって，3〜5mm のサイズを用いている[5]。

骨を圧縮硬化させるためには"vigorous impaction"が重要である。ただし，過激な impaction は骨折の危険性もあり，各症例の骨質を見極めながら，impaction の力の加減と繰り返し回数を調整する必要がある。

6 考察

Impaction bone grafting は1984年に Slooff らによって報告され[6]，THA における臼蓋側や大腿骨近位側の骨欠損に対する方法として確立されてきたが，膝に関するデータはまだ不十分といえる[7]。また，膝は股関節と力学的環境が異なり，必ずしも同じ結果が得られる保証はない。しかしながら，rim が残存した大きな骨欠損に対しては，試みてよい方法と考えている。ただし，大腿骨と脛骨とは骨構造や欠損のパターンが異なり同列に扱うことはできない。一般的には脛骨の骨欠損が大きい傾向にあり，本法はより脛骨側の欠損に対し適応になることが多い。大腿骨は皮質が薄く，rim が残存していないことが多いため，morselized bone が使いにくく，metal augmentation の適応となりやすい。

われわれが同種骨による impaction bone grafting を推奨する理由は，大きな骨欠損に対する骨移植法として，安定性，有効性が認められること。自家骨のみでは十分な量が確保できないこと。また，ブロック状の同種骨では吸収期に強度が低下し，圧潰の可能性があることなどである。特に難易度の高い手技ではないが，難点を言えば，同種骨が使用可能な一部の施設に適用が限定されることであろう。

医療経済的な観点からみると，骨セメントの償還価格は1パックあたり21,800円，augmentation block は1個74,800円であり，その場合 long stem を追加することが多いため，これも74,800円と高価である。一方，術中における骨切りで生じた自家骨を使用する場合，追加費用はかからず最も経済的である。同種骨は加温滅菌容器や検査費用，冷凍庫の維持管理費などを含め，骨頭1個あたり25,000円，移植コーディネータの人件費も含めると76,000円程度の費用となり，決して安価とは言えない[8]。

固定法に関しては，われわれはストレスシールディングを軽減し，再置換の場合に抜去が容易であるという理由からセメントレスとしているが，その場合により移植骨へのストレスを軽減させて初期固定性を高める目的で，プレスフィットの long stem を選択している。一

方，Ullmark らは short stem で本法を用いており，大腿骨側では成功したものの，脛骨側では生着が不十分であり，脛骨側に対しては十分な固定性を得ることが難しいと結論づけている[9]。セメント使用に関してはセメントレスでは初期固定性に劣り，セメントを使用したほうがより安定性に優れるとの報告がある[10]。

後療法に関しては，可動域訓練は通常の TKA と同様に，術後 2 日目より開始している。術後の荷重時期は議論が分かれるところであるが，早期荷重によって，むしろ安定するところまでインプラントの沈下を促し，骨の生着を待ったほうがよいという意見もある。生着が完了するまで待機する場合は，数年単位での免荷を要することとなり現実的ではない。当科では，術後 5 日目より部分荷重を開始しているが，特に問題は生じていない。

参考文献

1) Engh GA : Bone defect classification. In : Revision Total Knee Arthroplasty (Engh GA, Rorabeck CH, eds), Williams & Wilkins, Baltimore, pp63-120, 1997
2) Scott WN : INSALL&SCOTT 膝の外科（久保俊一，斎藤知行，監訳），金芳堂，p1771, 2007
3) Miura H, Matsuda S, Mawatari T, et al : The oblique posterior condylar radiographic view to evaluate the posterior femoral condyle following total knee arthroplasty. J Bone Joint Surg Am 86 : 47-50, 2004
4) Miura H, Matsuda S, Okazaki K, et al : Validity of an oblique posterior condylar radiographic view for revision total knee arthroplasty. J Bone Joint Surg Br 87 : 1643-1646, 2005
5) Toms AD, Barker RL, Jones RS, et al : Impaction bone-grafting in revision joint replacement surgery. J Bone Joint Surg Am 86 : 2050-2060, 2004
6) Slooff TJ, Huiskes R, van Horn J, et al : Bone grafting in total hip replacement for acetabular protrusion. Acta Orthop Scand 55 : 593-596, 1984
7) Benjamin J, Engh G, parsley B, et al : Morselized bone grafting of defects in revision total knee arthroplasty. Clin Orthop Relat Res 392 : 62-67, 2001
8) 小宮宏一郎，他：北里大学骨バンク運営費用について．別冊整形外科 47 : 72-74, 2005
9) Ullmark G, Hovelius L : Impacted morsellized allograft and cement for revision total knee arthroplasty: a preliminary report of 3 cases. Acta Orthop Scand 67 : 10-12, 1996
10) Schreurs BW, Huiskes R, Slooff TJ : The initial stability of cemented and non-cemented femoral stems fixed with a bone grafting technique. Clin Mater 16 : 105-110, 1994

11 骨欠損への対策

2. Prosthetic augmentation

■泊　一秀

　人工膝関節置換術（TKA）を行う際の骨欠損への対策はその部位と程度により異なる。皮質骨が人工関節の支えとして残っていれば骨欠損の大きさや患者の年齢にかかわらず，骨移植が最もよい選択であることには異論はない。しかし，骨欠損の広がりが周囲の皮質骨まで及び，人工関節の支持に影響が懸念される場合にはその再建が必要となり金属補強材（metal augmentation）が選択される。

1 Metal augmentation の特徴

　骨欠損に対する再建のゴールは，①宿主骨をできるだけ温存し，②解剖学的関節面の位置を維持し，③屈曲，伸展ギャップの対称性と同等性を保ち，④コンポーネントの固定性を得ることである。
　骨セメントによる充填は強度の問題があり，小さな骨欠損に限られる。カスタムインプラントは高価でコスト面の問題がある。自家骨移植は供給源に限りがあり初回手術時の骨欠損には対応できるが，再置換時には骨欠損に対応できないことが多い。同種骨移植はわが国では必ずしも入手は容易ではなく，骨癒合に要する時間が必要で早期荷重が制限され，偽関節や骨吸収も懸念され，病原体の伝搬などの問題もある。
　一方，metal augmentation は製品の入手が容易で形や大きさも選択肢が広く，術中に骨欠損に合わせてサイズの選択が可能で柔軟性のある対応ができる。母床と人工関節の接触面積を広く確保できる。非対称性の骨欠損に対しても一側の顆のみにも使用でき，さらなる骨切除が不要で骨温存に有利である。大腿骨では遠位，後方に補強をすることで関節面の上昇を防止でき，屈曲ギャップの拡大を防止できるので中間屈曲域や屈曲位での不安定性を回避できる。脛骨においては，骨切りラインを遠位に移動させ脛骨コンポーネントを小さくする必要もないので，骨量を温存でき支持性を低下させない。最も有利な点は，骨移植で起こりうる癒合不全や偽関節，骨吸収は金属自体には生じず，母床との骨癒合も必要ないので硬化骨も切除の必要がない。ステムを併用することで生体力学的にも満足すべき荷重伝達が得られるので術直後から支持性があり，早期から荷重が可能である。また，同種骨移植で懸念される病原体の伝搬の心配がない。
　しかし，この金属補強による骨欠損の対応策にも問題があり，骨量は増加させないので将来再置換が必要となる可能性がある若年者や活動性が高い患者では，金属補強より骨移植を第一選択と考えておくほうがよい。metal augmentation には大きさや形状の限りがあるので，不整な骨欠損や大きな骨欠損には使用できない。また，その modularity のため金属の接続部での腐食や破損が起こりうる欠点や，摩耗粉の原因になる危険性がある。

2 Metal augmentation の実際

1）術前計画

　成功の秘訣は術前計画にある。靱帯の機能不全は徒手検査により評価し，骨欠損は画像診断により評価する。骨欠損の大きさ，深さ，広がり（骨皮質まで至るか否か）を知ることが手術にあたっての重要な情報となる。通常の膝関節3方向のX線像に加え，下肢全長撮影，立位正面像，上顆軸撮影を準備する。正面，側面像より対側

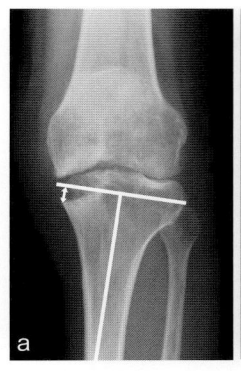

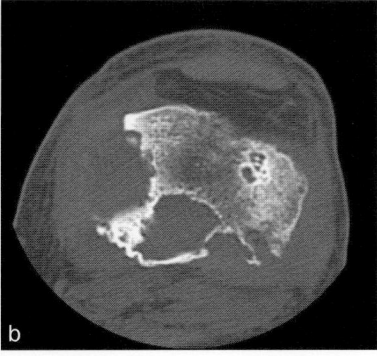

図1 骨欠損の大きさ，広がりを評価
a：X線像で予定骨切り線から骨欠損の最深部までの深さを計測する。
b：CT像では骨欠損の広がり（占有面積）がX線像以上に明らかになる。

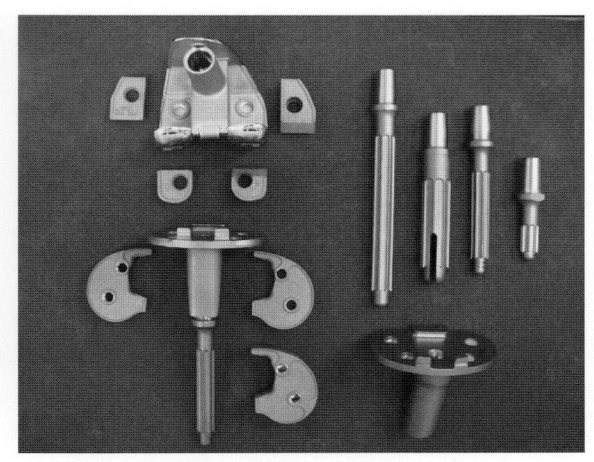

図2 大腿骨，脛骨のmetal block，ウェッジ，ステム

表1 Classification of bone defect

Type	single condylar involvement(%)	depth(mm)
I Minimal	< 50	< 5
II Moderate	> 50 and < 75	5-10
III Extensive	> 75 and < 90	≧ 10
IV Cavity	> 90	
(a) Intact peripheral rim		
(b) Deficient peripheral rim		

〔Rand JA : Bone deficiency in total knee arthroplasty. Clin Orthop Relat Res 271 : 63-71, 1991（文献1）より引用〕

の関節面，および予定骨切り線から骨欠損の深さ，骨切り部に占める骨欠損の大きさを確認する（図1a）。テンプレートをあててみてコンポーネントのサイズ，メタルブロックやウェッジのサイズを確認し，ステムの大きさや必要な長さを確認しておく。特に髄腔の太さを確認し，ステムのサイズやリーミングの際のリーマのサイズを予測しておく。初回TKAに比べ再置換では，骨欠損は特に大腿骨では人工関節に隠され過小評価されやすく，マルチスライスCTは解像度がよく人工関節が存在していてもその影響を少なくできるので，単純X線像では評価しにくい骨欠損の状態や大きさが確認でき有用な手段になる。X線像やCTの画像データを用いるコンピュータ3Dテンプレートによる術前計画は骨欠損の大きさ，深さ，広がりを評価でき，骨切り線を上下に移動させることも自由にでき，使用するコンポーネントのサイズやmetal augmentationの形状やサイズをシミュレーションできる。骨欠損が顆部のどの程度を占有するか，CTや3Dテンプレートで予測しておくと手術が容易になる（図1b）。

いくつかの骨欠損の分類があり，Randの分類は[1]骨欠損を対称性か非対称性か，その部位は周囲の皮質まで及ぶのか否か，顆部の占有率はどの程度を占めるかで評価され，初回TKAにおいては使いやすい。骨欠損の深さが5〜10 mm以上で，一側の顆部に占める面積が50%以上であれば金属補強を考慮する（表1）。再置換ではAORI分類で[2] type 2が金属補強の適応になる。初回にしても再置換にしても周囲の骨皮質が残っていれば骨移植の適応で，金属補強は第一選択とはならないが，周囲の骨皮質まで骨欠損が至っている場合には，金属補強による再建も考慮される。欠損の深さが問題で，脛骨では欠損の深さが対側の関節面から30 mmまで，すなわち骨切り後の骨欠損の深さがmetal augmentationの最大の厚さ以内（20 mmまで）であれば対応でき，大腿骨では骨切り後10 mmまでの骨欠損は対応できることになる。それ以上の大きな欠損は現時点では骨移植と併用するか，大きな同種骨移植の適応となる。

手術に際しては使用する可能性がある器械をすべて準備することが肝要である。ウェッジとブロック型のハーフおよびフルのmetal augmentation，種々の長さ・太さのステム，インサートは拘束性の高いものまで準備しておく（図2）。初回TKAでは，術前計画と術中の実際の骨欠損とが大きく異なることは多くはないが，再置換では関節を抜去して術前の予想より骨欠損が大きくなることも少なくないので，当然ではあるが同種骨や人工骨まで含め，準備は怠りなくしておくほうが安心である。

2）手術手技

骨欠損がある症例での手術手技に関する基本理念や手技は，通常のTKAと基本的には同様である。初回TKAでは，骨欠損がある症例では屈曲拘縮や内反変形が強いことが多く，伸展ギャップに比べ屈曲ギャップが予想以上に開くことがあるので，軟部組織の解離は過度にならないよう注意する。再置換では展開に工夫が必要で，quadriceps snip，V-Y plastyや脛骨粗面骨切りを

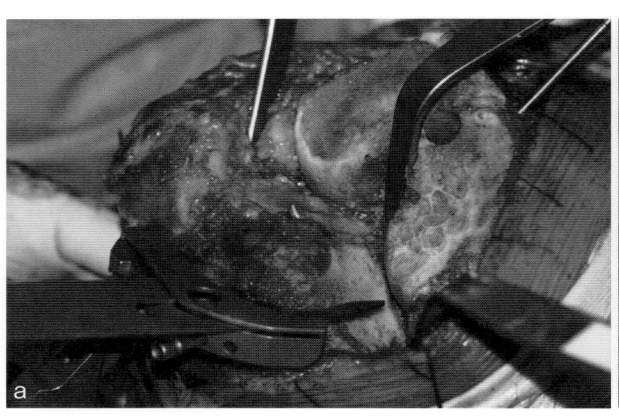

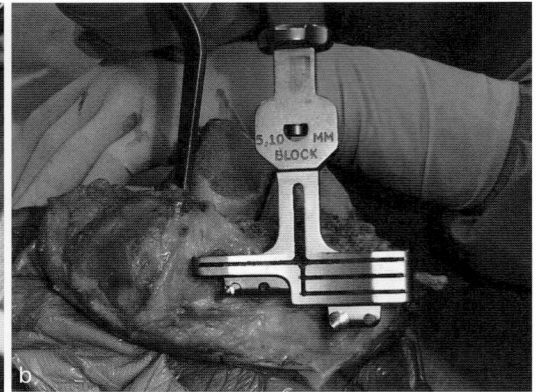

図3 骨切りガイドの使用法
a：骨切り面と骨欠損の状況を確認する。
b：metal blockの骨切りガイド。

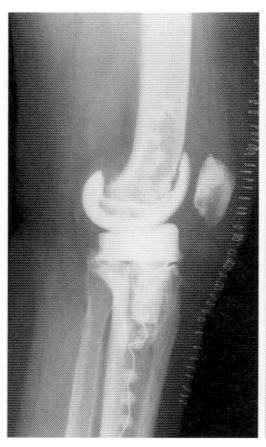

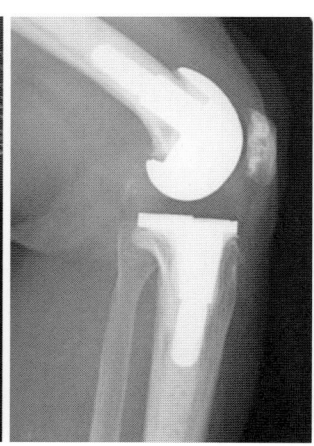

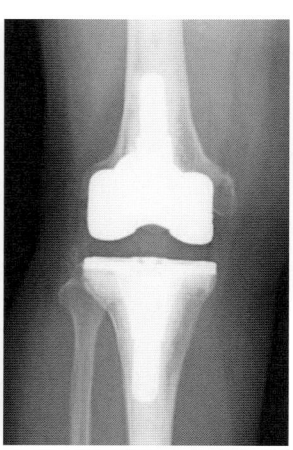

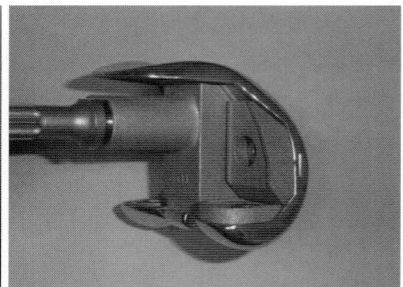

図4 Metal augmentationを用いて再置換した症例
セメントスペーサーで感染が鎮静化した後。Joint lineの上昇を防止するため，大腿骨遠位と後方にmetal blockを用いた。骨セメントには抗菌薬を混入した。

追加することもある。注意を払うべきことは関節面の高さを維持することと，抜去の際に骨を温存することである。抜去にあたっては鋼線，線鋸，ノミ，ボーンソーなどを用いて骨とセメント，人工関節の間を丁寧に分離して，可能な限り多くの母床の骨を温存して抜去することが成功の秘訣である。セメントレスでは母床の骨と人工関節とがしっかり固定され，抜去すると母床に大きな骨欠損が出現し骨温存に難渋することがある。

脛骨骨切りは，初回TKAでは通常通りに対応できることも多い。ステムを必要とする場合は，髄内システムを用いる。金属補強を用いるか否かは，脛骨トライアルトレイを載せた状態での安定性と骨欠損の占有面積を確認し，脛骨トレイが安定しないでぐらぐらするときには金属補強を行うことになる。脛骨にブロックやウェッジの専用骨切りガイドを取り付けて骨切りを行う（**図3**）。この骨切り操作では，脛骨コンポーネントの回旋設置に注意を払うことが重要である。なぜなら，回旋が正しくないと特にウェッジでは後方傾斜角の影響で下肢全体のアラインメントが影響を受けるためである。

大腿骨での注意点は，joint lineと回旋の決定である。骨欠損を補填せずに小さな大腿骨を選択すると関節面の上昇と屈曲ギャップの拡大が起こり，可動域の減少，中間屈曲域や深屈曲での不安定性が生じる。ゆえに遠位，後方に必要な厚さの金属補強を行う（**図4**）。Joint lineの決定は，後述するが術中所見や術前のX線像を参考に決定する。大腿骨の内旋設置は避けなければならず，内外側の上顆を参考に大腿骨コンポーネントの回旋を決定する。大腿骨にステムを用いる場合に大腿骨コンポーネントが前方設置になることもあり，このような場合はオフセットステムを用いて大腿骨コンポーネントを後方に設置する。

大腿骨，脛骨トライアルを設置した後，インサートの厚さを決定する。通常の手技と同様に伸展・屈曲ギャップを同じくするためインサートの厚みの調整や，必要に

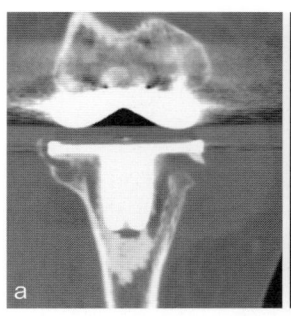

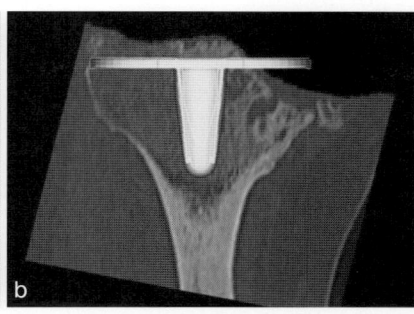

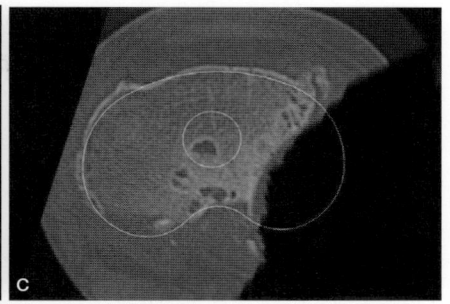

図5　CTやコンピュータシステムを用いた術前計画
a：ヘリカルCTを用いると人工関節が存在しても骨欠損が評価できる。
b, c：3Dテンプレート（Athena, soft cube社製）を用いた術前計画。骨欠損と人工関節の被覆が術前に計画できる。

応じた軟部組織の解離，骨切りの追加などを行う。骨欠損部と人工関節の間の間隙に必要な場合には骨移植を行ってもよい。最後にセメント固定を行うが，硬化骨にはセメント固定力を高めるため骨孔をドリルであけておく。多くはステムが必要になる。骨欠損の状況でステムの長さや太さ，セメントの有無も影響される。比較的短いステムや長くても細いステムではセメントを必要とする。骨幹までの長く太いステムでプレスフィットさせる場合にはステムはセメントレスでのハイブリッド固定となる。

3　コツとpitfall

骨欠損の評価は，X線像による術前評価と術中の肉眼所見での評価が行われる。術前の正確な評価が望ましいが，再置換時には人工関節に隠され骨欠損は評価しにくい。最近のヘリカルCTは金属によるartifactを減少させ人工関節周囲の骨欠損を明確にし，骨幹端部の骨欠損と支持性のある皮質骨の評価ができる。X線像やCTの画像データを用いるコンピュータ3Dテンプレートによる術前計画は，今後普及してくると思われる。設置する人工関節の位置や大きさを自由に動かすことができるので，大腿骨の回旋設置を上顆軸以外に後顆を参照に回旋を決定でき，脛骨も回旋決定が容易になりmetal augmentationの設置位置が決定しやすくなる（図5）。

手術において注意することは，脛骨ではコンポーネントが脛骨の骨軸に直角に設置され，適正なサイズや形態のmetal augmentationを選択され，欠損部の骨切りの前にコンポーネントの回旋アラインメントが正しいことを確認することである。髄内でも髄外システムであれアラインメントを確実にチェックしておくことが重要である。ステムを使用する場合には，リーマの刺入点で脛骨軸が決定されるので慎重に刺入点を決定しなければならない。高位脛骨骨切り術後や骨折変形治癒の場合にはオフセットステムも考慮することもある。ブロックやウェッジの骨切りガイドを設置する際には，脛骨コンポーネントの回旋に十分留意しておかねばならない。回旋に誤差が生じると後方傾斜の影響で脛骨軸にコンポーネントが直角に設置されないことになる。骨切りガイドの設置時には，術前計画の画像，特にCTを参考にし，膝蓋腱の内側縁，後十字靱帯付着部，残存している脛骨の形状などの肉眼所見を比較し脛骨の前後軸を判断する。

大腿骨側では，関節面の位置と回旋の決定が手技上難しい点である。初回TKAでは解剖学的指標が残存しているので大きな問題にはならないが，再置換ではその同定が困難であることが多い。関節面に関しては内外側上顆から25 mm，腓骨頭から10 mm，膝蓋骨下極から約一横指遠位，判別できれば遺残半月のレベルなどを参考にし，反対側のX線像や術前のX線像を参考に決定する。伸展位で確認の後，屈曲位もトライアルでブロックの厚さを決定する。回旋の決定は，内外側の上顆が参考になるときにはこれを用いる。術前計画での下垂坐位での上顆軸撮影や，CTから上顆軸と後顆のなす角度であるCTA（condylar twist angle）を参考に回旋を決定できる。脛骨の切骨面を参照にdependent cut techniqueを用いて回旋を決定することも有用な手段となる。大腿骨にステムを用いる場合に髄腔との関連で大腿骨コンポーネントが前方に設置されることがあり，この場合にはオフセットステムを用いると大腿骨コンポーネントが至適な位置に設置され，PF関節圧の上昇や屈曲ギャップの拡大を防止できる。

ステムはほとんどの場合使用する。特に拘束性が高いインサートを用いる場合には，さらにステムによる固定はしっかりしておかなければならない。ステムの固定法

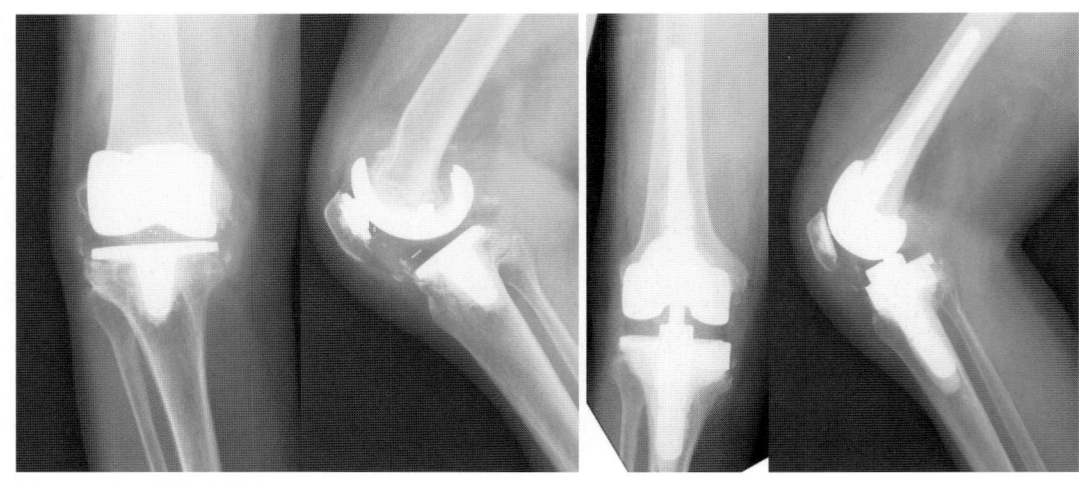

図6 ステム使用の実際
再置換症例で大腿骨，脛骨ともに metal block を用い，ステムは大腿骨側は長いのでセメントレス，脛骨は短いのでセメント固定した。

に関してはセメントかセメントレスかは議論が多く，統一された見解はない。短いステムや長くとも細いステムはセメント固定であり，太く長いステムはセメントレスで固定する（図6）。

4 考察

1）適応の範囲

初回 TKA で大腿骨に必要になることはほとんど稀であるが，後外側や外側顆の低形成がある場合には適応になる。再置換では骨欠損の大きさが 10 mm までは metal augmentation の適応になる。これ以上大きい場合には同種骨移植の適応になる。脛骨においては初回 TKA では骨欠損が骨切り後に骨切り面の 40％以上を占め，深さが metal augmentation の最大の厚さ（概ね 20 mm）までは適応になる。深さが 5 mm 以下の欠損や周囲の骨皮質が温存されている場合には，骨移植や骨セメント補塡の適応になる。脛骨内側前方に支持性がある骨が残っている場合には，骨移植や骨セメント補塡で対応できる場合もある。再置換では抜去後に脛骨では周囲の 1/4 以上の骨皮質に欠損があり，深さが 20 mm までの欠損が適応になる。ほとんどは AORI 分類の type 2 である。type 3 の骨欠損は従来大腿骨頭などの大きな同種骨移植が行われてきた。いまだわが国では使用できないが，骨梁構造をもつコーン状の形態をした金属（porous metal, trabecular metal）が米国では使用され，type 3 の骨欠損にコーン状の porous metal を母床にしっかり打ち込み，その周囲に morselized bone を移植し，コーンの中にメタルブロックとステムを装着した人工関節をセメント固定する方法が行われている[3,4]。短期成績であるが良好な成績を収め，同種骨移植からこの方法に移行してきている。わが国では大きな骨欠損に対しての対策は同種骨移植の入手が制限されるためこれまで難渋しており，ヒンジや腫瘍用の人工関節で対応せざるを得なかった。Porous metal の入手が可能となれば，大きな骨欠損に対しての今後有用な治療法になると考えられる。

2）推奨の理由

Laskin の報告では，20°以上の内外反動揺性のある脛骨のかなり厳しい骨欠損に骨移植を行った症例の 5 年生存率は 67％でしかなかったといい，脛骨の動揺性を有する大きな骨欠損は metal augmentation の適応であると述べている[5]。Pagnano らは初回 TKA に脛骨ウェッジを用い，平均 4.8 年で 96％の優または良の成績で，13膝の脛骨コンポーネントの下に骨透亮像が認められたが，進行性のものはなかったと報告している[6]。Fehring ら[7]は，骨欠損を骨セメント補塡する場合 step cut すると応力が分散され固定性がよかったことから，metal augmentation でもブロックが適切な選択であろうと述べている。骨温存の面ではウェッジがすぐれている反面，ブロックは骨との界面での剪断力を減少させるので力学的には優れている。再置換では Patel ら[8]は type 2 の骨欠損に対して metal augmentation で治療した 102 例の再置換の 11 年での生存率は 92％であったと報告した。骨欠損に対して metal augmentation は，中期成績をみても有用な治療の選択肢である。ステムに関してはセメントかセメントレスかは議論が多い。骨セメントの

利点は直後から固定性が良く，抗菌薬を骨セメントに含有できるが抜去が困難である．一方，セメントレスは再々置換時に抜去しやすい利点がある．Fehring らは再置換でのセメントとセメントレスの比較を 202 例で行っているが，骨幹端部でのセメントレスは不安があると結論した[9]．Peters らは，骨幹部までの長い縦溝を掘ったステムを近位は骨セメントで骨幹部はプレスフィットのハイブリッドが固定性はよいと述べている[10]．ステム先端の痛みや骨肥厚はステム先端に応力が集中する結果生じるもので骨セメントでもプレスフィットでも発現するが，セメントレスステムに多い傾向があるという．ステムの固定法に関しては，ステムの特性や構造を考慮して選択すべきである．短いステムや長くとも細いステムは骨セメント固定を行う．一方，太くて長いステムや最近の製品に多くみられる縦に長い溝を掘ったステムを用いる場合には，髄腔を十分に占拠する太さのステムを用い，ステム周囲には骨セメントを用いないハイブリッド固定が望ましい．

3) 手術の難易度，費用の問題

初回手術では屈曲拘縮や変形を伴うことが多く，軟部組織のバランスの調整には手間がかかる点，骨欠損のために正確な骨軸の認識が難しく人工関節の正確な設置が影響を受けることなどが難易度を高める．再置換では人工関節の抜去操作，関節面や回旋の正確な設定が必要で難易度は高い．費用に関しては，通常の人工関節手術の手技料と使用した材料費の請求は可能である．骨移植の際に請求できる手技料は，metal augmentation の手技に対しては発生しない．

❖ 参考文献

1) Rand JA : Bone deficiency in total knee arthroplasty. Clin Orthop Relat Res 271 : 63-71, 1991
2) Engh GA : Bone defect classification in Revision Total Arthroplasty. Williams & Wilkins, Baltimore, pp63-120, 1997
3) Radney CS, Scuderi GR : Management of bone loss. Clin Orthop Relat Res 446 : 83-92, 2006
4) Meneghini RM, Lewallen DG, Hanssen AD, et al : Use of porous tantalum metaphyseal cones for sever tibial bone loss During Revision Total Knee Replacement. J Bone Joint Surg Am 90 : 78-84, 2008
5) Laskin RS : Joint line position—restoration during—revision total knee replacement. Clin Orthop Relat Res 404 : 169-171, 2002
6) Pagnano MW, Trousdale RT, Rand JA, et al : Tibial wedge augmentation for bone deficiency in total knee arthroplasty. Clin Orthop Relat Res 321 : 151-155, 1995
7) Fehring TK, Peindl RD, Humble RS, et al : Modular tibial augmentation in total knee arthroplasty. Clin Orthop Relat Res 327 : 207-217, 1996
8) Patel JV, Masonis JL, Guerin J, et al : The fate of augments to treat type-2 bone defects in revision knee arthroplasty. J Bone Joint Surg Br 86 : 195-199, 2004
9) Fehring TK, Odum S, Olekson C, et al : Stem fixation in revision total knee arthroplasty. Clin Orthop Relat Res 416 : 217-224, 2003
10) Peters CL, Erickson J, Kloepper RG, et al : Revision total arthroplasty with modular components inserted with metaphyseal cement and stems without cement. J Arthroplasty 20 : 302-308, 2005

11 骨欠損への対策

3. Bone cement

吉野信之

1 骨欠損の対処法

　高度な骨欠損は再置換術の際にしばしば遭遇するが，初回の人工膝関節置換術(total knee arthroplasty；TKA)においても，高度内外反変形や不安定性を伴う膝の場合には生じうる。内反膝の場合，大腿骨内側顆の海綿骨は脛骨内側顆の海綿骨よりも硬いために通常脛骨近位部に骨欠損を生じ，さらに前十字靱帯不全を伴う場合にはより後方に骨欠損を生じる。一方，外反膝の場合には脛骨外側顆のほぼ中央に生じる。高度外反膝では，大腿骨外側顆にも骨欠損を生じることがある。骨欠損の対処法の決定については術者の哲学，好みや過去の経験のほか，機種の選択，入手可能な移植骨量，患者の背景(活動性，肥満度，余命など)に左右されるが，①骨欠損を避けたインプラントの設置(3 mm 以内)，②骨セメント充填(スクリューや金属メッシュでの補強を含む)，③モジュラーメタルウェッジ・ブロック，④自家骨移植，⑤同種骨移植，⑥カスタムインプラント・ヒンジ型インプラント・腫瘍用インプラントがある。

　本稿では，②骨セメント充填について述べる。

2 骨セメントの特性について

　TKA の際の骨欠損に対する骨セメント充填法を行うにあたり，使用する骨セメントの特性を知っておくことは重要であると思われる。まず最初に骨セメントについて必要な知識を簡単にまとめておく。骨セメントは約 40 g 程度の粉末のポリマーと 20 ml 程の液状のモノマーを重合させて作られる。粉末のポリマーには造影のための硫酸バリウムと重合促進剤が添加されている。ポリマーのサイズにより粘度や硬化時間が異なり，低粘度，中等度，高粘度に分類される。硬化時間は温度に依存するため冷却すれば重合までの粘度は低下し，硬化時間も長くなる。骨セメントは重合開始後約 4 時間で 90% は重合し，ほぼ 100% 重合し最大の機械的強度を得るまでには約 24 時間を要するとされている[1]。したがって術直後から全荷重歩行を許可することには安全であるとは言い難い。筆者は約 24 時間後にドレーンを抜去した後に荷重歩行を許可している。また，かつて問題とされた thermal necrosis についても現在までのところ明らかにはされていないし，完全に重合した際には約 2% 体積が減少することの影響についても明らかではない。したがって骨セメントを万能の充填剤・接着剤と考えることは危険である。

　骨セメントのヤング率は約 2〜2.5 Gpa であり，0.2〜1.8 Gpa の海綿骨，約 0.5 Gpa の超高分子量ポリエチレンと約 15 Gpa の皮質骨の中間の値であるが，Co-Cr 合金や Ti 合金などの金属材料の 1/5 以下に過ぎない[2]。また最大破断応力も皮質骨の半分以下である[1]。骨セメントの強度を低下させる原因としては気孔の発生があり，モノマー揮発時の気泡は避けられないが，こねる際にあまり勢いよく行うと空気を混入させる恐れがあるため，真空状態でポリマーとモノマーを重合させる vacuum technique が推奨される。また，感染予防のために熱に強いアミノグリコシド系の抗菌薬を混入させることもあり，これも強度の低下の原因となるが，40 g のセメント 1 パックに対して 2 g までであればほとんど強度を落とさないとされている。液状の抗菌薬は機械的強度を下げるため，用いる際には必ず粉末状で用い，しっかりと砕いた後，十分にポリマーと混ぜてからモノマーを加えるべ

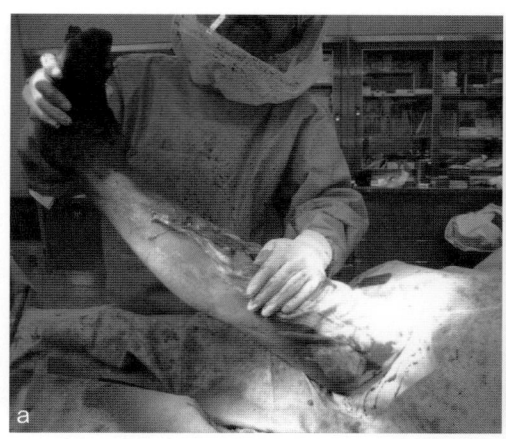

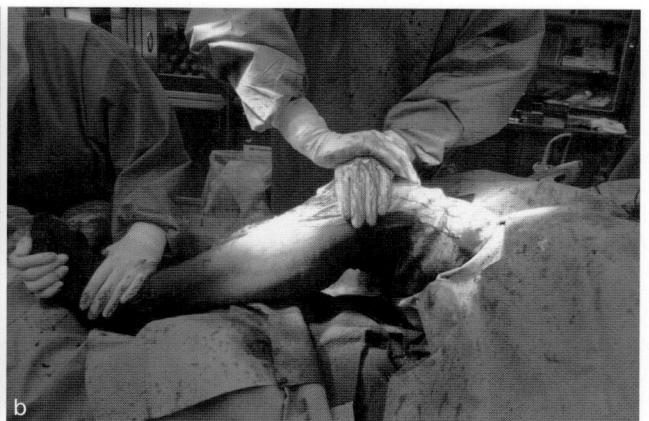

図1 セメンティングの際の下肢挙上法の実際
a：伸展位, b：屈曲30°。

きである。筆者は1パックに対しアミカシン2バイアルを添加して使用している。

3 セメンティングテクニック

骨セメントのmixing開始後手袋に付着しなくなって実際にインプラントを固定しようとする際，脛骨のみ（ないし脛骨と膝蓋骨）にした後に大腿骨を固定するか，脛骨・大腿骨（ないし脛骨・大腿骨に膝蓋骨も）を同時に行うかについては術者の哲学，経験によるが，筆者は脛骨・大腿骨同時セメントを推奨する。

骨セメントを海綿骨に圧入することにより，金属／セメント／セメント＋海綿骨／海綿骨の層状構造にして材料学的に傾斜材料化することが力学的に重要である。そのためにも骨セメントが海綿骨内に浸入することが必要であり，界面に十分な圧力が持続的に加えられる必要がある。ハンマーによる衝撃的な力のみでセメントを圧入しようとすることは持続的に力を加えられないこと，時に大腿骨頸部骨折を生じる恐れがあることからすすめられない。推奨されるテクニックとして下肢挙上法（leg-lift technique）がある[3,4]。これは3つないし2つのインプラントを用手およびハンマーである程度固定した後，予定した厚さのトライアルスペーサーを挿入して整復した膝蓋骨を押さえ込みながら下肢全体を持ち上げる操作である（図1）。Ewaldによると750～1,500 Nの圧縮力が加わるとされ[3]，星野らによると30°挙上して膝蓋骨前面を3 kgの力で押さえると約50 kgの圧迫力が加わり，徒手的に押さえる倍以上の力が持続して加えられるとしている[4]。筆者らは完全伸展位で保った後，あらゆる角度でしっかりと固定されるように膝関節30°，60°，120°，最大屈曲位で膝蓋骨を通して圧迫している（図1）。

4 セメント充填法の適応

TKAの際の骨欠損に対して骨セメントで充填することは手技的に簡便である，時間がかからない，経済的であるなどの利点があり，ほぼ良好な長期成績も報告されている[5]が，生物学的には骨に優るものはなく，機械的強度の点からはmetal augmentationには劣ることに留意すべきである。

セメント充填法（cement fill technique）が適応となる条件としては，①大腿骨ないし脛骨の片側顆部の50%以下の面積であること，②欠損の深さが5 mm以下であることが多くの文献で示されている[5]。セメント単独では3 mm，スクリューで補強した場合には5 mmとも報告されている。唯一Lotkeらは，20 mmまでの巨大骨欠損に対しても有効であると報告しているが，一般的なコンセンサスは得られているとは言い難い[6]。分類で言うと，初回TKAの骨欠損のRandらの分類でのtype 1のみであり，再置換術の骨欠損の分類であるEnghらのAORI分類でのtype 1のみである。また，contained type（皮質骨の欠損のないものでcentral typeとされるものと，再置換術ではpeg hole type）ではよい適応であるが，uncontained type（皮質骨の欠損を伴うもので，peripheral typeともいう）に対しては3 mm以下のものに限るという報告もある。それ以外の条件として筆者はさらに70歳以上としており，primary TKAでは通常，切除した骨を移植骨として用いることが可能であるために極めて稀である（図2, 3）。脛骨骨切り術後などのように大きな骨欠損が生じた場合，70歳以下では切除骨

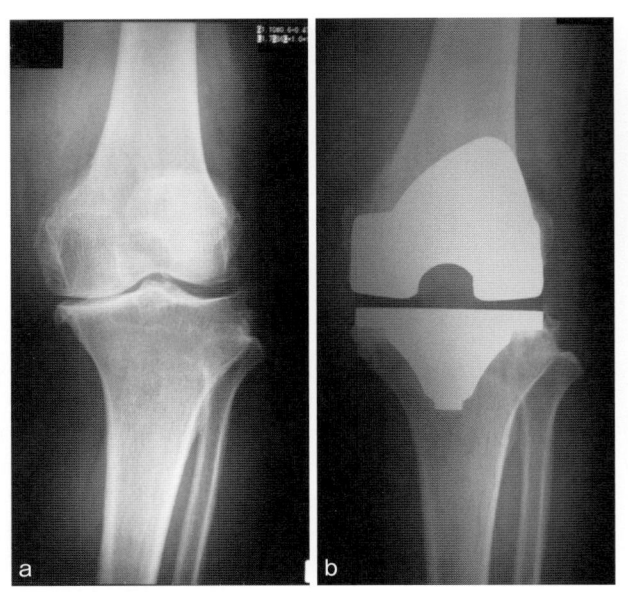

図2 症例呈示1
84歳，女性。変形性膝関節症。脛骨内側顆部に約15%程度の骨欠損があった。硬化した軟骨下骨を切除した後セメント充填法を行った。母床へのセメント浸入が不十分であったため界面にradiolucent zoneを残しているが，以降のradiolucent zoneの拡大はなく臨床的にも良好である。セメント充填の範囲が少なかったためロングステムは使用しなかった。
a：術前，b：術後。

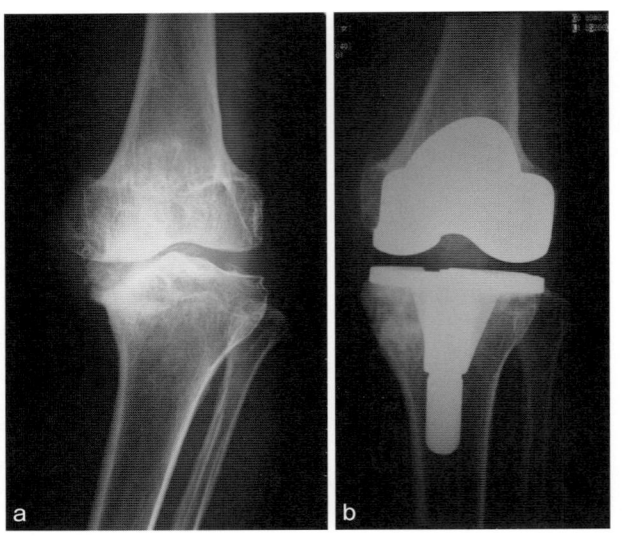

図3 症例呈示2
82歳，女性。変形性膝関節症。著明な内反変形を認め，脛骨外側顆部から9mmで骨切除すると脛骨内側顆部には約25%の骨欠損を生じた。脛骨コンポーネントのdown sizingと外側設置による対応も考慮されたが，大腿骨コンポーネントとの間でインサートのマッチングが合わず，メタルウェッジを使用するにはさらなる骨切除を必要としたため，セメント充填法を行った。セメント充填の範囲が比較的広かったためロングステムを使用した。母床の海綿骨内に十分セメントが浸入している。
a：術前，b：術後。

による自家骨移植を第一選択とし，どうしても不足する場合には三リン酸カルシウム人工骨を併用している。70歳以上でも活動性の高い患者ではなるべく骨移植による対応を考慮するが，より早期の復帰を希望される場合やあまり活動性の高くない場合にはmetal augmentationを第一選択にしている。しかしながら，メタルウェッジやブロックよりも小さい範囲の骨欠損の場合にはセメント充填法を選択している。再置換術の場合，得られる自家骨はPSやCCKへの変更に伴う大腿骨顆間部の骨以外には腸骨から採骨する以外にはないため，metal augmentationや自家骨で不足する部分にセメント充填法を行うことはしばしばある。また，セメント充填法を行った場合には，面積が単顆の20%を超えた場合には初回TKAでもロングステムを用いている。

5 セメント充填法の手技

骨セメントによる充填の際には，骨セメントの固定性をよくするために深部の硬化した骨部にドリリングする必要がある。また，ジェット洗浄などを用いて血液やその他の軟部組織を十分に除去しておいた後，ガーゼで叩くようにして血液を除去してセメントが十分に侵入できるようにしておくことが極めて重要である。スクリューで補強する際にはスクリューが直接脛骨トレイに触れないようにすることと，金属腐食・イオン放出などの電気的条件からトレイとスクリューの材質を同じものにする必要がある。セラミックインプラントやポリエチレンのみの脛骨インプラントでは耐腐食性の高いチタンスクリューを用いるべきである。また，筆者には経験はないが，皮質骨を含めた大きな骨欠損に対してセメント充填法を行う際に金属メッシュで補強する方法（自家骨移植の場合にも用いられbasket plastyという）もあるようであるが，力学的には金属メッシュの有用性は理解できるが，剥離された骨周囲の軟部組織の修復を考慮すると，金属メッシュによる補強を要するような骨欠損に対して生体親和性を有しないセメントや金属を用いることは推奨できない。

6 まとめ

TKA時の骨欠損に対するセメント充填法は簡便性，経済性の点からは有用であり，厳密な適応を選べば極めて有用な方法であると言える。

参考文献

1) Robinson RP, Wright TM, Burstein AH : Mechanical proper-

ties of poly (methyl methacrylate) bone cements. J Biomed Mater Res 15 : 203-208, 1981
2) Shrivastava SC, Ahmed AM, Shirazi-Adl A, et al : Effect of a cement-bone composite layer and prosthesis geometry on stresses in a prosthetically resurfaced tubia. J Biomed Mater Res 16 : 929-949, 1982
3) Ewald FC : Leg-lift technique for simultaneous femoral, tibial, and patellar prosthetic cementing, "rule of no thumb" for patellar tracking, and steel rod rule for ligament tension. Technique Orthop 6 : 44-46, 1991
4) 星野明穂, 奥村信二, 森田定雄, 他：人工膝関節脛骨部品の下肢挙上固定法. 整形外科バイオメカニクス 4 : 291-294, 1983
5) Ritter MA, Harty LD : Medial screw and cement. A possible mechanical augmentation in total knee arthroplasty. J Arthroplasty 19 : 587-589, 2004
6) Lotke PA, Wong RY, Ecker ML : The use of methylmethacrylate on primary total knee replacement with large tibial defect. Clin Orthop Relat Res 270 : 288-294, 1991

12 両側同時手術の是非

論点の整理

■龍　順之助

1 両側同時TKAの利点と欠点

両側の膝関節が人工膝関節置換術（total knee arthroplasty；TKA）の適応となる場合，片側ずつ行う場合には，一度の入院中に3～4週間の間隔をあけて行うか，別の入院にて2～3か月の間隔をあけて行う方法がとられる。両側同時に行う場合は，同一の術者により片方ずつ順次行うか，2つのチームにより20～30分の間隔をあけて両側同時に行う方法がとられる。両側同時に行うか，順次に行うか，患者の希望，患者の全身状態，また手術を行う施設の医師の経験，医師の人数などによって決定されている。

両側同時手術の利点は手術が一回の麻酔で終了すること，変形や歩行障害が同時に両側改善するために，膝関節の障害が両側とも一度に改善しリハビリテーションが行いやすい，また一度に行っているためにリハビリ期間の短縮となる。両膝に内反変形や外反変形があり，片方のみ手術により矯正された場合，片側が適正なアライメントに矯正されるが，残る非手術側が変形のままであると，術前よりも歩行障害は高度となる可能性がある。両側同時手術の場合，麻酔，手術，リハビリテーションが一度で終了するために，入院期間が短縮され，使用する薬剤の投与期間も一度ですみ，経済的にかなり患者の負担は軽減する[1]。両側同時の場合，日本大学附属病院での手術料，部屋代を含めると，保険点数で約10万点の差があった。

一方，両側同時手術の欠点は両膝の手術であるため，手術侵襲が大きく，出血も片側に比較して2倍となり，輸血の必要な例が増加する可能性がある。報告者により異なるが，術後の両深部静脈血栓症（deep venous thrombosis；DVT）や肺血栓塞栓症（pulmonary thromboembolism；PE）などの合併症も大きくなる可能性がある。

2 両側同時TKAの是非

両側同時TKAの是非を論じる場合，合併症の頻度とその重篤さ，特にDVTとPEの発生が問題となる。RitterとMedingは，132例の両側同時群と77例の片側群を比較し，両側例は術後の合併症の頻度が増加することなく，DVTとPEのリスクを減少したと報告した[2]。

Morreyらは，両側同時TKAは同時入院や別々の入院のTKAに比して合併症を増加したり，死亡率を上げたりすることがないと報告した[3]。

しかし，Wagner[4]，Gradillas[5]らは，段階的にTKAを行うほうが両側同時に比してDVTやPEを減少させると報告している。さまざまな意見があるが，両側同時と片側とどちらがDVT，PEの頻度が高いか結論を下すことはできないが，当科では両側群，片側群に頻度の差は認めていない[6]。

Pavoneら[7]は，501例の両側同時TKAについてretrospectiveに検討し，両側同時TKAは術後死亡例はなく，死亡率も高くなく，有用な術式と結論づけている。しかし，リスクのある患者は片側ずつ手術すべきとしている。両側同時例に出血が多いということで，輸血が必要になるケースが多くなる可能性がある。さらに，

Pavoneら[7]によれば，501例の両側手術で1人当たり平均2.8単位の輸血を必要としたと報告している。当科での両側同時例での輸血回避率は，97〜98％であり，手術時間を短縮し，術中，術後の出血を極力減少させることにより，輸血を回避することが可能である。しかし近年は，可能であれば自己血の貯血を800 ml準備することにしている。Ritterらは，18年間（1983〜2000年）に行われた両側同時TKA 2,050例，片側TKA 1,786例，別日の両側TKA 152例の3群について，①死亡率・疾病率，②人工関節の生存率，③術後成績を比較した。平均follow up期間は4.3年で，その結果，①片側例は術後の成績（knee society score）がやや劣っていた。②下肢静脈血栓症（DVT）の頻度は，両側同時群において明らかに高い傾向にあった。③人工関節の生存，心疾患の合併，死亡率については3群に明らかな差はなかった。さらに術後10年での生存率は，両側同時群が片側群に比して明らかに高値を示した。結論として，両側同時手術は下肢DVTの発生が片側例に比して高いが，適切な患者に行えば死亡率もその他の合併症も片側例，別日両側例に比して低く，患者にとって有用な手術としている[8]。

さらにRitter MAとHarty RDら[9]は，4,100関節の両側同時について検討した。患者の死亡率，疾病率，術後成績については10年で78.6％であった。25人（1.2％）の患者が1年以内に死亡したが，それらの患者は高齢者が多かった。術後成績は良好で，knee society scoreでは3年で90点，10年で87点であり，人工関節の生存率は10年で98.3％であり，死亡率の高い因子は高齢者の男性であった。術後成績と合併症の頻度は片側例と変わらず，両側同時手術は片側例と比して，術後早期の死亡率は高いが，この死亡率は高齢と関係しており，両側罹患例にとって有用な術式としている。

Bullock DPら[10]は，片側TKA 514関節と，両側同時255例の術後合併症，術後死亡率について比較検討した。その結果，心筋梗塞，術後の認知症症状などは明らかに両側同時例に多かったが，下肢DVT，PE感染の発生は両群で差はなかった。以上より術中，術後の合併症は明らかに両側同時群で多かったが，術後の死亡率では両群に差はなく，どちらの方法を選ぶかは患者により決定すべきであるとした。

Lombardiら[11]は，1,090例の両側同時例と958例の片側例につき比較し，両側例は明らかに出血量が多く，輸血を要する例が多かった。また合併症として，イレウスなどの胃腸障害の合併症が多いが，80歳以上の両側例は合併症が多くみられた。両側同時手術は患者の満足度，手術の効果，術後成績も片側手術と差はなく，著者は適応となる症例には今後もこの手術手技を続けていくと述べている。

Dennis DA[12]は，文献にみられた両側同時手術の適否についてまとめ，術者に安全に効果的に両側TKAを行う方法について情報を提供している。

近年，Restrepoら[13]は，1966〜2005年までの150の両側同時TKAの論文のなかよりmeta-analysisとして調査された18論文の内の10,930片側例，16,419例の両側同時例，458例の順次両側例，計27,808患者44,684膝関節のmeta-analysisの結果について報告した。その結果，両側同時TKAは両側順次TKAや片側TKAに比較して，重篤な心，肺疾患の合併，致死的合併症の発生率が高いことがわかったが，順次TKAがこの危険性を低くするという結果は証明することができなかったと報告した。

3 おわりに

両側同時人工膝関節置換術は，適応を慎重に選び，十分な術前の全身状態の検査のもとに熟練した術者によって行われれば有用な方法である。しかし，高齢であったり，術前に貧血の合併がある場合，心肺，腎合併症のある例には片側ずつ安全に行う方法がよりよい方法と考える。輸血を回避し，適切な後療法を行うことが重要である。

❖ 参考文献

1) Ryu J, et al : Simultaneous bilateral total knee arthroplasty. J Orthop Sci 1 : 351-355, 1996
2) Ritter MA, Meding JB : Bilateral simultaneous total knee arthroplasty. J Arthroplasty 2 : 185-189, 1987
3) Morrey BF, Adams RA, Ilstrup DM, et al : Complication and mortality associated with bilateral or unilateral total knee arthroplasty. J Bone Joint Surg Am 69 : 484-488, 1987
4) Wagner JL, et al : Rationale for staged versus simultaneous bilateral total knee replacements. Orthop Trans 8 : 398, 1984
5) Gradillas EL, Volz RG : Bilateral total knee replacement under one anesthetic. Clin Orthop Relat Res 140 : 153-158, 1979
6) 根本菜穂，他：両側同時人工膝関節置換術の安全性と有用性に対する検討．日整会誌 82 : S223, 2008
7) Pavone V, Johnson T, Saulog PS, et al : Perioperative morbidity in bilateral one-stage total knee replacements. Clin Orthop Relat Res 421 : 155-161, 2004
8) Ritter MA, Harty LD, Davis KE, et al : Simultaneous bilateral, staged bilateral, and unilateral total knee arthroplasty. A survival analysis. J Bone Joint Surg Am 85 : 1532-1537, 2003
9) Ritter MA, Harty LD : Debate : simultaneous bilateral knee replacements : the outcomes justify its use. Clin Orthop Relat Res 428 : 84-86, 2004
10) Bullock DP, Sporer SM, Shirreffs TG Jr : Comparison of si-

multaneous bilateral with unilateral total knee arthroplasty in terms of perioperative complications. J Bone Joint Surg Am 85 : 1981-1986, 2003
11) Lombardi AV, Mallory TH, Fada RA, et al : Simultaneous bilateral total knee arthroplasties. Clin Orthop Relat Res 392 : 319-329, 2001
12) Dennis DA : Debate : bilateral simultaneous total knee arthroplasty. Clin Orthop Relat Res 428 : 84-86, 2004
13) Restrepo C, Parvizi J, Dietrich T, et al : Safety of simultaneous bilateral total knee arthroplasty, Meta analysis. J Bone Joint Surg Am 89 : 1220-1226, 2007

12 両側同時手術の是非

1. 推進派

石井隆雄

1 はじめに

人工膝関節置換術(以下, TKA)は, インプラントの耐久性については術後20年で98％のsurvival rateという報告[1]もあり, 近年において安定した長期成績が期待できる確立された手術法といえる。また一方で高齢社会に伴いTKAの適応症例は年々増加傾向にあるため数多くの手術が行われるようになってきている。

適応となる疾患の多くはRAおよびOA症例であるが, まずRA症例は滑膜を標的とする全身性の炎症性疾患であり, 中には片側罹患例もあるが経過とともに両膝のRA変化が進行し歩行困難な状態となり手術するケースが多い。またOA症例においても外傷などによる二次性OA症例は別として, 膝関節痛が出現してから近医にて保存的治療を長期間にわたり施行したものの症状が改善しないため手術を勧められ, また本人もようやく手術を決心し紹介されてくる患者においては, 結果的に両膝ともに同様なOA変化が進行し両側罹患例が多い。

このような両側罹患例に対して両側同時にTKAを施行するか, 片側ずつ順次にTKAを施行するかについて統一した見解は得られていなく論争点の1つである。

筆者らは患者の年齢, 全身状態などを十分考慮し両側同時手術が可能と判断した症例に対しては積極的に両側同時TKAを施行している[2〜4]。今回, 両側同時TKA推進派として筆者らの経験も含めて解説する。

2 両側同時TKAの利点, 欠点

1) 利点

① 1回の麻酔ですむため, 麻酔によるリスクを軽減できる
② 1回の手術ですむため, 患者の手術に対する精神的負担を軽減できる
③ 順次手術に比べて入院期間短縮が可能である
④ 順次手術に比べて後療法を行いやすく一度ですむ
⑤ 入院期間が短く1回の麻酔ですむため経済的負担を軽減できる
⑥ 両側間での手術手技統一が可能である

2) 欠点

① 片側手術に比べて手術侵襲が増大する(VTE, 出血など)
② 手術施行時4人の医師が必要である
③ 両側同時手術に関してある程度精通した医師(整形外科, 麻酔科, 内科など), 看護師(手術室, 病棟), 理学療法士などの医療スタッフが必要である
④ 手術中に術野が混雑することがある

3 両側同時TKAの適応

① 両膝関節痛を認め歩行障害を伴いADL上支障がみられ, X線所見にて関節裂隙は消失し変形高度な症例
② 心, 肺, 腎機能障害, 高度の貧血など全身的に重篤な合併症がない例
③ 患者および家族が両側同時手術に対して十分理解が得

④患者本人が手術により膝関節の疼痛を改善し歩行障害を改善したいという意欲のある例
⑤TKA をある程度経験している整形外科医 2 名を含む 4 名の整形外科医の確保可能

4 両側同時 TKA の安全性

両側同時 TKA の最大の欠点は片側 TKA に比べて 1 回の手術での侵襲が大きい点である。

両側同時 TKA の安全性について, 片側 TKA と比較した prospective randomized study は数多くの報告があり, Restrepoら[5]はこれらの 18 論文(28,807 例 44,684 膝)のデータをメタ解析にて両群間の VTE(DVT, PE), 循環器合併症, 死亡率について検討し, 両側同時 TKA 群は片側 TKA 群に比べ深部静脈血栓症(DVT)の発生率は低い傾向(Odds 比 0.99 倍)にあるが, 肺塞栓症(PE)は Odds 比 1.82 倍, 循環器合併症は 2.49 倍, 死亡率は 2.24 倍で危険率が上昇するという結果であった。もちろん両側同時 TKA のほうが片側 TKA と比較して術後合併症が多くなることについて異論はないが, 個々の論文の詳細をみると両側同時 TKA に対して否定的ではない報告[6〜10]も多い。

Ritterら[11]は 3,998 例 6,200 膝の TKA 症例に対して両側同時 TKA 群(2,050 例 4,100 膝), 両側別日 TKA 群(152 例 304 膝), 片側 TKA 群(1,796 例 1,796 膝)の 3 群間で臨床成績, 合併症, 人工関節の生存率, 生命予後について比較検討し, 結果として Knee Society score による臨床成績では両側同時 TKA 群のほうが片側 TKA 群に比べて良好であった。合併症は DVT の発生率において片側 TKA 群(0.3%)に比べて両側同時 TKA 群(0.9%)のほうが有意に高かったが, そのほか循環器系合併症, 人工関節の生存率, 術後 1 年以内の死亡率には差がなかった。また術後 10 年後の患者生存率については両側同時 TKA 群 78.6%, 片側 TKA 群 72.0% と両側同時 TKA 群のほうが長期の生命予後は有意に高いという結果であり, 両側同時 TKA には利点も多く有用な術式であると報告している。

また Bullockら[12]は両側 TKA 群(255 例 510 膝)と片側 TKA 群(514 例 514 膝)に対して術後合併症, 術後死亡率を retrospective に検討し, 両側 TKA 群において心筋梗塞, 術後せん妄状態, 術後モニタリングの必要性などいくつかの周術期合併症の発生率は高くなるが, VTE や感染の発生率, 術後 30 日および 1 年での死亡率については両群間で同等であり, 両側か片側かの選択は患者に十分説明したうえで決定すべきと述べている。

Lombardiら[13]は両側同時 TKA 群(505 例 1,090 膝)と片側 TKA 群(953 例 958 膝)に対して 80 歳以上と 80 歳未満で年齢別に術後合併症を比較検討し, 両側同時 TKA 群のほうが片側 TKA 群に比べ出血量は有意に多く輸血を必要とする症例も多かった。また術後合併症については胃腸障害の発生率が両側 TKA 群に有意に高かったが, そのほかの合併症については両群間に差はなかった。また年齢別に術後合併症を比較すると片側 TKA 群, 両側 TKA 群ともに呼吸器, 循環器系などの術後合併症は 80 歳以上の症例のほうが 80 歳未満の症例に比べ有意に発生率が高く, この結果より TKA の安全性については両側同時か否かよりも患者の年齢のほうがより重要ではないかと述べている。これに関連して Gillら[14]は初回 TKA 3,048 膝のうち術後 90 日以内の死亡例に対して死亡との関連因子〔性別, 原疾患, 年齢, 既往症, 手術法(両側同時か否か)〕について検討し, 高齢者と心血管系の合併症を有する例が危険因子であり両側同時 TKA と片側 TKA との間には有意差はなかったと報告している。

このように両側同時 TKA は片側 TKA に比べて手術侵襲は大きく術後合併症は多くなることは明らかであるが, ただ両側同時 TKA を否定できるほどの差はなく, また両側同時 TKA における利点も数多くあるため適応症例を限定することによってより安全に手術を行うことは可能と考える。

5 両側同時 TKA の実際

筆者らは両側罹患の RA, OA 症例に対して患者の年齢, 全身状態, 意欲などを十分考慮し両側同時手術が可能と判断した症例に対しては積極的に施行しているが, 術前対策, 術後後療法も含めた両側同時 TKA の実際につき解説する[15]。

1) 術前対策

術前検査を十分に行い全身的な評価をする必要があり, 特に人工関節の適応となる症例は高齢者が多いため当科では一般的な術前検査に加え心エコー検査により心機能を評価して両側同時手術が可能か否かの判断材料としている。また糖尿病のコントロール不良例は, 術後感染の危険因子でもあり麻酔による合併症も増加することから術前の HbA_{1C} 値が 7.0% 以上の症例に対しては血糖

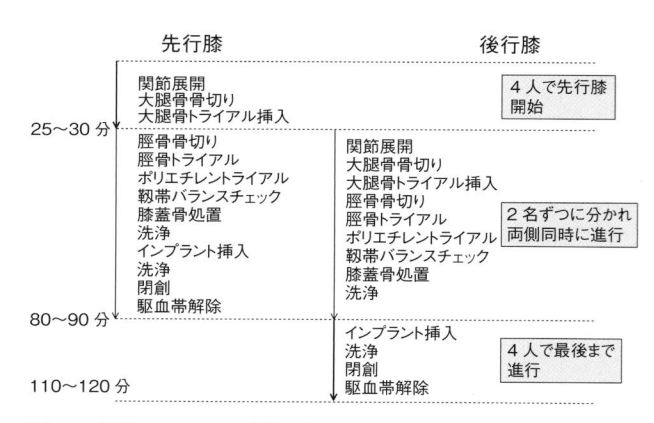

図1 当科における両側同時TKAのフローチャート

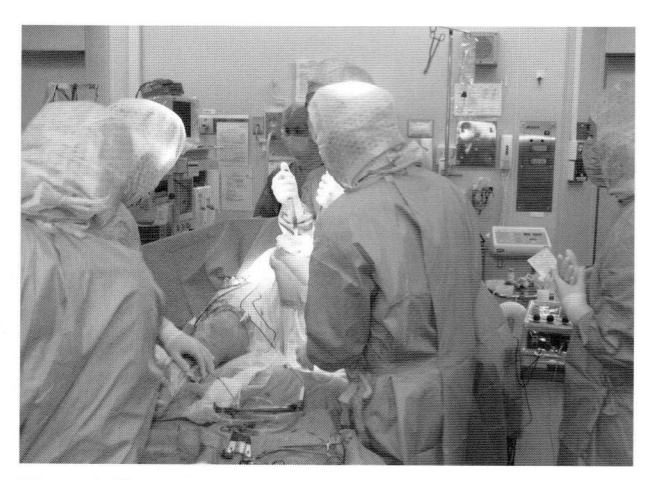

図2 当科における両側同時TKA

コントロールをつけてから手術施行したほうがよいと考えている。その他既往歴を十分聴取し必要があれば他科にコンサルトして手術可能かをチェックしている。またTKA施行時にはある程度の出血が予想されるため、術前の出血対策としてHb値が10 g/dl以上の症例に対しては両側同時TKA例では800 ml，片側TKA例では400 mlを貯血して手術施行している。

2）手術法

手術は全身麻酔と硬膜外麻酔あるいは大腿神経ブロックを併用して行い，執刀医2名，助手2名の計4名で手術を行う（図1）。術前X線所見，臨床症状（疼痛，ROM）などから総合的に判断し，よりOAの進行した膝から開始する．最初は4名で先行膝の大腿骨骨切りまで行い，大腿骨コンポーネントのトライアル終了後2名ずつに分かれて片膝の手術も開始し，ここからは両側同時に手術が進行する。先行膝は脛骨骨切りを施行し靱帯バランスをチェックし必要があれば靱帯を解離する。その後，膝蓋骨を置換する場合は骨切りを行い膝蓋骨のトラッキングを確認し，最終的に下肢全長のアライメントをチェックしてインプラントを挿入し洗浄後閉創する。一方，後行膝は先行膝と同様な行程を執刀医と助手の2名で施行していくが，25分くらいのtime lagがあるため骨切りジグなどの使用器械が重複することもなく手術可能である。通常後行膝のインプラントを挿入する頃には先行膝が終了しここから再び4名で手術をするようになる。したがって止血帯の開放もtime lagがあるため両側同時に開放することなく循環動態上も安全といえる。また，器械出しの看護師も慣れれば1名で可能である（図2）。

3）後療法

術後の出血対策として当科では抗菌薬含有の生理食塩水50 mlを術直後にドレーンから逆行性に注入し翌朝までクランプするドレーンクランプ法を行っている。

後療法は以下のようなスケジュールで行っている。

①術直後：foot pomp開始

②術後1日目
・ドレーンクランプ開放
・90°のベッドアップを許可し，ベッド上にて足関節運動（背底屈運動）開始

③術後3日目
・ドレーン量30 ml以下ならば抜去し，車椅子移動許可
・ベッド上にてCPMを使用した可動域訓練を開始し，同時に可能なら膝関節自動運動を指導する
・可能であればリハビリにて立位訓練開始

④術後1週
・平行棒にて歩行訓練を開始し，安定していれば病棟内サークル歩行許可

⑤術後2週
・抜糸
・T字杖にて歩行訓練を開始し，安定していれば病棟内T字杖歩行許可

⑥術後3週
・階段昇降訓練，屋外歩行訓練を開始し，安定していれば退院許可

筆者らは両側同時TKA例と片側TKA例でリハビリスケジュールに違いはなく，ほぼ同様なスケジュールで行っている。最初のうちは両側同時TKAのほうが遅れ

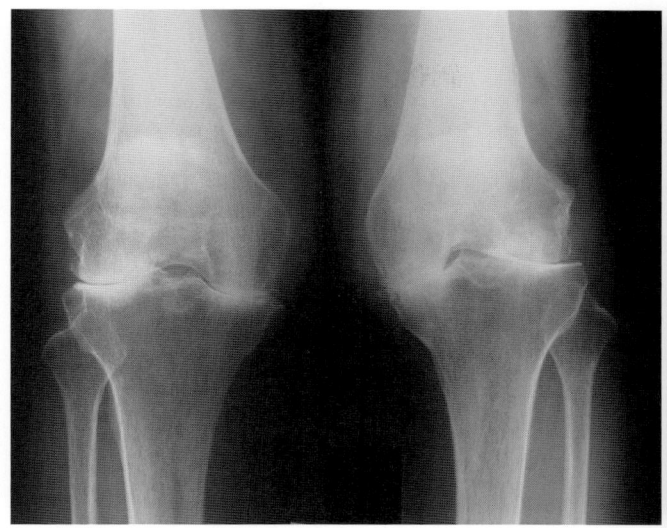

a. 術前 X 線　　　　　　　　　　　　　　b. 術後 8.5 年

図 3　両側同時 TKA 症例（RA）

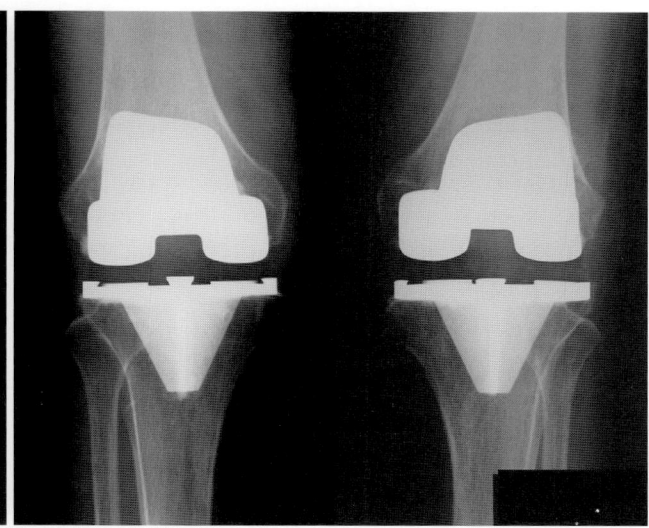

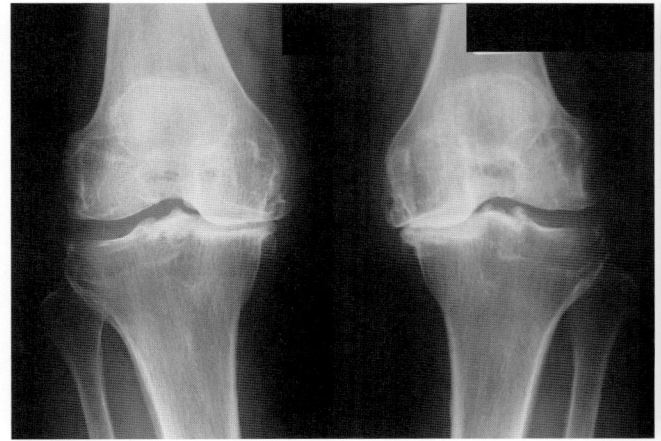

a. 術前 X 線　　　　　　　　　　　　　　b. 術後 13.5 年

図 4　両側同時 TKA 症例（OA）

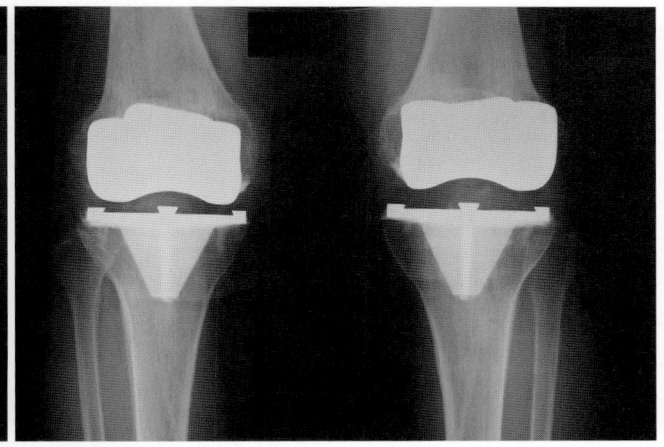

気味だが，術後約 3 週が経過するとほぼ片側 TKA と同レベルまで達しているように思われる．しかし両側罹患例で片側ずつ順次に施行する例は片側 TKA が終了した段階でリハビリを施行するが，手術していないもう一方の膝の疼痛や変形のため思うようにリハビリが進まない症例が多く，この点からも両側同時 TKA は有用であると考えている．

6　まとめ

　以上両側同時 TKA 推進派として筆者らの経験も含めて解説したが，両側同時 TKA は片側 TKA に比べて手術侵襲は大きく術後合併症は多くなることは数多くの研究，報告により明白である．しかし両側同時 TKA にお

ける利点も多いため，術前の全身状態，年齢などを考慮して両側同時 TKA が可能かどうかを十分検討し，可能と判断された症例に対しては出血および VTE 対策をしっかり行うことによってより安全に両側同時 TKA を施行できると考える（図 3，4）．

❖ 参考文献

1) Gill GS, et al : Total condylar knee arthroplasty. 16-to21-year results. Clin Orthop Relat Res 367 : 210-215, 1999
2) 龍順之助，他：両側同時進行人工膝関節置換術の検討．東日本整災会誌 2 : 709-711, 1990
3) Ryu J, et al : Simultaneous bilateral total knee arthroplasty. J Orthop Sci 1 : 351-355, 1996
4) 龍順之助，他：両側同時人工膝関節置換術の検討．日関外誌 17 : 149-156, 1998
5) Restrepo CR, et al : Safety of simultaneous bilateral total knee arthroplasty. J Bone Joint Surg Am 89 : 1220-1226, 2007

6) Morrey BF, et al : Complications and mortality associated with bilateral or unilateral total knee arthroplasty. J Bone Joint Surg Am 69 : 484-488, 1987
7) Jankiewicz JJ, et al : One-stage versus 2-stage bilateral total knee arthroplasty. Clin Orthop Relat Res 309 : 94-101, 1994
8) Kolettis GT, et al : Safety of 1-stage bilateral total knee arthroplasty. Clin Orthop Relat Res 309 : 102-109, 1994
9) Cohen RG, et al : Safety and efficacy of bilateral total knee arthroplasty. J Arthroplasty 12 : 497-502, 1997
10) Leonard L, et al : An evaluation of the safety and efficacy of simultaneous bilateral total knee arthroplasty. J Arthroplasty 18 : 972-978, 2003
11) Ritter MA, et al : Simultaneous bilateral, staged bilateral, and unilateral total knee arthroplasty. J Bone Joint Surg Am 85 : 1532-1537, 2003
12) Bullock DP, et al : Comparison of simultaneous bilateral with unilateral total knee arthroplasty in terms of perioperative complication. J Bone Joint Surg Am 85 : 1981-1986, 2003
13) Lombardi AV, et al : Simultaneous bilateral total knee arthroplasty. Clin Orthop Relat Res 392 : 319-329, 2001
14) Gill GS, et al : Mortality following primary total knee arthroplasty. J Bone Joint Surg Am 85 : 432-435, 2003
15) 龍順之助, 他：最新の手術手技：両側 TKA. 人工膝関節置換術—基礎と臨床, 文光堂, pp376-381, 2005

12 両側同時手術の是非

2. 反対派

■大森　豪

1 はじめに

人工膝関節置換術（以下，TKA）の適応となる両側性の変形性膝関節症もしくは関節リウマチに対して，両側のTKAを同時に行うか（以下，両側TKA），一定の間隔をあけて片側ずつ行うか（以下，片側TKA）は古くて新しい議論であり，現在でも明確な結論は得られていない。筆者らは基本的に片側TKAを行っており，ここではその有用性と筆者らが行っている手術治療およびリハビリの実際について述べる。なお，本稿における両側TKAとは1回の手術で両側を置換することであり，片側TKAとは間隔の長さにかかわらず2回の手術で1膝ずつ置換することを意味する。

2 これまでの報告からみた片側TKAの有用性と問題点

従来，片側TKAと両側TKAは種々の点で比較され，その有用性と問題点が論じられている。それらを大別すると身体への侵襲性として手術時間，麻酔時間や出血量があげられ，合併症に関しては周術期とそれ以降の時期に分けて検討されている。また，臨床成績に関してはQOLや生命予後など全身性の因子と膝関節の疼痛や腫脹，可動域や歩行能力など局所性の因子についてそれぞれ短期と中長期の経過で評価されている。さらに，その他の項目として，患者本人の満足度や入院・手術に必要な治療費などが比較検討されている（表1）。これらの項目についてこれまでの報告を大雑把に要約すると，手術侵襲は明らかに片側TKAが小さく，術後合併症については周術期では片側TKAがやや少ないものの，周術期以降では両側TKAと同等とする報告が多い。臨床成績のうち生命予後については，片側TKAがよいとする報告と両側TKAがよいとする報告の両方がみられ，膝関節機能については両群間で差がないとされている。さらに，治療費については1回の片側TKAは明らかに両側TKAよりも安いが，片側TKA2回分と両側TKAの比較においては片側TKAの手術間隔や入院期間，保険制度に影響を受けるため両群の差は明らかではない。患者本人の満足度についても一定の結果は得られていない（表2）。しかしながら，これらの因子の中で生命予後

表1　片側TKAと両側TKAにおける比較検討項目

Ⅰ．身体への侵襲性と合併症
　1）手術時間，ターニケット時間，麻酔時間
　2）出血量，輸血量
　3）合併症
　　a）周術期：循環器合併症，肺血栓症，DVT，その他
　　b）周術期以降：循環器合併症，肺血栓症，DVT，感染，その他
Ⅱ．臨床成績
　1）全身性：全身健康度（QOL），生命予後
　2）局所性：膝関節機能，looseningの有無
Ⅲ．その他
　1）治療費
　2）本人の満足度

表2　過去の報告にみられる片側TKAと両側TKAの比較検討の要約

検討項目		片側TKA（1回分）	両側TKA
手術侵襲		小	大
術後合併症	周術期	やや少ない	やや多い
	周術期以降	両群間で差はない	
臨床成績	全身性	生命予後については明らかになっていない	
	局所性	膝関節機能は両群間で差はない	
治療費		安い	高い
患者の満足度		明らかになっていない	

表3 片側TKAと両側TKAにおける術後合併症に関するmeta-analysis

研究者(発表年)	対象膝数	結果
Gradillas EL(1979)[2]*	122	両側TKA群で肺血栓症発生率高い
Soundry M(1985)[3]	304	両側TKA群でDVT発生率高い
Mc Laughlin TP(1985)[4]	136	両群間で差なし
Morrey BF(1987)[5]	1,253	両側TKA群でDVT発生率高い
Ritter MA(1987)[6]	341	肺血栓症の発生率で両群間に差なし
Kolettis GT(1994)[7]	53	両群間に差なし
Jankiewicz JJ(1994)[8]	254	肺血栓症の発生率で両群間に差なし
Cohen RG(1997)[9]	272	循環器合併症で両群間に差なし
Lynch NM(1997)[10]	294	両側TKA群で循環器合併症発生率高い
Ritter M(1998)[11]	30,368	両群間に差なし
Lane GJ(1997)[12]	300	両側TKA群で循環器合併症発生率高い
Bould M(1998)[13]	84	両群間に差なし
Reuben JD(1998)[14]	128	両群間に差なし
Dorr LD(2002)[15]	227	両側TKA群で循環器合併症発生率高い
Gill GS(2003)[16]	3,048	両側TKA群で死亡率高い
Ritter MA(2003)[17]	6,200	両側TKA群で生存率高い
Bullock DP(2003)[18]	1,024	片側TKA群でDVT発生率高い
Leonard L(2003)[19]	276	片側TKA群でDVT発生率高い

*研究者(発表年)の後の数字は引用文献番号

〔Restrepo C, et al : Safety of simultaneous bilateral total knee arthroplasty. A meta-analysis. J Bone Joint Surg Am 89 : 1220-1226, 2007(文献1)より一部改編して引用〕

は脳血管障害や腫瘍性疾患，心疾患など他の重篤な全身性疾患により強く影響され，一方で膝関節機能は片側，両側の差よりもTKAの手術そのものによって左右される．さらに，治療費は入院期間やリハビリを含めたトータルの治療内容，医療機関のシステムによって大きく変わり，患者本人の満足度も自身の年齢や職業，家族や経済状況などの背景因子によって大きく異なると予想される．したがって，片側TKAと両側TKAの比較において現実的に最も考慮すべき因子は術後合併症である．

近年，Restrepoら[1]は1966〜2005年までに報告された研究のmeta-analysisを行い，その結果抽出した18の臨床研究を対象として，片側TKAと両側TKAの間で合併症と安全性についての比較検討を行った(表3)．その結果では，18の研究うち8個の研究で両群間に差はなく，7個の研究で両側TKAにDVTや循環器合併症の発生率が高いと報告され，片側TKAに術後合併症が多いとした研究はわずかに3個に過ぎなかった．そして，両側TKAは，片側TKAに比べて肺血栓症の発生に関してオッズ比で1.8倍，循環器合併症で2.49倍，死亡率で2.2倍危険率が高く，DVTに関しては片側TKAで発生率が高いものの両側TKAとの間に統計学的に有意差はないと結論した．また，Stefansdottirら[20]の最新の報告によれば，スウェーデンにおける1985〜2004年に行われた60,062例のTKAを対象とした調査により，両側TKAの術後30日以内の死亡率は片側TKAより1.94倍高いことが示されている．一方，わが国においては欧米のような大規模な比較研究は行われておらず，龍や藤井らの報告のように両側TKAの優位性を述べているものが散見されるに過ぎない[21〜23]．

以上をまとめると，片側TKAの有用性は術後の合併症が少ないことであり，問題点は治療期間が長いということに集約される．したがって，純粋に医学的観点から考えれば，両側性の変形性膝関節症や関節リウマチに対しては，片側TKAが両側TKAより推奨されるべき治療法であることに疑いの余地はない．

3 筆者らの行っている片側TKAの実際

われわれは両側性の変形性膝関節症に対して原則的に片側TKAを行っている．両側のTKAがすすめられる場合に，まず，両側TKAと片側TKAの治療について既述したような臨床報告の結果を含めて詳細に説明し，そのうえでわれわれの治療方針が片側TKAであることを伝える．最終的な判断はあくまで患者自身と家族に委ねるが，これまでのところ説明後も両側TKAを強く希望した例はない．初回TKAは自覚的症状と他覚的所見からより悪いほうの膝に対して行う．手術は全麻＋硬膜外麻酔で行いターニケットを使用する．手術時間は平均1〜1.5時間，出血量は平均300 ml前後で基本的に輸血は行わない．TKAは表面置換型(Advance Medial Pivot TKA, Wright Medical Inc)を用い，セメント固定で膝蓋骨は置換しない．術後は術翌日からCPMを始め，術後2日目(ドレーン抜去)からリハセンターにて起立歩

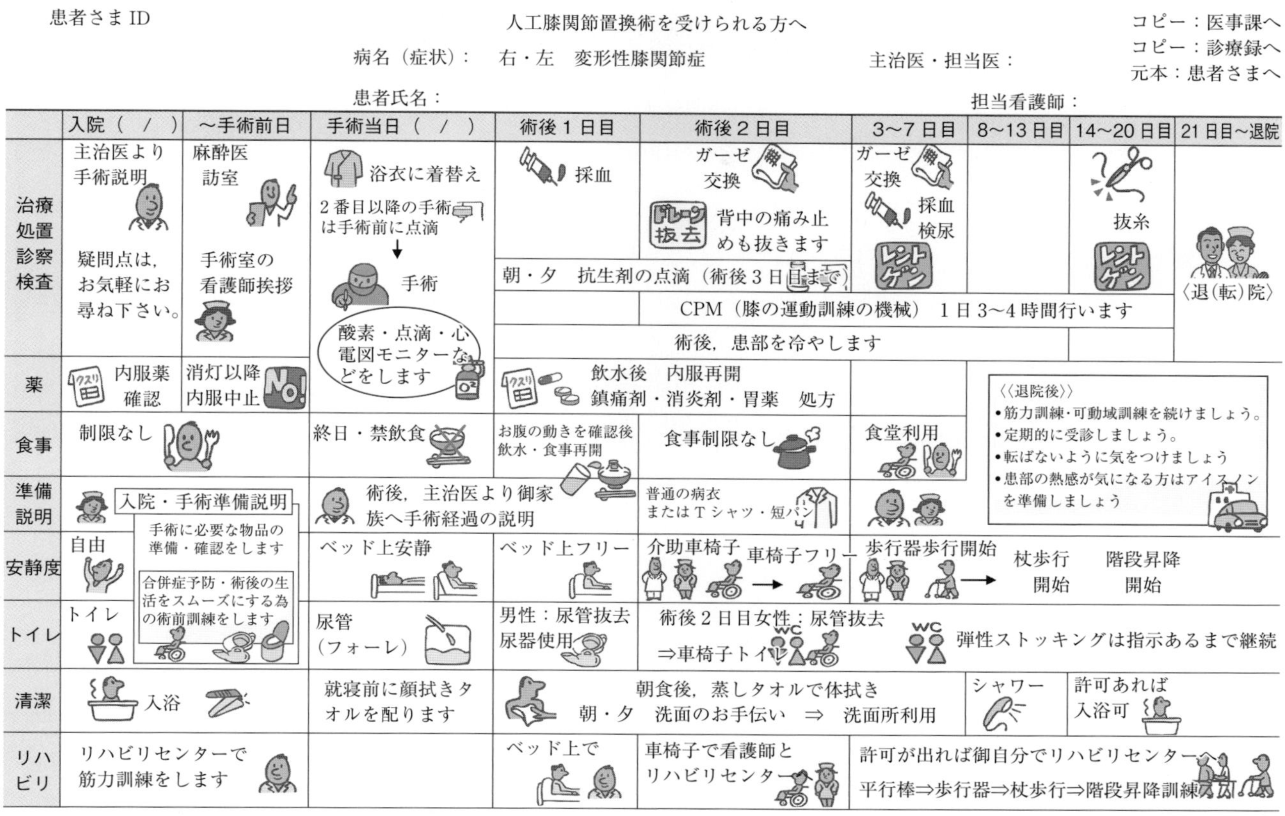

図1 筆者らが用いているTKAのクリニカルパス　　新潟大学医歯学部総合病院　整形外科

行訓練を開始，原則術後3週間での自宅退院を目指しており，これらのプログラムはクリニカルパスにより医師，看護師，理学療法士，患者自身の間で共通理解として認識されている(図1)。また，DVTに対しては術前にエコーによるスクリーニングを行い，DVTが発見された場合にはその治療を優先する。初回TKAと2回目との間隔は，一定の基準は設けず術後の経過および患者本人の希望により決定している。しかし，屈曲拘縮や内反変形が高度であり，初回手術側に脚長差や可動域制限などの影響が強く予想される場合には，全身状態の回復を待って2～3か月後に行うことをすすめている。

症例呈示

72歳男性。両側の変形性膝関節症で，術前の膝関節可動域は右 -20/100 度（伸展/屈曲），左 -25/95 度，起立歩行時の膝痛高度で杖を使用しても100 m以上の平地歩行は不可能，階段昇降も不可能で，JOAスコアは両側とも40点であった。2006年10月，疼痛の強い左膝に対してTKA施行。当初，二期的に右膝のTKAも予定していたが，左膝の回復とともに右膝の症状も軽減し右膝のTKAは行っていない。術後2年の現在，左膝は可動域0/120°で屈曲拘縮や脚長差はない。杖を使用せず1 km以上の歩行が可能で，階段昇降はてすり使用で疼痛なく可能，JOAスコアは右膝75点，左膝85点で患者自身の治療に対する満足度も高い(図2)。

4　考察

TKAの適応となる変形性膝関節症や関節リウマチは，膝関節機能の悪化によりADLやQOLを大きく障害しても直接生命にかかわるものではなく，さらに，ごく特殊な場合を除けば関節変形の進行も年余に渡って経過する。したがって，TKAを予定するにしてもその適応，患者および家族との話し合い，術前の全身状態の評価などに十分な時間を割くことが可能である。患者自身はTKAに対して膝関節機能の改善によるADL，QOLの向上に大きな期待をもっている。これは，生命がかかわる治療の際のいちかばちかの厳しい選択とはかけ離れた状況であり，そこに求められるものは確実性と安全性に他ならない。

今回，本稿で述べたように，近年の大規模研究やmeta-analysisの結果では，両側TKAの合併症が片側TKAに比べて多く，片側TKAが安全性の面で優位であることは明白である。この他，両側TKAを推奨する

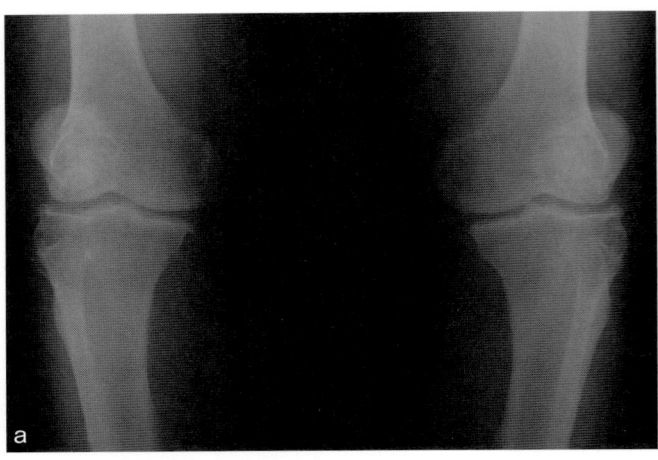

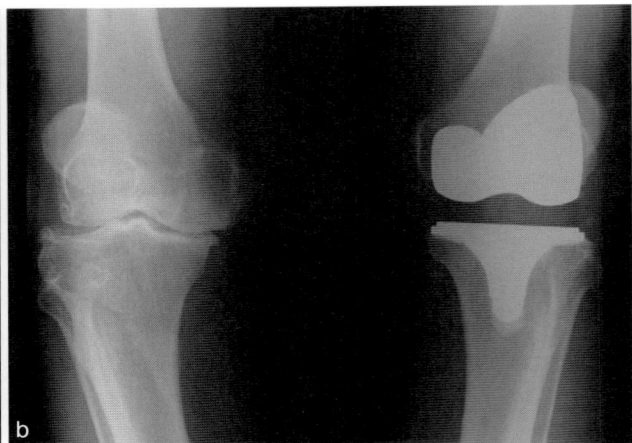

図 2 72歳男性，両側変形性膝関節症
a：術前，b：TKA後2年。

内外の報告では，その理由の1つとして治療期間短縮や経済効率をあげているが，そもそも合併症を含めた医学的安全性に比べれば二の次の問題であり，同じ土俵で優劣を比べる内容ではない．事実，ひとたびTKA後に重篤な合併症が起これば，もはや，入院期間や治療費などと言っている場合ではなくなってしまう．さらに，片側TKAでは非手術側の変形が強いとTKA側に悪影響を及ぼすと述べているものもあるが，この場合にはTKAの間隔を調整することで十分対応が可能であるし，中には症例として示したように両側の適応がありながら一側のTKAで十分な機能の改善が得られる場合もある．すなわち，1回のTKAの効果を十分に評価し，その経過から次の治療を計画するという考え方も成り立つ．また，特に国内の報告では術前の全身状態の評価を厳密に行い「適応を選べば」両側TKAは有用であるとするものが多いが，具体的な指標，すなわちどのような適応を選べばどの程度の安全性が得られるのかと言う点については詳細に述べられていない．

以上より，現時点では，片側TKAと両側TKAを比べた場合，片側TKAを第一選択とするほうが妥当である．しかし，片側TKAについても適正な手術の間隔など検討すべき課題が残されており，さらに医療技術の進歩により安全性の面でもさらなる改善が期待できるため，本問題については今後も検討が必要と考えられる．

参考文献

1) Restrepo C, Parvizi J, Dietrich T, et al : Safety of simultaneous bilateral total knee arthroplasty. A meta-analysis. J Bone Joint Surg Am 89 : 1220-1226, 2007
2) Gradillas EL, Volz RG : Bilateral total knee replacement under one anesthetic. Clin Orthop Relat Res 140 : 153-158, 1979
3) Soudry M, Binazzi R, Insall JN, et al : Successive bilateral total knee replacement. J Bone Joint Surg Am 67 : 573-576, 1985
4) McLaughlin TP, Fisher RL : Bilateral total knee arthroplasties. Comparison of simultaneous (two-team), sequential, and staged knee replacements. Clin Orthop Relat Res 199 : 220-225, 1985
5) Morrey BF, Adams RA, Ilstrup DM, et al : Complications and mortality associated with bilateral or unilateral total knee arthroplasty. J Bone Joint Surg Am 69 : 484-488, 1987
6) Ritter MA, Meding JB : Bilateral simultaneous total knee arthroplasty. J Arthroplasty 2 : 185-189, 1987
7) Kolettis GT, Wixso RL, Peruzzi WT, et al : Safety of 1-stage bilateral total knee arthroplasty. Clin Orthop Relat Res 309 : 102-109, 1994
8) Jankiewicz JJ, Sculco TP, Ranawat CS, et al : One-stage versus 2-stage bilateral total knee arthroplasty. Clin Orthop Relat Res 309 : 94-101, 1994
9) Cohen RG, Forrest CJ, Benjamin JB : Safety and efficacy of bilateral total knee arthroplasty. J Arthroplasty 12 : 497-502, 1997
10) Lynch NM, Trousdale RT, Ilstrup DM : Complications after concomitant bilateral total knee arthroplasty in elderly patients. Mayo Clin Proc 72 : 799-805, 1997
11) Ritter M, Mamlin LA, Melfi CA, et al : Outcome implications for the timing of bilateral total knee arthroplasties. Clin Orthop Relat Res 345 : 99-105, 1997
12) Lane GJ, Hozack WJ, Shah S, et al : Simultaneous bilateral versus unilateral total knee arthroplasty. Outcomes analysis. Clin Orthop Relat Res 345 : 106-112, 1997
13) Bould M, Freeman BJ, Pullyblank A, et al : Blood loss in sequential bilateral total knee arthroplasty. J Arthroplasty 13 : 77-79, 1998
14) Reuben JD, Meyers SJ, Cox DD, et al : Cost comparison between bilateral simultaneous, staged, and unilateral total joint arthroplasty. J Arthroplasty 13 : 172-179, 1998
15) Dorr LD, Udomkiat P, Szenohradszky J, et al : Intraoperative monitoring for safety of bilateral total knee replacement. Clin Orthop Relat Res 396 : 142-151, 2002
16) Gill GS, Mills D, Joshi AB : Mortality following primary total knee arthroplasty. J Bone Joint Surg Am 85 : 432-435, 2003
17) Ritter MA, Harty LD, Davis KE, et al : Simultaneous bilateral, staged bilateral, and unilateral total knee arthroplasty. A survival analysis. J Bone Joint Surg Am 85 : 1532-1537, 2003
18) Bullock DP, Sporer SM, Shirreffs TG Jr : Comparison of simultaneous bilateral with unilateral total knee arthroplasty in terms of perioperative complications. J Bone Joint Surg

Am 85：1981-1986, 2003
19) Leonard L, Williamson DM, Ivory JP, et al：An evaluation of the safety and efficacy of simultaneous bilateral total knee arthroplasty. J Arthroplasty 18：972-978, 2003
20) Stefansdottir A, Lidgren L, Robertsson O：Higher early mortality with simultaneous rather than staged bilateral TKAs: Results from the Swedish Knee Arthroplasty Register. Clin Orthop Relat Res 466：3066-3070, 2008

21) 龍順之助, 他：両側同時人工膝関節置換術の検討. 日関外誌 13：149-156, 1998
22) 藤井唯誌, 他：高齢者に対する両側同時人工膝関節置換術の周術期経過について. 膝 32：107-110, 2007
23) 根本菜穂, 他：両側同時人工膝関節置換術の安全性と有用性に対する検討. 日整会誌 82：S223, 2008

13 麻酔法

論点の整理

■勝呂　徹

1　はじめに

　人工関節置換術の適応は，関節リウマチと変形性膝関節症であることから，全身的合併症を有する患者がほとんどと考えてよい．高齢者特有の高血圧症，糖尿病，脳梗塞後遺症および認知症などの疾患の増加とともにあると考えるべきであり，ほとんどの症例で何らかの薬物療法を受けていることが多く，その内容を十分に検討したうえで手術適応の決定を行い，麻酔法の選択が求められている．

2　麻酔法の実際

1) 人工膝関節置換術の麻酔法

　区域麻酔と全身麻酔に分類され，術後の疼痛管理も経静脈的管理と持続硬膜外麻酔管理がある．手術そのものはいずれの麻酔法でも原則よいと考えられている．可能な限り全身状態に影響が少なく，確実な除痛を得ることができる麻酔法の選択をすることが重要である．他の項目で述べているように，変形性膝関節では両側の手術となる可能性が高いことから，繰り返し麻酔の必要性があることを念頭に検討すべきである．

2) 麻酔法の決定に与える因子

　血液学的検査では，凝固系への影響のある薬物の使用が問題となっている．頻度の高い薬剤にNSAIDとステロイド，ワルファリン，アスピリンなどがある．NSAIDでは消化性潰瘍の存在，ステロイドでは消化性潰瘍や感染症などを合併する可能性が高い．一方，ワルファリンとアスピリンは，脳梗塞後遺症，心筋梗塞，深部静脈血栓症の治療に用いられており，硬膜外麻酔や腰椎麻酔は原則禁忌とされている．術前1週間前から休薬できれば，区域麻酔が可能となるが，症例により異なるのが現状である．

3) 術前の評価

　疾患と全身状態（関節炎，糖尿病，脳梗塞後遺症，心筋梗塞などの合併症）と使用薬物の評価が重要である．高齢者が麻酔対象となっていることから，循環器系の問題が多く注意が必要である．また区域麻酔施行のため術前に腰椎の画像所見などの評価を必要としている．

4) 麻酔法の選択

　侵襲の少なさと術後疼痛管理の点から腰椎麻酔と硬膜外麻酔を第一選択とすることが望まれるが，全身状態，抗凝固薬の使用，神経学的問題の確認のため必要に応じ全身麻酔が選択されている．

　区域麻酔の可能性について術前腰椎の構造の評価，すなわち変形性腰椎症や脊柱側弯症および腰部脊柱管狭窄症などの存在を評価することが重要となる．疾患（強直性脊椎炎，増殖性変形性腰椎症，圧迫骨折など）によっては脊柱の可撓性が失われ，腰椎麻酔の体位をとることができないこともある．このほか，過去に腰椎手術（腰椎椎間板ヘルニア，椎弓切除術，椎体固定術など）の既往があるときには慎重な術前評価が求められる．

　全身麻酔の選択は，全身的問題，出血傾向，腰椎麻酔

の禁忌などから行われる。同様に関節リウマチなどでは顎関節障害で開口困難あるいは上位頸椎亜脱臼などに注意を求められる。これらの対策を常に行わなければならない。また手術時間の延長が予測されるときには、患者の負担を減らすため、全身麻酔が選択されるべきであろう。

5) 術中の患者の管理

手術を受ける患者の立場から、術中の緊張を取り除くことも必要である。全身麻酔では意識の問題はないが、区域麻酔を行うときには常に念頭におくべきことである。緊張状態は血圧の変動、術中の安静などの保持が困難となることから最も容易状態で手術が施行されるように工夫が必要である。

6) 術後管理

術後の疼痛管理が求められている。すなわち早期除痛とリハビリテーション時の除痛とに分かれるが、術後疼痛は、硬膜外麻酔あるいは経静脈的鎮痛薬の投与などで対応可能である。一方リハビリテーションでは、持続硬膜外麻酔が用いやすいことが知られている。この他リハビリテーション前にNSAIDの使用を行うことなどさまざまな工夫により、良好な成績の獲得が得られるものと考えている。

3 結論

整形外科手術患者は一般的に全身状態が良好で、手術侵襲部位も四肢が多く、比較的周術期管理が行いやすいと考えられてきた。しかし高齢社会に伴い、高齢疾患の合併（脳梗塞の既往、動脈硬化症、高血圧、腎機能障害および呼吸器障害）および肥満、脊柱管狭窄症の増加がみられることから、人工膝関節置換術での麻酔法を考慮すべきである。これらの条件を十分に考慮し、患者に最も負担が少なく、安全でかつ術後管理の方法まで考慮し選択すべきである。全身麻酔の安全性と全身管理の容易さは、今日異論のないところである。しかし術後の疼痛管理の点で何らかの鎮痛薬の使用が求められることも事実である。一方、区域麻酔である硬膜外と腰椎麻酔では、抗凝固薬の使用による出血傾向と腰椎穿刺の煩わしさを除けば、術後疼痛管理も容易である。

人工膝関節置換術は、区域麻酔でも全身麻酔でも十分安全な手術であり術後管理も可能であることから最も慣れた方法が選択されるべきであると考える。

❖ 参考文献

1) Ryu J, et al : Simulataneous bilateral total knee arthroplasty. J Orthop Sci 1 : 351-355, 1996
2) Insall JN, et al : Surgery of the knee. Churchill Livingstone, New York, pp630-631, 1984
3) Teeny SM, et al : Primary total knee arthroplasty in patients with severe varus deformity. A comparative study. Clin Orthop Relat Res 273 : 19-31, 1991
4) Krackow KA, et al : Experience with a new technique for managing severely overcorrected valgus high tibial osteotomy at total knee arthroplasty. Clin Orthop Relat Res 258 : 213-224, 1990
5) Keblish PA, et al : The lateral approach to the valgus knee. Surgical technique and analysis of 53 cases with over two-year follow-up evaluation. Clin Orthop Relat Res 271 : 52-62, 1991
6) Hungerford D, et al : Total joint arthroplasty of the knee. Clin Orthop Relat Res 192 : 23-33, 1985
7) Insall JN : Total knee replacement. AAOS instructional Course Lecture, The CV Mosby Co, St. Louis 30 : 324-334, 1981
8) Choi PT, et al : Epidural analgesia for pain relief following hip and knee replacement. Cochrane Database Syst Rev : CD 003071, 2003
9) Hamel MB, et al : Joint replacement surgery in elderly patients with severe osteoarthritis of hip and knee : decision making, postoperative recovery, and clinical outcomes. Arch Intern Med 168 : 1430-1440, 2008
10) William-Russo P, at al : Randomized trial of epidural versus general anesthesia : Outcome after primary total knee replacement. Clin Orthop Relat Res 331 : 199-208, 1996

13 麻酔法

1. 全身麻酔

■菊谷健彦　■稲田英一

1　はじめに

　人工膝関節置換術に対する麻酔法として，術野が下肢であるという解剖学的特徴から，手技が簡単で効果が確実な脊髄くも膜下麻酔（脊麻）や，術後鎮痛を目的として腰部硬膜外麻酔が頻用されてきた。しかしながら近年，本術式の対象となる高齢者に対して，脳梗塞や心血管イベント，深部静脈血栓症や肺塞栓症の予防に，ワルファリンや低用量アスピリンに代表される抗凝固薬や抗血小板薬の経口投与がしばしば行われるほか，低分子ヘパリンの投与が行われ，区域麻酔が禁忌となることもしばしばある。また，術後の神経学的所見を早期に確認したいとする術者側の要望から，全身麻酔が選択されることもある。しかしながら，術後鎮痛や早期リハビリテーション中の鎮痛目的に持続硬膜外麻酔の有用性は依然として高く，硬膜外麻酔併用全身麻酔も選択される。本稿では，全身麻酔単独で行う麻酔法を中心に解説する。

2　総論

　現在行われている全身麻酔は，ごく短時間で終了する手術以外は，気管挿管やラリンジアルマスクといった人工気道を用いて厳密な呼吸管理のもと行われるのが一般的である。ラリンジアルマスクは，本来，自発呼吸管理を目的として開発されたため，本術式においては，硬膜外麻酔併用時に有利である。全身麻酔単独の場合は，気管挿管で管理するのが一般的である。

　全身麻酔法としては，従来から行われていた静脈麻酔薬による急速導入と揮発性吸入麻酔薬による維持の組み合わせが現在でも一般的で主流である。古くは，超短時間作用性バルビツレートであるチオペンタールまたはチアミラールの静脈内急速投与とハロタンに代表される揮発性麻酔薬とガスである亜酸化窒素（笑気）を組み合わせて吸入させる方法が，現在の基礎となった。しかし現在では，作用発現および持続時間が短い調節性の高い麻酔薬が開発され，静脈麻酔薬はプロポフォール，揮発性吸入麻酔薬としてはセボフルランが用いられることが多くなった。さらに近年，麻薬ではレミフェンタニルが導入され，麻酔中の鎮痛やストレス反応抑制のために用いられている。また，急速導入時に円滑な気管挿管を行うため脱分極性筋弛緩薬であるスキサメトニウムが最もよく用いられていたが，筋肉痛，頭蓋内圧や眼内圧の上昇，高カリウム血症などの副作用も多く，悪性高熱を起こす可能性があり，喉頭痙攣などの緊急事以外使用されることは少なくなった。現在では，非脱分極性筋弛緩薬であるロクロニウムが近年導入され，今後は頻用されてきたベクロニウムに取って代わると予想される。

3　各論

1）術前評価

　本術式の対象となる疾患として，関節リウマチ，変形性膝関節症が代表である。関節リウマチは，多臓器に病変が及び，その予備能をしっかり評価しておく必要がある。

　関節リウマチでは，肺の間質性変化をきたすことがあり，胸部X線写真，呼吸機能検査，動脈血ガス分析などのほか，胸部CTによる評価も必要となる。また，慢性的にステロイド薬を使用している症例では，周術期の

ステロイドカバーやその合併症である耐糖能異常にも注意が必要である。関節リウマチにおいては，開口制限や環軸椎亜脱臼などのために，気道確保が困難となる場合がある。気道に関する身体所見は綿密にとる必要がある。また，環軸椎亜脱臼に関して，放射線学的な検索を行うとともに，頸部の可動域や神経症状の評価も必要である。

変形性膝関節症は，一般的に加齢性変化と肥満による体重負荷が疾患の基礎にある。したがって，高血圧，糖尿病，高脂血症に代表される生活習慣病を抱えている場合が多く，潜在すると考えられる虚血性心疾患に対する評価も重要である。また，肥満による胸郭コンプライアンスの低下や機能的残気量の減少などは，全身麻酔中の低酸素血症，高二酸化炭素症，気道内圧上昇などの原因となる。降圧薬は一般に術前まで投与するが，アンジオテンシン変換酵素（ACE）阻害薬や，アンジオテンシンII受容体拮抗薬（ARB）を服用している患者では，麻酔導入後に高度の低血圧を起こす可能性がある。したがって，両薬剤は術前に中止するのが一般的である。

2）気道確保法

全身麻酔の場合，気管挿管あるいはラリンジアルマスクにより気道確保を行う。

①気管挿管

手技などについては，成書に譲るが，本術式の対象疾患として，関節リウマチがあり，頸椎や顎関節の可動域制限などがあると気道確保困難症（挿管困難症）として取り扱われる。気管挿管が困難なだけでなくマスクによる換気が困難な症例もある（cannot ventilate, cannot intubate；CVCI）。気道確保ができなければ高度な低酸素血症から心停止や永久的脳障害を起こす可能性がある。困難気道に対する米国麻酔科学会が示すアルゴリズムに習熟しておく必要がある（図1）。全身麻酔に対するリスクが非常に高いので注意が必要である。喉頭展開に関する簡便な評価法としてMallampatiの分類があり（図2），クラスが上がるほど挿管困難が予想される。

②ラリンジアルマスク

挿入の手技が比較的容易で挿入に際して筋弛緩薬は不要であり，自発呼吸下の管理が可能となる。挿管困難症にも適応可能であり，本デバイスを利用した気管挿管法もある（ラリンジアルマスクファストラック™：図3）。また，麻薬を併用時に強い呼吸抑制が起きた場合には，陽圧呼吸が必要となる。通常のラリンジアルマスクに比べ，ラリンジアルマスクプロシール™では，気道内圧25 cmH$_2$O程度までの陽圧呼吸が可能である。ラリンジアルマスクプロシール™では，胃管が挿入できるというメリットもある（図4）。実際の手技などは成書を参照していただきたい。

3）麻酔薬

①静脈麻酔薬：プロポフォール（ディプリバン®，他）

急速導入に用いるほか，持続静注で麻酔維持にも用いられる。現在，超短時間作用性バルビツレートに代わって最もよく用いられている。

就眠効果発現時間が短いだけでなく代謝・排泄も速やかなため，覚醒も非常に円滑かつ速やかである。また上気道の反射抑制作用が強いため，筋弛緩薬を用いなくてもラリンジアルマスク挿入が容易である。欠点としては，注入時の血管痛や，用量依存性に呼吸および循環が抑制される。導入後しばらくは用手的に確実な気道確保とマスクによる陽圧換気が必要となる。高齢者では高度の低血圧を起こすことがある。稀ではあるが，持続静注や高用量投与による横紋筋融解症が起きた症例が報告されている。

導入量2～2.5 mg/kgであるが，本術式の対象となる高齢者では，1.5 mg/kgで十分である。ラリンジアルマスク挿入に用いる場合は，2.5～3 mg/kgとして，増量したほうが円滑であるが，低血圧に注意しながら適宜調節する。フェンタニルやレミフェンタニルと併用して本剤を持続投与する麻酔法（全静脈麻酔，total intra-venous anesthesia；TIVA）もある。

②吸入麻酔薬：セボフルラン

血液ガス分配係数は0.63と現在本邦で使用されている揮発性吸入麻酔薬の中では最も低値であり，麻酔薬の体内への取り込みや排泄が速い。そのため，麻酔の円滑で迅速な導入や，麻酔からの覚醒が速やかである。

最小肺胞濃度（minimum alveolar concentration；MAC）は成人では2.05％である。加齢によりMACは低下する。80歳のMACは20歳時の約半分になる。したがって，高齢者では低濃度でも十分な麻酔深度が得られる。ただし，あまり低濃度（例えば0.5％程度）では術中覚醒が起こる可能性がある。フェンタニルやレミフェンタニルなどの麻薬を併用するとMACは低下する。レミフェンタニルを持続静注した場合は1.5％前後で維持が可能で，さらに加えて亜酸化窒素（笑気）を併用した場合は1％前後で維持が可能である。欠点として，用量依存的に呼吸および循環を抑制する。交感神経系抑制，心筋抑制と末梢血管拡張による低血圧に注意が必要である。呼吸に関しては，他の揮発性吸入麻酔薬同様，1回換気量の減少と呼吸回数の増加がみられ，高濃度投与し自発

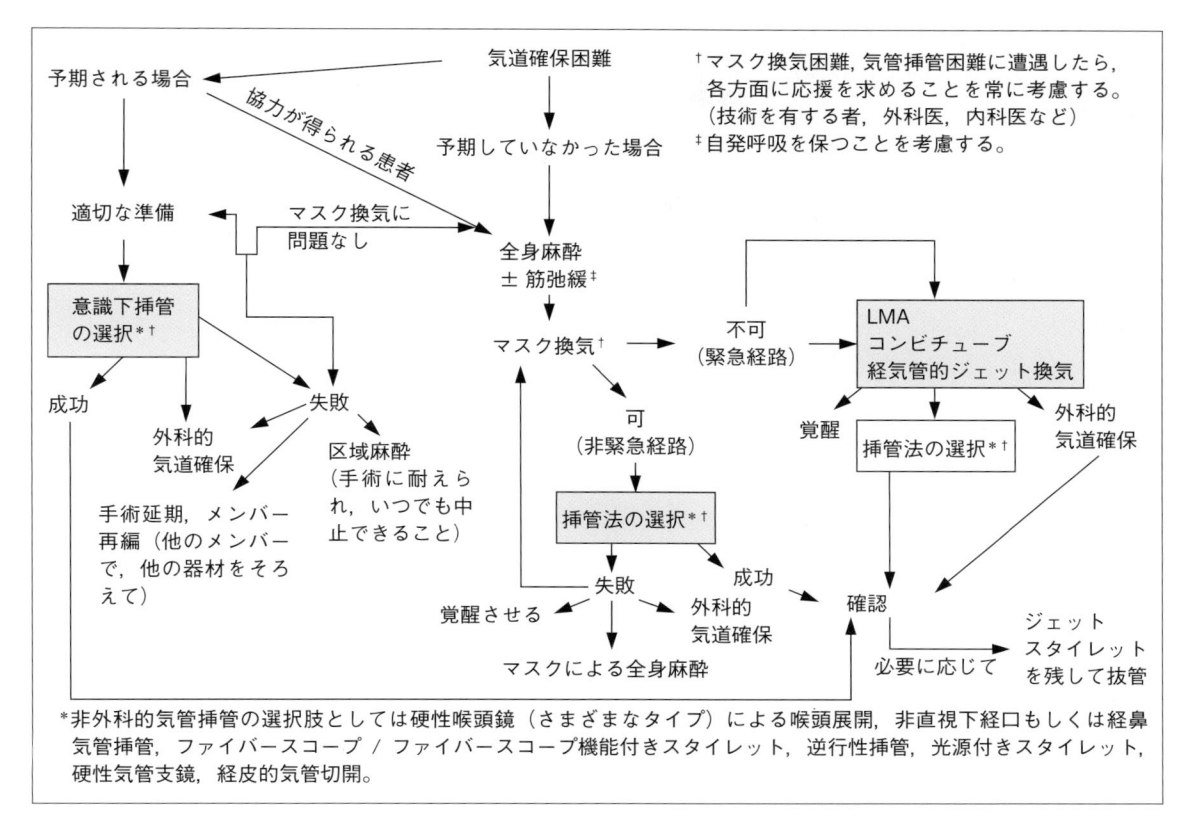

図1 米国麻酔科学会による気道確保困難のアルゴリズム

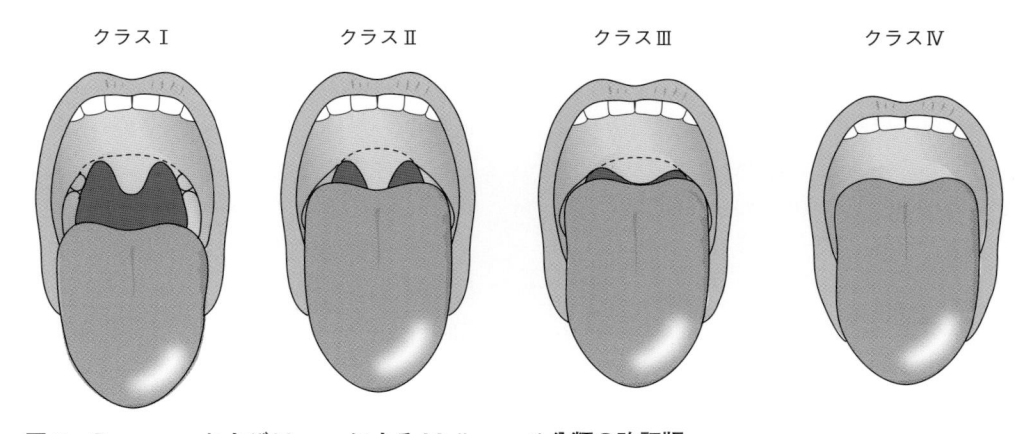

図2 Samsoon および Young による Mallampati 分類の改訂版

呼吸とした場合には，高二酸化炭素症が起こりうる．特にラリンジアルマスクによる自発呼吸下では補助換気が必要となることがある．セボフルランの代謝により産生されるフッ素やソーダライムとの反応で産生されるコンパウンドAは，理論的に腎機能障害を起こす可能性があるが，臨床使用上は問題とはならない．悪性高熱の素因以外は，特に禁忌なく，幅広く使用が可能である．

③麻薬

(1) レミフェンタニル（アルチバ®）

超短時間作用性オピオイドで，近年，本邦でも使用可能となった．その除去半減期は短く，長時間投与しても作用時間(context-sensitive half-time)は延長しない．その臨床における使用感覚は，区域麻酔を施行しているのかと錯覚するほどで，強力な鎮痛作用と速やかな覚醒（通常の維持量で投与終了後，約10分）が特徴である．導入には $0.5\,\mu g/kg/min$，維持には $0.25\,\mu g/kg/min$ となっているが，高齢者では投与量を少なめにする．導入時も維持量で開始するほうが，本剤の副作用である高度徐脈や低血圧となりにくく使用しやすい．徐脈や低血圧には硫酸アトロピン 0.5 mg やエフェドリン 4〜5 mg で対処し，麻酔および手術侵襲の程度により減量や一時中止とする．呼吸抑制が強く，自発呼吸は消失する．人工

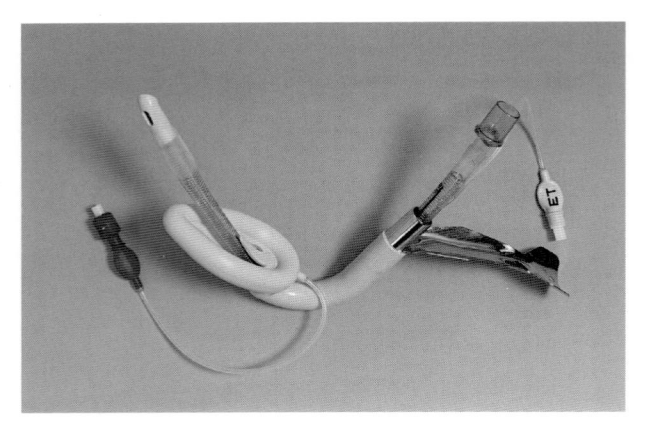

図3　ラリンジアルマスクファストラック™

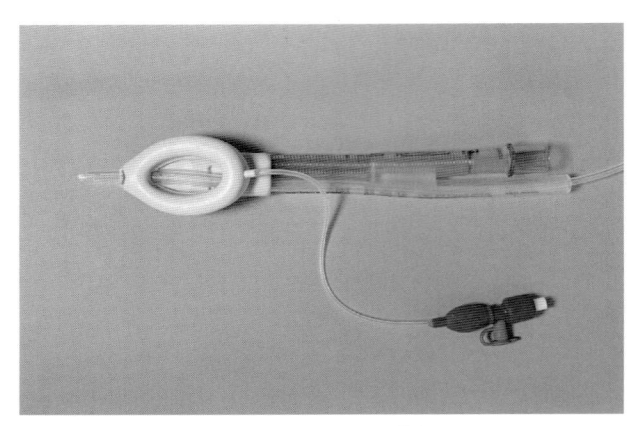

図4　ラリンジアルマスクプロシール™

呼吸が必須であり，ラリンジアルマスクより気管挿管とするほうが無難である。

術後投与の適応はない。作用時間が短いため，術後鎮痛のために非ステロイド性抗炎症薬(NSAIDs)や，麻薬を投与する必要がある。

(2) フェンタニル

オピオイド受容体作動薬で，気管挿管時の循環変動抑制や，術中や術後鎮痛に用いられる。現在では，レミフェンタニルに対する transitional opioid (オピオイドの移行，変換) としての存在意義がある。手術終了直後から約10～15分遡る間に，静脈内投与して術後早期の鎮痛を得るようにする。用量は2～4 μg/kg とするが，年齢により適宜加減する。用量依存性に覚醒遅延と呼吸抑制をきたし，呼吸は1回換気量の増加と呼吸回数の減少が認められる。

④ 筋弛緩薬

(1) ロクロニウム (エスラックス®)

2008年に導入された中時間作用性の非脱分極性筋弛緩薬である。製剤名の由来となったように rapid onset，すなわち作用発現時間が短いことが特徴である。気管挿管量として0.6～0.9 mg/kg を静脈内投与すると60～90秒で可能な状態となる。血行動態に対する影響はない。

臨床的にネオスチグミンによる拮抗が可能となるまでの持続時間は約40～60分であるが，現在，非脱分極性筋弛緩薬に対する特異的拮抗薬であるスガマデックスが，本邦においても治験段階にあり，近日中には導入される予定である。これを用いると，投与直後の拮抗が可能となり，気道確保困難症に対して有利である。今後，ベクロニウムに代わって本邦における非脱分極性筋弛緩薬の主役になると予想される。生体内では代謝を受けず，胆汁中や腎で排泄される。このため持続投与も可能であるが，本術式においては，気管挿管時の短回投与の

みで十分麻酔が維持可能である。

(2) ベクロニウム (マスキュラックス®，他)

中時間作用性の非脱分極性筋弛緩薬で，気管挿管量として0.1～0.15 mg/kg 静脈内投与する。この量での作用発現時間は約1.5～2分である。血行動態には影響しない。臨床的にネオスチグミンによる拮抗が可能になるまでの持続時間は約40～60分である。排泄はロクロニウムと同様だが，一部肝代謝され，その代謝産物は筋弛緩作用を有するので注意が必要である。

4) 麻酔導入および維持法

当施設で行っている一般的な全身麻酔を紹介する。

100%酸素投与下，レミフェンタニル0.25 μg/kg/min で開始し，プロポフォール1.5 mg/kg 投与して麻酔を導入する。就眠後，気道確保およびマスク換気が可能なことを確認してロクロニウム0.6～0.9 mg/kg を投与し気管挿管する。気管挿管後，バイタルサインをみてレミフェンタニルを減量または一時中止とする。セボフルランは導入時には吸入濃度を3～4%とするが維持には1.5%を用いる。圧縮空気と酸素を混合して投与する。維持は，セボフルラン1.5～2%およびレミフェンタニル0.1～0.3 μg/kg/min で適宜調節し，レミフェンタニルからフェンタニルへの移行は，皮下縫合を目安に完了させる。

手術終了と同時にセボフルランを中止する。筋弛緩から十分に回復しており，呼吸や循環系が安定していれば，覚醒後に抜管する。ベクロニウムやロクロニウムは中時間作用筋弛緩薬であり，挿管時のみに使用した場合は，2時間程度経過すれば，抗コリンエステラーゼ薬による拮抗は必要ないとされてきた。しかし，10%以上の症例で筋弛緩薬の残存が認められるため，原則として拮抗が必要である。十分な拮抗は筋弛緩モニターによる確

認が必要だが，臨床的には，頭上げが5秒以上できること，十分な握力があること，肺活量が15 ml/kg以上あること，などから示唆される。硫酸アトロピン0.02 mg/kgとワゴスチグミン0.04 mg/kgの混合液を静脈内投与する（標準体重の成人で硫酸アトロピン1 mg＋ワゴスチグミン2 mg）。

5）術中管理の問題点

①ターニケットの使用

出血量軽減目的に，四肢の手術ではエアーターニケットが頻用される。しかしながら，これには多くの問題点を含んでいる。まず，加圧および解除に伴う循環系の変化を伴うことである。一般的に，加圧により中心静脈血液量が増大し中心静脈圧および動脈圧の上昇を認める。この変化は，初期には軽度だが[1]，時間経過とともに，特に血圧の上昇を認めることが多い。これは全身麻酔単独の場合に顕著で，作用機序は不明である[2]。麻酔薬による調節には抵抗性を示し，降圧薬の併用が必要となる。解除に伴う循環系の変化として，虚血肢に血液が再灌流するため低血圧となることが多く，心停止例まで報告されている[3]。この低血圧には，虚血肢で生成された嫌気性代謝物による心抑制の関与も示唆されている[4]。また，呼吸器系の変化としては，全身麻酔下モニタリングで呼気終末二酸化炭素分圧上昇とSpO$_2$低下をみることがあるが，一般的には一過性である[5,6]。しかし骨セメントを使用した場合には，解除直後の右心系の血栓塞栓様所見が経食道心エコー法で検出されるとする報告もあり[7]，術後の肺塞栓や深部静脈血栓症に対して注意深い経過観察が必要である[8]。

②骨セメント

股関節全置換術や大腿骨頭置換術において，ステムコンポーネント挿入時に使用すると重度の低血圧や心停止にいたる場合がある。セメント成分による血管拡張や心抑制以外に，ステム挿入時の空気・脂肪・骨髄などが塞栓子となり，肺梗塞を生ずることが示唆されている[9]。通常使用される本術式における大腿および脛骨コンポーネントでは，セメント使用量は少なく，骨髄リーミングの範囲も狭く，このような変化は稀であるが，前述のターニケット使用時のエコー図所見もあり，注意が必要である。

6）術後管理

深部静脈血栓症は，本術式においては深部静脈血栓症の発症頻度は40～60％と高い[10~12]。したがって，術後早期から低用量ヘパリンの静脈内，または皮下投与などに代表される抗凝固療法やフットポンプの使用などが必要となる。この点では，区域麻酔では硬膜外血腫に対するリスク評価が必要となるが，全身麻酔単独では問題なく，有利となる。また，早期離床も発症予防に重要であるが，術後鎮痛を十分に図る必要があり，この点に関しては，持続硬膜外麻酔が有利である。

7）鎮痛対策

全身麻酔単独の場合の術後鎮痛法について述べる。

①麻薬系鎮痛薬

フェンタニルを手術終了前に静脈内投与した後，自己調整鎮痛（patient controlled analgesia；PCA）を用いて同経路で追加投与する。これには専用の注入システムがあり，患者が痛みを感じた時点でボタンを押すと，それに連動して一定量の薬液が投与されるような設定となっている。一回注入すると，その後，ある一定の時間がくるまで連続して注入できないような安全装置が組み込まれている（ロックアウト時間：lock out time）。機械式PCAポンプを用いる場合の代表的なレジメンは，基礎注入量なしとして，1回注入量を10～20 μg，ロックアウト時間を4～10分に設定する[13]。このPCAは，欧米では頻用される鎮痛法であるが，本邦では，なかなか導入が進まないのが現状である。その使用には使い慣れた麻酔科医の協力が必須である。その代わりとして，以下のオピオイド受容体に対する拮抗薬・部分作動薬である拮抗性鎮痛薬が頻用される。

(1) ペンタゾシン（ソセゴン®，ペンタジン®）

モルヒネの約1/3程度の鎮痛作用を有する。静脈内投与も可能であるが，呼吸抑制には注意が必要で，病棟へ帰室後であれば筋肉内投与が安全かつ有効である。15および30 mg製剤があり，通常15 mgを1回量として3～4時間ごとに投与するが，年齢や体重，鎮痛効果で適宜増減する。副作用として，内因性カテコラミン遊離による血圧上昇やせん妄に注意する。また，その投与量が一定以上になると効果が増加しなくなる現象（天井効果）があり，短時間内の総投与量として60 mgを超えないようにする。

(2) ブプレノルフィン（レペタン®）

モルヒネの約20～50倍程度の鎮痛作用を有する。長時間作用性で，強力な鎮痛作用を有する。強い呼吸抑制が出た場合に，ナロキソンによる拮抗が難しいのが欠点である。0.2および0.4 mgの坐剤があり使用しやすい。0.4 mgを8時間ごとに投与するのを最大量とするが，年齢，体重，鎮痛効果を考慮して，適宜増減する。液剤もあり，筋肉内や静脈内に投与可能であるが，脂溶性が

高いので硬膜外投与としたほうが安全かつ有効である。

② NSAIDs

(1) フルルビプロフェンアキセチル（ロピオン®）

静脈内投与が可能な非ステロイド系抗炎症薬である。即効性があり，1回50 mgを緩徐に投与する。半減期は6時間程度で，適宜反復投与する。血小板機能抑制，腎機能障害，消化性潰瘍，気管支攣縮などの副作用がある。

③ 運用の実際

上記の麻薬や拮抗性鎮痛薬とNSAIDsを組み合わせて使用する。術後数日間は原則として時間を決めて投与する。術後経過に従い，麻薬や拮抗性鎮痛薬は減量し，経口薬や坐薬に移行する。

4 おわりに

区域麻酔が禁忌の場合には，全身麻酔を選択する。全身麻酔を安全に行うとともに，術後鎮痛にも十分に配慮する。

❖ 参考文献

1) Valli H, Rosenberg PH : Effects of anaesthesia methods on hemodynamic responses connected with the use of thigh tourniquet in orthopaedic patients. Acta Anaesthesiol Scand 29 : 142-147, 1985
2) Kaufman RD, Walts LF : Tourniquet-induced hypertension. Br J Anaesthesia 54 : 333-336, 1982
3) Valli H, Rosenberg PH, Kytta J, et al : Arterial hypertension associated with the use of a tourniquet with either general or epidural anesthesia. Acta Anaesthesiol Scand 31 : 279-283, 1987
4) Lelcuk S, Alexander F, Valeri CR, et al : Thromboxane A2 moderates permeability after limb ischemia. Ann Surg 202 : 642-646, 1985
5) Kahn RL, Sharrock NE, Mineo R, et al : Mixed venous saturation changes associated with tourniquet deflation under epidural anesthesia for total knee arthroplasty. Anesth Analg 70 : S186, 1990
6) Bourke DL, Silberberg MS, Ortega R, et al : Respiratory responses associated with release of intraoperative tourniquets. Anesth Analg 69 : 541-544, 1989
7) Kato N, Nakanishi K, Yoshino S, et al : Abnormal echogenic findings detected by transesophageal echocardiography and cardiorespiratory impairment during total knee arthroplasty with tourniquet. Anesthesiology 97 : 1123-1128, 2002
8) Wauke K, Nagashima N, Kato N, et al : Comparative study between thromboembolism and total knee arthroplasty with or without tourniquet in rheumatoid arthritis patients. Arch Orthop Trauma Surg 122 : 442-446, 2002
9) Duncan JA : Intra-operative collapse or death related to the use of acrylic cement in hip surgery. Anaesthesia 44 : 149-153, 1989
10) Sharrock NE, Hargett MJ, Urquhart B, et al : Factors affecting deep vein thrombosis rate after total knee arthroplasty under epidural anesthesia. J Arthroplasty 8 : 133-139, 1993
11) Sharrock NE, Hass SB, Hargett MJ, et al : Effects of epidural anesthesia on the incidence of deep－vein thrombosis after total knee arthroplasty. J Bone Joint Surg Am 73 : 502-506, 1991
12) Williams-Russo P, Sharrock NE, Hass SB, et al : Randomized trial of epidural versus general anesthesia: Outcome after primary total knee replacement. Clin Orthop Relat Res 331 : 199-208, 1996
13) Christopher L Wu : Acute postoperative pain. In : Miller's Anesthesia 6th edition Volume 2, Chapter 72-2 (Ronald D, Miller, ed), Elsevier Churchill Livingstone, Philadelphia, p2733 (Table 72-2), 2005

13 麻酔法

2. 硬膜外麻酔・腰椎麻酔（脊髄くも膜下麻酔）

■落合亮一

1 はじめに

　一般的に、麻酔計画を立てる場合には、手術に関連した問題、基礎疾患に関連した問題、そして選択する麻酔に関連する問題に整理して考える必要がある。人工膝関節置換術については、ターニケット以下の下肢に限局した手術であることが特徴であり、鎮痛という目的では硬膜外麻酔や脊髄くも膜下麻酔などのいわゆる区域麻酔でも、全身麻酔でも可能な手術といえる。

　一方、早期離床を図り、術後の理学療法を快適に行うためには、術後痛への十分な配慮が必要であり、周術期の治療計画に沿った麻酔計画が望まれる。ここでは、硬膜外麻酔・腰椎麻酔のもつ利点と問題点について、特に人工膝関節置換術における特徴を交えて述べる。

2 疾患に関連した問題点

　人工膝関節手術は、関節リウマチ（RA）や変形性膝関節症などの骨関節炎症例で、痛みをとることに加えて可動性を高めることで生活の質を改善することが目的の手術である[1]。術直後の痛みを取ることで、理学療法を早期に開始することができ、関節の可動域を改善することができるために、鎮痛は必須の要件といえる。十分な鎮痛が得られないと離床に時間がかかる結果、入院期間も延長する。ここでは、代表的疾患としてRAのもつ周術期の問題点を概観する。

1）関節リウマチ（RA）

　RAは、慢性の全身性炎症性疾患で複数の関節炎を生じる。人口の0.8％に認められ、本邦では90万人程度の患者が存在すると考えられている。全ての年齢に発生するが、女性に多く（男女比1：3）、40歳代以降に発症のピークがある。最近では65歳以上の高齢者の発症も多くなっている（ただし、16歳以下で発症した場合は、若年性関節リウマチとよぶ）。原因は不明で、組織適合抗原であるHLA DR4を有するほうが多いことから遺伝的素因があり、外的環境因子（感染や手術、妊娠などのストレス）を契機に、免疫異常反応によって生じる自己免疫疾患と考えられている[2]。

2）RAと薬物療法

　治療としては、薬物療法が主体であるが、リハビリテーションと手術が必要なことも多い。薬物療法としては、抗リウマチ薬に加えて、関節痛に対して非ステロイド性消炎鎮痛薬（NSAIDs）や副腎皮質ステロイドが用いられる。さらに、最近は抗サイトカイン療法が広く行われつつある。抗リウマチ薬については、メトトレキサート（リウマトレックス®）、スルファサラジン（アザルフィジン®）、ブシラミン（リマチル®）、レフルノミド（アラバ®）、ミゾリビン、タクロリムス（プログラフ®）が用いられている。麻酔管理上、特に問題となることは少なく、術前の服用は継続可能である。NSAIDsは、消化管出血や血小板機能異常を伴うこともあり、末梢血検査に加えて手術前に1週間程度の休薬期間を設けることが必要である。副腎皮質ステロイドは、抗リウマチ薬に併用することが多く、長期服用に際しては副腎機能不全、心筋症や消化管出血を生じる可能性が高い。このため、麻酔管理に際しては、抗ストレス量の補充療法が必要である。抗

サイトカイン療法には，分子標的薬であるインフリキシマブ（レミケード®）やエタネルセプト（エンブレル®）などがあり，極めて有効性の高いことが確認されている．本薬剤も麻酔管理上は継続が可能である．

以上，薬物療法のなかで麻酔管理上，注意の必要なものはNSAIDsと副腎皮質ステロイドであり，特に前者については緊急手術などで休薬期間をとれない場合には，区域麻酔は適応とならないことに注意を要する．また，麻酔法を問わず，副腎皮質ステロイドを長期間服用している場合には，補充療法（ヒドロコルチゾンで100mg程度）を麻酔中に行う必要がある．

3）診察と術前検査[3]

RAでは，四肢の関節が破壊され変形している症例が多く，可動制限があり手術中の体位に難渋することも多い．特に，全身麻酔で自覚症状を確認できない場合には，事前に四肢の可動域と固定位置を確認する必要がある．同時に，RAは脊椎にもリウマチ病変を発生させる．特に，環軸関節には多数の滑膜が存在するためリウマチ病変の好発部位といえる．その結果，環軸関節亜脱臼を生じるため，気管挿管時の喉頭展開には注意を要するとともに，全身麻酔で意識のない状況では神経症状を確認することは不可能であり，手術中の体位に十分留意する必要がある．

関節外症状として皮膚（血管炎など）や眼症状（上強膜炎・強膜炎など），肺疾患（胸膜炎・間質性肺炎など），心疾患（心膜炎など），腎疾患（IgA腎症など）を合併するため，麻酔計画に際しては，特に，呼吸循環系の予備力を評価することが必要であるが，関節痛のために日常生活が著しく制限される症例も多く，その評価は難しい．同時に，生活習慣病を合併することも多く，動脈硬化や高血圧，糖尿病，高脂血症などに留意した術前評価が必要である．

以上，麻酔計画に際しては，全身の関節について可動域や変形の度合い，そして痛みの程度を診察することが必要であり，特に，全身麻酔で計画する場合には，麻酔導入前に頸椎を含め全身の関節症状に留意すべきである．一方，区域麻酔で計画する際には，腰椎の変形を評価する必要があり，腹部単純X線写真は必須であると考える．

一方，臓器機能については，日常生活における情報は限られるので，必要に応じて心エコー検査や血液ガス分析，あるいは腎機能検査を加える必要がある．こうした全身状態の評価はRAに限ったことではなく，変形性関節症の症例でも同様のアプローチが必要である．さらに，運動制限から肥満者が少なくないのも本手術症例の特徴であり，特に，区域麻酔を考える際には，棘突起を触知可能か否かなどの診察が必要である．

さらに，内服薬の種類と服薬期間にも注意を要する．降圧薬については麻酔法を問わず，手術当日の朝まで内服を継続するよう指示する．抗凝固薬や抗血小板薬については，休薬ができない場合もあり，その場合には全身麻酔を選択することになるが，休薬が可能であってもその期間を確認し，特に肝機能異常がある場合には手術当日に凝固能の再検を行うことにしている．なお，アメリカ局所麻酔学会が提示しているガイドラインによれば，血小板数で10万未満，PT-INR＞1.5，APTT＞50秒のいずれかが確認される場合には区域麻酔は禁忌となっているが，穿刺後の止血に難渋することが多いため，筆者の施設ではPT-INR 1.3を上限としている．他の薬剤については，上述したガイドラインを参照されたい[4]．

3 手術に関連した問題点

本手術は，無血手術を目的としてターニケットを利用するため，ターニケット使用に伴う問題点を考慮する．以下に問題点を列挙する．

1）神経学的問題

① 30分以内に体性知覚誘発電位が消失し，神経伝導が停止する．
② 60分以上の駆血でターニケットペインと高血圧を生じる．
③ 2時間以上の駆血で術後神経損傷を生じる．

2）骨格筋の問題

① 8分以内に細胞内低酸素症
② 細胞内クレアチニン減少
③ 持続的細胞内アシドーシス
④ 2時間以内に毛細血管内皮からの漏出

3）全身性の問題

① 駆血による
　動脈圧・肺動脈圧の上昇
② 駆血の開放による
　・核体温の一過性低下
　・一過性の代謝性アシドーシス
　・一過性の混合静脈血酸素飽和度の低下（全身性の低酸素症は稀）

- トロンボキサンなどの代謝産物の放出
- 動脈圧・肺動脈圧の一過性の低下
- 呼気終末二酸化炭素分圧の一過性上昇
- 酸素消費量の増加

この中で麻酔計画に重要な問題はターニケットペインへの対応である。

腰椎麻酔あるいは硬膜外麻酔を行っている場合，1時間以上の駆血によって非特異的な痛みや灼熱感を訴えることが多い。このようなターニケットペインは，麻薬の追加静注によって解決することは稀であり，全身麻酔のみで管理を行う際に血圧や脈拍の上昇をコントロールすることに難渋する[5]。駆血を10〜15分程度解除し，再駆血することでターニケットペインに対応可能な場合もあり，細胞内アシドーシスが補正されるためと考えられる。末梢神経ブロックを併用してもターニケットペインを解決することは困難なことが多く，体性知覚が関与している可能性が高い。興味深いのは，腰椎麻酔に用いる局所麻酔薬の力価がターニケットペインの鎮痛に影響することで，高比重薬よりも等比重薬のほうが有効であることが示されている[6]。

ターニケットによる駆血に際しては，血圧や心拍数の上昇がみられる。正確な病態生理はいまだに明らかではないが，こうした循環系の反応は交感神経系の賦活化によって生じる可能性がある。そこで，α2ブロッカーであるクロニジンの持続静注によって交感神経系の抑制を行うことで，血圧などの反応を抑制か否かを検討した臨床研究がある(図1)。その結果，完全には抑制できないものの，有意な効果を得ることができ，交感神経系の関与が示唆されている[7]。本邦ではクロニジンの静注薬は入手できないが，同効薬のデックスデメトミジンが有効である可能性がある。

さらに，全身麻酔で管理された症例で，ターニケットに伴う血圧の上昇が少量のケタミンを前投与することで予防可能であることが示されている(図2)[8]。このことからも，交感神経系の賦活化に加えて，NMDA受容体の関与している可能性があり，少量の静脈内ケタミン(0.25 mg/kg)を腰椎麻酔あるいは硬膜外麻酔に併用することが，有効な可能性がある。

同時にケタミンの効果は，虚血再灌流障害のバイオマーカの上昇も抑制することが確認されている[9]。膝関節の関節鏡手術において膝関節の組織を採取し，ターニケット使用前後のmalonyldialdehydeとhypoxanthineレベルを検討した臨床研究では，0.5 mg/kg/hrのケタミンの持続静注で前述のバイオマーカの上昇が抑制されることが示されている(図3)。この臨床研究では，腰椎麻酔後にケタミンの静注が行われているが，麻酔法を問わず有効な方法であると考えられる。

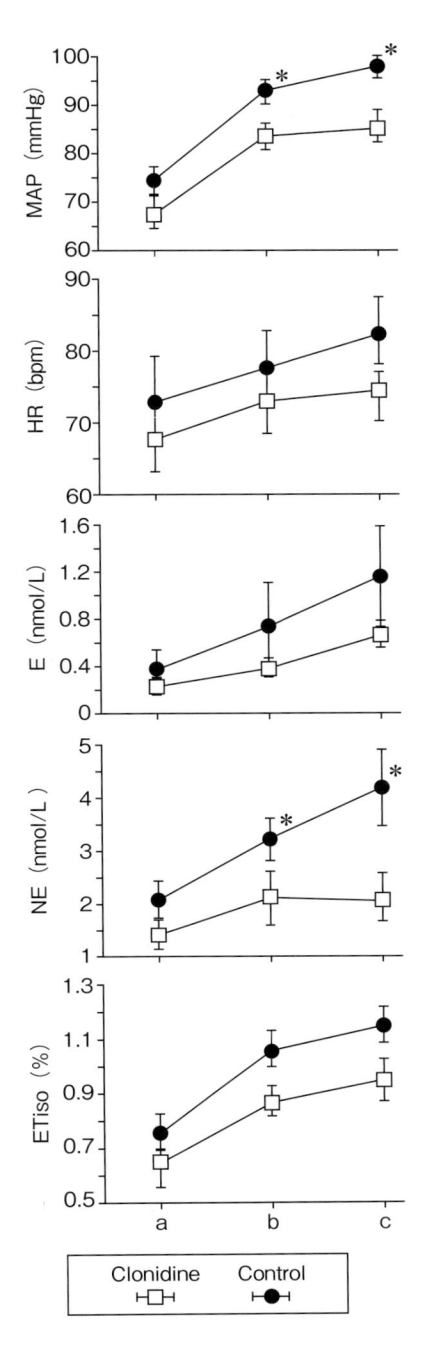

図1 ターニケット使用時の循環動態変化
a：術前値，b：駆血60分後，c：駆血解除直前値。
MAP 平均動脈圧，HR 心拍数，E エピネフリン濃度，NE ノルエピネフリン濃度，ETiso 呼気終末イソフルラン濃度

4 麻酔に関連した問題

筆者の施設では定型的な手術に関しては，麻酔計画について標準化を進めている。診療の質の評価を可能にす

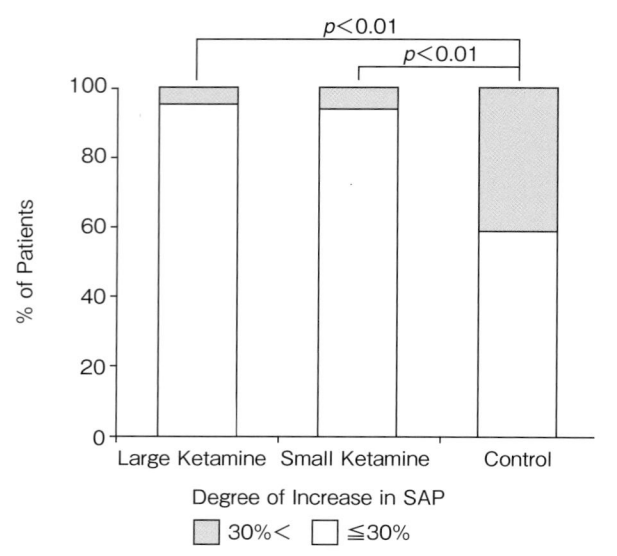

図2 術前にケタミンを投与することで30％以上の血圧上昇を示した率の比較
Large ketamineはケタミンを1 mg/kg, small ketamineは0.25 mg/kg。

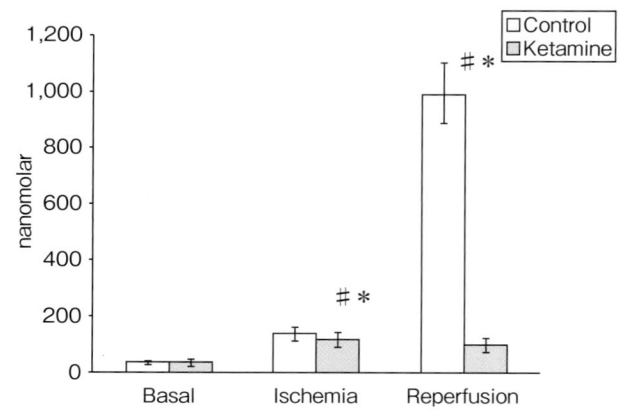

図3 膝関節組織中のmalonyldialdehyde濃度の比較

ることで，診療内容を一定に維持することが目的である．術後鎮痛レベルと患者満足度を基準として，現在人工膝関節置換術の麻酔法としては，硬膜外麻酔併用腰椎麻酔とし，術後痛管理にはロピバカインを主体とした硬膜外患者管理鎮痛法（patient control analgesia；PCA）を基本的な麻酔法としている．ここでは，その利害得失について述べる．

本手術は，下肢に限局していることから区域麻酔が可能である．前述のとおり，関節の可動域に制限のある症例が多く，意識のある状態で自覚症状を基に体位を設定できる点が区域麻酔にとって有利と考えてのことである．さらに，術後痛の管理に硬膜外鎮痛を応用可能な点も有利であろう．そのうえで，手術中の騒音などの不快要素を解決するために，希望によって鎮静を行っている（最適な体位を確認後）．なお，腰椎麻酔には高比重の0.5％ブピバカインを第一選択とし，患側を下にできない場合には等比重の0.5％ブピバカインを用いている．穿刺部位は腰椎3～5番のいずれかで穿刺の可能な部位を選択している．硬脊麻針（combined epidural-spinal needle）を用いていた時期もあったが，腰椎の低い椎間で穿刺した場合には十分な術後鎮痛を得られないこともあり，現在では腰椎2～3間での硬膜外穿刺が好まれている．

術後鎮痛には，0.2％ロピバカインを4 cc/時持続注入とし，15分のロックアウトタイムを設け，2 ccの追加投与を可能な設定としている．硬膜外鎮痛に麻薬を用い

るか否かは議論のあるところで，麻薬による悪心・嘔吐（PONV）などの副作用を問題として追加しないことが多い．PONVのハイリスク群としての中年以降の女性では局所麻酔薬のみのことが多いが，他の症例で麻薬を併用する際には200～300 μg/日程度のフェンタニルをロピバカインに追加している．

人工膝関節置換術ならびに人工股関節置換術の術後鎮痛については多くの臨床研究が行われていることから，そのメタ解析が行われているので紹介する．本手術において，術後鎮痛について検討の必要な理由として深部静脈血栓症ならびに肺血栓塞栓症のリスクがあげられる．抗凝固療法を行わない場合には，両手術後の深部静脈血栓症のリスクは40～70％であり，致死的な肺塞栓症のリスクは1～2％と報告されている[10]．一方，抗凝固療法中に硬膜外鎮痛を行った場合に，硬膜外血腫のリスクは有意に上昇するが，いったん血腫を生じた場合には重篤な合併症となることも考慮する必要がある[11]．現時点では，抗凝固療法を継続すべきか否かについては，十分な臨床研究が行われているとはいえない．その意味でメタ分析では，鎮痛というゴールに焦点を絞った解析が行われている[12]．

このメタ分析では，術後鎮痛の有効性について腰部硬膜外麻酔を鎮痛薬の全身投与，あるいは長期的くも膜下カテーテル留置と比較している．Cochrane reviewで紹介されている臨床研究は，膝関節置換が5研究，股関節置換が3研究，両手術を含んだものが3研究であった．

その結果，術後早期（4～6時間）の安静時痛に対しては，硬膜外麻酔が全身投与よりも有効であることが示された（表1）．一方，術後後期（18～24時間後）になると，硬膜外鎮痛でも，鎮痛薬の全身投与にも差がみられなくなる（表2）．運動時痛については，術後早期（4～6時間）

表1 術後早期(4〜6時間)の安静時痛

outcome : I Early (4-6 hours) postoperative pain relief at rest

Study or subgroup	Epidural analgesia N	Mean(SD)	Systemic analgesia N	Mean(SD)	Std. Mean Difference IV, Fixed, 95% CI	Weight	Std. Mean Difference IV, Fixed, 95% CI
1 Studies evaluating total hip replacements only							
Bertini 1995	25	2.1(0)	25	2.9(0)		0.0%	Not estimable
Subtotal (95% CI)	25		25			0.0%	Not estimable
Heterogeneity : not applicable							
Test for overall effect : not applicable							
2 Studies evaluating total knee replacements only							
Hendolin 1996	10	1.2(0)	11	5.2(0)		0.0%	Not estimable
Klasen 1999	10	4.5(3.2)	10	2.2(2.9)		26.1%	0.72 [−0.19, 1.63]
Sharrock 1994	26	3.1(0)	25	4.4(0)		0.0%	Not estimable
Singelyn 1998	15	11(15)	15	45(18)		26.9%	−2.00 [−2.89, −1.10]
Subtotal (95% CI)	61		61			52.9%	−0.66 [−1.30, −0.02]
Heterogeneity : Chi² = 17.34, df = 1 (P = 0.00003); I² = 94%							
Test for overall effect : Z = 2.02 (P = 0.044)							
3 Studies evaluating total hip or total knee replacements							
Hommeril 1994	16	5(0.15)	16	10(0.65)		2.8%	−10.33 [−13.12, −7.54]
Weller 1991	17	3(3.3)	15	3.9(2.3)		44.3%	−0.30 [−1.00, 0.39]
Subtotal (95% CI)	33		31			47.1%	−0.90 [−1.57, −0.22]
Heterogeneity : Chi² = 46.67, df = 1 (P < 0.00001); I² = 98%							
Test for overall effect : Z = 2.59 (P = 0.0095)							
Total (95% CI)	119		117			100.0%	−0.77 [−1.24, −0.31]

−4 −2 0 2 4
Favours epidural Favours systemic (Continued...)

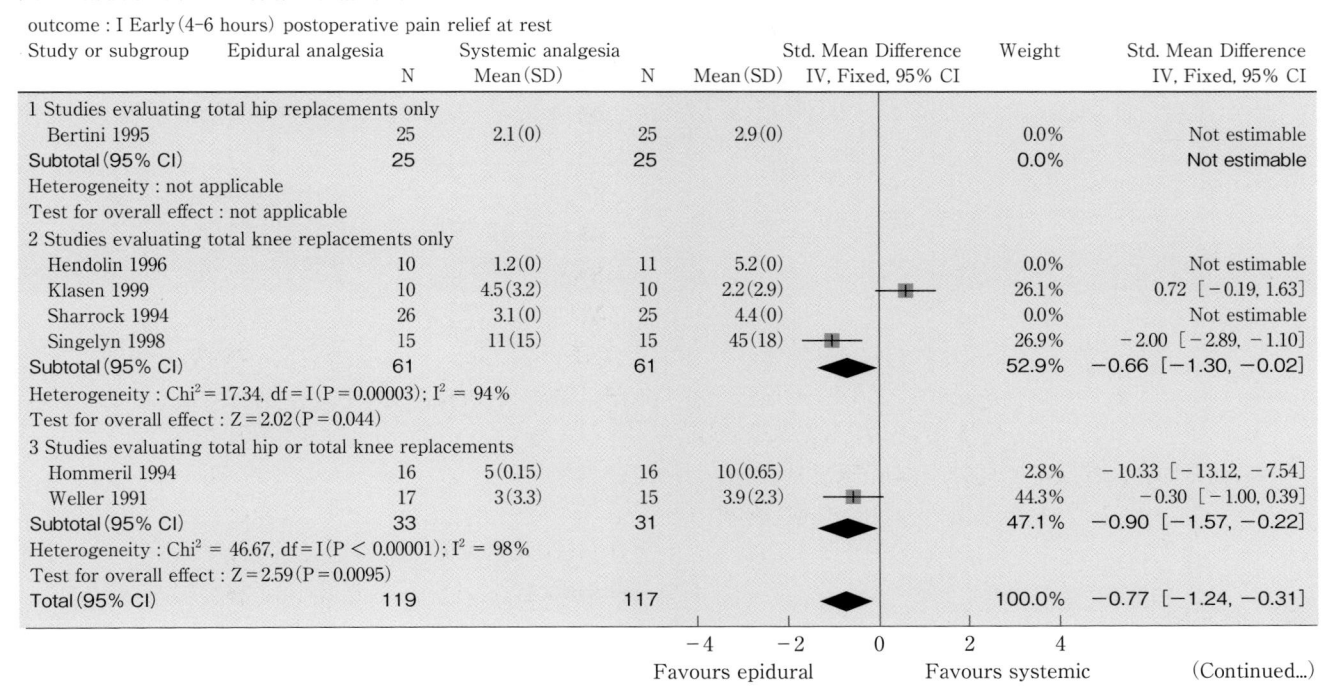

表2 術後後期(18〜24時間後)の安静時痛

Study or subgroup	Epidural analgesia N	Mean(SD)	Systemic analgesia N	Mean(SD)	Std. Mean Difference IV, Fixed, 95% CI	Weight	Std. Mean Difference IV, Fixed, 95% CI
1 Studies evaluating total hip replacements only							
Bertini 1995	25	0.9(0)	25	0.9(0)		0.0%	Not estimable
Subtotal (95% CI)	25		25			0.0%	Not estimable
Heterogeneity : not applicable							
Test for overall effect : not applicable							
2 Studies evaluating total knee replacements only							
Hendolin 1996	10	2.3(0)	11	2.3(0)		0.0%	Not estimable
Klasen 1999	10	2.3(1.43)	10	2.4(1.79)		25.7%	−0.06 [−0.19, 1.633]
Sharrock 1994	16	4.8(0)	15	5.2(0)		0.0%	Not estimable
Singelyn 1998	15	16(14)	15	27(14)		35.6%	−0.76 [−1.51, −0.02]
Subtotal (95% CI)	51		51			61.4%	−0.47 [−1.04, 0.10]
Heterogeneity : Chi² = 1.44, df = 1 (P = 0.23); I² = 31%							
Test for overall effect : Z = 1.62 (P = 0.11)							
3 Studies evaluating total hip or total knee replacements							
Weller 1991	15	2.8(3.1)	15	2.8(3.1)		38.6%	0.0 [−0.72, 0.72]
Subtotal (95% CI)	15		15			38.6%	0.0 [−0.72, 0.72]
Heterogeneity : not applicable							
Test for overall effect : Z = 0.0 (P = 1.0)							
Total (95% CI)	91		91			100.0%	−0.29 [−0.73, 0.16]
Heterogeneity : Chi² = 2.45, df = 2 (P = 0.29); I² = 19%							
Test for overall effect : Z = 1.27 (P = 0.21)							
Test for subgroup differences : Chi² = 1.01, df = 1 (P = 0.31), I² = 1%							

−4 −2 0 2 4
Favours epidural Favours systemic

では，硬膜外鎮痛が圧倒的に有効である(表3)。残念なことに，術後後期における運動時痛への効果は検討されていない。なお，PONVの発生率については，両グループに差がみられない。

以上のことから，術後急性期痛については，鎮痛薬の全身投与に比較して硬膜外鎮痛が，安静時，運動時に限らずより優れていると考えられる。

表3 術後早期(4〜6時間)の運動時痛

Study or subgroup	Epidural analgesia N	Mean(SD)	Systemic analgesia N	Mean(SD)	Std. Mean Difference IV, Fixed, 95% CI	Weight	Std. Mean Difference IV, Fixed, 95% CI
1 Studies evaluating total hip replacements only							
Bertini 1995	15	2.2(0)	15	3.5(0)		0.0%	Not estimable
Subtotal (95% CI)	15		15			0.0%	Not estimable
Heterogeneity : not applicable							
Test for overall effect : not applicable							
2 Studies evaluating total knee replacements only							
Singelyn 1998	15	20(21)	15	66(15)	■	100.0%	−2.45 [−3.43, −1.48]
Subtotal (95% CI)	15		15		◆	100.0%	−2.45 [−3.43, −1.48]
Heterogeneity : not applicable							
Test for overall effect : Z=4.92(P<0.00001)							
Total (95% CI)	30		30		◆	100.0%	−2.45 [−3.43, −1.48]
Heterogeneity : not applicable							
Test for overall effect : Z=4.92(P<0.00001)							

−4 −2 0 2 4
Favours epidural　Favours systemic

5 まとめ

　人工膝関節置換術の麻酔に際しては，変形性膝関節症の原因疾患についてまず，十分に病歴を聴取するとともに，全身の関節について可動制限や痛みの有無を診察することが必要である．そのうえで，基礎疾患の病歴にも注意が必要である．特に関節リウマチでは，心肺機能の予備力については運動制限によって評価が難しいことも多く，判断に窮した場合には呼吸機能検査や心エコーなど侵襲性の少ない検査を計画する．特に，心機能が障害されている場合には，区域麻酔による急激な末梢血管抵抗の低下に耐えうるか否かが，麻酔計画においては重要な問題となる．

　また，抗血小板薬や抗凝固薬を内服している症例では，中止の是非とともに，休薬期間についても厳重なチェックが必要であろう．休薬期間が明らかでない場合や，肝機能異常のある場合には，手術直前に再検する．

　周術期の診療の質を高めるためにも，創痛への対応が重要であるが，現時点では硬膜外鎮痛が最も優れた方法と考えられる．穿刺が可能で，血小板・凝固能に問題がなければ，硬膜外カテーテルの留置が第一選択になると考えられる．その意味でも，標準的な麻酔計画としては，区域麻酔が全身麻酔に優先されるものと考える．

　特に，脊椎の変形が著しく区域麻酔の穿刺が困難な症例も多く経験するが，現在はエコーガイド下の穿刺も試みられており，手技が確立すれば標準的な方法になる可能性も高い．

参考文献

1) Hamel MB, Toth M, Legedza A, et al : Joint replacement surgery in elderly patients with severe osteoarthritis of the hip or knee: decision making, postoperative recovery, and clinical outcomes. Arch Intern Med 168 : 1430-1440, 2008
2) 厚生労働省，リウマチ・アレルギー情報センター：http://www.allergy.go.jp/
3) Lisowska B, Rutkowska-Sak L, Maldyk P, et al : Anaesthesiological problems in patients with rheumatoid arthritis undergoing orthopaedic surgeries. Clin Rheumatol 27 : 553-556, A, 2008
4) Horlocker TT, Wedel DJ, Benzon H, et al : Regional anesthesia in the anticoagulated patient : Defining the risks (The Second ASRA Consensus Conference on Neuraxial Anesthesia and Anticoagulation). Reg Anesth Pain Med 28 : 172-197, 2003
5) Rocco AG, Concepcion MA, Desai S, et al : The effect of general and regional anesthesia on tourniquet-induced blood pressure elevation. Reg Anesth 12 : 174, 1987
6) Bridenbaugh PO, Hagenouw RR, Gielen MJ, et al : Addition of glucose to bupivacaine in spinal anesthesia increases incidence of tourniquet pain. Anesth Analg 65 : 1181-1185, 1986
7) Gielen MJM, Stienstra R : Tourniquet hypertension and its prevention : A review. Reg Anesth 16 : 191-194, 1991
8) Satsumae T, Yamaguchi H, Sakaguchi M, et al : Preoperative small-dose ketamine prevented tourniquet-induced arterial pressure increase in orthopedic patients under general anesthesia. Anesth Analg 92 : 1286-1289, 2001
9) Saricaoglu F, Dal D, Salman AE, et al : Ketamine sedation during spinal anesthesia for arthroscopic knee surgery reduced the ischemia-reperfusion injury markers. Anesth Analg 101 : 904-909, 2005
10) Clagett GP, Anderson FA, Geerts W, et al : Prevention of venous thromboembolism. Chest 114 (5Suppl) : 531S-560S 1998
11) Lawton MT, Porter RW, Heiserman JE, et al : Surgical management of spinal epidural hematoma: relationship between surgical timing and neurological outcome. J Neurosurg 83 : 1-7, 1995
12) Choi PT, Bhandari M, Scott J, et al : Epidural analgesia for pain relief following hip or knee replacement. Cochrane Database Syst Rev : CD003071, 2003

なお，Cochrane data base で検討されている臨床研究に関しては，以下の通り：

・Bertini 1995 {published data only}
Bertini L, Tagariello V, Molino FM, et al：[Patient-controlled postoperative analgesia in orthopedic surgery: epidural PCA versus intravenous PCA]. [Italian]. Minerva Anestesiologica 61 (7-8) : 319-328, 1995

・Capdevila 1999 {published data only}
Capdevila X, Barthelet Y, Biboulet P, et al：Effects of perioperative analgesic technique on the surgical outcome and duration of rehabilitation after major knee surgery. Anesthesiology 91 (1) : 8-15, 1999

・D'Ambrosio 1999 {published data only}
D'Ambrosio A, Borghi B, Damato A, et al：Reducing perioperative blood loss in patients undergoing total hip arthroplasty. Int J Artif Organs 22 (1) : 47-51, 1999

・Gustafsson 1986 {published data only}
Gustafsson LL, Johannisson J, Garle M：Extradural and parenteral pethidine as analgesia after total hip replacement : Effects and kinetics. A controlled clinical study. Eur J Clin Pharmacol 29 (5) : 529-534, 1986

・Hendolin 1996 {published data only}
Hendolin H, Nuutinen L, Kokki H, et al：Does morphine premedication influence the pain and consumption of postoperative analgesics after total knee arthroplasty? Acta Anaesthesiol Scand 40 (1) : 81-85, 1996

・Hommeril 1994 {published data only}
Hommeril JL, Bernard JM, Gouin F, et al：Ketoprofen for pain after hip and knee arthroplasty. Br J Anaesth 72 (4) : 383-387, 1994

・Jorgensen 1991 {published data only}
Jorgensen LN, Rasmussen LS, Nielsen PT, et al：Antithrombotic efficacy of continuous extradural analgesia after knee replacement. Br J Anaesth 66 (1) : 8-12, 1991

・Klasen 1999 {published data only}
Klasen JA, Opitz SA, Melzer C, et al：Intraarticular, epidural, and intravenous analgesia after total knee arthroplasty. Acta Anaesthesiol Scand 43 (10) : 1021-1026, 1999

・Moiniche 1994 {published data only}
Moiniche S, Hjortso NC, Hansen BL, et al：The effect of balanced analgesia on early convalescence after major orthopaedic surgery. Acta Anaesthesiol Scand 38 (4) : 328-335, 1994

・Sharrock 1994 {published data only}
Sharrock NE, Urquhart BL, Ganz S, et al：Epidural infusions of bupivacaine and fentanyl do not improve rehabilitation following one-stage bilateral total knee arthroplasty. Annals of the Academy of Medicine, Singapore, 23 (6 Suppl) : 3-9, 1994

・Singelyn 1998 {published data only}
Singelyn FJ, Deyaert M, Joris D, et al：Effects of intravenous patient - controlled analgesia with morphine, continuous epidural analgesia, and continuous three-in-one block on postoperative pain and knee rehabilitation after unilateral total knee arthroplasty. Anesth Analg 87 (1) : 88-92, 1998

・Weller 1991 {published data only}
Weller R, Rosenblum M, Conard P, et al：Comparison of epidural and patient-controlled intravenous morphine following joint replacement surgery. Can J Anaesth 38 (5) : 582-586, 1991

・Wulf 1999 {published data only}
Wulf H, Biscoping J, Beland B, et al：Ropivacaine epidural anesthesia and analgesia versus general anesthesia and intravenous patient-controlled analgesia with morphine in the perioperative management of hip replacement. Ropivacaine Hip Replacement Multicenter Study Group. Anesth Analg 89 (1) : 111-116, 1999

14 DVT, PE の予防

論点の整理

■龍　順之助　■榮　春人

　深部静脈血栓症(deep venous thrombosis；DVT)と肺血栓塞栓症(pulmonary thromboembolism；PE)は1つの連続した病態と考えられ，この診断，予防および治療は，両者を区別せずに行われるため，最近はこれらをあわせて静脈血栓塞栓症(venous thromboembolism；VTE)とよばれている。VTEは，欧米では虚血性心疾患や脳血管障害とならんで3大循環器疾患に数えられる頻度の高い疾患とされている。以前，日本においては少ないと考えられていたが，ここ10年間でVTE発生率は約3倍に増加したとの報告もあり，その診断，予防法が近年特に注目されている。

　わが国では，2004年6月に初のVTE予防ガイドライン[1]が作成され，2008年に改訂版[2]が作成されている。本ガイドラインでは，人工股関節置換術(total hip arthroplasty；THA)，人工膝関節置換術(total knee arthroplasty；TKA)，股関節骨折手術は高リスクに分類されており，抗凝固療法または間欠的空気圧迫法(intermitted pneumo-compression；IPC)やフットポンプ(venous foot pomp；VFP)などの理学的予防法が推奨されている。さらにVTEの既往あるいは血栓性素因の存在がある場合は最高リスクに分類され，抗凝固療法と理学的予防法の併用が必要であるとされている。また，全例に弾性ストッキングの着用，足関節の自動運動，早期離床を行うべきとしている。DVT，PEの予防に関する国内外のガイドラインについては，中村に詳しく解説いただいた。

　VTEはどのようにして発生するのか？　すでに1856年にVirchow[3]は静脈血栓の発生危険因子として，①血流の停滞，②静脈壁の障害，③血液凝固能の亢進を提唱していた。特に整形外科領域において，血流の停滞は下肢の手術におけるターニケットの使用，長時間の手術，THAにおける脱転肢位・大腿骨側操作時の下肢の捻転，脊椎手術時の4点支持フレームによる腹部および大腿静脈圧迫，術後の安静などで起こりうると考えられる。静脈内皮傷害はターニケットによる圧迫，股関節の脱転肢位，などの手術操作でも起こりうると考えられる。また，血液凝固能の亢進は，手術による侵襲が凝固系を活性化させる誘因である。血液の凝固と線溶は，通常は厳密にコントロールされているが，強い危険因子によってこのバランスが破綻すると，異常な血栓の形成が進行する。

　致死的PEの解剖の結果，多くは下肢のヒラメ静脈より発生したDVTが，少しずつ小さな血栓を飛ばしながら近位に伸びていくが，このときは，大静脈には流れがあるため，下肢の腫脹もみられず無症候である。やがて大静脈まで伸びたDVTは，突然切れて近位に飛び，肺梗塞を起こし最悪の場合は致死的なものになるという[4]。

　そこで問題となってくるのが，VTEスクリーニング法，診断法(表1)[1]である。スクリーニング法の1つとして，D-dimmer，FDP，SF，TATなどの血液検査法があげられるが，高い感度・特異度を得るために適切なカットオフ値を設定する必要があり，論点の1つとなっている。静脈造影はゴールデンスタンダードとされ，確定診断に必要である。しかし，読影には経験が必要で，ヨード過敏や検査自体によるPTEの誘発の危険性もあり侵襲的検査であることは間違いなく，頻回の検査は困難である。一方，超音波検査は非侵襲的であり，ベット

表1　VTE スクリーニング法，診断法

1) 血液生化学検査（D-dimmer, FDP, SF, TAT）
2) 臨床症状の有無（Homans sign，下肢の腫脹の存在）
3) 動脈血液ガス検査
　　（低酸素血症，低二酸化酸素血症，アルカローシスの存在）
4) 下肢静脈超音波検査，心臓超音波検査
5) CT，胸部単純X線写真
6) 下肢静脈造影検査
7) 核医学検査
8) 肺動脈造影検査
9) MRA など

表2　VTE の治療法

1) 抗凝固療法
2) 血栓溶解療法
　・ウロキナーゼ
　　→6〜24万単位/日から漸減し，最長1週間以内の投与
　・t-PA 製剤（アルテプラーゼ，モンテプラーゼなど）
　＊重大な合併症として出血があり，注意を要する。
3) カテーテル治療
　・血栓吸引除去術
　・血栓破砕＋血栓溶解術など

サイドで何度でも行える。ただし，検査を施行する側の技量に左右されると思われ，習熟度を高める必要がある。最近は，侵襲が少なく短時間に行え，手技が比較的簡便で肺から骨盤，下肢まで同時に検索できる CT が有用との報告も散見する。ただし，金属製のインプラント周辺は artifact のため検索が困難な場合もある。DVT，PE の予防に関する診断方法については，柳本に詳しく解説いただいた。

VTE が発症した場合，その治療法としては抗凝固療法，血栓溶解療法，カテーテル治療などがあげられる（表2）。抗凝固療法としては，未分画ヘパリン，ワルファリン，フォンダパリヌクスナトリウムおよび低分子量ヘパリンであるエノキサパリンがあげられている。特に近年では，使用する抗凝固薬の選択，投与量，投与開始時期，投与期間，投与法，副作用（出血など）および手術時の麻酔法など，さまざまな角度から利点，欠点があげられており，論点となっている。

また，ウロキナーゼやt-PA 製剤を用いた血栓溶解療法や，血栓吸引除去術や血栓破砕および血栓溶解術などのカテーテル治療もあるが，整形外科領域では，手術直後に出血のリスクを伴うこれらの治療法を行うことは少ないと考えられる。DVT，PE の予防に関する薬物療法については，「第14章-3 薬物療法」の項で解説する。

以上のように，DVT，PE の予防，特に致死的 PE の予防に関する分野においては，診断方法においても，また薬物療法においても，最良の方法を得るためにさまざまな論点が存在しているのが現状である。

参考文献

1) 肺血栓塞栓症／深部静脈血栓症（静脈血栓塞栓症）予防ガイドライン作成委員会（編）：肺血栓塞栓症／深部静脈血栓症（静脈血栓塞栓症）予防ガイドライン（第1版），メディカルフロントインターナショナルリミテッド，2004
2) 日本整形外科学会静脈血栓塞栓症ガイドライン，南江堂，2008
3) Virchow R : Gesammelte Abhandlungen zur Wiessenschaftlichen Medizin. Meidinger : Frankfurt, 1856
4) 呂彩子，他：院外発症の肺動脈血栓塞栓症による突然死51例の病理形態学的検討．脈管学 43：627-637, 2003

14 DVT，PEの予防

1. 国内外のガイドライン

■中村　茂

1　はじめに

肺血栓塞栓症（PE）および深部静脈血栓症（DVT）は，あわせて静脈血栓塞栓症（VTE）と総称され，TKAの周術期に高頻度で発症する合併症である．VTE予防に関するガイドラインは，さまざまな国あるいは地域で発行されている．本章では，日本のガイドライン（2004年版[1]，2008年改訂版[2]），第7回ACCPガイドライン（2004）[3]，International Consensus Statement（2006）[4]，およびAAOSガイドライン（2007）[5]について，作成した団体，カバーする診療領域，TKAのリスク評価，TKA周術期の推奨予防法を中心に解説する．

2　肺血栓塞栓症/深部静脈血栓症（静脈血栓塞栓症）予防ガイドライン[1]（2004）

2004年6月に誕生した日本最初の予防ガイドラインである．作成した団体は，日本血栓止血学会，日本産科婦人科学会，日本産婦人科・新生児血液学会，日本集中治療医学会，日本静脈学会，日本心臓病学会，日本整形外科学会，日本泌尿器科学会，日本麻酔科学会，肺塞栓症研究会の10団体である．

作成手順については「予防に関しての日本人におけるエビデンスは極めて乏しいので，欧米の予防ガイドライン2つを参考にし，日本人の疫学データもできるだけ収集して欧米人のデータと比較検討することにより作成された」と述べられている．参考にされた2つの欧米ガイドラインとは，American College of Chest Physicians（ACCP）の2001年版[6]と，International Consensus Statement（ICS）の2001年版[7]であった．その後，参考にしたACCPは2004年に改訂[3]され，ICSは2006年に改訂[4]された．

診療範囲は，外科系，外傷，内科の全般における静脈血栓塞栓症の予防である．リスクは，低リスク，中リスク，高リスク，最高リスクに階層化され，TKAは高リスクに分類された．

TKAへの推奨法は次のように述べられている．弾性ストッキング，足関節自動運動，早期離床，早期荷重につとめるべきである．さらに抗凝固療法もしくは間欠的空気圧迫法を考慮してよい．患者に静脈血栓塞栓症の既往や血栓性素因があれば，禁忌がない限り抗凝固療法を考慮すべきである．

3　肺血栓塞栓症/深部静脈血栓症（静脈血栓塞栓症）予防ガイドライン改訂版[2]（2008）

日本では静脈血栓塞栓症予防薬として2007年にフォンダパリヌクスが，2008年にエノキサパリンが承認され，予防対策の環境は大きく変化した．日本整形外科学会は，2007年に「日本整形外科学会肺血栓塞栓症/深部静脈血栓症（静脈血栓塞栓症）予防ガイドライン改訂委員会」を組織し，ガイドラインの整形外科領域の改訂作業を行ってきた．その結果，2008年秋に発刊となったのが，この改訂ガイドラインである．

診療範囲は，成人（18歳以上）の整形外科的処置・手術を受ける患者および外傷患者の静脈血栓塞栓症の一次予防である．本ガイドラインでは第7回ACCPガイドライン[4]（2007）にならって，リスクを，低リスク，中リスク，高リスク，最高リスクに階層化した（表1）．TKA

表1 改訂ガイドライン[2]における静脈血栓塞栓症のリスクの階層化

リスクレベル	手術
低リスク	上肢手術
中リスク	腸骨からの採骨や下肢からの神経や皮膚の採取を伴う上肢手術 脊椎手術[*1] 脊椎・脊髄損傷[*2] 下肢手術 大腿骨遠位部以下の単独外傷[*3]
高リスク	人工股関節置換術・人工膝関節置換術・股関節骨折手術 骨盤骨切り術[*4] 重度外傷(多発外傷)[*5]・骨盤骨折[*5] 下肢手術にVTEの付加的な危険因子が合併する場合
最高リスク	「高リスク」に静脈血栓塞栓症の既往あるいは血栓性素因の存在がある

*1:下肢麻痺があれば高リスクとなるが、抗凝固療法は出血リスクのため適応の是非は不明。
*2:脊椎脊髄損傷は中リスクあるいは高リスクに分類されると考えられるが、急性期の抗凝固療法は出血リスクのために適応の是非は不明。
*3:エビデンスのある報告は少ないためリスクの階層化は困難であるが報告されている発生率からは中リスクと判断される。
*4:キアリ骨盤骨切り術や寛骨臼回転骨切り術など。
*5:重度外傷と骨盤骨折は高リスクと考えられるが、安全で効果的な予防法を指摘できない。

表2 改訂ガイドライン[2]において推奨する予防法

リスクレベル	推奨予防法
低リスク	早期離床および積極的な下肢運動
中リスク	弾性ストッキングあるいは間欠的空気圧迫法
高リスク	間欠的空気圧迫法あるいは抗凝固療法
最高リスク	抗凝固療法(間欠的空気圧迫法あるいは弾性ストッキング併用)

は、人工股関節置換術(THA)と同じ高リスクに分類された。ただし、静脈血栓塞栓症の既往あるいは血栓性素因の存在がある場合は最高リスクになる。

各リスクレベルに対応する推奨法を表2に示す。TKAは高リスクなので、間欠的空気圧迫法あるいは抗凝固療法が推奨される。さらに本文では、次のように述べられている。弾性ストッキングの着用(閉塞性動脈硬化症や神経障害がある患者には慎重な適応が望まれる)、足関節の自動運動、早期離床は全例に行うべきである。THAと同様に抗凝固療法もしくは間欠的空気圧迫法を考慮してよい。ただし間欠的空気圧迫法を施行する場合には、使用開始時期が健肢では術中から可能であるが、患肢では術後になるため、静脈血栓を遊離させて肺血栓塞栓症を生じるリスクについて患者へのインフォームドコンセントが必要である。患者に静脈血栓塞栓症の既往や血栓性素因があれば、禁忌がない限り抗凝固療法を考慮すべきである。

抗凝固療法としては、エノキサパリン(低分子量ヘパリン)、フォンダパリヌクス、未分画ヘパリン、ワルファリンがあげられている。さらに、次のように言及している。欧米での報告と同様にDVT予防という効果の点からはフォンダパリヌクスがエノキサパリンより優れていたが、安全性という点からはいずれも出血のリスクがあった。TKA後使用に関しては両者とも出血性合併症に十分注意し、必ずインフォームドコンセントを得てから使用すべきである。

4 第7回 ACCP ガイドライン(2004)[3]

米国のもので、The Seventh American College of Chest Physicians Conferenceが作成した。外科系、外傷、内科領域における静脈血栓塞栓症予防ガイドラインである。

リスクは、低リスク、中リスク、高リスク、最高リスクに階層化された。TKAはTHAとともに最高リスクに分類された。

TKAへの推奨法は次のように記述されている。低分子量ヘパリン(下記注を参照)、フォンダパリヌクス、用量調節ビタミンK拮抗薬(ワルファリン)のいずれかを使用することを推奨する。いかなる患者に対しても血栓予防としてのアスピリンの単独投与は推奨しない。機械的予防法は、抗凝固薬を用いた予防法よりは効果が低い。間欠的空気圧迫法のみ抗凝固療法に替わりうる選択肢である(注:低分子量ヘパリンは従来の未分画ヘパリンの欠点をなくすように開発され、欧米では既に静脈血栓塞栓症の予防を目的として広く使われているが、本邦で静脈血栓塞栓症の予防に使用が認められている低分子量ヘパリンはエノキサパリンのみである)。

5 International Consensus Statement (2006)[4]

欧州および米国の研究者で構成されるInternational Union of Angelologyが中心になって作成した。外科系、外傷、内科領域における静脈血栓塞栓症予防ガイドラインである。

TKAにおける深部静脈血栓症発生率は47%、このうち近位型は7.6%と報告されている。

TKAへの推奨法：低分子量ヘパリンあるいはワルファリンが，Grade A の推奨である。フォンダパリヌクスは，Grade B の推奨である。弾性ストッキングを併用した間欠的空気圧迫法あるいはフットポンプは，代替オプションである。

6 American Academy of Orthopaedics Surgeons(AAOS)ガイドライン[5] (2007)

American Academy of Orthopedic Surgeons のボランティア・ワーク・グループが作成した。診療領域はTHA および TKA における症候性肺血栓塞栓症の予防である。深部静脈血栓症はターゲットになっていない。

TKAへの推奨法：肺血栓塞栓症リスクと出血リスクとを同時に評価し，4群に分けて推奨法を述べている。肺血栓塞栓症標準リスク・出血標準リスク群では，アスピリン，低分子量ヘパリン，フォンダパリヌクス，ワルファリンのいずれかを使用する。肺血栓塞栓症高リスク・出血標準リスク群では，低分子量ヘパリン，フォンダパリヌクス，ワルファリンのいずれかを使用する。出血高リスク群では，肺血栓塞栓症のリスクにかかわらず，アスピリン，ワルファリンのいずれかを使うか，あるいはどちらも使わない。

7 ガイドライン間のリスク評価の比較

各ガイドラインでは，TKA における静脈血栓塞栓症発生率を記載している（**表3**）。これらの数値が示すように，TKA における深部静脈血栓症発生率は大きな差がない。致死性肺血栓塞栓症は，0〜1.7％の範囲である。リスク評価の点では，各ガイドライン間に大きな違いはないといえる。

8 ガイドライン間の推奨法の比較

抗凝固療法として，低分子量ヘパリン，フォンダパリヌクス，ワルファリンの使用は共通して推奨されていた。しかし，アスピリンの扱いが ACCP と AAOS とではっきり対立していた。ACCP では，「いかなる患者に対しても血栓予防としてのアスピリンの単独投与は推奨しない」と明記されていた。

機械的予防法については，間欠的空気圧迫法，フット

表3　TKAにおける静脈血栓塞栓症発生率（%）

	DVT	近位DVT	PE	致死性PE
ガイドライン2004	51	13	1.1	0
改訂ガイドライン2008	55.8	11.9	1.0	0
ACCP	41〜85	5〜22	1.5〜10	0.1〜1.7
ICS	47	7.6		
AAOS			0.41	0.15

DVT：深部静脈血栓症，PE：肺血栓塞栓症

ポンプ，あるいは弾性ストッキングを併用することに異論はない。しかし，抗凝固療法を行わず，機械的予防を単独で行う方法については，意見が分かれていた。ACCP は推奨しない，ICS では抗凝固法と並んで推奨する，AAOS では出血リスクの高い症例では推奨するとされていた。

ACCP と AAOS との違いの理由を考察する。ACCP は静脈血栓塞栓症を含めた静脈血栓塞栓症が標的である。一方，AAOS は症候性肺血栓塞栓症が標的であった。もう1つは，出血リスクの評価の重みが違う。ACCP に属する胸部内科医は，人工関節手術部位の出血，再手術で頭を悩ますことはないので，AAOS に属する整形外科医とは出血リスクの重みが異なってくるものと推察する。

現状では，欧米のガイドラインで推奨法が統一されていないことが明らかとなった。ガイドラインの本来の目的は医師を手助けすることである。しかし，使い方や作り方を間違えると，治療法を束縛し，新たな合併症を起こし，医師と患者間の信頼関係に悪影響を与えるおそれがある。予防的抗凝固療法については，適応も薬の種類も意見が分かれている，ということを理解してガイドラインを利用することが大切と考える。

参考文献

1) 肺血栓塞栓症／深部静脈血栓症（静脈血栓塞栓症）予防ガイドライン作成委員会編：肺血栓塞栓症／深部静脈血栓症（静脈血栓塞栓症）予防ガイドライン（第1版）．メディカルフロントインターナショナルリミテッド，2004
2) 日本整形外科学会静脈血栓塞栓症予防ガイドライン．南江堂，2008（印刷中）
3) Geerts WH, Pineo GF, Heit JA, et al : Prevention of venous thromboembolism. 7th ACCP Conference on Antithrombotic and Thrombolytic Therapy. Chest 126 : 338S-400S, 2004
4) Nicolaides AN, Fareed J, Kakkar AK, et al : Prevention and treatment of venous thromboembolism. International Consensus Statement. Guidelines according to scientific evidence. Int Angiol 25 : 101-161, 2006

5) American Academy of Orthopaedic Surgeons: American Academy of Orthopaedic Surgeons clinical guideline on prevention of symptomatic pulmonary embolism in patients undergoing total or knee arthroplasty.
 e-pub:http//www.aaos.org/research/guidelines/PE_guideline.pdf
6) Geerts WH, Heit JA, Clagett GP, et al : Prevention of venous thromboembolism. Chest 119 : 132S-175S, 2001
7) Nicolaides AN, Breddin HK, Fareed J, et al : Prevention of venous thromboembolism. International Consensus Statement. Guidelines complied in accordance with the scientific evidence. Int Angiol 20 : 1-37, 2001

14 DVT, PE の予防

2. 診断方法

■柳本 繁

1 はじめに

日本でも 2004 年に肺血栓塞栓症/深部静脈血栓症(静脈血栓塞栓症)予防ガイドラインが作成され，術後静脈血栓塞栓症(venous thrombo-embolism；VTE)にはリスクに応じて適切な対策が必要とされている。人工膝関節置換術(total knee arthroplasty；TKA)は術後VTEのハイリスクとされており，全例に早期離床，弾性ストッキングに加え，抗凝固療法もしくは予防的理学的療法(intermitted pneumo-compression；IPC, venous foot pomp；VFP)がすすめられている。2007年から効果が高く安全性に優れる新しいVTE予防抗凝固剤が保険適応となり，日本でもVTE予防は新しい局面に入ってきている。本稿の診断についてであるが，術後VTEは発症を疑った際に必要な検査が，一般的検査ではない特別な検査が必要で，即座に対応できない場合がある。また術後VTEは発生と発症(有症状)が異なり，発生していても無症候性に推移する例が非常に多い特徴をもつ。このためVTEが存在しているか否かの事実のみならず，存在するVTEが現実の症状を生み出しているか否かの評価も合わせて必要になる。多くの臨床医は無症候性に推移するVTEが非常に多いことに比して，問題になる致死性例が非常に低い頻度でしか存在しないことへの認識のギャップが埋められないことが多い。本稿ではまず人工関節術後VTEの発生頻度について述べる。次にVTE診断に直結する画像検査について述べ，各診断法の特徴と長短所について述べる。次に現在徐々に広まってきているVTE診断に対する凝固線溶系分子マーカー測定の意義について述べる。筆者の行ったTHAにおける凝固線溶系分子マーカーによるVTE診断の感度，特異度について述べる。

2 人工関節手術後 VTE の発生頻度

人工関節手術例を対象にルーティンに画像診断を行うと，VTE発生は非常に高い頻度に達することが知られている[1]。肺塞栓症(pulmonary embolism；PE)は無症候性に推移するものが多いが，有症状で胸部痛や呼吸苦を訴えるものが発症例になる。さらに重篤なものはショック状態や致死性になるものまで存在する。致死的なPEは以前の人工関節での報告では0.2％程度であり[1,2]，最近の麻酔科の多くの疾患を含む報告では下肢手術で0.1〜0.05％程度とされている[3]。PEの診断には一般的には肺シンチグラムが行われるが，肺シンチグラムはさまざまな状況で異常を呈することがあり，正確には血流・換気肺シンチの不一致像を検討したり，術前，後での肺・血流シンチグラムの差異を比較する必要がある。人工関節後のPE発生頻度は，下肢手術全例に肺シンチを行った場合には40％近く存在するとの報告[4,5]も過去にあったが，全身麻酔による換気不良や胸水などにより画像上異常所見がみられることも多い。第7回ACCPガイドラインによれば[6]，欧米での人工関節手術後PE発生率はTHA：1〜28％，TKA：1.5〜10％とされており，評価対象，評価方法により大きく頻度が異なるが，数％とされる有症状例よりははるかに多い。THA後のPE発生率を後述する造影CTにより筆者の施設で検討したところ11％であり，人工関節後のPE発生率は10％前後が妥当な数字と考えられる[7]。一方，術後DVTは静脈造影評価が標準とされているが，欧米での人工関節後発生頻度はTHA：42〜57％，TKA：

41〜85%[6]とされており，ほぼ半数例で術後VTEが発生していることになる。重篤例の頻度は非常に低いことを考慮すると，発生のみでハイリスクとすることは適切ではない。一般的には下腿に存在するDVTは大きさが小さく遊離して肺動脈を閉塞しても有症状となる可能性は低く，したがってリスクが低いとの判断で離床やリハビリを中止する必要はないとされている。しかし，VTE発生後の進展形式や新たな発生がいつまで続くかなど不明な点も多いことが現状であり，発生部位，大きさ，再検査による進展形式などを評価して，リスクや対応を検討すべきと考える。一方，麻酔科管理手術例の周術期に発生した有症状PE 409例の分析によれば[3]，発生頻度は10,000例に対して3.6とされ低下しつつあるが，死亡が89例：22%に達し有症状PE例の予後はやはり不良で十分な注意が必要である。また，脊椎手術と股関節・四肢手術はそれぞれ10,000例に対して6.8，6.6と高頻度でハイリスクである。

3 VTEの診断

1）肺塞栓症（PE）の診断

①臨床症状

前述のように症状を伴う率は低い。THA，TKA後ではPEは10%程度発生していると思われるが，軽微な症状も含めて有症状例は数%と思われる。胸部痛，呼吸困難などの胸部症状が知られるが，重篤な場合には血圧低下やショック症状を呈することもある。術後リハビリが始まり比較的落ち着いた状態で突然ショック状態に陥った場合には，重篤なPEも必ず念頭に置いて早急な対処を行い診断を確定する必要がある。PEが存在することを正しく反映する検査はSaO_2低下が比較的出現率が高いとされる。

②画像診断

診断では一般的な胸部痛に対する心電図，胸部X線像の検査をまず行うが，重篤例で右心系負荷を認める以外は診断価値は低い。診断を確定するために必要な検査は肺動脈造影，肺シンチ，造影MD-CTが必要である。

(1)肺動脈造影：鼠径静脈よりカテーテルを右心系，肺動脈内まで進め，右心圧測定や造影による肺動脈内欠損像により診断を，引き続きの血栓溶解療法も可能である。侵襲性が高いため，血圧低下やショックを起こし緊急性を要する限られた例に行われる。

(2)肺シンチグラフィ：肺血流シンチグラフィは放射線核種で認識された凝集アルブミンの肺動脈内分布状態から肺血流の評価を行う。存在する血流欠損部が以前からあるものかどうかの検討も必要であり，正確には肺換気シンチグラフィとの不一致や術前血流シンチグラフィとの比較が必要である。

(3)造影MD-CT：肘静脈からヨード造影剤を注入後20秒後に，多列撮影可能なMD（multi-detector row）CTにより短時間に肺野を細かく撮影して，肺動脈内の欠損像の有無によりPEを評価する。再構成画像より血栓長などの評価も可能である[8]。ヨードアレルギー患者や腎機能不全の患者には禁忌である。読影に技術を要するが精度が高く，血栓の大きさなども評価可能である。後述するように下肢静脈相でDVTの評価も同時にでき[9]，PE画像診断の主流になりつつある。

2）下肢深部静脈血栓症（DVT）の診断

①臨床症状

教科書的には下肢のDVTによる閉塞部に圧痛，またそこより末梢に腫脹が出現するとされている。しかしDVTも無症候性に推移する例が圧倒的に多く，冨士はTHA62例，TKA36例を臨床症状からDVTと診断した例と静脈造影から行ったDVT診断との相違を検討したところ，臨床症状によるDVT診断の感受性は4.8%と非常に低率であり[10]，臨床症状からの診断の精度は非常に低い。また比較的リスクが高いとされるfloating embolismは完全な静脈閉塞を起こしていないことから，さらに臨床的には診断が困難と考えられる。

②画像診断

(1)下肢静脈造影：DVT診断のゴールデン・スタンダードとされる。立位で足背静脈からヨード造影を注入し，下肢の表在性静脈を駆血帯を巻くことにより通過しないようにして，下肢の静脈像を撮影し読影する。手技・読影の技術的問題，造影によりすでに存在する血栓を遊離させる危険性があり注意を要する。

(2)超音波検査：断層エコー：Bモード単独，Bモードとドップラ法の組み合わせ，カラー・ドップラー法単独などの方法がある。静脈内血流エコーの消失，陰影欠損像，プローブによる圧迫で血管が虚脱するか否かなどで評価する。手技に個人の技術的差異があること，骨盤内の血栓は評価できないなどの問題があるが，非侵襲性で繰り返し検査することも可能な利点がある。

(3)造影MD-CT：PEの肺動脈造影MD-CT検査と同時に施行される。Loudらによりプロトコールが検討され[9,11]，ヨード剤静注後約20秒後に肺動脈撮影が行われた後（図1a），静注後約3分後に末梢静脈相としてCT撮影し，腹部，骨盤内，下肢の静脈内陰影欠損の

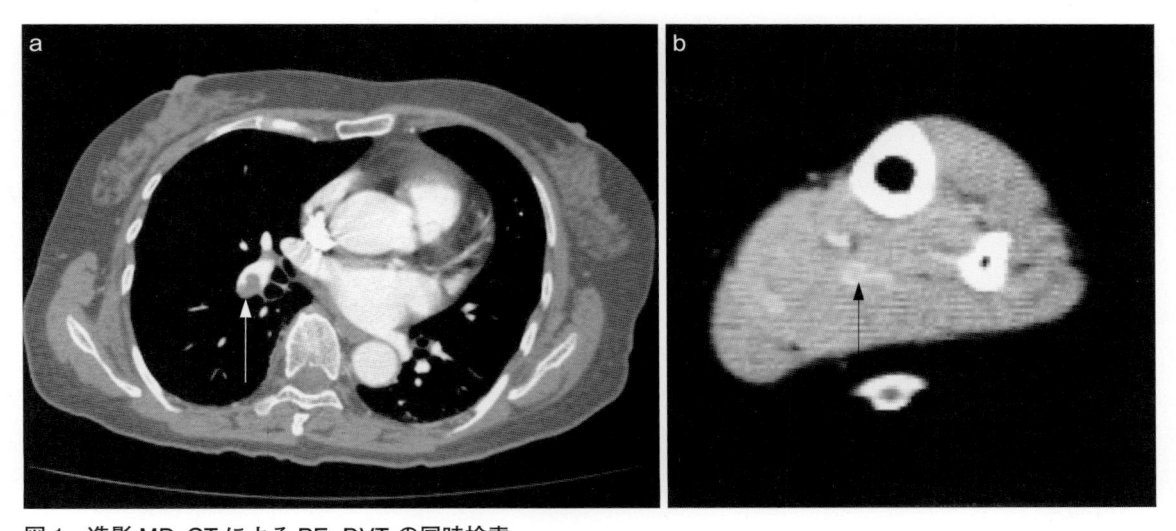

図1 造影 MD-CT による PE, DVT の同時検索
a：PE 像　肺動脈相で PE を検索（注入開始後 20 秒），b：DVT 像　末梢静脈相で DVT を検索（注入開始後 3 分）。

有無より DVT 評価が可能である（図 1b）。現在の症状に関連する PE の評価と今後のリスクに関係する DVT の同時評価が可能な特徴をもつ。multi-slice helical CT 装置が必要であること，読影技術が必要であることなどの問題がある。

4　術後 VTE に対する凝固線溶系分子マーカー・スクリーニングの意義

VTE に対する画像診断には特殊な検査が必要でまた頻回に行うことが難しい場合が多い。VTE は血液凝固異常の病態であるので，血液検査で VTE の存在が容易かつ頻回に評価できれば利用価値が高い。従来より DIC 補助診断 4 項目のうちの 1 つ FDP D-dimer について検討されてきた[12〜16]。また，われわれは最近定量可能となった soluble fibrin monomer complex（可溶性フィブリンモノマー複合体，以下 SFMC）もスクリーニングに利用している[17]。両者について述べる。

1) FDP D-dimer (D-dimer)

測定方法には ELISA 法，ラテックス凝集法，免疫比濁法などがあり，正常値は $1.0\,\mu g/ml$ 以下である。手術後はさまざまな要因で多峰性に上昇する。人工関節例で VTE がない例でも 1 か月近く上昇が続くことが知られている[14〜16]。

われわれの施設で人工股関節手術後の 158 例の検討結果を述べる。VTE が存在しない 85 例は平均で術翌日 $6\,\mu g/ml$ 程度になりいったん下がった後，徐々に上昇し術後 1〜4 週まで $10\,\mu g/ml$ よりやや低い値を続ける。VTE のある 73 例では，術後の各時期で VTE（−）例より有意に高値を示した。実際には D-dimer による VTE スクリーニングはカットオフ値を適切に設定すれば 60〜70％程度の感度と特異度が得られるが，術後 1 週までは経過日数によりカットオフ値を変更する必要がある。術後 1 週以降は，$10\,\mu g/ml$ 程度をカットオフ値とすると比較的精度が高い。しかし，VTE が存在しても無症候性が大部分であることを考えれば，真にリスクが高い例を分子マーカー検討から抽出できることが望まれる。われわれの検討では，カットオフ値以外に異常高値（$30\,\mu g/ml$ 以上）例に十分な注意が必要である。異常高値例では DVT および DVT 遊離後の多発性 PE が存在していることが多く，このような例には造影 MD-CT を中心とした VTE の画像診断による正確なリスク評価が必要と考える。

2) SFMC

SFMC は以前より定性検査が行われてきたが，近年定量可能になった。したがって VTE 発生との関連を示す報告は少ない。われわれが行った THA158 例の血栓の有無による SFMC のスクリーニング能力は，術翌日に限りカットオフ値を正常値の $7\,\mu g/ml$（SF 法：免疫比濁法）にすると 60〜70％程度の感度と特異度が得られる。術翌日以降は血栓が存在する例でも大部分の例の SFMC は正常値に戻る。SFMC は判定できる日は術翌日に限るが VTE スクリーニングに有望な分子マーカーである。

参考文献

1) Murray DW, Britton AR, Bulstrode CJ : Thromboprophylaxis and death after total hip replacement. J Bone Joint Surg Br 78 : 863-870, 1996
2) Fender D, Harper WM, Thompson JR, et al : Mortality and fatal pulmonary embolism after primary total hip replacement. Results from a regional hip register. J Bone Joint Surg Br 79 : 896-899, 1997
3) 山下寛高, 松岡伸, 中島康雄:【周術期肺血栓塞栓症】術中発症肺血栓塞栓症の画像診断. 臨床麻酔 30 : 957-961, 2006
4) 平賀康晴, 立花新太郎, 弘田裕:下肢手術後肺塞栓の発生頻度. 東日本整形災害外科学会雑誌 9 : 399-402, 1997
5) 村松俊樹, 立花新太郎, 三上凱久:下肢手術における肺塞栓症の発生について. 整形外科 48 : 1429-1434, 1997
6) Geerts WH, Pineo GF, Heit JA, et al : Prevention of venous thromboembolism : the Seventh ACCP Conference on Antithrombotic and Thrombolytic Therapy. Chest 126 : 338S-400S, 2004
7) Lotke PA, Palevsky H, Keenan AM, et al : Aspirin and warfarin for thromboembolic disease after total joint arthroplasty. Clin Orthop Relat Res 251-258, 1996
8) Cham MD, Yankelevitz DF, Shaham D, et al : Deep venous thrombosis: detection by using indirect CT venography. The Pulmonary Angiography-Indirect CT Venography Cooperative Group. Radiology 216 : 744-751, 2000
9) Loud PA, Grossman ZD, Klippenstein DL, et al : Combined CT venography and pulmonary angiography : a new diagnostic technique for suspected thromboembolic disease. AJR Am J Roentgenol 170 : 951-954, 1998
10) 冨士武史, 藤田悟, 小田剛紀:整形外科手術における肺塞栓症・深部静脈血栓症. 日本整形外科学会雑誌 76 : 10-18, 2002
11) Loud PA, Katz DS, Bruce DA, et al : Deep venous thrombosis with suspected pulmonary embolism : detection with combined CT venography and pulmonary angiography. Radiology 219 : 498-502, 2001
12) Bongard O, Wicky J, Peter R, et al : D-dimer plasma measurement in patients undergoing major hip surgery : use in the prediction and diagnosis of postoperative proximal vein thrombosis. Thromb Res 74 : 487-493, 1994
13) Bounameaux H, Miron MJ, Blanchard J, et al : Measurement of plasma D-dimer is not useful in the prediction or diagnosis of postoperative deep vein thrombosis in patients undergoing total knee arthroplasty. Blood Coagul Fibrinolysis 9 : 749-752, 1998
14) 柳本繁, 吉田宏, 本間隆之, 他:股関節手術後のFDP D-dimer 値の検討　術後肺塞栓症に関連して. 整形外科 51 : 1137-1142, 2000
15) 柳本繁, 吉田宏, 本間隆之, 他:【骨・関節手術後の深部静脈血栓症と肺塞栓症　最近の動向】股関節手術後における深部静脈血栓症と肺塞栓症の診断　凝固系, 線溶系の分子マーカーの意義. 整形・災害外科 44 : 1179-1187, 2001
16) 柳本繁, 他:【肺塞栓症および深部静脈血栓症の診断と治療】当科におけるDVT・PE予防と治療, 対策　股関節手術後の静脈血栓塞栓症への対策　MDCTおよび凝固線溶系血液分子マーカーによる評価. 関節外科 24 : 100-105, 2005
17) 柳本繁, 他:DVT　人工股関節置換術後の静脈血栓塞栓症 (PE, DVT)の診断　画像診断と凝固線溶系血液分子マーカーによる評価. 日本人工関節学会誌 36 : 340-341, 2006

14 DVT，PEの予防

3. 薬物療法

■冨士武史

1 静脈血栓塞栓症予防における薬物療法の必要性

人工膝関節置換術（total knee arthroplasty；TKA）は，前述の静脈血栓塞栓症予防ガイドライン[1]において「高リスク」に分類され，「間欠的空気圧迫法」あるいは「抗凝固療法」による静脈血栓塞栓症（venous thromboembolism；VTE）予防を行うことがすすめられている。間欠的空気圧迫法にも深部静脈血栓症（deep venous thrombosis；DVT）の血栓を遊離させて肺血栓塞栓症（pulmonary thromboembolism；PTE）を惹起する可能性やコンパートメント症候群を引き起こす可能性などの予防による合併症が知られているし，薬物による抗凝固療法では出血しやすくなるために出血合併症が増加する可能性が指摘されている。したがって臨床現場では，TKAが高リスクであるからVTE予防を必ず行うというわけではなく，個々の患者の状態に応じて予防法を選択する（予防法を行わないことも含めて）必要がある。一般的にはTKAはVTEの高リスクであるため，早期離床，足関節の積極的自動運動などに加えて上記のどちらかを予防に用いる。

術野が下腿上部に及ぶTKAでは，間欠的空気圧迫法を術中に行うことは困難なことが多く，術後の使用では術中に生じた血栓を遊離させる危険性が指摘されている[2]ので，使用に当たってはこのリスクも説明しておくほうがよいと考えられる[3]。

抗凝固療法では基本的に出血傾向が出る可能性があるため，手術時の止血をきっちり行い，術後のヘモグロビン値などをチェックするとともにVTE予防で使用する薬剤によって出血副作用が生じる可能性があることを説明しておく必要がある[4]。ガイドライン[1]では，抗凝固薬としてワルファリン，未分画ヘパリン，エノキサパリン，フォンダパリヌクスがあげられている。これらの薬剤はVTE予防に対する保険適応が認められており，これ以外の薬剤をVTE予防に使用するのは保険医療としては一般的でない。本章では日本で認められているこれらの薬剤と，AAOSが公表している下肢人工関節置換術でのPTE予防薬として含まれているアスピリンについて述べる。抗凝固療法は基本的に出血傾向を惹起させるため，出血している状態では使用できない。出血が止まった段階で，VTE予防効果と出血の可能性および出血に伴う障害の程度を十分に考慮して使用を決定する。

なお，ワルファリンと未分画ヘパリン，アスピリンについては本邦でのVTE予防における効果と安全性を調べた無作為化試験は報告されていないが，エノキサパリンとフォンダパリヌクスについては，日本人での下肢人工関節置換術後のVTE予防に対してプラセボを使用した無作為化試験で有効性と安全性が報告されている[5,6]。

2 ワルファリン

ワルファリンは，ビタミンK依存性凝固因子（第Ⅱ，Ⅶ，Ⅸ，Ⅹ因子）のタンパク合成を阻害することで抗凝固作用を発揮する。ワルファリンはこれらの凝固因子の生合成を阻害するが分解速度には影響を及ぼさないので，すでに血中に存在している凝固因子が代謝されて消失するまで効果は発現しない。ビタミンK依存性凝固因子のうち半減期が最も長いのは第Ⅱ因子で約60時間であるため，ワルファリン内服開始から効果の発現までには通常3～5日を要する。ビタミンKは納豆，クロレラなどの食物に多く含まれるため，ワルファリン投薬中

はこれらの食物をとらないように注意する必要がある。ワルファリンは患者によって抗凝固効果が異なるために、プロトロンビン時間の国際標準化比（international normalized ratio of prothrombin time；PT-INR）が目標値となるように用量を調節する必要がある。本邦のガイドラインに示されているVTE予防でのPT-INRの目標値は1.5～2.5である。

投与に当たっては、例えばワルファリン5 mgを3日間毎朝内服し、連日PT-INRを測定する。この値をみながら4日目からはPT-INRが目標値となるようにワルファリンの内服量を調節する。ワルファリンは効果の発現までに日数を要するために、術後VTEの予防に用いる場合は術前から投与するか、効果が発現するまでの期間に他の薬剤を使用する。ワルファリンは経口薬で安価であるのが利点であるが、PT-INRでモニタリングする必要があるために予防には使いにくいことも事実である。

ワルファリン投与中に出血した場合には、投薬を中止する。生命にかかわらない出血で、PT-INRが著明に延長している場合にはビタミンK 5 mgを皮下注射する。生命にかかわると思われる出血で、PT-INRが延長しているときには、新鮮凍結血漿の投与で凝固因子を補充し、ビタミンK 10～25 mgを緩徐に静注する。外科的な止血が必要と考えられる場合には緊急で手術を行う。脳出血などの場合、出血速度が速いと考えられるので、緊急手術の決定も早く行う必要がある。ワルファリンをVTE予防に使用しない場合でも、DVTやPTEが発症して治療後の再発予防にはワルファリンを使用する場合が多いので、前述した出血に対する対応を理解しておく。

3　未分画ヘパリン

未分画ヘパリン（unfractionated heparin；UH）は、アンチトロンビンIII（anti-thrombin III；AT III）と結合してこの複合体がトロンビン、Xa、XIa、IXaなどの血液凝固因子を非選択的に阻害して抗凝固作用を発揮する。VTE予防に用いる場合に投与法として「低用量未分画ヘパリン（low dose unfractionated heparin；LDUH）」と「用量調節未分画ヘパリン」がある。未分画ヘパリンは生物学的利用率が約30％であり、患者によって効果が異なるために安全かつ有効な使い方は「用量調節未分画ヘパリン」である。これは未分画ヘパリンを最初3,500単位投与し、活性化部分トロンボプラスチン時間（activated partial thromboplastin time；APTT）が目標値（正常値の上限）となるように8時間ごとに用量を調節する。この方法では何回もモニタリングする必要があるため、TKAのような症例数の多い手術で予防に用いるには煩雑であるため、一般的にはLDUHが用いられる。

「低用量未分画ヘパリン（LDUH）」は、8時間あるいは12時間ごとに未分画ヘパリン5,000単位を皮下注射する方法である。本邦では皮下注射用の未分画ヘパリンは商品名「カプロシン®皮下注用」であり、20,000単位が0.8 mlのバイアルに含まれているため0.2 mlを使用する。

未分画ヘパリンを静注した場合の循環血液中の半減期は60分と短いため、投与中に出血事象が現れた場合は投与を中止すれば効果は急速に減弱する。脳出血や持続する消化管出血など重篤な障害が予想される出血の場合は、新鮮凍結血漿の投与で凝固因子を補充するとともに、未分画ヘパリン100単位当たりプロタミン1 mgで中和する。プロタミンを急速投与すると血圧低下をきたすので、10分以上かけて緩徐に静注する。プロタミンによる中和効果はAPTTで確認できるので、投与前・直後・2時間後に測定して確認する。未分画ヘパリンの半減期が短いことは、このように出血事象に対しては有利に働くが、注射の回数を増やさないとVTE予防効果が十分でないという欠点にもつながっている。

未分画ヘパリン特有の合併症として、ヘパリン起因性血小板減少症（heparin-induced thrombocytopenia；HIT）を知っておく必要がある。HITにはUHの血小板直接刺激によって一過性の血小板数減少が生じるI型と、ヘパリン依存性自己抗体（抗ヘパリン-血小板第4因子複合体抗体：HIT抗体）の血小板活性化により血栓形成が起こって血小板減少を生じるII型がある。I型はUH投与患者の約10％にみられ、UH投与2～3日後に10～30％の血小板数減少があり、臨床症状なく休薬せずに自然回復する。II型は、UH投与開始7日目で約1％、14日目で約3％に発症すると言われている。UH投与5～14日後に発症し、重篤な動静脈血栓を伴った血小板数減少が生じる。HITを生じさせないように、VTEの予防でUHを使用する場合は数日以内にとどめ、ワルファリンに変更することが実際的であると考えられる。

4　エノキサパリン

未分画ヘパリンは半減期が短いために投与回数が多く、血中濃度の予測がつきにくいためにモニタリングを

行うか,効果の予測がつきにくいままで低用量を投与するなどの欠点をもっていた。これらの欠点は,未分画ヘパリンがブタの小腸粘膜由来の生物由来製品で平均分子量が約15,000のさまざまな分子量からなる混合物であることが1つの原因であった。低分子量ヘパリンは,未分画ヘパリンを化学処理によって分子量が4,500〜5,500となるように低分子量化した製剤で,日本でVTEに対して保険適応をもっている低分子量ヘパリンは,エノキサパリンのみであるので,以下はエノキサパリンについて記載する。

未分画ヘパリンは,分子式の中のアンチトロンビンと結合する部分(5糖構造:ペンタサッカライド)をもっており,この部分がアンチトロンビンと結合してトロンビンの作用を阻害する。このペンタサッカライドは,低分子量ヘパリンや後述するフォンダパリヌクスの構造の中にも存在して作用している。未分画ヘパリンは分子量が大きく,ペンタサッカライド以外の部分でもトロンビンに直接作用して抗凝固作用を示すために,出血リスクが高いと言われている。エノキサパリンでは分子量が小さくなり,トロンビンへの直接作用が弱くなったために出血リスクが減少したと言われている。

また,エノキサパリンは抗Xa活性の半減期が3.2時間と未分画ヘパリンに比べて長くなったために,1日1回の投与でもVTE予防効果が認められるようになった(欧州では1日1回4,000単位投与)。皮下投与された場合の生物学的利用率も未分画ヘパリンで29%だったものがエノキサパリンでは90%となったために,薬物動態が未分画ヘパリンよりも予知的でモニタリングが不要となった(APTTでのモニタリングができないことは欠点にもなる)。

HITに関しては,エノキサパリンでは血小板第4因子との結合が未分画ヘパリンに比較して少ないために,HITが生じないわけではないが発現の可能性が低くなっていると考えられる。

TKA術後のVTE予防に関しては,エノキサパリン(商品名クレキサン® 皮下注キット2000 IU)を原則として1日2回投与する[7]。国内臨床試験の結果では,プラセボに比較してエノキサパリン2,000単位1日2回14日間投与では,プラセボに比較して約半分にVTE発生頻度が低下している[5]。投与期間は国内臨床試験で手術後24時間経過後から11〜14日間であったため,原則としてこの期間の投与を計画する。

出血する可能性のある患者,重篤な肝障害のある患者,軽度または中等度の腎障害のある患者,高齢者,低体重の患者は慎重投与の対象で,投与間隔を調整するこ

表1 腎機能障害患者でのエノキサパリン投与方法[7]

クレアチニンクリアランス(mL/分)	投与量と間隔
≧50	2000 IUを1日2回
30≦ <50	出血の危険性が高いと考えられる場合には,投与間隔を延長することが望ましい(2000 IUを1日1回)
<30	禁忌(投与しない)

とも必要な場合がある。エノキサパリンは腎排泄であるため腎障害のある患者では薬剤の半減期が延長して出血の危険性が増大するおそれがあるため,クレアチニンクリアランスに応じて投与間隔を延長する必要がある(表1)。出血合併症とその対応については後述する。

5 フォンダパリヌクス

フォンダパリヌクスは,前述の未分画ヘパリンや低分子量ヘパリンに含まれている5糖構造(ペンタサッカライド)の部分を化学的に合成した薬剤で,完全化学合成である。分子量は低分子量ヘパリンよりも小さく,アンチトロンビンと結合して活性化第10因子(Xa)の作用を阻害する作用が主体で,トロンビンに直接作用したり,血小板に作用したりしないため,出血合併症のリスクが理論的には小さくなる。フォンダパリヌクスは皮下投与された場合の生物学的利用率は100%で,薬物動態の予知が可能でエノキサパリンと同様モニタリングが不要である(モニタリングができないという欠点にもなる)。またフォンダパリヌクスは,血小板機能に対する影響がなく,血小板第4因子との結合性も低いため,HIT抗体との交差反応性が認められずHITを引き起こすリスクが非常に少ないと考えられる。フォンダパリヌクスを皮下投与した場合の半減期は,16.1時間であるため1日1回投与で十分な効果が得られると思われる。半減期が長いことは薬剤蓄積の可能性があるため,特に腎機能が低下している場合には注意が必要である(腎排泄であるため)。

TKA術後のVTE予防に関しては,フォンダパリヌクス(商品名アリクストラ® 皮下注2.5 mg・1.5 mg)を原則として1日1回投与する[8]。国内臨床試験の結果では,フォンダパリヌクス2.5 mg 1日1回14日間投与ではプラセボに比較して約1/4にVTE発生頻度が低下している[6]。投与期間は国内臨床試験で手術後24時間経過後から10〜14日間であったため,原則としてこの期

表2 腎機能障害患者でのフォンダパリヌクスの投与法[8]

クレアチニン クリアランス (mL/min)	投与量
≧50	2.5 mgを1日1回
30≦ <50	2.5 mgを1日1回 あるいは出血の危険性が高いと考えられる場合は1.5 mgを1日1回
20≦ <30	1.5 mgを1日1回
<20	禁忌

表3 エノキサパリン過量投与時の中和に要するプロタミンの投与量[7]

本剤投与後の時間	プロタミンの投与量
8時間以内	プロタミン1 mg/エノキサパリン100 IUの割合で投与すること。
8～12時間	プロタミン0.5 mg/エノキサパリン100 IUの割合で投与すること。なお、患者の症状に応じて適宜調節すること。
12時間以上	プロタミンの投与は必要ないと考えられる。
追加の中和が必要な場合	プロタミン0.5 mg/エノキサパリン100 IUの割合で投与すること。

間の投与を計画する。

　体重40 kg未満の患者については、国内臨床試験に含んでいない。フォンダパリヌクスの国内承認用量は欧米と同様の2.5 mgとなっているが、低体重患者では1.5 mgの使用や、投与間隔の延長などの配慮が必要と思われる。フォンダパリヌクスは活性体が腎から排泄されることから、腎障害のある患者では薬剤の半減期が延長して出血の危険性が増大するおそれがある。したがって、腎機能低下例ではクレアチニンクリアランスに応じて投与量を減量する必要がある（表2）。出血合併症とその対応については後述する。

6 アスピリン

　米国整形外科学会の人工股関節・膝関節置換術後の肺血栓塞栓症予防ガイドラインでは、アスピリンも予防に用いる薬剤としてあげられている[9]。アスピリンは血小板機能を抑制して血栓形成をおさえるが、アスピリンがVTE予防に有効としたmeta-analysisの論文を紹介する[10]。この論文は股関節骨折手術後患者に対して実施された試験で、術前からアスピリンを1日160 mg、35日間投与しプラセボとの比較を行っている。その結果、アスピリン群は、症候性DVT・非致死性PTE・致死性PTEの発生率をプラセボ群に比較して有意に低下させている。しかし、この試験では、43％で未分画ヘパリンあるいは低分子量ヘパリンが併用されており、アスピリン単独での予防効果を示しているわけではない。アスピリンと他の薬剤とのそれぞれの比較試験では、他の予防法と比較して効果が少ないとされている。このため日本のガイドライン[1]でも、第7回ACCPガイドライン[11]でも、欧州のコンセンサスステイトメント[12]でもアスピリン単独での予防はすすめられていない。

7 薬物療法（抗凝固療法）の副作用

　抗凝固療法を行ううえでどうしても直面するのが出血副作用である。抗凝固療法を行えば血栓形成が阻害されるため、出血部位があれば止血機能が働きにくいため出血が止まりにくくなる。出血しにくく血栓を形成しない抗凝固薬が理想であり、すべての抗凝固薬はこれを目標に開発されている。しかし、血を固まりにくくすることは同時に止血しにくくなるのは当然であり、程度の差はあっても抗凝固療法中は出血した場合に止血機構が働きにくい。

　抗凝固薬には、その作用を抑える中和剤が存在するものがある。ワルファリンはビタミンK依存性凝固因子の生合成を抑制するため、ビタミンKの投与で抗凝固作用が中和される（投与量は前述）。未分画ヘパリンの抗凝固作用は、100単位に対して1 mgのプロタミンで中和される。一方、エノキサパリンはプロタミンの投与によってもその抗凝固作用の最大60％は中和されるが完全に中和されるわけではない。エノキサパリンを過量投与して中和が必要になった場合のプロタミンの投与量を表3に示す。また、フォンダパリヌクスの抗凝固作用を中和する薬剤は知られていない。

　このような中和剤を使用する場合は、一般的には過量投与と考えられるが、新しく生じた病態に対して処置をするためにただちに抗凝固作用を中和したい事態も存在する。例えば、腎機能が低下してきているのを認識せずに投与した場合（この場合排泄が遅れるために過量となる）、抗凝固薬使用中に緊急手術が必要になった場合（徒手整復できない脱臼・術後感染で可及的速やかに排膿して病巣掻爬が必要な場合など）、予期しない出血などである。ただし、抗凝固作用を中和する薬剤は「止血剤」

ではないことを知っておく必要がある．中和剤を投与すればすぐに出血が止まるわけではない．

8 出血合併症への対応

手術創やドレナージチューブ抜去部位などからの出血，脳出血，消化管出血などが抗凝固療法中に生じると，止血機構が不完全なために出血が止まらない．このような場合は出血点を止血する外科的止血，血腫除去などとともに，緊急に止血が必要な場合は新鮮凍結血漿の投与で凝固因子を補充する必要がある．もちろん中和剤が存在する抗凝固薬では中和剤も投与するが，生命を脅かすような出血の場合に中和剤のみに頼るのは危険である．

9 持続硬膜外麻酔の併用

持続硬膜外麻酔は術後の疼痛を減少させる有用な方法で，本邦では多くの施設で下肢人工関節置換術後の鎮痛目的で行われている．硬膜外麻酔では，カテーテル挿入時と抜去時に出血する可能性が高いといわれている．したがって，抗凝固療法を行う場合には原則として初回投与の2時間前までに硬膜外カテーテルを抜去するようにすすめられている．どうしても抗凝固療法と硬膜外麻酔を併用する場合には，カテーテル抜去は薬剤の半減期を考慮して抗凝固作用が最も弱くなったときに行う必要がある．薬剤の最終投与からカテーテル抜去までの時間は，未分画ヘパリンが2～4時間，高濃度ヘパリン（皮下注用カプロシンなど）は10時間，エノキサパリン（半減期3.2時間）は10～12時間，フォンダパリヌクスは36時間とされている[1]．しかし抗凝固療法中に硬膜外カテーテルが入っているということは，患者の体位変換や日常動作で自然に抜去する危険性がある．したがってVTE予防のための抗凝固療法を行う場合は，硬膜外カテーテルの抜去は初回投与の2時間以上前という原則を守ることが望ましい．

参考文献

1) 日本整形外科学会肺血栓塞栓症／深部静脈血栓症（静脈血栓塞栓症）予防ガイドライン改訂委員会：日本整形外科学会静脈血栓塞栓症予防ガイドライン，南江堂，pp49-52, 59-63, 2008
2) 赤木將男：膝関節手術におけるDVTとPE. MB Orthop 18：58-65, 2006
3) 冨士武史：深部静脈血栓症・肺血栓塞栓症．トラブルにならないインフォームドコンセント（浜田良機，冨士武史編），金原出版，pp43-47, 2007
4) 冨士武史：静脈血栓塞栓症予防におけるインフォームド・コンセント．骨・関節・靱帯 20：1211-1215, 2007
5) Fuji T, Ochi T, Niwa S, et al：Prevention of postoperative venous thromboembolism in Japanese patients undergoing total hip or knee replacement：2 randomized, double-blind, placebo-controlled studies with 3 dosage regimens of enoxaparin. J Orthop Sci 13：442-451, 2008
6) Fuji T, Fujita S, Ochi T, et al：Fondaparinux prevents venous thromboembolism after joint replacement surgery in Japanese patients. Int Orthop(SICOT) 32：443-451, 2008
7) 中村耕三，他：クレキサン使用上の注意について．日整会誌 82：598-600, 2008
8) 中村耕三，他：アリクストラ使用上の注意について．日整会誌 81：846-848, 2007
9) American Academy of Orthopaedic Surgeons：American Academy of Orthopaedic Surgeons clinical guideline on prevention of symptomatic pulmonary embolism in patients undergoing total or knee arthroplasty. J Am Acad Orthop Surg 17：183-196, 2009
10) Pulmonary Embolism Prevention (PEP) Trial Collaborative Group：Prevention of pulmonary embolism and deep vein thrombosis with low dose aspirin：Pulmonary Embolism Prevention (PEP) trial. Lancet 355：1295-1302, 2000
11) Geerts WH, Pneo GF, Heif JA, et al：Prevention of venous thromboembolism. 7th ACCP Conference on Antithrombotic and Thrombolytic Therapy. Chest 126：338S-400S, 2004
12) Nicolaides A, Fareed J, Kakkar AK, et al：Prevention and treatment of venous thromboembolism. International consensus statement (Guidelines according to scientific evidence). Int Angiol 25：101-161, 2006

15 手術法のオプション

論点の整理

■秋月 章

1 はじめに

　運動器疾患は，人間のQOLに直接的に関連し，経済活動の活力に直結する重要な疾患分野である。そのなかでもTKAの最多の治療対象である膝関節症は，高齢者の生活を制限する罹患者の最も多い運動器疾患の1つであり，通常40歳代から出現し，60歳，70歳代からは患者数は急速に増加する。その病態は，荷重関節である膝関節への力学的条件の変化および，それと関連した関節軟骨の変性と滑膜などの炎症が主体であり，変性と再生が絡み合った複雑な様相を呈している。したがって，その治療もこの病態に対応するものでなければならない。膝関節は，大腿膝蓋関節，内側および外側の大腿脛骨関節の3関節からなる。膝関節症はその関節が単独もしくは複合で変性変形をきたす疾患であり，その病状を惹起する力学的条件および病態は，その病変の部位により異なることを，治療にあたっては十分に考慮する必要がある。手術法として「何でもかんでもTKA，とりあえずTKA」の単純な選択の前に，患者の症状，年齢，生活様式，術後の活動性を考慮して，いくつかの選択を考慮するべきである。

2 TKA以外の手術的治療の選択

　TKA以外の手術的治療には，関節鏡視下でできるデブリドマン，内側解離術，外側解離術，また高位脛骨骨切り術(HTO)のように力学的条件を是正する手術，さらに病的変性を起こし変形した関節面のみを人工関節に置換する人工膝単顆置換術(UKA)がある。このなかで，歴史的にその適応，手術法が明確にされ，長期にわたる治療成績のエビデンスが確立し[1〜4]，しかもTKAと適応が一部重複する手術法は，HTOとUKAである。

1) HTOの選択

　荷重線，すなわち機能軸が内側関節面に偏位し，外側関節面が荷重に耐えられる場合は，HTOが選択の範疇に入る。TKAの安定した長期成績が出る以前は，すべての年齢の患者に提示されたが，現在は比較的若年齢者で活動的な患者にまず提示される手術であろう。骨切り部が骨融合し，筋力回復した後に効果の明確になる治療法のため，即効性がなく治療期間が長いことが欠点だが[5]，骨切り方法の改良により治療期間の短縮がはかられている[6]。最近では内側から骨切りを行うopen wedge法によりさらに治療期間は短縮されている[7]。米国では，初期の頃の効果の不確実性や，合併症，治療期間の長さなど種々の理由により行われることが少なくなった手術だが，欧州，日本では適応，至適矯正角度も長期成績から明確であり，現在でも定番と言える手術である。HTOのもつ「自分の関節である」という安心感は再生医学にも通じ，他の手術に変えがたいものがあり，この利点も考慮されるべきである。

2) UKAの選択

　内側型関節症では，前十字靱帯機能が残存した症例が多いため，UKAが非常によい適応となる。UKAは皮切は小さく，軟部組織の剝離，骨切除量も極めて少な

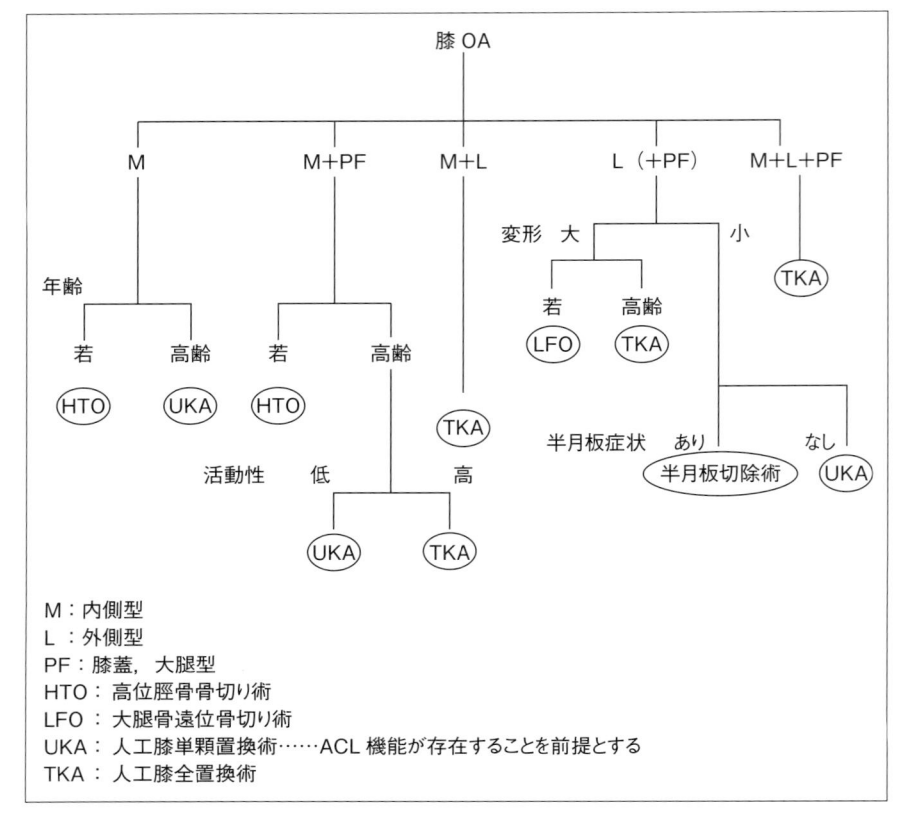

図1 膝関節症の部位，年齢による手術法の選択

M：内側型
L：外側型
PF：膝蓋，大腿型
HTO：高位脛骨骨切り術
LFO：大腿骨遠位骨切り術
UKA：人工膝単顆置換術……ACL機能が存在することを前提とする
TKA：人工膝全置換術

く，治療期間も非常に短い．しかもその術後機能は，屈曲角度を中心として大変良好であるために高齢者や，合併症をもった両膝罹患の症例に非常に有効である．近代的なUKAでは，長期成績も良好な部類のTKAと比較しても，その長期成績に遜色はなく信頼できる手術として確立されつつある[3,4]．また，UKA後の破綻例のTKAへの再置換は，HTOからの再置換よりも容易といわれており，再置換術後の成績もHTOからの再手術より良好なため，再置換を考慮せざるをえない比較的若年者へのUKAの適応も最近では考慮されつつある．しかし現状では，UKAの適応はあくまでも患者の活動性，生活様式を考慮し，他の治療法との比較を説明したうえでの患者自身の選択によるものでなければならない．

3) 外側型関節症での手術法の選択

外側型関節症では，大腿骨側に大きい変形がある症例には，大腿骨遠位骨切り術とTKAが選択肢として考慮されるが，その際年齢，変形の程度，術後の活動度は重要な要素となる．そこに至らない変形で症状が外側に限局している場合は，関節鏡視下半月板切除術[8]や外側UKA[9]がTKAの前に適応として考慮されてよい．前十字靱帯機能が消失し，高度の変形を矯正する必要のある膝ではTKAが適応となる．

3 おわりに

TKAは製品の進歩が著しいとはいえ，人工関節置換後は，現在のところ身障4級（義足と同等）相当の扱いを受けるように，製品，治療法としていまだ完成途上であることを患者，医師ともどもよく認識することが大切であり，他の手術法も選択肢として，その得失と，患者の要望，術後に望む活動性などを考慮して検討すべきであろう．筆者の考える選択の基準を示した（図1）．

参考文献

1) Fujisawa Y, Masuhara K, Shiomi S : The effect of high tibial osteotomy on osteoarthritis of the knee-an arthroscopic study of 54 knee joints. Orthop Clin North Am 10 : 585-608, 1979
2) Akizuki S, Shibakawa A, Takizawa T, et al : The long-term outcome of high tibial osteotomy-A ten to 20 years follow up. J Bone Joint Surg Br 90 : 592-596, 2008
3) Murray DW, Goodfellow JW, O'Connor JJ : The Oxford medial unicompartmental arthroplasty. A ten year survival study. J Bone Joint Surg Br 80 : 983-989, 1998
4) Argenson JN, Chevrol-Benkeddache Y, Aubaniac JM : Mod-

ern unicompartmental knee arthroplasty with cement. J Bone Joint Surg Am 84 : 2235-2239, 2002
5) Takizawa T : Effect on improvement in clinical evaluation, muscle strength and center of gravity after change of alignment by high tibial osteotomy. The knee 2 : 19-26, 1995
6) 秋月章：骨切り術．最新整形外科学大系 17　膝関節　大腿（越智隆弘，他編），中山書店，pp152-160, 2006
7) 瀧澤勉，他：内側型変形性膝関節症および膝骨壊死に対する medial opening high tibial osteotomy の治療成績．膝 32 : 217-220, 2007
8) Kuraishi J, Akizuki S, Takizawa T, et al : Arthroscopic lateral meniscectomy in knees with lateral compartment osteoarthritis : A case series study. Arthroscopy 22 : 878-883, 2006
9) Ohdera T, Tokunaga J, Kobayashi A, et al : Unicompartmental knee arthroplasty for lateral gonarthrosis. J Arthroplasty 16 : 196-200, 2001

15 手術法のオプション

1. 人工膝単顆置換術（fixed type）

■堀内博志　■秋月　章

1　はじめに

人工膝単顆置換術（unicompartmental knee arthroplasty；UKA）は変性した単顆のみ人工物に置換する手術であり，骨切除量が少なく前十字靱帯（ACL）および後十字靱帯（PCL）を温存できることから術後も生理的な膝運動を維持しうる術式である。"ACL機能はACLのみが，PCL機能はPCLのみが再現できる"事実をふまえ，われわれは術後の膝機能を高めるためには人工関節といえども可能な限り自家組織を温存することが肝要と考えている。最小侵襲（minimally invasive surgery；MIS）UKAは真のMISとして位置づけられ，筆者らはconservative arthroplastyと考えている。高齢社会である現在，全身的な合併症を抱えた症例も多く，手術侵襲が小さくて後療法も短いという観点から医療側のみでなく，患者からの需要もさらに拡大すると見込まれ，MIS-UKAは適応症例が増加する傾向になると予想される。

1980年代にUKAの手術適応や手術手技，人工関節自体が改良・洗練されたのちに行われたmodern UKAにおいては，欧米から，Scott[1]，Murray[2]，Argenson[3]らの報告がなされ，わが国からも王[4]，秋月[5]らが良好な臨床成績を報告している。

Argensonは147例160膝に施行した従来法によるUKA（conventional UKA，C-UKA）の術後平均5年（36～112か月）の臨床成績を報告している（手術時年齢：平均66歳）[3]。3例がTKAに転換され，2膝が膝蓋大腿関節（PF）のOAの進行，1膝が外側関節面のOAの進行に起因するものであったとし，Kaplan-Meier法による生存率は術後10年で94±3%であったと報告している。従来法によるmodern UKAにおいても初期のUKAの成績と比して格段に向上しており，TKAと比してもほぼ同等の臨床成績が得られていたと考察している。

さらに1990年代後半にRapicci[6]より小切開によるMIS-UKAが導入されUKAにとって次の時代を迎えた。MISとは単に皮切の問題でなく，いかに骨切除量が少なく膝機能に低侵襲であるかということと認識すべきとみなされる。さらには全身的にも低侵襲であるべきと考えると，MIS-UKAはまさに"真の低侵襲手術"であるといえる。すなわち，UKA自体がTKAに比して骨・軟部組織に対して低侵襲であることに加え，MIS-UKAは膝蓋上嚢に手術操作を加えず，膝伸展機構に対する手術侵襲を最小限にすることが可能であり，術後早期の回復が期待できる術式である。さらに，出血量など全身に対する侵襲も少ない手術である。筆者らは両側同時に施行した片側TKA-片側UKA：30例術後の出血量を比較したが，TKA側は合計405±108ml，UKA側は合計136.1±65.5mlとUKA側がTKA側に比べ約1/3の出血量であることを報告した[7]。

しかし，展開が狭いことによる術操作の不十分さや部品の設置不良などにより臨床成績が従来法より低下する危惧は，MIS全般で議論されることである。UKAにおいてMIS手技で部品の設置不良が生じたり再置換術が増加したとの報告もあるが[8,9]，筆者らのシリーズではMIS法でも従来法と同等の中期臨床成績が得られることをすでに確認しており[10]，今後多施設からのまとまった中期から長期臨床成績が報告され検証されると考える。本稿ではTKA以外に選択しうる手術方法として歴史的背景を踏まえたUKAの適応を確認したのち，fixed type UKA（Zimmer Unicompartmental High Flex Knee

System；ZUK)の手術手技について述べる[11]。

2 UKAの適応

UKAの適応は，初期の臨床成績をふまえた結果，確立されてきている。UKAにおいて安定した臨床成績を得るためには，手術手技とともにその適応が重要であることは十分認識すべきと考え，TKAと比してより厳格であると認識することが肝要である。現在のUKAの適応基準の原則は，①大腿脛骨関節の外側関節面が温存されていること，②ACLの機能が保たれていること，③PFに疼痛を伴う進行したOAがないこと，の3点である。さらに原疾患，変性の程度，術前アライメントや患者の活動性および年齢などを考慮し総合的に判断されるべきである。

1) 疾患

内側または外側関節面に限局する単顆の変性を生じた変形性関節症(OA)と骨壊死(ON)が適応となる。関節リウマチ(RA)など関節全体に波及する炎症性疾患はUKAの適応外である。しかし，初期のRAでは，特徴的所見が乏しい例もありいくつかの血液検査を総合して判断することが望ましい[12,13]。ピロリン酸カルシウム沈着症(偽痛風)に関しては，慢性炎症を繰り返すものや神経病性関節症様の関節破壊をきたす型でなければ，UKAの適応と考えられる。RAに関しては明らかな臨床症状がある場合，UKAは適応外であることは周知である。最終的には手術時の患者の年齢(平均余命)などを加味して適応を考慮すべきと考える。

2) 変形の程度

UKAの適応となる年齢であればACLは生理的にある程度の変性は存在すると考えられるため，必ずしも若年者と同じ状態である必要はないが，少なくとも靱帯としての機能を保っていることが望まれる。さらにMobile bearing型であればその特性上ACL機能の存在は必須である。Fixed bearing型ではどの程度ACL機能が必要であるかはいまだ明らかではないが，良好な長期成績を得るためにはよりACL機能が働き正常に近い膝運動が再現できる状態が好ましい。ACLの存在や変性の評価には術前のMRIが有効であるが，OAの存在下ではいわゆるfalse negativeのこともある。筆者らはACLの存在をX線顆間撮影による顆間部の骨棘占拠率から推測する方法も推奨している[14]。

PFの変性については臨床症状がなければ比較的寛容に考えてもよさそうである。筆者らは術前に膝蓋軟骨に50％以下の変性領域を有するが，疼痛などの臨床症状のない35例(象牙化：13例，線維化：9例，潰瘍化：13例)と正常51例の術後5～13年の臨床成績を比較検討したが，2群間に有意差は存在しなかった[15]。UKAの適応となる症例では，術前にPFに愁訴がある症例は少なく，しゃがみ込み動作時に膝前方痛を訴えたり，patella grinding testが陽性でなければPFの変性のみでTKAを選択する症例は少ない。また，軽度のPF関節の疼痛は術後のアライメント矯正の結果消失することも期待できるため，全身状態など総合的に評価して適応を決定すべきと考えている。

3) 大腿脛骨角(FTA)，機能軸の矯正

どの程度のアライメントならUKAの適応となるかは，いまだ明確な見解が得られていない。これまでの臨床成績からアライメントの過矯正(過外反)は外側関節面の変性を助長して術後成績を低下させることがわかっている[15,16]。筆者らのシリーズもUKA後の骨棘の増大とUKA直後のFTAとの間に相関はなかったものの，UKA直後のFTAにおいて術後外側関節裂隙の狭小化をきたした症例($172° ±2.3°$)と，きたさなかった症例($175° ±2.5°$)の間には有意差がみられ，外反が強いと外側関節面の変性を助長する可能性は否定できない[5]。

UKAにおける機能軸の矯正は内側の骨棘切除と最低限のMCL剝離のみで得られる範囲にとどめるべきである。したがって関節内矯正操作で適正なアライメントが得られる症例がUKAの適応となる。角度による明確な適応範囲はおおまかなものであり，術前の内外反ストレス撮影や骨棘切除後の内側関節裂隙の開大幅の予測法[17]を参考にして決定するべきである。

4) 年齢

UKAを若年者に対するいわゆる"time saving surgery"と考えるか比較的高齢者への"final surgery"とみなすかでおのずとその適応年齢は異なってくる。CorpeらはUKAの経年的OAの進行を報告し[18]，Scott[19]らが術後10年までは安定した成績であるが術後15年では低下してくると報告したことから，筆者らは日本人においては平均寿命を考慮して男性68歳以上，女性74歳以上をUKAの適応年齢と推奨してきた[5]。これはUKAを"final surgery"とみなした考え方であるが，近年はUKAの良好な長期臨床成績も報告されてきているため，さらに適応年齢を下げることも妥当かもしれない

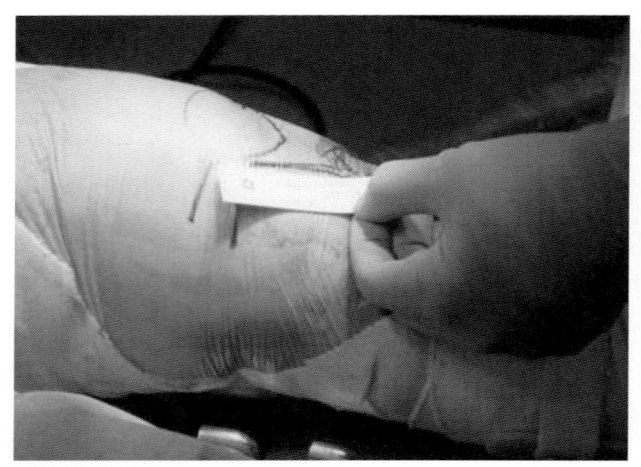

図1 皮切
膝関節内側で膝蓋骨中央部から脛骨結節内側にかけて約6cm切開する。ただし，肥満や高身長の症例では必要に応じて延長している。

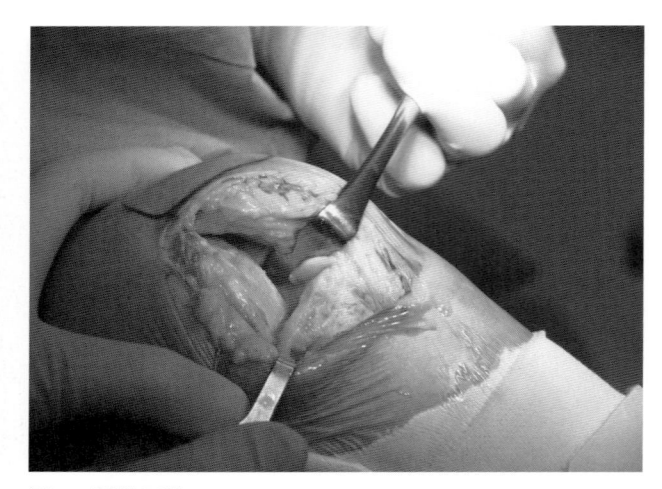

図2 関節切開
膝蓋骨の外側移動が硬く内側の展開が困難な場合は，内側広筋に沿って近位および正中へ約1cm程度の切開を追加すると視野が確保されやすい（τ切開）。

が，患者の活動性を考慮して慎重に行う必要がある。本邦では若年者の内側型膝関節症に対しては高位脛骨骨切り術（HTO）が行われてきたが，HTOからTKAへの再手術はUKAからの再手術に比して手技的に難しいとされている[20]。60歳以下で行ったUKAでも術後11年で累積生存率92％との報告もあり[21]，若年者へのUKAに肯定的な結果もあるが，UKAの早期破たん例は活動性の高い若年者に生じやすいことも事実であり[22]，現時点では若年者に対するUKAは慎重に判断すべきであろう。

高齢者においては必ずしも年齢のみでその全身状態を判断できない場合も多く，合併症を含めた患者の活動性を総合的に評価するのが賢明と思われる。

3 MIS-UKAの手術手技：Tension Spacer Position法（TeSP法）

秋月は，外科的通顆軸は適切な靱帯バランスのもとでは脛骨骨切り面と平行になることを利用して，前額面を骨切りし，さらに屈曲位での靱帯バランスの最もよい位置にコンポーネントを設置する方法（TeSP法）[11]を開発した。

1）関節鏡

MIS-UKAの展開に先立って，関節鏡を施行しACL，PFおよび外側関節面の変性などを最終的に確認する。術前の画像評価（MRI，X線顆間撮影による骨棘の評価など）では明らかではないACL損傷などが判明することもある。シリンジに満たした100ml程度の生理食塩水を用いれば十分である。

2）皮切

膝蓋骨内側で，内側広筋下縁から脛骨結節内側にかけて約6～7cmの皮切を行う（図1）。体格や肥満度に応じて皮切を延長することは賢明である。

3）関節包の展開

関節包は膝蓋骨内側縁で内側広筋下縁から膝蓋腱付着部にかけて展開する。さらに内側広筋に沿って，内側へ1～2cmおよび正中へ1cm程度切開すると（τ切開）[23]，関節操作がしやすくなる（図2）。膝蓋骨の動きが硬く展開が困難な場合は，正中方向への切開を追加するとよい。この時点で内側半月前方1/3を切除しておく。また膝蓋下脂肪体は極力温存し，視野の妨げになる範囲の切除にとどめ閉創時には修復する。

4）大腿骨髄内ガイドの作成

PCL付着部の約1cm前方で専用の冶具を使用し骨軟骨片をつけたまま髄内をくり抜く。その骨孔に膝蓋骨レトラクターなどを挿入する。採取した骨軟骨片は閉創時に本来の位置に戻す。

5）骨棘の切除

大腿骨および脛骨ともに骨棘を切除するのに必要な最低限の内側剥離にとどめる（図3）。内側の骨棘を切除することで計画したアライメントを得ることになる。関節鏡で確認した顆間部の状態によっては，顆間形成を施行する。

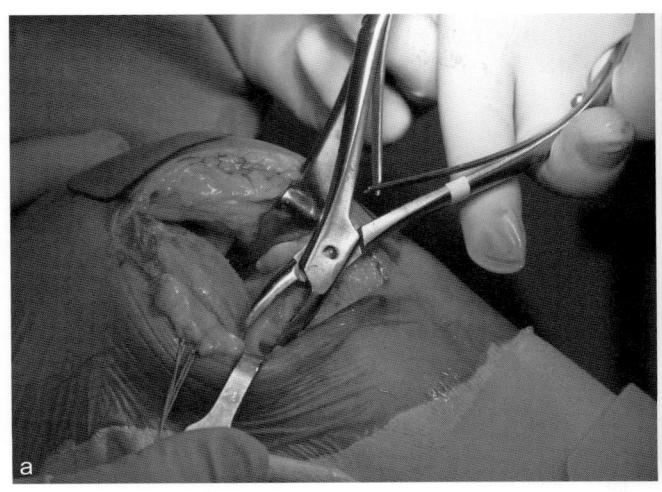

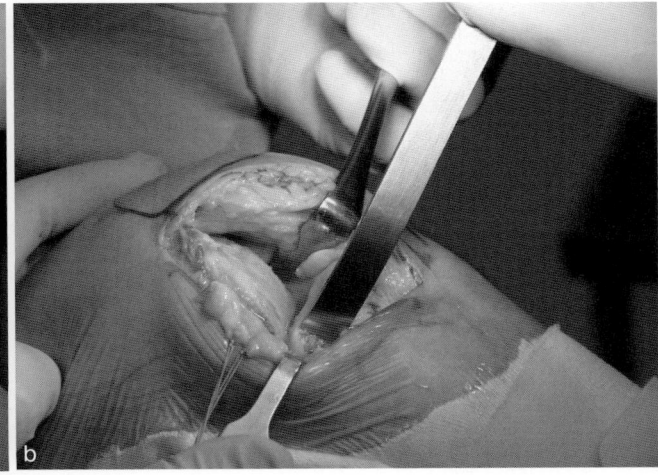

図3 脛骨側の骨棘切除
MCLは骨棘切除が可能となる範囲のみにとどめる。リュエル(a)やノミ(b)を用いて骨棘切除を行う。

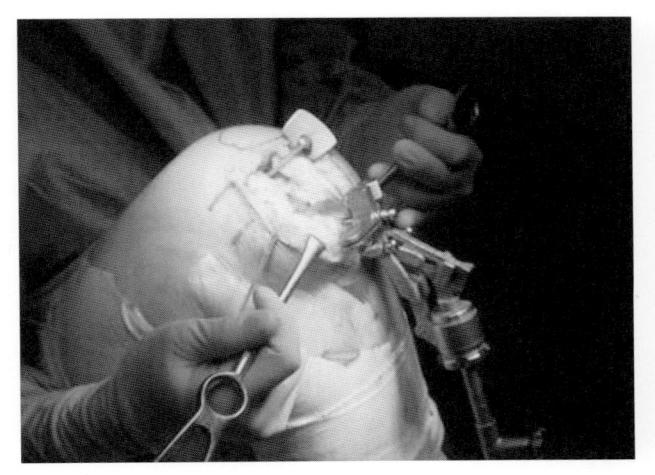

図4 脛骨近位の骨切り
前額面において脛骨骨軸および機能軸に垂直に骨切りする。後方傾斜は術前に個々の症例ごと計測して、それに合わせた骨切りを行う。

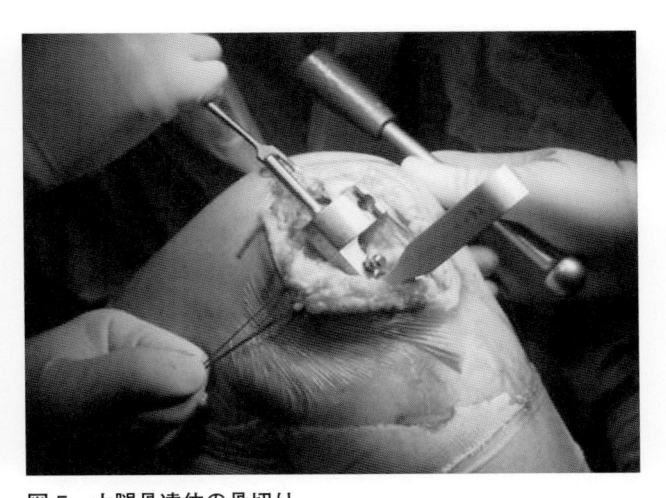

図5 大腿骨遠位の骨切り
あらかじめ作成した大腿骨孔に大腿骨骨切りガイドを挿入して大腿骨部品の回旋を決定する。挿入したスペーサーに平行となるようにガイドの回旋を決定すればSEAに平行に設置できる。

6) 脛骨骨切り

　まず、脛骨近位の骨切りを行う。この面が今後の手術操作の基準面となることを認識しておく。前額面において脛骨骨軸および機能軸に垂直に骨切りする(図4)。後方傾斜は術前に個々の症例ごとに計測して、それに合わせた骨切りを行う。骨切り量は作図を行い決定しておくが、顆間部と内側関節面の切除量を計測しておくと術中の参考になる。骨切り量が増えると骨強度が落ちるので、軟骨下骨を切りすぎないことが重要である。

7) 大腿骨遠位部骨切り

　脛骨骨切り後、膝伸展位においてMCLが妥当な緊張を保ち、かつ膝関節中心からやや内側に機能軸が通過する(2～4°程度外反位。FTAでは176～178°程度)厚みのスペーサーを選択する。次いで、膝関節90°屈曲位として伸展位で選択したスペーサーを骨切り部に挿入する。先ほど作成した大腿骨孔に大腿骨骨切りガイドを挿入して大腿骨部品の回旋を決定するが、挿入したスペーサーに平行となるようにガイドの回旋を決定すればSEAに平行となる(図5)。

8) 大腿骨後顆の骨切り

　膝関節90°屈曲位で、先ほど選択したスペーサーから骨切りガイドの後方の厚みである2mmを除したスペーサー(最初8mmなら6mmとなる)を挿入した状態で、骨切りガイドを使用する。この状態ではMCLが妥当な緊張を保持しSEAに平行な回旋決定が自ずと行われる。大腿骨コンポーネントのサイズ決定には大腿骨遠位

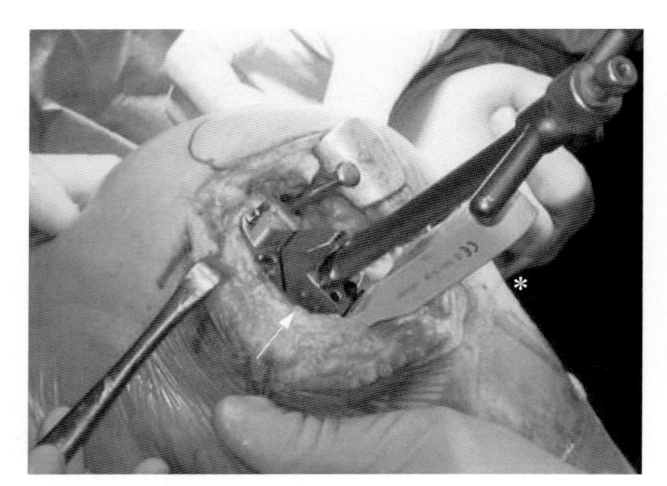

図6 大腿骨後顆骨切りガイドの設置
UKAの適応となる症例では，骨棘切除後は通常の靱帯の緊張下では脛骨切除面と通顆軸は平行となると予想される。使用予定のポリエチレンインサートの厚みから，切除ガイドのパドルの厚さ（2 mm）を引いた厚みのスペーサー（＊）を膝90°屈曲位で挿入する。後顆骨切りガイド（矢印）を，それに平行に入れ大腿骨コンポーネントの位置を決定する。

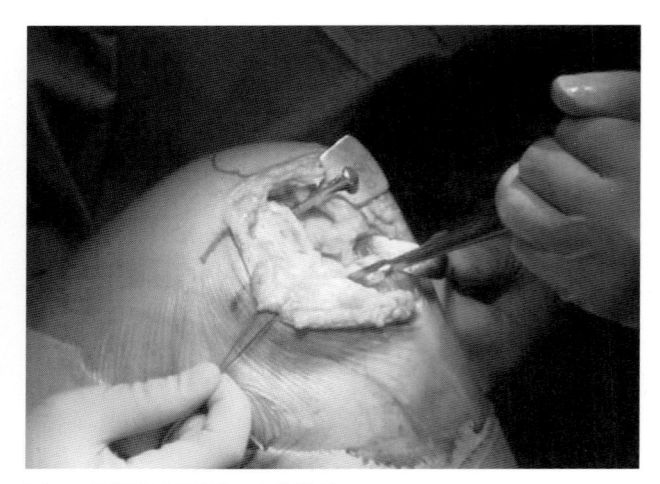

図7 脛骨骨切り面への骨移植
余剰骨は出来るだけ採取し，脛骨骨切り面，特に垂直方向に骨切りを行った顆間部と前方には重点的に骨移植することが重要である。

骨切り部上縁より2 mm程度小さいサイズとする（図6）。通常この位置は1か所であり，そこでコンポーネントの設置位置は決定される。骨切り面を超えるサイズを使用するとpatella impingementなどPFの問題が生じやすくなる。トライアルを挿入し設置位置を確認するとともに，膝関節最大屈曲位で後方の余剰骨の切除を行う。術後深屈曲を得るためには重要な手術操作である。

9）伸展・屈曲ギャップおよびアライメントの確認

大腿骨トライアルを挿入した状態で，選択したスペーサーを用い伸展・屈曲位でのギャップおよびアライメントを確認する。その際，伸展・屈曲ともに2 mmの遊びがある状態が望ましい。

10）脛骨コンポーネントのトライアル

脛骨コンポーネントのトライアルを用いサイズ決定を行う。部品の設置位置は，術後の脛骨部品の沈下を防ぐため脛骨前方から前内側皮質にコンポーネントの前縁が一致する位置とする。また，内側にコンポーネントがはみ出ると術後痛みを生じる恐れがあるため，横径幅が足りない場合は顆間部を追加骨切りするとよい。

11）セメント固定

脛骨骨切り面，特に顆間で垂直方向に骨切りした部分に余剰骨を用いた骨移植を行い，母床の強度を高める（図7）。2つのペグ穴を作成したのち，後方にガーゼを詰めてセメントの流出を防ぎ，脛骨コンポーネント・大腿骨コンポーネントをセメント固定する。後方の余剰セメントを確実に除去することが重要である。

12）閉創

採取した骨軟骨片を戻したのち（図8），ドレーン留置し滑膜や膝蓋骨下脂肪体を可及的に修復し術後の癒着を予防する。平均手術時間は60分程度で通常両側を1麻酔下に行っている。

4 後療法

ドレーンは術翌日に抜去して，直後から全荷重を許可し歩行訓練を行っている。併せてCPMによる可動域訓練も開始するが，患者の疼痛に応じて角度設定をしている。腫脹の消退する術後2週までにはROMはおおむね目標角度に到達する。ほとんどの症例で術後2週までには歩行が自立するので，入院期間は施設の方針などに従い決定されているのが現状である。

5 おわりに

UKAの長期成績を良好なものとするためには，歴史的事実を理解し適応を遵守することが重要である。さらに，手術手技が臨床成績に直結しやすいという特徴を理解し，コンポーネントの設置位置など正確な手技を行う努力も必要である。特にMIS手技を行う場合は，狭い術野で操作しうる正確な手術手技や専門の治具の使用が

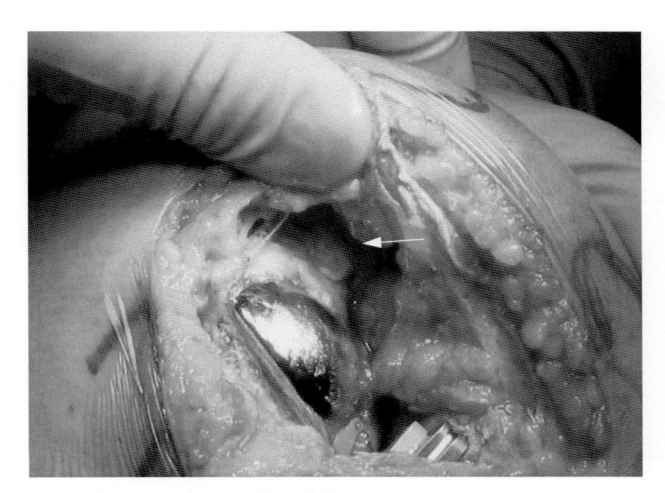

図8 部品設置後の骨軟骨移植
閉創前にあらかじめ採取した骨軟骨片を専用のガイドを用い本来の位置にもどすことにより(矢印), PF関節面への侵襲を最小限にとどめることができる.

望まれる。近年の高齢社会においては, OAなどの良性疾患に対する医療を低侵襲でより安全に施行できることが, 患者側, 医療側ともにさらに重要視されてくるであろう。加えて医療経済の面からも合併症を少なくし, より安定した臨床成績を得ることが望まれている。このような背景のもとMIS-UKAは, 今後さらに適応症例が増加してくると予想される。その需要に対応するためにはMIS-UKAのコンセプトを理解しつつ正確な手術手技を心がける必要がある。

❖ 参考文献

1) Scott RD, Cobb AG, McQuary FG, et al : Unicompartmental knee arthroplasty. Eight-to 12-year follow-up evaluation with survivorship analysis. Clin Orthop Relat Res 271 : 96-100, 1991
2) Murray DW, Goodfellow JW, O'Connor JJ : The Oxford medial unicompartmental arthroplasty: a ten-year survival study. J Bone Joint Surg Br 80 : 983-989, 1998
3) Argenson JN, Chevrol-Benkeddache Y, Aubaniac JM : Modern unicompartmental knee arthroplasty with cement : a three to ten-year follow-up study. J Bone Joint Surg Am 84-A : 2235-2239, 2002
4) 王享弘, 小林晶, 德永純一, 他:片側人工膝関節置換術―治療成績からみた適応―. 臨整外 30 : 261-269, 1995
5) 秋月章, 瀧澤勉, 安川幸廣, 他:人工膝単顆置換術の術後成績と非置換部位の変化―術後5〜12年の前向き研究. 臨整外 35 : 149-157, 2000
6) Repicci JA, Eberle RW : Minimally invasive surgical technique for unicondylar knee arthroplasty. J South Orthop Assoc 8 : 20-27, 1999
7) 堀内博志, 秋月章, 瀧澤勉, 他:膝関節症に対する両側同時手術(片側UKA-対側TKA)の有用性. 日本人工関節学会誌 37 : 124-125, 2007
8) Fisher DA, Watts M, Davis KE : Implant position in knee surgery : a comparison of minimally invasive, open unicompartmental, and total knee arthroplasty. J Arthroplasty 18 (Suppl 1) : 2-8, 2003
9) Hamilton WG, Collier MB, Tarabee E, et al : Incidence and reasons for reoperation after minimally invasive unicompartmental knee arthroplasty. J Arthroplasty 216 (Suppl 2) : 98-107, 2006
10) 松永大吾, 秋月章, 瀧澤勉, 他:最小侵襲手術手技によるMiller/Galante型Unicompartmental Knee Arthroplastyの中期成績. 膝 31 : 240-244, 2006
11) 秋月章:UKA(人工膝単顆置換術) TeSP methodによる位置. バランスの獲得 人工膝関節置換術 適切なアライメントとバランスの獲得をめざして. OS NOW Instruction, 5, メジカルビュー社, pp172-184, 2008
12) van Venrooij WJ, van Beers JJ, Pruijn GJ : Anti-CCP Antibody, a Marker for the Early Detection of Rheumatoid Arthritis. Ann N Y Acad Sci 1143 : 268-285, 2008
13) Tamaki M, Kawakami A, Uetani M, et al : Early prediction of rheumatoid arthritis by serological variables and magnetic resonance imaging of the wrists and finger joints : results from prospective clinical examination. Ann Rheum Dis 65 : 134-135, 2006
14) 中村恒一, 秋月章, 瀧澤勉, 他:膝関節症での骨極顆間比計測による前十字靱帯存否の予測方法. 中部整災誌 45 : 455-456, 2002
15) Böhm I, Landsiedl F : Revision surgery after failed unicompartmental knee arthroplasty : a study of 35 cases. J arthroplasty 15 : 982-989, 2000
16) Broughton NS, Newman JH, Baily RA : Unicompartmental replacement and high tibial osteotomy for osteoarthritis of the knee. A comparative study after 5-10 years' follow-up. J Bone Joint Surg Br 68 : 447-452, 1986
17) 秋月章:UKA. 人工膝関節置換術―基礎と臨床(松野誠夫, 他), 文光堂, pp296-301, 2005
18) Corpe RS, Engh GA : A quantitative assessment of degenerative changes acceptable in the unoperated components of knees undergoing unicompartmental replacement. Orthopedics 13 : 319-323, 1990
19) Scott RD, Cobb AG, McQueary FG, et al : Unicompartmental knee arthroplasty: eight-to 12-year follow up evaluation with survivorship analysis. Clin Orthop Relat Res 271 : 96-100, 1991
20) Weale AE, Newman JH : Unicompartmental arthroplasty and high tibial osteotomy for osteoarthrosis of the knee. A comparative study with a 12-to 17-year follow-up period. Clin Orthop Relat Res 302 : 134-137, 1994
21) Pennington DW, Swienckowski JJ, Lutes WB, et al : Unicompartmental knee arthroplasty in patients sixty years of age or younger. J Bone Joint Surg Am 85-A : 1968-1973, 2003
22) McAuley JP, Engh GA, Ammeen DJ : Revision of failed unicompartmental knee arthroplasty. Clin Orthop Relat Res 392 : 279-282, 2001
23) 秋月章:MIS-UKA(Minimally Invasive Surgery Unicompartmental Knee Arthroplasty)最小侵襲人工膝単顆置換術. J MIOS 35 : 44-50, 2005

15 手術法のオプション

2. モバイルベアリング型単顆置換術

■吉田研二郎

1 はじめに

筆者の今回紹介するモバイルベアリング型単顆置換術（部分置換型人工関節 partial knee，以下 UKA）は，Oxford 型 UKA（以下，UKA Oxford）である。変形性膝関節症の中でも内顆に限局して関節表面を置換し，摺動面をベアリングとして挟み込む。

UKA は変性破壊された内側だけを小さなコンポーネントで置換するので，切開と関節の破壊を最小限にすることができる。しかし，UKA のほとんどは大腿骨関節面が HDP 脛骨関節面と点接触または線接触するため摩耗が大きく，薄い UHMWPE 関節面を用いた Marmor 型では脛骨コンポーネントの緩みなどの問題が生じた[1,2]。

Oxford 型は大腿骨関節面を球面，脛骨面を平面としベアリングと各関節面の接触を面接触にしているため摩耗が極めて少なく年間 0.01～0.03 mm 認められただけである[3]。ベアリングは十字靱帯などにより誘導される大腿骨の移動に追従して脛骨関節面を移動するので，生理的な関節のキネマティクスを保持できると期待される。

ベアリングは大腿骨脛骨コンポーネントの間に挟み込まれているだけなので脱転が起きうる。靱帯による安定性が極めて重要である。

小切開による片側置換術は Repicci によって始められ，そのコンセプトを Murray らが Oxford 型に手術器具を最適化し応用した[4~6]。小型の UKA で単顆のみを大腿四頭筋をほとんど損傷しないで置換するので正に minimum invasive といえる。

われわれは 2002 年に本手術を導入し，2008 年 8 月までに 898 関節を経験した。2 年以上経過した前十字靱帯の再建を併用しない 334 関節の再置換をエンドポイントとしたサバイバルレートは 97％であった。

UKA Oxford は，特徴であるベアリングをいかに安定に維持するかが重要でその技術的要点を述べる。実際の手術操作の写真を中心に手術手技を解説する。

2 手術適応

前内側型変形性膝関節症で屈曲拘縮と内反変形が 15°以内であること。外反ストレスを加えて X 線撮影し，術前に内側側副靱帯の解離を行わないで内反変形が矯正可能であることを確認する。十字靱帯が機能して外側の軟骨が変性していないもの[6~10]。このような変形は高位脛骨骨切り術の適応と一致する。前十字靱帯が温存されているかどうかは術中に直視下に確認するが，UKA Oxford の適応がないと判断する場合もあるので TKA も準備する。

3 術前プラニング

手術中にサイズを測らないので，単純 X 線像にテンプレートを用いてサイズを術前に決める。側面 X 線像を用いて内顆骨陰影に軟骨の厚さを加えた形状に大腿骨テンプレートを合わせ選択する。大腿骨コンポーネント後端は，軟骨分の厚さだけはみ出るようになる。脛骨側は，顆間に切り込まない最大の大きさで前後を一致させる。

4 手術手技

処置の手順とそれに必要な window 移動を適切に行うことが重要である。ベアリングが屈伸運動に対して安定になるように膝の運動軸に合わて各コンポーネントを正確に設置し，靱帯バランスを正確に行うことが本手術では特に重要である。

1）膝保持器

下腿が垂直につり下げられた状態で保持できる保持具が必要である。膝下動脈，神経を保持具で圧迫すると骨切り時にソーによる損傷が起きる場合があるので，膝窩部に手のひらが入る程度に余裕を設けて保持する（図1）。

2）皮切から関節切開

小切開手術の際に皮切が最も困惑する。膝蓋骨内側中央からはじめて関節裂隙から2cm遠位で終わる。膝蓋靱帯が露出しないぎりぎりにする。皮膚切開の大小で術後の経過に大きな差は生じないが，6cmを超える皮膚切開は不必要である。脛骨前面を内側に骨膜下に剥離して，骨切りjigが設置できて脛骨内側縁をみることができるようにする。近位方向の奥までみるために膝屈曲30～40°で皮下を剥離し，2cm程度近位方向に関節包の切開を延長すれば，大腿骨内縁の骨棘の処理とalignment jigの挿入が可能となる。結果として小型のtri-vector または mid-vastus になっている（図2）。

完全伸展すると，jig内側関節縁前方が容易に露出でき膝蓋骨下面の骨棘の処理を行うことができる。骨棘は深さを確認して，1/2インチのノミで切除する。脛骨側の骨棘は前方の部分を骨切りjigが設置できるように剥離すると前方1/3を露出することになるのでこの部分を切除する。

3）骨棘の切除と脛骨関節面の展開

屈曲90°で大腿骨内縁に細いホーマン鉤をかけると，大腿骨内側の骨棘を展開できる。大腿骨内側後方の骨棘は卍型の鉤（MCL Murray 型レトラクター）を用いて展開し，1/4インチの細いノミで除去する。脛骨関節面に覆い被さるように半月板が残っているので，関節内縁まで辺縁にそって切除する。これで脛骨内縁を直視できる（図3）。

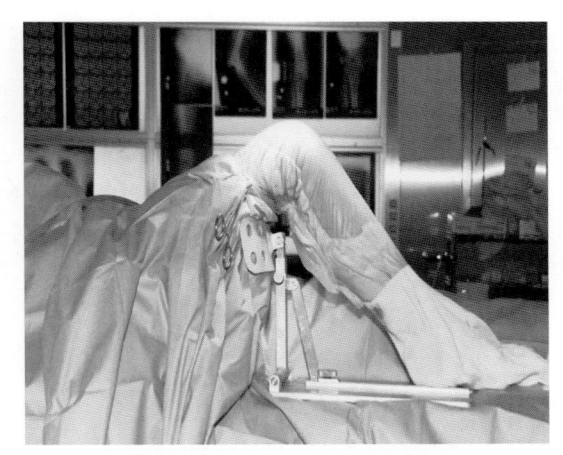

図1　下腿を下垂させて操作できる膝保持器具
つり下げた状態を保持できる器具でなければ靱帯のバランスを得にくい。手のひらが入るようにして保持し膝窩部を圧迫してはならない。

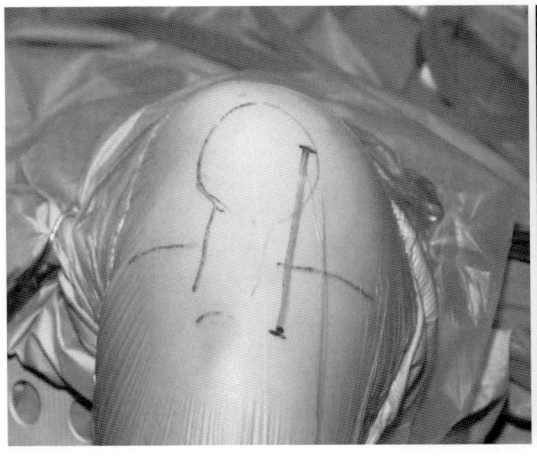

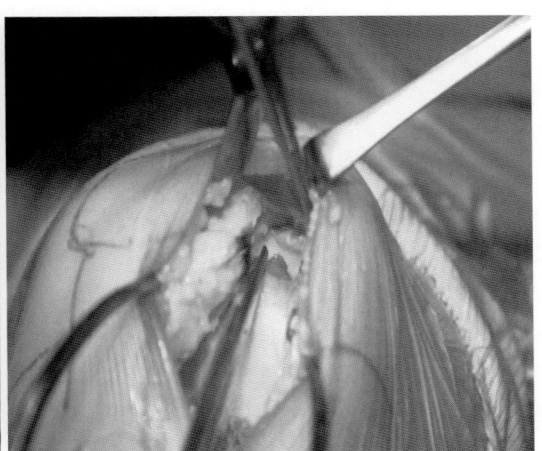

図2　皮切と関節包の切開
皮切は膝蓋骨内側中央からはじめて関節裂隙から2cm遠位で終わる。膝屈曲30～40°で皮下を剥離し，2cm程度近位方向に関節包を切開する。

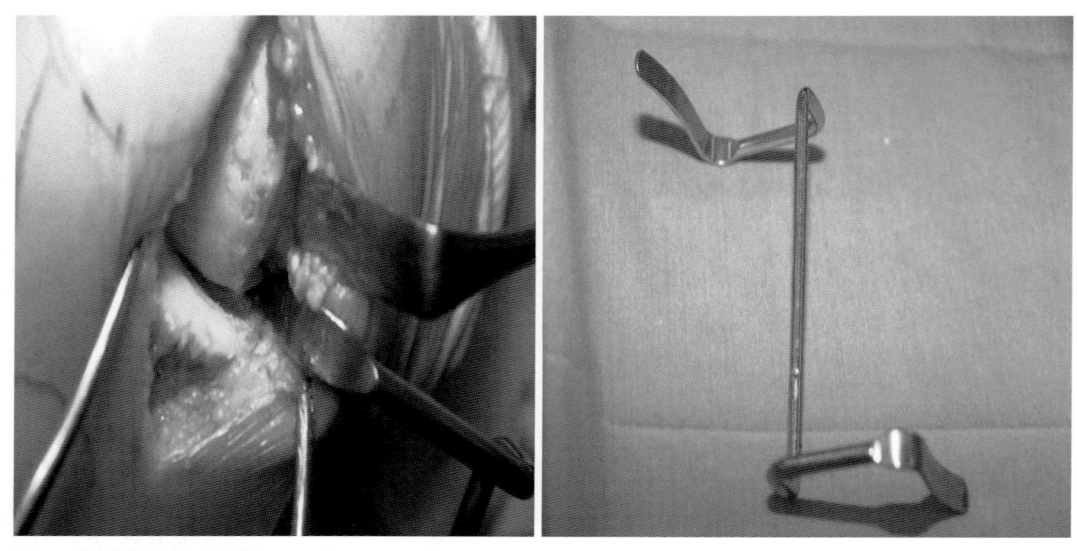

図3　脛骨内側縁の展開
骨棘を処理し半月板を辺縁まで除去する。脛骨内側縁を直視してレトラクターでMCLを確実に保護できる。

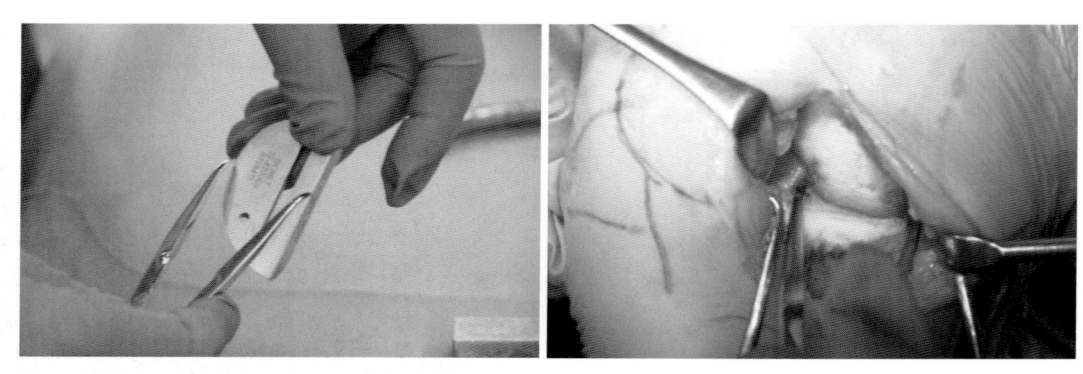

図4　脛骨コンポーネントのML位置をマーク
あらかじめX線像で選択した脛骨コンポーネントの幅に併せて脛骨内縁から顆間部にマークをつける。

4）脛骨骨切りの準備

脛骨骨切りは，X線像でプラニングしたサイズに合わせて行う。内外側位置と回旋が重要である。内外設置位置は，前十字靱帯付着部を傷つけないこと，脛骨内側縁からのはみ出しを2mm以内にすることで決められる。脛骨内側縁を直視し，その位置からキャリパーで幅を測ればちょうど前十字靱帯の付着部内縁になるのでマークする（図4）。

脛骨の回旋は，下腿の運動方向と一致していることが最も機能的である。下腿は屈曲すると回旋の自由度が増加する。下腿のFlexion Extension Plane，すなわち下腿をぶらぶら前後自由に運動する面に脛骨コンポーネントの回旋軸を一致させる。この方向を正確に知るために後十字靱帯に4mm大腿骨髄内ロッドを刺入し，膝を屈伸させながら下腿の動く面に一致させる。脛骨骨切り幅をマークした点とこのロッドと平行に電気メスで残存する軟骨に切り込むようにするとソーの歯が滑らず正確に切り込むことができる。下腿の屈伸の方向は大腿骨の屈伸の軸と一致するので，この方向は大腿骨頭方向となっている（図5）。

5）脛骨骨切り

骨切りjigは内外反アライメントと後方傾斜を示す。創は内側を展開しているだけなので脛骨の中央より内側が多く展開されているのでjigは内側に設置されやすく，脛骨骨切りはその分内反することになるので注意する。後方傾斜はjigの軸に対して7°，脛骨前面に対して軸が平行なら骨軸に対して5°ほどの後傾になる。軟骨下骨の露出した最下点を薄く削る程度に骨切りをすると，4mmのフィラーゲージが少しきつい状態になることが多い。骨切り面はjigに平行で平坦でなければならない。内側の骨硬化部分でボーンソーの歯が反り上がり，後方内側が十分切除されないことが多い。前後方向骨切りはレシプロケーティングソーで行う。膝窩動脈な

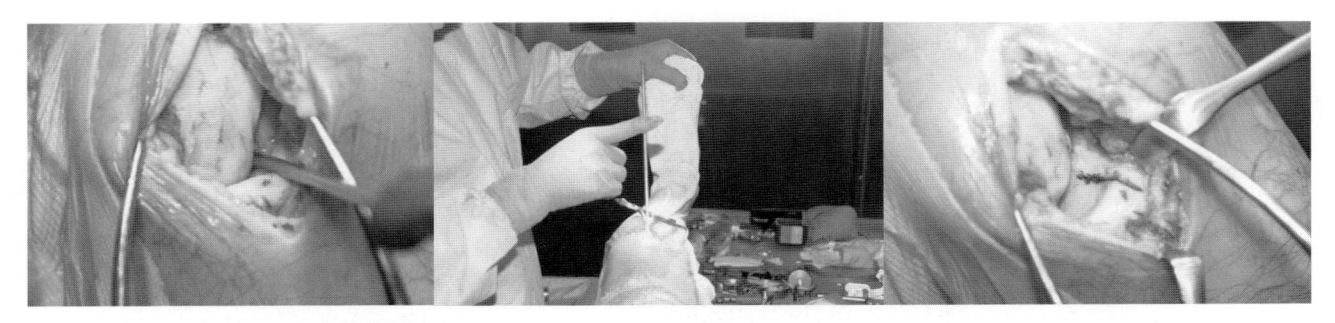

図5　脛骨コンポーネントの回旋位置決め
アライメントロッドを顆間部に挿入し，下腿の回旋軸に一致させる．内外側幅のマークにあわせてロッドと平行にラインを電気メスでマークする．

どを損傷しないように，膝保持器具が関節を前方に押し込んでいないかをもう一度確認する．前後に切る方向は先ほどの回旋方向のマークを用いてレシプロケーティングソーを進める．後方に深くなりすぎないように注意する．

　平面骨切りの際に内側側副靱帯をプロテクトすることが重要である．卍型レトラクターで側副靱帯を骨切りのレベルでレトラクトする．切開が不十分でレトラクターが後方まで挿入されない場合や，脛骨内側縁を露出せず骨切り面より高い位置でレトラクトすると，側副靱帯を緊張させボーンソーで損傷する結果になりかねない．

　厚すぎないように骨切りが行われれば，容易に前方に引き出すことができる．引き出すことができない場合は，後方の骨棘が巨大な場合，骨切り片に後縦靱帯付着部を含んでいる場合，骨切りが深すぎて後方の関節包付着部まで骨切りをした場合などが考えられる．

　取り出した骨片の形状と大きさを確認し，骨切り面の平坦度と精度を平坦なノミなどで調べ，脛骨トライアルをはめ込む．内側辺縁からのオーバーハングは直視下に確認できる．3 mm または 4 mm のフィラーゲージが挿入できてアライメントが問題なければ次のステップに移るが，挿入できなければ脛骨の骨切りを少し増やす．骨切りのアライメントや平坦度がこの手術のキーといえるので，慎重に時間をかけて調整する．

　大腿骨アライメントロッドは大腿骨骨髄に 4 mm の細いロッドを通す．このロッドは膝蓋骨を外側にレトラクトする役割もある．設置位置は顆間部内側端 1 cm 前方であるが，少し中央よりにしたほうが大腿骨骨切り jig を無理なく設置できる．

6）ハイフレックス型大腿骨コンポーネント

　正座を行うことが長期成績にどのような影響を及ぼすのかはあきらかではないが，UKA 術後，時間とともに正座をする人をしばしば経験する．深屈曲したときにメ

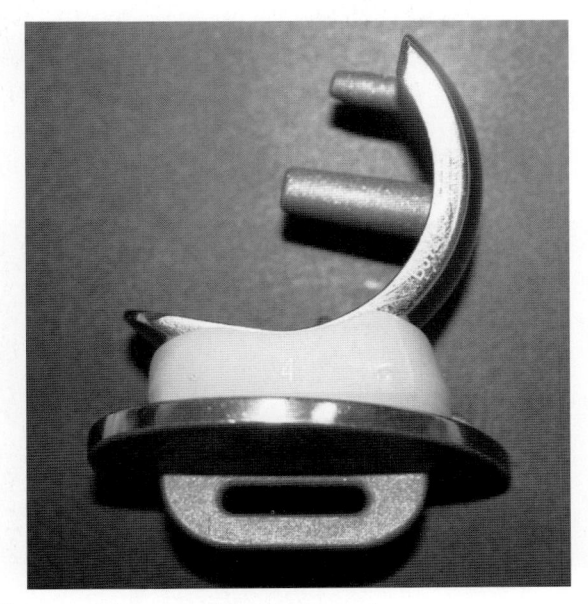

図6　ハイフレックス型 UKA Oxford
スタンダード大腿骨コンポーネントの前方部分を 15°延長して，15°屈曲して設置する．スタンダードより 15°深い屈曲位置でもベアリングとの接触面積を確保できる．

ニスクスベアリングは，大腿骨コンポーネントの後方にはみ出てしまって接触面積が減少する．大腿骨コンポーネントの前方部分を 15°延長し 15°屈曲位に設置し，メニスクスベアリングとの接触を深い屈曲時でも得られるように改良したものがハイフレックス型である（図6）．本コンポーネントは屈曲 105°で挿入するので手術創の展開などが困難になる．

7）大腿骨コンポーネントの設置

　X 線像であらかじめ選択した大腿骨関節面の形に適合するコンポーネントで表面を置換する．このことで靱帯のバランスを屈曲位と伸展位の 2 か所で調整すれば，すべての屈曲角度で最適な靱帯の緊張度を得られることになる．膝の運動軸に一致させベアリングが脛骨コンポーネントの中央で移動するようにする．

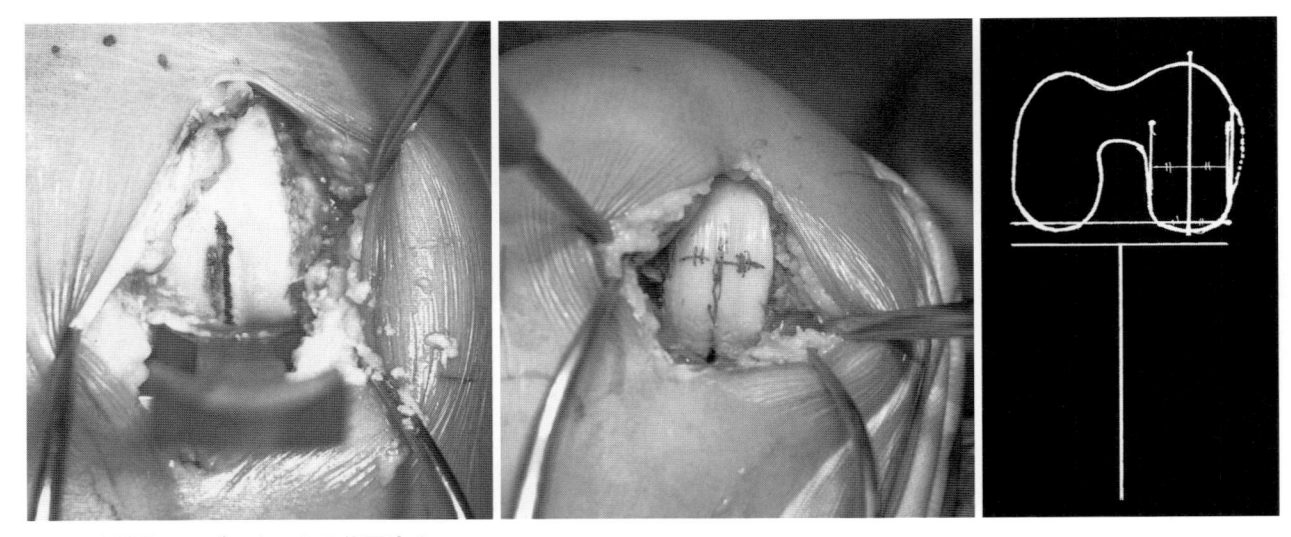

図7　大腿骨コンポーネントの位置決め
屈曲位でフィラーゲージの内外中央で大腿骨面にマークする。このマークから大腿骨内顆関節面の中央線をマーカーで描く。この線は脛骨コンポーネントの中央で骨切り面に垂直になっているはずである。

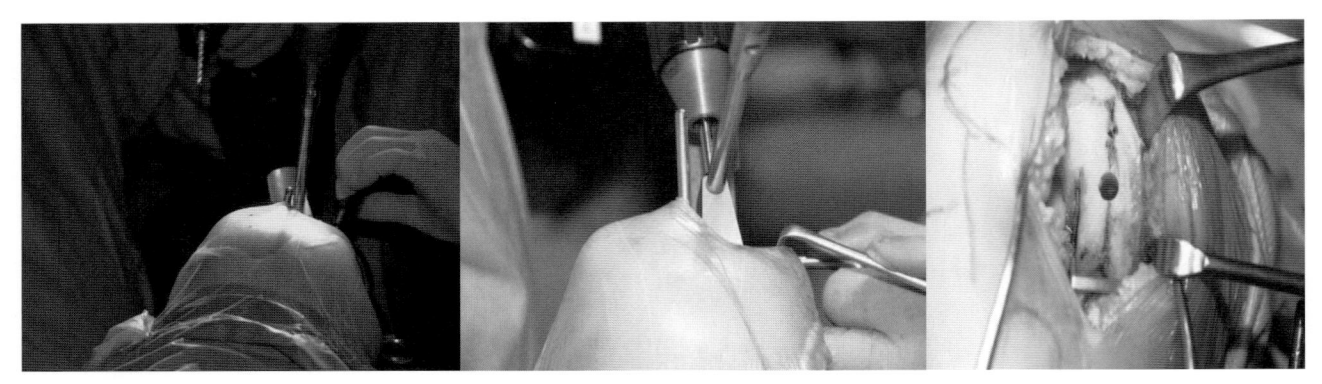

図8　大腿骨コンポーネントのペグホール設置
脛骨トライアルとフィラーゲージを設置して大腿骨jigを挿入する。屈曲を強くすると大腿骨jigの前方部分が内側に押されやすい。ロッドに対して7°外反した内側のエッジが平行になるように4mmと6mmのドリル孔を注意深く開ける。2個のドリルホールはあらかじめ大腿骨に描いたラインに一致する。

　大腿骨コンポーネントは屈曲位で設置する。屈曲位でフィラーゲージを挿入しその内外中央で大腿骨面にマークする。このマークから大腿骨内顆関節面の中央線をマーカーで描く。この線は脛骨コンポーネントの中央で骨切り面に垂直になっているはずである(図7)。
　脛骨トライアルとフィラーゲージを設置して大腿骨jigを挿入する。屈曲を強くすると大腿骨jigの前方部分が内側に押されやすい。ロッドに対して7°外反した内側のエッジが平行になるように4mmと6mmのドリル孔を注意深く開ける。2個のドリルホールはあらかじめ大腿骨に描いたラインに一致する(図8)。カッティングブロックを挿入して後顆を切除する。このときもボーンソーが側副靱帯を傷つけないようにレトラクターをソーの高さで保持する。
　0スピゴットで球状にミリングする。皮膚切開が小さいのでリーマーを注意深く挿入する。外側の膝蓋骨にま

ずひっかかる。少し伸展して膝蓋骨をゆるめ外側に引くと挿入できる。骨質の柔らかい場合はスピゴット方向にミリングされるように注意し、硬化部が偏っている場合は不均等にならないように注意する。
　ミリングされた後にエッジの部分が取り残されるのでノミで取り除く。残った骨棘や半月板を除去すると、脛骨骨切り面は後方まで完全に観察できる。

8) 伸展屈曲ギャップのチェック

　屈曲時の靱帯の緊張度に合わせて大腿骨顆遠位をミリングする。靱帯の緊張に影響を与えるレトラクターやロッドは必ず取り去っておく。脛骨トライアルと大腿骨トライアルを設置してフィラーゲージを挿入していく。スタンダード型では屈曲90°で、ハイフレックス型では105°で行う。親指と人差し指でゲージを挟み、抜き差しして少し抵抗がある程度が適切な隙間で、引き抜けな

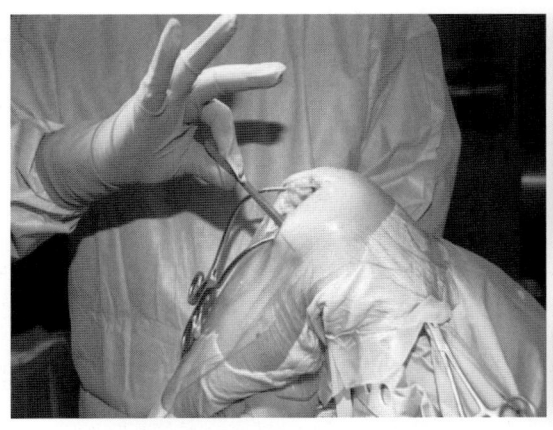

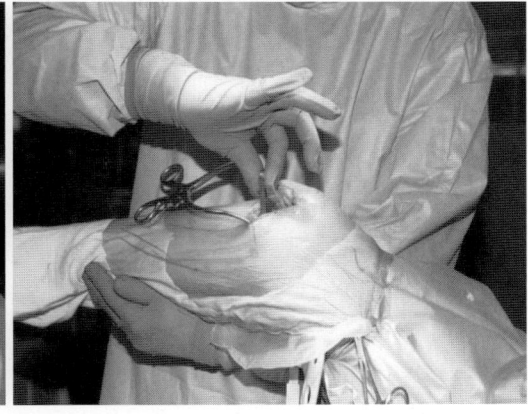

図9 屈曲と伸展での靭帯緊張度の測定
親指と人差し指でゲージを挟み，抜き差しして少し抵抗がある程度が適切な隙間で，引き抜けない程度はきつすぎることになる。伸展と屈曲での差が大腿骨遠位の追加骨切り量であり，そのスピゴットを選択する。

程度はきつすぎることになる。伸展20°にして再び隙間をゲージで測定する。ゲージをそのままにして伸展してはならない。軽く外反させながら1mm厚さのゲージから挿入して測定する。屈曲と伸展のギャップの差の深さで大腿骨顆遠位を切削すれば屈曲と伸展で靭帯の緊張度が一致することになる。選択したスピゴットを打ち込んでミリングする（図9）。

周辺の骨を切除し，メニスクスベアリングが伸展時にインピンジしないようにするために膝を少し伸展させて前方を4mm幅で大腿骨コンポーネントに合わせて切除する。屈曲で測定したフィラーゲージを挿入して屈曲伸展が無理なくできることが確認できればベアリングのトライアルをはめ込む。屈曲伸展させながらベアリングを前後，回旋させて自由に動いてゆるみのないことを確認する。

9）脛骨の処理

卍型のレトラクターで脛骨内側縁を露出させトライアルコンポーネントと脛骨内側縁との適合性を確認する。トライアルを後方にはみ出すように押し込みTバーで前方に引き戻すことを繰り返し前後の幅を確認する。術前のプラニングと一致するはずである。

10）脛骨コンポーネントのペグ溝の作成

レシプロケーティングソーを用い溝の内外縁を切り取るように溝をつくっていく。後方はトランペット状に下方に従って急に浅くなるので，掘りすぎて脛骨の後方皮質骨を切り込んでしまうと骨折の原因となり得るので深く切り込んではならない。後方片縁から約5mmを残して慎重に溝掘りのみを前方に引きながら溝を作っていく。骨切り面と密着していれば海綿骨にトライアルの打ち込み跡が薄く付いている。

11）大腿骨後顆の骨棘の切除

大腿顆部後方に骨棘や軟骨が突出していると，屈曲障害になるのみならずベアリングが前方に押されて脱転を誘発することになる。後方処理のための大腿骨トライアルをはめ込み，曲がりのみでカーブに沿って切除する。

12）セメントアンカーの作成とセメンティング

骨硬化した部分は念入りに所定の短いドリルでセメントアンカーを作成する。脛骨の外側部分は骨切除が大きくなると海綿骨の脆弱な部分が露呈しているので，後方の骨皮質へ届く6mmのアンカーホールを斜め後方に作成してセメントによる固定をより強化している。

海綿骨に詰まった血液，脂肪などを有効に洗浄するためにはパルス洗浄が最も有効で，セメントする前に必ず十分に行う。

硬化するまでの時間が10分以上必要とするセメントを用いて一期的にできるように工夫している。セメントを撹拌して30秒程度で液状になりカテーテル用50cc注射器に充填してセメントを注入する（図10）。1～2分で脛骨側のセメント充填を始める。注射器を用い必要な量を配置し，ノミなどの平坦なもので骨切り面，アンカーやキールに圧迫充填する。厚さ2mmほどコンポーネントをセメントで覆い脛骨前縁をメルクマールに前後の位置を確認して，インパクターを後方から前方に移動しながら打ち込む。余剰セメントの除去は注意深く行う。大腿骨側のセメントは4分半までに始める。ペグ孔に注射器でセメントを圧入する。アンカー部にセメントを塗りつけ後面にはみ出ない程度に押しつける。大腿骨コンポーネントも後方にはみ出ないようにセメントを追

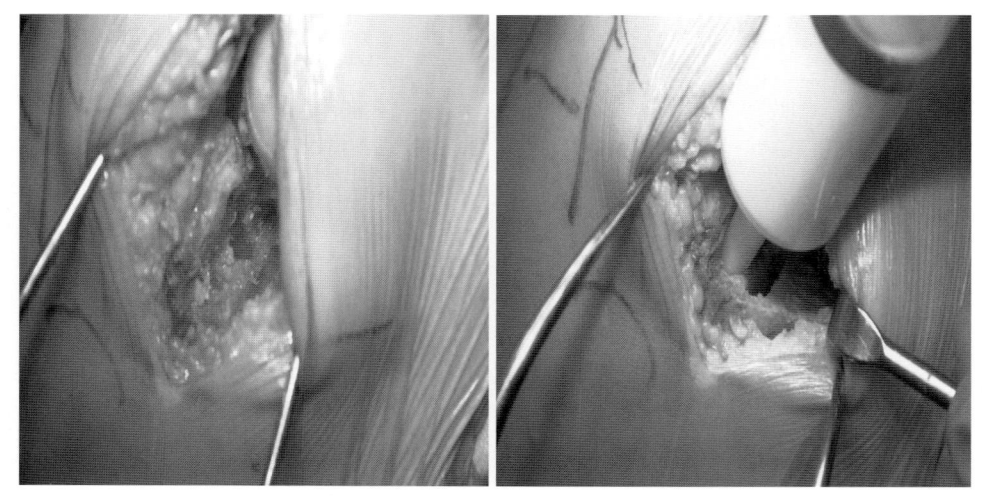

図10 脛骨側の6mmアンカーホールへのセメント圧入
セメントをシリンジに詰めアンカーに圧入する。

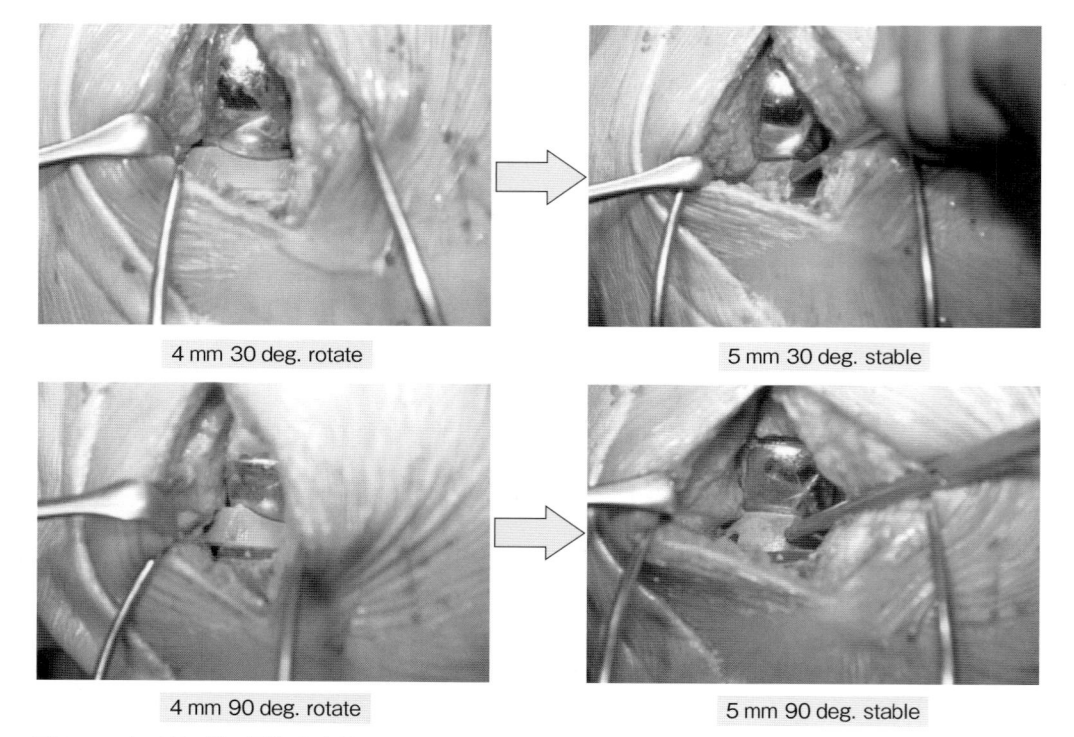

4 mm 30 deg. rotate → 5 mm 30 deg. stable

4 mm 90 deg. rotate → 5 mm 90 deg. stable

図11 ベアリングの回旋安定性のチェック
レバーを外してトライアルベアリングが自由に回旋できるようにする。コッヘルで無理にベアリングを回旋させて90°回転する時は1mm厚いベアリングを選択する。

加して大腿骨に挿入する。余剰セメントを除去しベアリングトライアルをはめ込み屈曲40°でセメントが固まるのを待つ。セメントが硬化すればセメントファイトを除去する。後方の除去し難い部分はプラステックノミを滑らせると発見できることがある。

13) ベアリングの厚さの再検討

セメント後挿入できるベアリングの厚さが変わることがあるので再度ベアリングの厚さをチェックする。ベアリングの異常な動きがなく最大屈曲ができることを確認する。ベアリングの回旋安定性を確認するために、トライアルのレバーを外してトライアルベアリングが自由に回旋できるようにして、各屈曲角度でコッヘルなどで無理にベアリングを回旋させて安定性を確認している。容易に90°回旋するようであれば脱転の可能性があると考えて1mm厚さを増やしている(図11)。後方のデブリス骨片セメントのかけらなどを取り除く最後のチャンスになるので、パルス洗浄を十分に行う。

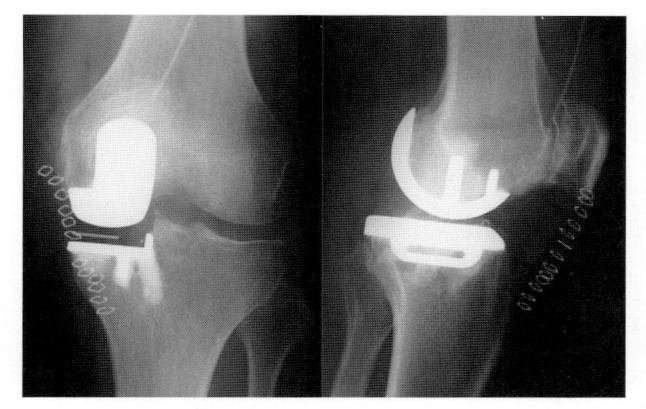

図12　術後X線像
脛骨コンポーネント骨切り面にセメントがよく充填されている。大腿骨ペグホールも完全にセメントが充填される。

14) ベアリングの挿入

あらかじめ選択したベアリングを確認して挿入する。3 mm 関節裂隙が押し広げられて挿入されるので挿入時にパチンと力強く音を立てるのが普通である。屈伸の最終チェックを行う。ベアリングは伸展時に前方にあり屈曲に応じて後方に移動する。約8 mm 程度後方に移動する。

大腿骨内側の平滑化を必ず行う。大腿骨コンポーネントの前方内側縁は通常内側ぎりぎりになっているので周囲の骨と完全に平滑にはならないができるだけ引っかかりがないようにロンジュールやヤスリを用いて削り取る。平滑化しておかないと術後この部位で関節包と摩擦感と痛みを訴えることがある。

膝蓋骨の近位の部分に大きな骨棘があることがある。完全伸展位で window を適切に移動させれば完全に処理できる。

15) 創の閉鎖

大腿四頭筋，関節包や滑膜の縫合を層層に正確に元の位置で行うことが重要である。あらかじめマークしておいた関節包と筋の位置を確認して滑膜と腱性部分を順に縫合する。筋膜層も同様に縫合を進める。皮下組織，皮膚の縫合は早期に運動するのでしっかりと閉じる。術後X線像で各コンポーネントの位置，セメントの状態を確認する (図12)。

5 リハビリテーション

特に他動的に行う必要はなく自動運動で十分である。1週間以内に自力で歩行可能となり，90°屈曲が得られることを目標とするが無理なく実現できる。

6 おわりに

本手術を始める以前から8 cm 程度の切開でUKAを膝蓋骨の翻転をしないで行ってきた。Oxford 型では手術器具を最適化して6 cm の皮膚切開で無理なく手術を行える。しかし，正確に安全な手術を行うために必要で十分な切開が6 cm 程度であり，皮膚切開がいくら小さくなっても関節内での組織の損傷は変わらないので，切開を無理に小さくしてはならない。UKA Oxford は小切開であっても手探りでなく直視下の手術として行い，適切な window，レトラクションとプロテクションで安全で正確な手術が可能である。

参考文献

1) Marmor L : The modular (Marmor) knee ; case report with a minimum follow-up of two years. Clin Orthop Relat Res 120 : 86-94, 1976
2) Marmor L : Unicompartmental arthroplasty of the knee with a minimum ten-year follow-up period. Clin Orthop Relat Res 228 : 171-177, 1986
3) Murray DW, Goodfellow JW, O'Connor JJ : The Oxford medial unicompartmental arthroplasty : a ten-year survival study. J Bone Joint Surg Br 80 : 983-989, 1998
4) Ripicci JA, Eberle RW : Minimally invasive technique for unicondylar knee Arthroplasty. J South Orthop Soc 8 : 20, 1999
5) Price AJ, Webb J, Topf H, et al : Rapid recovery after oxford unicompartmental arthroplasty through a short incision. J Arthroplasty 16 : 970-976, 2001
6) Pandit H, Jenkins C, Barker K, et al : The Oxford medial unicompartmental knee replacement using a minimally-invasive approach. J Bone Joint Surg Br 88 : 54-60, 2006
7) Goodfellow JW, O'Connor J : Clinical results of the Oxford knee. Surface arthroplasty of the tibiofemoral joint with a meniscal bearing prosthesis. Clin Orthop Relat Res 2005 : 21-42, 1986
8) Goodfellow J, O'Connor J : The anterior cruciate ligament in knee arthroplasty. A risk-factor with unconstrained meniscal prostheses. Clin Orthop Relat Res 276 : 245-252, 1992
9) White SH, Ludkowski PF, Goodfellow JW : Anteromedial osteoarthritis of the knee. J Bone Joint Surg Br 73 : 582-586, 1991
10) Price AJ, Dodd CA, Svard UG : Oxford medial unicompartmental knee arthroplasty in patients younger and older than 60 years of age. J Bone Joint Surg Br 87 : 1488-1492, 2005

15 手術法のオプション

3. HTO

齋藤知行

1 はじめに

　変形性膝関節症（osteoarthritis；OA）は，高齢者に発症する退行性膝関節疾患である。その発生には，加齢による退行性因子の他に軟骨代謝的，内分泌学的さらに遺伝子学的因子など複数の因子の関与により発症するとされる。整形外科学的には症例の多くが内反変形を呈することから，生力学的因子が最も重要視され，膝関節の動的安定化や変形矯正などの観点から，保存的あるいは外科的治療がなされてきた。多くのOA例では内反変形を呈し下肢荷重軸が内側大腿脛骨関節を通過するため，同部の関節軟骨に過剰な過重負荷が加わる。その結果，軟骨下骨は過剰負荷に適合するように硬化性変化が生じる。硬化性変化による粘弾性の低下は，関節軟骨の滋養の障害やosteochondral junctionでの亀裂や剝離が生じる。過剰な力学的負荷を受ける関節軟骨自体も変性が進行し，病態が成立する。高位脛骨骨切り術（high tibial osteotomy；HTO）は脛骨近位部で骨切りを行い，換言すれば関節外で変形を矯正し，下肢アライメントを至適化することにより，膝関節の内外の靱帯バランスの最適化を誘導する術式である。変形矯正による除圧効果と膝関節の動的安定化は関節内では軟骨修復や滑膜炎の鎮静化などの生物学的改変を誘導する。したがって，HTOはOAの病態に合致した外科的治療法と言える。

　人工膝関節全置換術（total knee arthroplasty；TKA）は，材質やデザインの改良に伴い，除痛とともに良好な膝関節機能が提供できる術式となり，安定した長期成績も報告され，今日ではOAの治療に汎用されるようになった。一方HTOは，術後成績が術後の矯正アライメントに依存し正確な手術手技が求められ，後療法が複雑かつ長期化するため，実際に行われる施設が限定されてきた。また術後10年を経過すると臨床成績が悪化することが報告され，次第に魅力が失われてきた。しかし，最近 Puddo plate や TomoFix plate の強固な内固定材の開発により opening wedge 法による HTO が再び着目されるようになった。本項では TomoFix plate と楔状人工骨補塡材を併用した opening wedge 法による HTO の手術術式と加速化した後療法について述べ，その短期臨床成績に言及する。

2 患者選択と術前計画

　全身的要件である年齢，肥満，身体活動性などは禁忌とならない。局所的要件では，内側型OAで立脚期初期に側方動揺（lateral thrust）を呈し，膝関節のアライメントが立位FTA（膝外側角；femorotibial angle）で185°以下，伸展制限が20°未満がよい適応となる。前十字靱帯は健常であることが望ましく，術前に前方引き出しテストやMRIで確認する。X線学的進行度では関節裂隙の狭小化を示すGrade 2が最もよい適応であるが，Grade 3（関節裂隙の閉鎖）以下で内外側の靱帯バランスが維持される例が比較的よい適応となる。その他適応疾患では，Stage 3（腰野分類）以下の大腿骨内側顆に病変が限局する特発性膝骨壊死は内反変形も軽度のため最もよい適応となる。

　術前計画では，立位膝正面と側面X線像を用いる。膝正面像で立位FTAを計測するが，その際側面像で屈曲拘縮を認める例では，拘縮の程度から補正して真の立位FTAを決定する。作図では立位FTAが180°以下では横骨切り（transverse osteotomy）で対応するので，脛

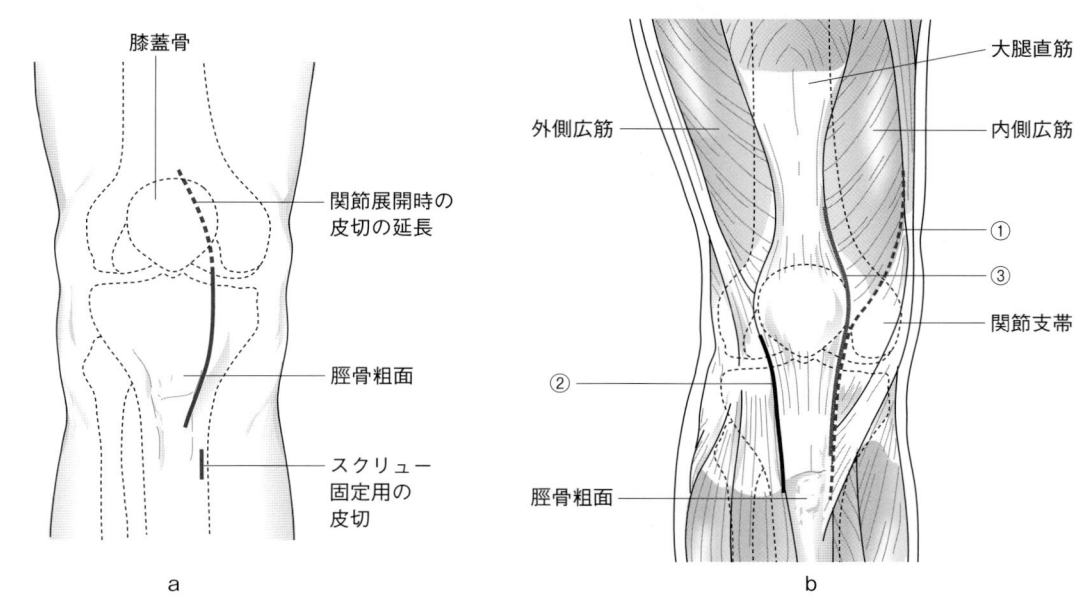

図1 皮膚切開と関節進入法
皮膚切開は将来の人工関節への conversion を考慮し，膝関節前面で内側凸の弧状皮切を想定する（a）。関節を展開する際には全皮切を利用して，関節支帯は subvastus 法で行う（b）。関節を展開しない例では下方 2/3 の皮切を用いる。

骨関節面から 25 mm 下方に，関節面に平行に骨切り線を設定する。180°以上の例では斜め骨切り（oblique osteotomy）となるので，脛骨内側関節面から 30～35 mm 下方の内側骨皮質点から近位脛腓関節に向かう骨切り線を作図する。術後立位 FTA が 170°となるように矯正角度を決定する（術前 FTA－170）。矯正角度を基に外側脛骨皮質と骨切り線の交点を頂点とする三角形を作図し，脛骨内側骨皮質の通過点と骨切り線の始点との皮質間距離を計測する。矯正角度を皮質間距離に変換し，手術中の矯正目標の参考とする。

3 Opening Wedge 法による HTO の術式

1）皮膚切開と骨膜下剥離

将来的に TKA の conversion の可能性を考慮し，膝蓋骨の内側 1/3 から緩い内側弧状を描き，脛骨粗面の下方に至る皮膚切開を想定する。関節内を展開する例では，investing layer を同様に切離し，subvastus 法で関節内を展開する（図1a, b）。次に内側関節支帯を内側広筋の遠位縁に沿って膝蓋骨に達し，膝蓋骨・膝蓋靱帯の内側縁に沿って切離する。関節包を露出し，同様に切開するが，膝蓋上嚢は弧状を描き頂点に向かうように切開する。そして膝蓋骨を外方に亜脱臼させ，関節内を展開し，処置を行う。顆間窩周囲や脛骨の前方にあるテーブル状骨棘を切除する。また，特発性膝骨壊死では必要に

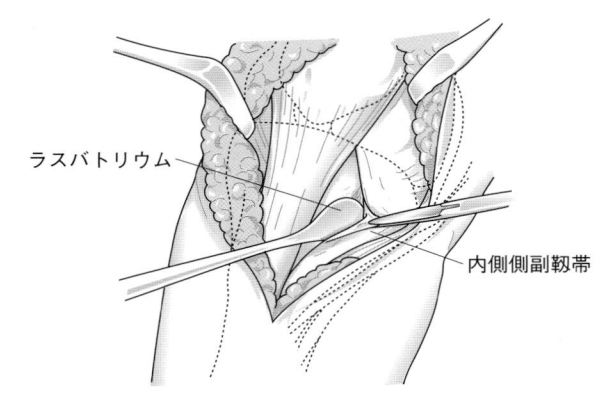

図2 脛骨内側の軟部組織骨膜下剥離
膝蓋靱帯の両側縁で関節支帯を切離する。内側部では脛骨粗面より遠位に延長し，鵞足部を含めて内側側副靱帯の深層と浅層を，さらに脛骨後方の骨膜を十分に骨膜下に剥離する。

応じて mosaic plasty や drilling を行う。関節の展開を行わない場合には，下方の 7～8 cm 程度の皮膚切開を利用する。膝蓋靱帯の内外縁が確認できるまで，皮下組織を剥離する。

次に，膝蓋靱帯の両側縁で関節支帯を切離する。内側部では脛骨粗面より遠位に延長し，鵞足部を含めて内側側副靱帯の深層と浅層を，さらに脛骨後方の骨膜を十分に骨膜下に剥離する（図2）。脛骨後方の骨膜剥離は骨切り部が前方開大を防ぐ意味でも重要となる。外側では，脛骨前面のみ骨膜下剥離を行い，前脛骨筋付着部は温存する。膝蓋靱帯下脂肪組織を含めた軟部組織を脛骨前面から剥離し，膝蓋靱帯の停止部と脛骨近位前面を明らか

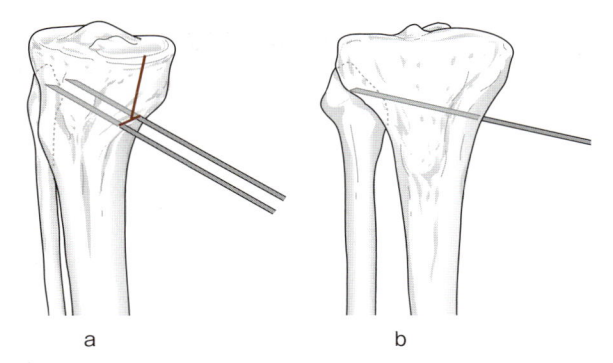

図3 Two Kirshner wire technique
斜め骨切りでは骨切り面が直視的には確認できないので，2本のKirshner鋼線（K-wire）を透視下に，内側関節面の30〜35mm下方で脛骨真横面から近位脛腓関節に向かって，刺入する（a）．この操作で骨切り面が設定されるので，透視で2本のK-wireが一直線となっていることを確認する（b）．

図4 楔状β-TCPの挿入
楔状人工骨の底辺を皮質間距離に適合させ，初めにやや後方に1つの人工骨を，次いでその前方にもう1つの人工骨を，上下の皮質が人工骨の底面と連続するまでしっかりと挿入する．

2）骨切りと変形矯正

　脛骨関節面の内外側にカテラン針を1本ずつ刺入し，関節面高位を決定する．横骨切りでは関節面高位から25mm下方に骨切り線を作図し，内側からノミまたはボーンソーを用いて開始し，後方の厚い骨皮質を確実に骨切りする．次に脛骨前面の外側の骨皮質を骨切りし，flangeの作成に移る．次に膝蓋靱帯付着部の上方に高さ10〜15mmになるように骨皮質をコの字状にノミで骨切りする．横骨切りで外側の骨皮質の連続性を保つことが必須で注意が必要である．ノミを打ち込む度に骨切り部が少しずつ開いてくることが確認できるまで，不全骨切りを行う．

　斜め骨切りでは骨切り面が直視的には確認できないので，2本のKirshner鋼線（K-wire）を透視下に，内側関節面の30〜35mm下方で脛骨真横面から近位脛腓関節に向かって，刺入する．この操作で骨切り面が設定されるので，透視で2本のK-wireが一直線となっていることを確認する（図3a，b）．その後，脛骨後方の軟部組織を保護するためにレトラクターを挿入し，2本のK-wireにボーンソーを当て，それらに沿うようにtwo K-wire techniqueで脛骨内側，前方と内後方の骨切りを行う．その骨切りの方向に脛骨の前外側の骨皮質をノミで骨切りする．Flangeは，膝蓋靱帯の付着部の上部の骨皮質が可及的に大きく残るように作成し，上述のように不全骨切りを完成する．

　Openerを外側の骨皮質近傍まで打ち込み，徐々に骨切り部を開大する．無理に開大操作を行うことは厳禁で，軟部組織の緊張が強い場合には骨膜下剥離を追加するか，または，内側の軟部組織の緊張の強い部位にメスで小切開をいくつかのレベルで行い，緊張を解除する．斜め骨切りで脛骨外側の関節面から骨切り面までの距離が短い例では，中途半端にopenerを挿入し開大操作を行うと骨折が生じる可能性があるので，十分に挿入して行うことが肝要である．抵抗なく骨切り部が開大することを確認しつつ，目標とする皮質間距離に達するまで操作を行う．

3）楔状人工骨の挿入とTomoFix plateの固定

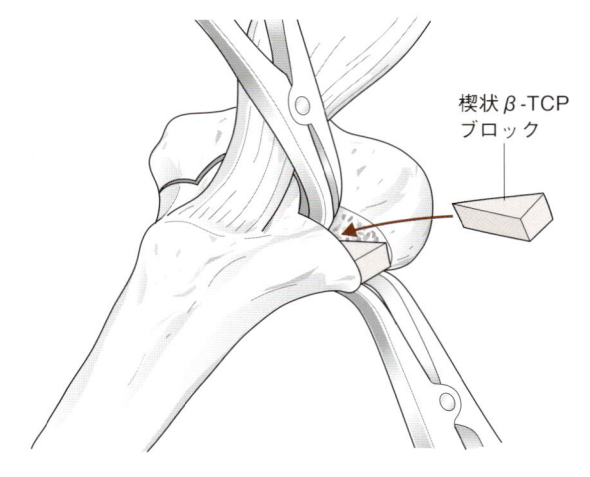

　骨切り部の前方と後方に2本のspreaderを用いて開大を保持するが，前方開大部が後方の開大部の1/2程度となるように注意しながら，目標とする皮質間距離で保持する．Flangeの部分が前方凸になると脛骨関節面の後傾が増強することとなるので，flangeが脛骨前方と平行に移動することを確認しながら行うとよい．また後方の骨皮質は厚く保持しやすいが，前方は薄く圧潰しやすいので注意する必要がある．楔状人工骨（β-TCP，オリンパス社製）の底辺を皮質間距離に適合させ，初めにやや後方に1つの人工骨を，次いでその前方にもう1つの人工骨を，上下の皮質が人工骨の底面と連続するまでしっかりと挿入する（図4）．膝伸展位でアライメントを確認し，剥離した内側の骨膜をもとの位置に戻し，結節縫合する．その後ラスパトリウムを用いてプレートのスペースを空ける．TomoFix plate（Synthes社製）を内側の骨膜上に設置しminimally invasive plate osteosynthesis（MIPO）法に準じて，近位と遠位骨片をスクリュー固定する．近位のスクリューは，できるかぎり軟

骨下骨直下に挿入する(図5)。横骨切りでは骨切り部がより安定するので3本で固定し，斜め骨切りではplateに加わる応力が大きいため4本のスクリューで固定する。

4) 創閉鎖

関節内処置を行った例では関節内と骨切り部に吸引チューブを留置する。骨切り単独例では，骨切り部のみに設置する。その後，investing layer，皮下組織，皮膚を漸次縫合し，閉創後に，bulky dressingを行い手術を終了する。外固定は一切用いない。

4 後療法

通常は24時間以内に吸引チューブを抜去し，可動域訓練とSLR (straight leg raising) やsettingによる大腿四頭筋訓練を励行する。術後1週で1/2部分体重負荷，2週で全体重負荷を許可する。歩行の安定性と一段の階段昇降が可能であることを確認し，退院を許可する。

5 術後成績

2003〜2007年までに本術式を施行した症例は，71例（女62，男9），82膝であった。疾患の内訳は，OA51膝(Grade2：21, 3：25, 4：5膝)，ON31膝(Stage 2：7, 3：10, 4：14膝)であった。手術時年齢は最小52歳，最高82歳で平均69歳であり，術後経過期間は平均24か月であった。平均在院日数は31±7日であり，全員自宅退院であった。術前立位FTAは平均182°から術後170°に矯正された症例群であった。

術後成績をJOA scoreでみると，術前平均62±10点から，術後は平均90±9点と有意に増大した。各項目別での術前後の推移では，疼痛・歩行能が18点から28点に，疼痛・階段昇降能が8点から21点であり，特に移動能力での改善が顕著であった。屈曲可動域は術前133±17°から術後135±23°であり有意差はなかったが，術後は改善あるいは維持された例が多く，半数で疼痛の消失に伴い正座が可能となった。

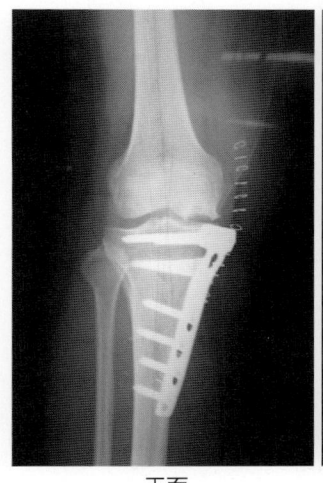

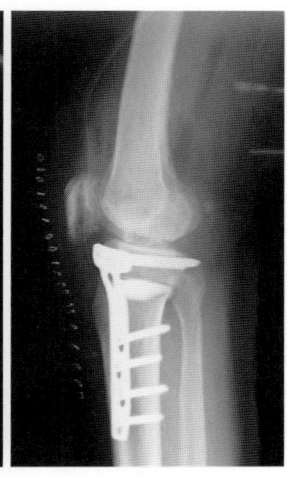

正面　　　側面

図5　術後X線像
TomoFix plateを内側の骨膜上に設置しMIPO法に準じて，近位と遠位骨片をスクリュー固定する。近位のスクリューは，できるかぎり軟骨下骨直下に挿入する。

6 考察

HTOの術後長期成績では，術後5年から10年の経過で徐々に悪化するとの報告が多く[1,2]，RitterらはHTOの信頼のおける長期的予後は5年程度であると述べた[3]。しかし，Odenbringら[4]は術後10〜19年経過した314症例の臨床成績を検討し，過矯正あるいは適切に術後アライメントが矯正された症例の術後経過は良好で，人工膝関節全置換術に匹敵する長期予後が期待できると述べた。HTOの術後臨床成績を規定する最も大きな要素は，的確な変形矯正であり，そのために正確な手術手技と術後下肢アライメントの維持を含めた後療法の重要性を示唆する。従来のHTOの手術手技以外の弱点として，複雑かつ長期化する後療法や，腓骨の部分切除に伴う神経や血管損傷の可能性，さらに区画症候群などの合併の危険性が問題点としてあげられる。

Opening wedge法のHTOは1961年にDebeyre[5]により記載され，その後GoutallierやHernigouにより追試され，1987年にHernigouが長期成績を報告した[6]。問題点として，移植骨の圧潰による内反変形の再燃が長期予後に最も影響する因子であることを指摘した。その防止策として腸骨移植の代わりに骨セメントの充填が試みられた[7]。Pudduは圧潰を防止する目的で金属製のブロックを骨開大部に挿入する特殊なプレートを開発した[8]。その後，LobenhofferとStaubliはロッキング機構を持つTomoFix plateを開発し臨床応用した。112例の

検討から，opening wedge 法は腓骨神経や血管損傷などの合併症がなく，筋付着部を剥離することもなく低侵襲で，アライメントの細かな微調整が可能であるなどの利点を強調した[9]。バイオメカニクスの観点からも調査がなされ，Puddo plate と比較して強度が高く，特に回旋応力に対して優れた力学的特性を有すると報告されている[10]。これらの強固な内固定材の開発の経緯をみると，このHTOの問題点は，開大した脛骨内側の圧潰，換言すれば再内反の防止であることがわかる。実際にTomoFix plate を使用してみると骨切り部が安定し，術後1週以内に立位保持が可能で，従来の後療法より早期荷重や歩行訓練が実施できた。それらはプレートの力学的強度に依存するものであり，現時点では内固定材量の破損をきたした症例はなく，これまでのHTOの後療法の複雑さや長期化を回避できる術式と考えられる。

骨切り部の安定には開大部への人工骨の充填や骨切りの方法も影響する。近位脛腓関節より下位で行う横骨切りでは脛骨と腓骨とのフレームの中で開大するため，骨間膜などの影響を受け，矯正角度は13°以下に制限されるが，力学的には安定し，プレートの加わる応力は少ない。斜め骨切りは近位脛腓関節の直上に達するので15°以上のより大きな矯正にも対応が可能となるが，プレートに加わる圧縮や伸展応力はより増大する。高齢者で骨質が脆弱な例でも比較的容易に開大することができるので，矯正角度や骨質などを考慮して骨切り方法を選択するのも1つの考えである。人工骨の補填には現在気孔率60%のβ-TCPを用いているが，75%のβ-TCPと比較すると7倍の強度があり，プレートのスクリュー固定を行う前に開大部を保持するのに有効に作用する。60%のβ-TCPよりも骨への置換は遅延するが2年後には50%の例でほぼ完全に消失する。このことは将来的に人工膝関節置換術への conversion を容易にし，人工骨の開大部への補填は骨新生も期待でき，骨癒合の促進にも効果的に作用すると考えられる。

Opening wedge 法によるHTOは強固な内固定材の登場や人工骨の進歩とともに再び着目されるようになった。この術式には，いくつかの問題点が必然的に内在することも事実である。脛骨粗面上で開大するので膝蓋靱帯が伸展され，結果的に膝伸展機構に影響を及ぼし，大腿膝蓋関節への負荷が増大する可能性があるため，内側型の単一コンパートメントに限局したOAに適応が限局される。また前額面での単純な変形を矯正する術式であり，遠位骨片を回旋して関節の接触面を変換するなどの3次元的な高度な処置ができず，関節軟骨の修復の効果については今後症例数を重ね，長期の経過観察が必要である。さらに骨切り部を開大する操作により，下肢長不等が生じることは必須であり，自ずと矯正角度が制限され，特に片側手術例でこの点について留意する必要がある。しかし，opening 法によるHTOの欠点を考慮しても，筋肉や軟部組織への侵襲が少ないことから，術後疼痛の軽減と骨切り部の安定化により，後療法を加速化しても円滑かつ安全に実施することができることはopening 法の大きな利点である。手術自体が単純であるので，mosaic plasty，前十字靱帯再建術などの合併手術として応用可能である。

TKAの今日の隆盛とともにHTOのOAに対する外科的治療において果たす役割の再考が必要であろうが，進行の予防手段として，また余暇のスポーツ活動の維持や職業上より高い機能が要求される膝関節には，選択肢として考慮すべき術式である。

参考文献

1) Coventry MB, et al : Proximal tibial osteotomy. A critical long-term study of eighty-seven cases. J Bone Joint Surg Am 75 : 196-201, 1993
2) Rudan JF, et al : Valgus high tibial osteotomy. A long-term follow-up study. Clin Orthop Relat Res 268 : 157-260, 1991
3) Ritter MA, et al : Proximal tibial osteotomy. A survivorship analysis. J Arthroplasty 3 : 309-311, 1988
4) Odenbring S, et al : Revision after osteotomy for gonarthrosis : A 10-19-year follow-up of 314 cases. Acta Orthop Scand 61 : 128-130, 1990
5) Debeyre J, et al : Place des osteotomies de correction dans le treatment de la gonarthrose. Acta Orthop Belg 27 : 374-383, 1961
6) Hernigou P, et al : Proximal tibial osteotomy for osteoarthritis with varus deformity : A ten to thirteen-year follow-up study. J Bone Joint Surg Am 69 : 332-354, 1987
7) Hernigou P, et al : Open wedge tibial osteotomy with acrylic bone cement as bone substitute. Knee 8 : 103-110, 2001
8) Puddo G, et al : A place for open wedge tibial osteotomy. Personal communication, 1997
9) Lobenhoffer P, et al : Improvements in surgical technique of valgus high tibial osteotomy. Knee Surg Sports Traumatol Arthrosc 11 : 132-138, 2003
10) Stoffel K, et al : Open wedge high tibial osteotomy : biomechanical investigation of the modified Arthrex Osteotomy Plate (Puddo Plate) and the TomoFix Plate. Clin Biomech 19 : 944-950, 2004

索引

欧文

A

AAOS ガイドライン(2007)　299
acute curved medial parapatellar 皮切　8
acute MPP 皮切　1
anterior knee pain　215, 223
anterior reference 法　39
anterior straight midline 皮切　1, 5
anterior straight midline 法　17
antero-posterior(AP)axis　40, 71
AORI 分類　242
aseptic loosening　241

B

basketplasty　262
biological fixation　227, 234
bone cement　260
bone cut　54, 62
bone graft　249
bone landmark technique　71

C

cam-post 機構　165
cavity defect　241
cement fill technique　261
cementing　87
central defect　241
clinical epicondylar axis　73
combined alignment method　55
computer assisted surgery　201
computer-assisted system(CAS)　77, 201
condylar twist angle(CTA)　52, 114, 257
conservative knee arthroplasty　175
contained defect　241
CR システム　117
CR 型　170
CT based navigation　201
CT スキャン　104

D

deep venous thrombosis(DVT)　265, 295
──の診断方法　301
──の薬物療法　305
──の予防　295
dependent cut　38, 47
dependent cut technique　54

E

engage angle　166
epicondylar axis　73
Equiflex™ の機構と原理　101
extension gap　65, 78
extensor mechanism　30

F

FDP D-dimer　303
femoral head center　141
fixed PE　117
flexion gap　67, 71, 78
fluoloscopy based navigation　201

G

gap control technique　118
gap technique　38
gentle curved lateral parapatellar 皮切　13
gentle curved medial parapatellar 皮切　8
gentle MPP 皮切　1
grand piano の形状　35

H

heparin-induced thrombocytopenia(HIT)　306
high tibial osteotomy(HTO)　27, 311, 328
──の選択　311

I・K

image free navigation　202
IM ロケーター　143
independent cut　38, 42
independent cut technique　54
inlay 法　220
inset 法　217
International Consensus Statement(2006)　298
Krackow 分類　33

L

Langer 線　2
lateral parapatellar 皮切　1, 13
lateral release　15, 23, 30
Lateral 法　33
learning curve　188
low contact stress(LCS)　105, 122
low dose unfractionated heparin(LDUH)　306
lymphatic drainge　2

M

Mallampati 分類　283
measured resection technique　38, 54
medial parapatellar 皮切　8
──と皮膚壊死　8
medial parapatellar(MPP)皮切　8
medial parapatellar(MPP)法　22
meniscal bearing 型　105
metal augmentation　254
metaphyseal bone　242
midsulcus line　114
midvastus 法　29, 123
Mikulicz line　47, 98
minimally invasive plate osteosynthesis 法(MIPO 法)　330
mini-midvastus 法　184

minimum invasive surgery(MIS)　2, 177, 179, 184
MIS-TKA　184, 186
　──と従来のTKA　193
MIS-UKA　316
mobile bearing 人工膝関節　105
mobile PE　122
modified gap technique　38, 42, 55
mosaic plasty　27

O

onlay 法　217, 219
osteoarthritis(OA)　328
outlier　209
Oxford 型 UKA　105, 320

P・Q

palpable endpoint　67, 68
paradoxical motion　105
parallel cut technique　38, 54, 56, 79
patella clunk syndrome　167
patient control analgesia(PCA)　40, 290
pulmonary thromboembolism(PE)　265, 295
　──の診断方法　301
　──の予防　295
peripheral defect　241
PF 関節の異音　167
polymethyl-methacrylate(PMMA)　96
posterior condylar axis　40, 72

posterior condylar offset　102, 166
posterior cruciate ligament(PCL)　165
　──の balancing 法　84
posterior reference 法　40
prosthetic augmentation　254
PS システム　117
PS 型　165
Quadriceps Sparing(QS)-TKA　179

R

RA　287
radiolucent line　238
registration 操作　201
rollback 量　166
ROM テクニック　112
rotating platform 型　105
rotational positioning concept　70

S

screw osteolysis　237
segmental defect　241
soft tissue balancing　54
soluble fibrin monomer complex (SFMC)　303
steel rod test　61
subvastus 法(SVA)　25
surgical epicondylar axis　95, 96
S ガイドシステム　142

T

tension spacer position 法　316
tensioning gap technique　75
third body wear　106
tibia shaft axis(TA)　40
TKA の目的　37
TomoFix plate　328
trans epicondylar axis(TEA)　40, 104
trivector-retaining 法　17

U

uncontained defect　241
unicompartmental knee arthroplasty (UKA)　311, 314
　──の選択　311

V

vacuum technique　260
venous thromboembolism(VTE)　295
　──の薬物療法　305
venous thromboembolism(VTE)スクリーニング法　296
venous thromboembolism(VTE)予防ガイドライン　295

W

Whiteside line　40
window technique　177, 182, 195
working space の確保　178

和文

あ
アスピリン 308
アライメント調整 44

い・え
インプラントの固定 35
インプラントサイズの決定 93
エノキサパリン 306

か
下肢アライメント 37
可溶性フィブリンモノマー複合体 303
荷重軸 98
回旋ガイドワイヤ 112
海綿骨移植 174
解剖軸 37
外傷後患者 166
外側コンパートメントに対する手技 59
外側支帯切離 15, 30
外側膝蓋支帯切開 23
外反膝変形 150
外反変形 40
── の分類 33
感覚障害, 皮膚切開と 10
感染 1
── のリスク 15
関節温存手術 171
関節温存的形成術 175
関節展開法 17
関節内進入路 56
関節リウマチ 166, 241, 287

き
気道確保困難症 282
機能軸 37
吸入麻酔薬 282
虚血再灌流障害 289
筋弛緩薬 284

く
グランドピアノの形状 96
区域麻酔 287
屈曲ギャップ 38, 54, 67, 71, 78
── の作製 49
屈曲拘縮 41, 44

け
脛骨
── の骨移植 235
── の骨切り 39
── の骨切り方法 235
脛骨 bone-implant interface 161
脛骨インサート 117
脛骨側髄外ガイド 153
脛骨側髄内ガイド 148
脛骨近位端の骨切り 109
脛骨近位(部)の骨切り 113, 123, 131
脛骨後方傾斜 44
脛骨コンポーネント 103, 246
── の機種選択 117, 122
── の設置 107, 112
脛骨軸 40
脛骨粗面内側 1/3 の点 115
脛骨トレイの設置方法 235
脛骨プラトーの骨切り 44

こ
コンポーネントの固定法の選択 227
古典的な land mark 104
固有知覚の温存 165
抗菌薬入り骨セメントスペーサーモールド 231
抗菌薬入り骨セメントビーズ 231
後顆軸 40, 72
後十字靱帯温存型 170
後十字靱帯温存型システム 117
後十字靱帯代償型 165
後十字靱帯代償型システム 117
高位脛骨骨切り術 27, 311, 328
高度変形膝 124
硬膜外患者管理鎮痛法 290
硬膜外麻酔 287
骨移植法 249
骨棘切除 43, 94
骨欠損 234
── の分類 242
── への対策 241
骨欠損充填材料 243
骨セメント 35, 96, 123, 260, 285
── の混合状態 229
骨セメント固定 227
骨セメント固定人工膝関節 229
骨セメント使用の利点 88
骨セメント重合熱 232
骨被覆率 112

し
脂肪体切除 191

膝(しつ)→膝(ひざ)参照
膝蓋下脂肪体の半切翻転 35
膝蓋外側支帯解離術 22
膝蓋骨
── の骨切り 82, 220
── の骨切除 123
── の置換 215, 223
── の翻転 23
膝蓋支帯の解離 221
膝蓋大腿関節
── の maltracking 26
── の適合性 30
手術法のオプション 311
循環器合併症 274
上顆軸 40, 73
静脈血栓塞栓症 141, 295
── の薬物療法 305
静脈麻酔薬 282
伸展ギャップ 38, 54, 65, 78
── の作製 47
伸展制限 42
深部静脈血栓症 265
── の診断方法 301
── の薬物療法 305
── の予防 295
人工膝単顆置換術 311, 314
人工膝関節のデザイン 161
靱帯の laxity の評価法 61
靱帯バランス 40, 42

す
髄外ガイド 129, 153
──, 脛骨側 153
──, 大腿骨側 141
髄内ガイド 129, 153
──, 脛骨側 148

せ・そ
セメントレス固定 227
セメントレス人工膝関節 234
脊髄くも膜下麻酔 281, 287
脊柱側弯症 279
全身麻酔 281
前十字靱帯の切除 43
挿管困難症 282

た
ターニケット 146
── の使用 285
大腿骨の骨切り 39
大腿骨遠位端の骨切り 44
大腿骨遠位の骨切除 123

大腿骨遠位部の骨切り　95, 129
大腿骨顆部のランドマーク　93
大腿骨側髄外ガイド　141
大腿骨・脛骨の骨棘切除　44
大腿骨後方顆部の骨切り　96
大腿骨コンポーネント　247
　——の sizing　80
　——の回旋　71, 94
　——の設置　40, 93, 98
　——の設置位置　81
大腿骨矢状面の機能軸　130
大腿骨前額面の機能軸　129
大腿骨前後軸　40
大腿骨前後面の骨切り　123
大腿骨前方顆部の骨切り　96
大腿骨前面の骨切り　49
大腿骨頭中心部　141
大腿骨フランジ　215
大腿骨ボックスの形状　168
大腿四頭筋への侵襲　182
第 7 回 ACCP ガイドライン（2004）　298
脱臼抵抗性　166

ち

中央コンパートメントに対する手技　56
長軸の回旋の決定　93

て・と

テーブル状骨棘切除　27
低侵襲手術　184
低侵襲性，MIS-TKA の　186
低用量未分画ヘパリン　306
トライアルコンポーネント　112

な

ナビゲーション
　——と MIS　202
　——の導入コスト　202

内外靱帯バランス　38
内側型変形性膝関節症　51
内側関節包の切離　43
内側コンパートメントに対する手技　58
内側側副靱帯損傷膝　124
内反型変形性膝関節症　148
内反変形　40
軟部組織の解離　123
軟部組織剥離　56, 61

は

肺血栓症　274
肺血栓塞栓症／深部静脈血栓症（静脈血栓塞栓症）予防ガイドライン（2004）　297
肺血栓塞栓症／深部静脈血栓症（静脈血栓塞栓症）予防ガイドライン改定版（2008）　297
肺血栓塞栓症　265
　——の診断方法　301
　——の予防　295
肺塞栓症　141
　——の診断方法　302

ひ

皮膚
　——の血行，膝関節部の　5
　——の知覚神経，膝関節前面の　6
皮膚壊死，medial parapatellar 皮切と　8
皮膚割線，膝正面の　9
皮膚切開　1, 56
　——の手技，anterior straight midline での　6
皮膚切開法，膝関節前面の　6
皮弁の起こし方　10
微小動脈網の分布，膝蓋骨周囲の　8
膝関節顆部の構造　94
膝前方部の痛み　215
膝（ひざ）→膝（しつ）参照
膝前面
　——の血行　1
　——の神経支配　2

ふ

フォンダパリヌクス　307
フリップテクニック　110
伏在神経の損傷　13
腹腔鏡手術　184

へ

ヘパリン起因性血小板減少症　306
変形性膝関節症　212, 241, 328
変形性腰椎症　279

ま・め

麻酔法　279
麻薬　283
摩耗　166
　——の低減　106
メタローシス　215

よ

腰椎麻酔　287
腰部硬膜外麻酔　281
腰部脊柱管狭窄症　279

り・わ

力学的 loosening　161
両側同時 TKA　30, 265
両側同時手術の是非　268
輪状靱帯の剥離　34
ワルファリン　305